Handbuch Blütenessenzen

Hans Finck

Handbuch Blütenessenzen

Alles über Herstellung – Anwendung – Wirkung –
Internationale Bezugsquellen
Register in deutsch, englisch, lateinisch

Scherz

Ich widme dieses Buch meiner lieben Frau Hanna und meinen Kindern Tassilo und Learco
und danke ihnen für die Geduld und Unterstützung, die sie mir während der Arbeit
an diesem Buch gegeben haben. Außerdem danke ich allen Blütenessenzherstellerinnen
und -herstellern, die mir großzügig Material und guten Rat für diese Arbeit zur Verfügung stellten.
Vor allem aber gilt mein Dank den Pflanzen in unserem Haus und unserem Garten
sowie ihren Essenzen in den kleinen Fläschchen,
die auf sanfte und freundliche Weise zum Gelingen dieser Arbeit beigetragen haben.

Erste Auflage 1997
Copyright © by Scherz Verlag, Bern, München, Wien.

Inhalt

Vorwort – Laßt 1000 Blüten blühen! 9

Wie Sie dieses Buch am besten nutzen 13

Teil 1 – Einführung in die Blütenessenztherapie

1 In diesen Situationen helfen Blütenessenzen 16

Schwierigkeiten durch positive Stärke überwinden 16
Mehr Klarheit bei Lebenskrisen in Privatleben und Beruf 17
Mit Blütenessenzen Lösungen für Beziehungsprobleme finden 17
Ruhe und Gelassenheit bei akuten Notfällen, Panik, Unfällen, Schock, Trauma 18
Spirituelle Weiterentwicklung mit Hilfe von Blütenessenzen 18
Blütenessenzen unterstützen die Suche nach dem Lebenssinn 19
Leidvolle Erfahrungen verstehen und annehmen 19
Blütenessenzen bringen Harmonie in die energetischen Systeme des Menschen 19
Psychosomatische Beschwerden überwinden mit Hilfe von Blütenessenzen 20

2 Was sind Blütenessenzen? 21

So werden Blütenessenzen hergestellt 21
Die Wirkprinzipien der Blütenessenzen – nach Dr. Edward Bach 23
Die Aussagen der neuen Blütenessenzpioniere 27
Die Wirkung der Blütenessenzen auf Chakren und feinstoffliche Körper 31

3 So finden Sie die geeigneten Essenzen für sich und andere 33

Blütenessenzwahl durch Selbsterkenntnis 33
Blütenessenzwahl durch andere Verfahren 36
So finden Sie fachliche Beratung bei der Blütenessenzbehandlung 39
So ermitteln Sie die richtigen Essenzen für andere 39
Sie können bis zu fünf Essenzen miteinander kombinieren 40
Welche Essenz wählen Sie, wenn mehrere zu passen scheinen? 40

4 Die praktische Anwendung der Essenzen 42

Die wichtigsten Anwendungsmethoden für Blütenessenzen 43
Blütenessenzen haben keine nachteiligen Nebenwirkungen und vertragen sich mit
    anderen Therapieformen 45
Wo können Sie Blütenessenzen beziehen? 45

5 So wirkt die Blütenessenzbehandlung auf Sie 47

So fühlen Sie sich kurz nach der Einnahme 47
Mögliche Erfahrungen bei längerfristiger Einnahme von Blütenessenzen 48
Wie geht es weiter: ein Leben mit Blütenessenzen 49

Teil 2 – Blütenessenzen aus aller Welt und ihre Wirkung

 1 Die Afrikanischen Forschungsessenzen 54
 2 Die Alaska-Blütenessenzen 56
 3 Die Blütenessenzen nach Dr. Edward Bach 63
 4 Die australischen Bush-Blütenessenzen 68
 5 Die Bailey-Blütenessenzen 76
 6 Die Desert-Alchemy-Essenzen aus Arizona 81
 7 Die Findhorn-Blütenessenzen 92
 8 Die Green-Man-Baumblütenessenzen 98
 9 Die Aloha-Blütenessenzen aus Hawaii 106
10 Die AUM-Himalaya-Sanjeevini-Essenzen 113
11 Die Kakteen-Essenzen 121
12 Die Living-Essenzen aus Australien 124
13 Die Master's Blütenessenzen 136
14 Die nordamerikanischen Blütenessenzen (FES- oder kalifornische
     Blütenessenzen) 140
15 Die niederländischen Blütenessenzen 152
16 Die Orchideenessenzen 155
17 Die Pazifischen Blütenessenzen 158

18 Die Perelandra-Essenzen   164
19 Die Petite-Fleur-Essenzen aus Texas   172
20 Die Pazifischen Meeresessenzen   186
21 Die Rosenessenzen von Andreas Korte   189
22 Die Brasilianischen Ararêtama-Regenwaldessenzen   190
23 Die Wildpflanzenessenzen von Andreas Korte   193

Teil 3 – Welche Blüte paßt zu Ihrem Zustand: Stichwortverzeichnisse für körperliche, psychische, spirituelle und andere Themen und Probleme

 1 Blütenessenzen und körperliche Themen   199
 2 Blütenessenzen und mental/psychisch/psychologische Themen   206
 3 Blütenessenzen und zwischenmenschliche Beziehungen   228
 4 Blütenessenzen für Arbeit und Beruf   233
 5 Blütenessenzen für Kinder und Jugendliche   235
 6 Blütenessenzen und spirituelle Entwicklung   236
 7 Blütenessenzen für eine bessere Beziehung zur Natur   243
 8 Blütenessenzen als Unterstützung für andere Therapieformen   245
 9 Blütenessenzen für Chakren, Meridiane, feinstoffliche Körper,
    Aura und Elemente   246
10 Blütenessenzen für Therapeutinnen und Therapeuten   250

Teil 4 – Register

Register der Original-Hersteller-Bezeichnungen   252
Register der botanischen Bezeichnungen   275
Register der deutschen Bezeichnungen   297

Teil 5 – Nützliche Adressen und Literatur

Adressen von Blütenessenzherstellern   314
Kontaktadressen im deutschsprachigen Raum   315
Literatur   319

Laßt 1000 Blüten blühen!

Liebe Leserinnen und Leser, durch dieses Buch wenden sich mehr als tausend Pflanzen an Sie und verkünden Ihnen die Botschaft Ihrer Blüten. Es ist eine Botschaft der Liebe, der Heilung und der Positivität, eine Botschaft, die Hoffnung macht auf eine Zukunft unter neuen Vorzeichen. Eine Zukunft, in der die Menschen ihren Platz in der Natur wiederfinden, indem sie sich öffnen für das, was die Natur ihnen zu sagen hat. Eine Zukunft, in der wir seelische und körperliche Beschwerden und Krankheiten überwinden können, indem wir die in ihnen enthaltene seelische Lebenslektion lernen. Eine Zukunft, in der wir Gemütszustände wie Angst, Depression und Verwirrung nicht als qualvolles Jammertal empfinden, sondern als Anreiz zu ihrer Überwindung und zur Weiterentwicklung hin zu ihrem positiven Gegenstück. Aus Angst kann Mut werden, aus Depression Lebensfreude, aus Verwirrung Klarheit.

Viele der alten Kulturen verstanden noch die Sprache der Blüten. Im alten Ägypten zum Beispiel setzte man Kranke in einen Garten, in dem bestimmte Blumen blühten, die die Genesung bei den jeweiligen Gesundheitsstörungen unterstützten. Für die Heiler der australischen Eingeborenenkulturen war es selbstverständlich, Kranke zusammen mit einer bestimmten Blume oder Pflanze in eine Grube zu setzen, damit die segensreiche Ausstrahlung der Blüten konzentriert auf sie wirken konnte. Auch in Europa wußte man früher um die Kraft der Blüten und ihrer Essenzen: Der berühmte Arzt Paracelsus zum Beispiel soll seinen Patienten den Tau von den Blüten bestimmter Pflanzen zur Einnahme empfohlen haben, Blütenessenzen also, wie sie die Natur selbst für uns schon immer bereithielt.

Wer im Frühling und im Sommer mit offenen Sinnen durch die Welt geht, für den ist offensichtlich, daß die Pflanzen zum Zeitpunkt ihrer Blüte gewaltige Kräfte entfalten, die die Welt verändern: Plötzlich, innerhalb weniger Tage, ist die Natur, die sich zuvor im Grau des Winters oder auch in verschiedenen Grüntönen präsentierte, übersät von bunten Tupfern oder großflächigen Pinselstrichen in den schönsten Farben – nicht selten begleitet von intensiven, anregenden Düften. In den Gärten, auf den Wiesen, in den Wäldern, in den Parks der Städte und natürlich auch auf Balkons und in Blumenkästen an den Fenstern explodieren Milliarden kleiner Knospen zu zart leuchtenden oder herrlich strahlenden Blüten, wie kleine Liebesbömbchen, die unser Herz erfreuen und uns neuen Lebensmut nach der Kälte und Finsternis des Winters geben sollen.

Diese Botschaft senden uns die Pflanzen auch heute noch – obwohl der moderne Städtebau und die moderne Landwirtschaft ihre Lebensräume stark beschnitten haben. Wir müssen nur unsere Sinne öffnen, um die Botschaft aufzunehmen und zu verstehen. Viele Menschen spüren intuitiv, welche Gaben Blumen und andere Pflanzen für ihr Seelenleben bereithalten. Sie umgeben sich zu Hause und bei der Arbeit mit Pflanzen, weil sie wissen, daß man sich in ihrer Gegenwart lebendiger und wohler fühlt. Blumen zählen zu den beliebtesten Geschenken bei Anlässen aller Art und bereiten – anders als so manches andere teure Präsent – mit großer Sicherheit den Beschenkten Freude. In vielen Firmen verleihen Pflanzen im Eingangsbereich, in den Büros und in den Verkaufsräumen dem in vieler Hinsicht eintönigen und mühseligen Arbeitsalltag eine «menschliche», weil natürliche Note. Vielleicht bestärken sie tief im Unterbewußten die Menschen, die dort verkehren, in der Hoffnung, daß das Leben auf der Erde mehr für sie bereithalten kann als nur die Zwänge von Arbeiten, Geldverdienen und Geldausgeben.

Diese grundlegende Botschaft der Blumen und Blüten verstehen viele von uns nach wie vor und wissen, daß sie uns Lebenskraft und Lebensfreude schenken. Das detailliertere Wissen um die feinen Energien aber, die von den Pflanzen zu uns strömen und uns anregen, wurde in der westlichen Welt viele Jahrhunderte lang vernachlässigt. Kein Wunder, waren doch die industriellen Kulturen in dieser Zeit vor allem damit beschäftigt, die Schätze der Natur in allen Bereichen auf grobschlächtige Weise zu plündern.

Daß die feinen Ausstrahlungen der Blüten in dieser Zeit so wenig wahrgenommen wurden, hatte vermutlich vor allem zwei Ursachen: Die erste liegt in dem Machbarkeitsglauben, dem die Menschen anheimfielen, als sie sahen, wie rasch sich die Welt durch Unternehmergeist, Ingenieurswissen und wissenschaftliche Methodik veränderte. Da blieb kaum Platz für die Achtung vor dem Uralten, was ohne menschliches Zutun einfach da war und ist und eine Botschaft bereithält, die wir nur entziffern können, wenn wir in unserer Betriebsamkeit innehalten und uns dafür öffnen.

Die zweite Ursache, die die Menschen in den letzten Jahrhunderten hinderte, feinere Energien wie die der Blüten wahrzunehmen, liegt in der Idee der Quantifizierung und Vermeßbarkeit, mit der die moderne Naturwissenschaft an alle Naturphänomene herangeht. Als echtes «Wissen» wurde nur noch das anerkannt, was wissenschaftlich «beweisbar» war: registrierbar mit den Meßinstrumenten und nachvollziehbar mit den Experimentanordnungen, die der Wissenschaft zum jeweiligen historischen Zeitpunkt zur Verfügung standen.

Vor diesen Maßstäben hatten nur diejenigen Naturheilmittel Bestand, die so offensichtlich und stark den menschlichen Organismus beeinflußten, daß ihre Wirkung nicht zu übersehen war oder ohne weiteres mit Meßapparaturen bestätigt werden konnte. Frauen und Männer, die in diesen Zeiten dennoch an ihrer Wahrnehmung feinerer Naturkräfte festhielten, mußten dies meist im Verborgenen tun. Anderenfalls zogen sie Verfolgung auf sich oder mußten gar um ihr Leben fürchten.

Dann aber begann, vor etwa siebzig Jahren, die erste Phase der modernen Blütenessenzforschung. Dem englischen Arzt Dr. Edward Bach war es gegeben, die ausgleichende, unterstützende und entwicklungsfördernde Wirkung der Pflanzen auf unsere Seele wiederzuentdecken. Seine hochentwickelte Intuition, gepaart mit einer sehr innigen Verbindung zur Natur, ließ ihn spüren, daß bestimmte Pflanzen die menschliche Seele dabei unterstützen können, Blockaden, Einschränkungen, Mißstimmungen und Probleme zu überwinden, so daß mehr Ausgeglichenheit, Freude, Harmonie und Schönheit in das Leben des Menschen kommen.

Edward Bach erzielte mit seinen nach bestimmten Methoden als Blütenessenzen zubereiteten «Seelenpflanzen» bedeutende Heilerfolge nicht nur bei disharmonischen Gemütszuständen, sondern auch bei körperlichen Beschwerden, die diese Disharmonie widerspiegelten. Schon zu seinen Lebzeiten wurden viele Menschen zu überzeugten Anhängern seiner einfachen und doch überaus segensreichen Lehre von den Pflanzenkräften, die zu unserer Seele sprechen. In den folgenden Jahrzehnten erfreuten sich die Blütenessenzen des Edward Bach weltweit einer ständig wachsenden Popularität. Inzwischen ist ihre Beliebtheit so weit gestiegen, daß es heute in vielen Ländern kaum noch jemanden gibt, der nicht auf die eine oder andere Weise schon von den Blüten des Edward Bach gehört hat, Menschen kennt, die sie anwenden, oder sie selbst regelmäßig benutzt. In seiner englischen Heimat sind die «Bach-Blüten» in den meisten Drogerien, Apotheken und Naturkostläden erhältlich. In Deutschland, Österreich und der Schweiz sind sie ebenfalls sehr beliebt, und die meisten Zeitschriften und Fernsehsender haben bereits einmal oder mehrfach darüber berichtet. Auch in anderen Ländern wie Frankreich, Italien, Irland, den Niederlanden, aber auch in Australien, Neuseeland sowie in Nord- und Südamerika, ist das Interesse an diesem sanften Weg zur Gesundheit in letzter Zeit rasch gewachsen.

38 Pflanzen waren es, die Edward Bach im Laufe seines Lebens entdeckte. Sie sind geeignet, ein breites Spektrum von Gemütsverfassungen des Menschen positiv zu beeinflussen, und sie können die Entwicklung vieler wünschenswerter Charakterqualitäten fördern. Über viele Jahrzehnte wurden praktisch ausschließlich diese ursprünglich von Dr. Bach gefundenen 38 Blüten für die Selbsthilfe und Therapie mit Blütenessenzen verwendet. Wer sich mit den Entdeckungen von Dr. Bach näher beschäftigt, ist begeistert, wie viele mögliche positive und negative Gemütszustände tatsächlich mit diesen 38 Pflanzen beeinflußt werden können.

Gleichzeitig war und ist es nur logisch, sich zu fragen, ob nicht auch andere Pflanzen als die achtunddreißig von Edward Bach gefundenen für das menschliche Wohlbefinden und die seelische Harmonie des Menschen förderlich sein können. Millionen von Pflanzenarten wachsen weltweit. Gerade in tropischen Breiten entwickeln sich Blüten von unvergleichlicher Herrlichkeit und beglücken die Menschen. Warum sollten nicht viele von ihnen auch in Form von Blütenessenzen uns Menschen helfen können? Haben nicht auch sie eine Botschaft für uns, die wir nur hören müssen, um von ihrer Ausstrahlung zu profitieren?

Offensichtlich war die Zeit zunächst nicht reif für solche Fragen. Vielleicht mußten die Blütenessenzen des Edward Bach zunächst weltweit auf sanfte Weise Überzeugungsarbeit leisten, bevor die Sinne der Menschen offen wurden für die hilfreiche Botschaft weiterer Pflanzen.

Dann jedoch, vor etwa fünfzehn bis zwanzig Jahren, geschah etwas Merkwürdiges: die zweite Phase der Blütenessenzentdeckung brach an. Weltweit begannen mehrere Menschen gleichzeitig und ohne voneinander zu wissen, neue Blütenessenzen zu erspüren und zu entwickeln: Patricia Kaminski und Richard Katz in Kalifornien, Kristin und Ian White in Australien, Vasudeva und Kadambii Barnao ebenfalls in Australien, Sabina Pettitt in Kanada, Cynthia Kemp in Arizona. Auch Judy Griffin in Texas und Lila Devi in Kalifornien begannen im selben Zeitraum mit der Herstellung von Blütenessenzen. Etwas früher schon hatte auch Arthur Bailey in Yorkshire seine ersten Essenzen gefunden, etwas später kamen Steve Johnson in Alaska und einige weitere hinzu.

Bald gab es weltweit Hunderte neuer Blütenessenzen. Viele davon richten sich an ähnliche Themen wie die 38 Bach-Blüten, große seelische Themen, die im Leben der Menschen immer wiederkehren: zum Beispiel Angst, Mangel an Selbstvertrauen, Entmutigung. Die Vielzahl der neuen Blütenessenzen ermöglichte einen sehr differenzierten Einsatz, so wie es der Vielschichtigkeit der menschlichen Befindlichkeiten entspricht. Für die vielen Formen von Angst zum Beispiel, die der Mensch erleben kann, gibt es jetzt viele spezielle Essenzen, zum Beispiel Blütenessenzen bei Angst vor Alpträumen, Angst vor anderen Menschen, Angst vor Veränderung, Angst vor dem Alleinsein, Angst vor Beeinflussung, Angst vor Bestrafung, Angst vor Beurteilung durch andere, Angst vor erneuter Verletzung, Angst vor dem «Bösen» im Inneren, Angst vor Feuer, Angst vor der Freiheit, Angst vor frühzeitigem Altern, Angst vor Gefühlen, Angst vor Kontrollverlust, Angst vor Niederlage, Angst vor Selbstmord, Angst

11

vor Sexualität, Angst vor Verantwortung, Angst vor Verlust, Angst vor Vernichtung, Angst vor Wahnsinn, Angst vor der Zukunft, Angst vor dem Altern, Angst vor dem Sterben, Angst vor dem Unbekannten, Angst vor dem Verlust der alten Identität und anderen mehr.

Hinzu kamen außerdem neue Blütenessenzen, die Hilfe bei brennenden Themen der modernen Gesellschaft versprechen: sexueller Mißbrauch, Strahlenbelastung, Stadtleben, Reizüberflutung, Suchtprobleme. Andere neue Essenzen können bei körperlichen Beschwerden helfen. Zwei ganz wichtige Themen der neuen Blütenessenzen sind die Beziehung des Menschen zur Natur und die spirituelle Entwicklung des Menschen. Ohne zu übertreiben, kann man sagen, daß die heute zur Verfügung stehenden Blütenessenzen die ganze Bandbreite der Gemütsverfassungen und seelischen Zustände des heutigen Menschen abdecken.

Viele der in den letzten fünfzehn bis zwanzig Jahren entdeckten Blütenessenzen sind mittlerweile weltweit oder zumindest in ihren Heimatländern sehr bekannt und beliebt geworden. Inzwischen aber ist eine dritte Welle neuer Blütenessenzen auf dem Weg, die allein zahlenmäßig alles Bisherige weit übertrifft: Man kennt heute weltweit etwa hundert Personen oder Unternehmen, die Blütenessenzen herstellen; die Gesamtzahl der von ihnen hergestellten verschiedenen Essenzen liegt weit über 5000; und fast täglich kommen neue Essenzen und neue Hersteller(innen) hinzu. Daneben gibt es viele Menschen, die sich ganz privat auf die Sprache der Blüten einlassen und Essenzen für den Privatgebrauch und die Anwendung im Bekanntenkreis selbst herstellen.

Was hat das zu bedeuten? Ein Mensch, der sich das erste Mal mit Blütenessenzen befaßt und überlegt, ob auch ihm damit zu helfen sein könnte, wird zunächst verwirrt sein von der großen Vielfalt an Essenzen. Jene Menschen aber, die die Essenzen herstellen, gehen ganz anders an die Sache heran. Sie suchen die tiefe Verbindung mit der Natur, sie spüren hinein in die Ausstrahlung der Pflanzen, sie fühlen sich magisch angezogen von bestimmten Pflanzen und empfinden oft geradezu einen inneren Zwang, aus den Blüten Essenzen herzustellen und sie an andere weiterzugeben. Aus der Sicht der vielen Milliarden Menschen, die auf diesem Planeten leben, bedeutet es, daß in vielen Ländern der Welt Menschen sind, die ein tiefes Gespür für das entwickelt haben, was die Natur uns schenken kann, und diese Geschenke an andere weiterleiten. Aus der Sicht der Pflanzen bedeutet es, daß sich immer mehr Menschen ihren zarten Botschaften öffnen und diese Botschaften anderen vermitteln. Das alles macht Hoffnung, daß es uns Menschen in nicht allzu ferner Zukunft doch noch gelingen könnte, die Natur zu verstehen und im Einklang mit ihr auf der Erde zu leben.

Bei der ursprünglichen Planung des Buches war beabsichtigt, buchstäblich alle weltweit verfügbaren Blütenessenzen vorzustellen. Bei den Recherchen stellte sich jedoch bald heraus, daß ein solches Projekt allenfalls in Form eines kostspieligen, mehrbändigen Lexikons denkbar wäre. Nach reiflicher Überlegung habe ich mich vor allem auf diejenigen Blütenessenzen konzentriert, die im deutschen Sprachraum bereits ein gewisses Renommee haben und relativ leicht zugänglich sind. Es sind weit über tausend. Genug, um stellvertretend für alle anderen Pflanzen und Blüten uns Menschen eine Botschaft zu übermitteln: Wir Pflanzen sind hier, um euch zu helfen, vorausgesetzt, ihr seid bereit, euch helfen zu lassen. Wenn ihr euch öffnet für unsere Botschaft und uns durch Schonung unserer natürlichen Lebensräume die Chance gebt, weiterhin zu wachsen und zu blühen, dann können wir euch diese Wohltaten tausendfach belohnen und euch bei der Bewältigung eurer schwersten Probleme unterstützen. Darum: Laßt tausend Blüten blühen!

Wie Sie dieses Buch am besten nutzen

Im ersten Teil dieses Buches finden Sie eine kurzgefaßte Einführung in das Thema Blütenessenzen: in welchen Lebenslagen Blütenessenzen helfen können; was Blütenessenzen sind; wie und warum sie wirken; wie man die richtigen Blütenessenzen für sich selbst oder andere wählt; wie man sie beziehen kann.

Der zweite Teil des Buches stellt Ihnen über tausend Blütenessenzen aus aller Welt vor, ausgewählt vor allem nach dem Grad ihrer Bekanntheit und Zugänglichkeit im deutschen Sprachraum. Die verschiedenen Blütenessenzenprogramme werden der leichteren Auffindbarkeit wegen in alphabetischer Folge vorgestellt: zuerst die Afrikanischen Forschungsessenzen, dann die Essenzen aus Alaska, dann die Bach-Blüten und so weiter. Am oberen Rande der Seiten finden Sie zur leichteren Auffindbarkeit einen Hinweis auf das jeweilige Blütenessenzprogramm, das in diesem Bereich des Buches zu finden ist. Auch innerhalb der einzelnen Blütenessenzprogramme ist fast immer eine alphabetische Reihenfolge eingehalten. Die Vorstellung der Bach-Blüten beginnt demnach mit Agrimony, Aspen und Beech und endet mit Wild Oat, Wild Rose und Willow. Ausnahmen sind die Perelandra-Essenzen und die Ararêtama-Regenwaldessenzen, bei denen auf Wunsch der Herstellerinnen eine andere Unterteilung und Reihenfolge eingehalten wurde.

Im dritten Teil des Buches finden Sie mehrere ausführliche Stichwortverzeichnisse, die Ihnen die Auswahl der richtigen Essenzen für sich oder andere Menschen erleichtern: ein Stichwortverzeichnis für körperliche Zustände, eines für geistig-seelische Zustände, eines für spirituelle Entwicklung, eines für Energieausgleich in Meridianen und Chakren, ein spezielles für zwischenmenschliche Beziehungen und Sexualität, eines für die Probleme von Therapeuten, eines für Kinder und Jugendliche und eines für Arbeit und Beruf. Auch diese Stichwortverzeichnisse sind in sich wieder alphabetisch geordnet.

Im vierten Teil des Buches finden Sie mehrere Register der Essenzen. Das erste geht aus von den Originalbezeichnungen der Hersteller: vorwiegend englische Namen, aber auch zum Teil deutsche, niederländische, hawaiianische, indische und andere. Mit diesem Register können Sie eine Essenz finden, falls Ihnen die international übliche Bezeichnung bekannt ist. Das zweite Register geht aus von den botanischen Bezeichnungen (soweit bekannt) und hilft, wenn sie die botanische Bezeichnung einer Pflanze kennen und nachschlagen wollen, ob davon eine Essenz existiert. Aus diesem Register können Sie auch ersehen, welche Essenzen aus Pflanzen derselben Familie existieren. Das dritte Register geht aus von den deutschen Bezeichnungen (wieder soweit bekannt). Falls Sie den deutschen Namen einer Pflanze kennen, etwa weil sie in Ihrem Garten oder auf Ihrem Balkon wächst und sie eine besondere Beziehung dazu haben, können Sie in diesem Register nachschlagen, ob aus dieser Pflanze auch eine Essenz hergestellt wird.

Im fünften Teil des Buches schließlich finden Sie verschiedene praktische Informationen: Herstelleradressen, Adressen von Personen und Firmen im deutschen Sprachraum, die Ihnen weitere Informationen über bestimmte Blütenessenzen geben können, Adressen von Institutionen, die Seminare über Blütenessenzen anbieten, und Literaturhinweise. Ergänzt werden diese Buchteile durch die Farbtafeln in der Mitte des Buches.

Gestatten Sie mir noch eine Bemerkung zur Nomenklatur: Die Original-Bezeichnungen der Blütenessenzen, so wie sie mir von den Herstellern vorlagen, habe ich in aller Regel unverändert gelassen. Die lateinischen Bezeichnungen wurden – wo dies möglich und erforderlich war – dankenswerterweise von meiner Lektorin Gisela Merz-Busch mit großem Arbeitsaufwand der heute international üblichen Nomenklatur angepaßt. Die deutschen Bezeichnungen wurden zum großen Teil von mir und Frau Merz-Busch recherchiert und entsprechen ebenfalls in der Regel dem aktuellen Stand der deutschen Nomenklatur. Da sich internationale und nationale Nomenklaturen ständig im Wandel befinden, ist es denkbar, daß die lateinischen und deutschen, aber auch die englischen Bezeichnungen nicht in jedem Fall mit den Bezeichnungen in (logischerweise in regelmäßigen Abständen überarbeitungsbedürftigen) Fachnachschlagewerken übereinstimmen.

Teil I

Einführung in die Blütenessenztherapie

Blütenessenzen wirken auf sehr feine Weise, indem sie die innere Ordnung und Harmonie im Menschen stärken, so daß Wege zu neuem psychischen Gleichgewicht, zu neuer Gelassenheit, zu mehr Lebensfreude und Lebensmut gebahnt werden. Wer Blütenessenzen benutzt, dessen innere Haltung zu den Problemen, die sich ihm stellen, wird sich verändern, so daß er sich ihrer Lösung mit mehr Klarheit und größerer Offenheit für alternative Lösungswege widmen kann. Blütenessenzen fördern unsere positiven Potentiale, so daß wir mit mehr Selbstvertrauen und innerer Stärke durchs Leben gehen können. Aus «Problemen» werden dann Herausforderungen, an denen wir wachsen können; aus «Hindernissen» Hürden, an denen wir unsere Kraft messen können. Blütenessenzen verbinden uns mit einer Kraft in uns, die weiß, was für uns gut ist und wie der nächste Schritt in unserem Leben aussehen sollte. So weisen sie den Weg in ein ausgeglicheneres, erfolgreicheres, klareres und glücklicheres Leben.

1

In diesen Situationen helfen Blütenessenzen

Im Leben jedes Menschen gibt es zahlreiche Situationen, in denen Blütenessenzen hilfreich sein können, vorausgesetzt er findet die richtige Essenz für den jeweiligen Gemütszustand oder für die jeweilige Lebenslage – allein oder mit Hilfe in der Anwendung von Blütenessenzen erfahrener Berater(inne)n. Im folgenden gehe ich auf eine Reihe typischer Lebenssituationen ein, in denen die Anwendung von Blütenessenzen sinnvoll sein kann. Es sind Situationen, wie wir sie alle schon durchlebt haben, oft allerdings ohne zu wissen, daß Blütenessenzen uns hätten helfen können, diese Lebenserfahrungen rascher zu bewältigen und zu verarbeiten.

Schwierigkeiten durch positive Stärke überwinden

Eines der wesentlichen Prinzipien der Blütenessenztherapie ist die Grundannahme, daß sich ein negativer Zustand am besten überwinden läßt, wenn man in sich das positive Gegenstück dazu entwickelt und fördert. Hoffnung überwindet Resignation, Motivation überwindet Apathie, Mut überwindet Angst und Klarheit überwindet Verwirrung. Wenn wir uns bewußt sind, welche positiven Charaktereigenschaften wir brauchen, um ein besseres und schöneres Leben zu führen, können wir durch Anwendung einer oder mehrerer Blütenessenzen selbst etwas dafür tun, daß diese positiven Charakter-

eigenschaften in uns besser zur Geltung kommen und erblühen. Viele Menschen wissen intuitiv oder dank logischer Überlegung, welche Qualitäten sie für ein glücklicheres Leben bräuchten, etwa mehr Gelassenheit, mehr Genußfähigkeit, mehr Lachen und Freude oder auch mehr Raum für sinnerfülltes Handeln. Auch ein Mensch, der häufig bestimmte Eigenschaften an anderen bewundert, weil er meint, daß sie ihm fehlen, hat es nicht mehr weit zu der Erkenntnis, welche positiven Qualitäten in ihm selbst noch der Entdeckung und Entfaltung harren. In den Beschreibungen der in diesem Buch vorgestellten Blütenessenzen finden Sie meist zwei Aussagen nebeneinander: einmal zur positiven Qualität, die durch die jeweilige Blütenessenz in uns gefördert wird, zum anderen zu den disharmonischen Zuständen, in denen die Anwendung der Essenz sinnvoll wäre. Wenn Sie sich darüber im klaren sind, welche positive Qualität Sie in sich entwickeln wollen, können Sie diese allein als Orientierung benutzen und über die disharmonischen Zustände hinweglesen.

Mehr Klarheit bei Lebenskrisen in Privatleben und Beruf

Fast jeder Mensch steht in seinem Leben irgendwann oder auch wiederholt vor Situationen, in denen er das Gefühl hat, seine Kräfte reichen nicht, um den nächsten Schritt zu tun, die vor ihm liegende Hürde zu nehmen, aus den Schwierigkeiten wieder herauszukommen, Leid und Schicksalsschläge zu verdauen. Dieses Gefühl hält oft auch dann an, wenn andere Menschen ihm zur Seite stehen, denn die eigentliche Krise spielt sich vor allem im Inneren des Menschen ab. Er ist gefordert, in sich neue Kräfte zu finden, sich zu sammeln, die Fassung wiederzugewinnen, das richtige Gespür für den Weg aus der Krise zu entwickeln. Im Grunde ist jede Lebenskrise eine Herausforderung, an der wir wachsen und stärker werden können, wenn wir aus der Krise lernen und aus der Verwirrung zu neuer Klarheit finden.

Bei diesem innerlich ablaufenden Prozeß der Krisenbewältigung können Blütenessenzen eine sehr große Hilfe sein, indem sie in uns wohnende positive Kräfte stärken oder wecken, die uns den Weg aus der Krise weisen können. Es gibt viele Formen der Krise, und für jede von ihnen existieren auch eine oder mehrere Blütenessenzen, die uns helfen können, sie zu überstehen, zu verarbeiten und aus ihr zu lernen. Immer ist da eine Blüte, die bereit ist, uns zu helfen, egal ob wir uns traurig, verzweifelt, verunsichert, ohne Hoffnung, im Stich gelassen oder überfordert fühlen, ganz gleich, ob es sich um Beziehungsschwierigkeiten, Mißerfolg im Beruf, Trennung, sexuelle Probleme oder auch ein allgemeines Gefühl der Unzufriedenheit handelt. In den Beschreibungen der Blütenessenzen finden Sie Hinweise auf die Krisensituationen, in denen die jeweiligen Essenzen helfen können.

Mit Blütenessenzen Lösungen für Beziehungsprobleme finden

Fast jeder Mensch wird in seinem Leben des öfteren in Verwirrung und Verzweiflung gestürzt, weil sich aus seinen Beziehungen zu anderen Menschen gravierende Probleme ergeben, die kaum lösbar erscheinen. Am häufigsten und intensivsten tauchen solche Probleme zwischen Liebes- und Sexualpartnern auf, sie sind aber auch zwischen Eltern und Kindern, zwischen Geschwistern oder Freunden oder auch zwischen Arbeitskollegen an der Tagesordnung. Blütenessenzen können hier unschätzbare Hilfe leisten. Wieder geschieht dies vor allem dadurch, daß sie in uns positive Qualitäten fördern, die helfen, bisher nicht erkannte Wege aus den Beziehungskrisen zu finden, die uns selbst und oft gleichzeitig den anderen Beteiligten gerecht werden. Zum Beispiel könnten Blütenessenzen uns bei der Erkenntnis unterstützen, daß wir unseren Partner im Grunde unseres Herzens sehr lieben; sie könnten uns helfen, mehr Sensibilität für seine Bedürfnisse zu entwickeln und ihm besser zuzuhören; oder sie könnten uns zeigen, wo wir uns in der Beziehung nicht ausreichend entfalten können. Mit Hilfe von Blütenessenzen können wir sehen, wie wir durch eigenes Verhalten zu den Schwierigkeiten beitragen, und wie wir dieses Verhalten ändern können. Dank Blütenessenzen kann es uns gelingen, Beziehungskrisen zu überstehen, ohne anderen gegenüber verletzend oder ausfallend zu werden, ohne in tiefe Verzweiflung abzustürzen und ohne einfach «abzuschalten», Barrieren aufzubauen, zu fliehen oder auszuweichen. Hinweise auf Blütenessenzen, die eine besondere Hilfe bei der Lösung von Beziehungsproblemen sind, finden Sie im entsprechende Stichwortverzeichnis im dritten Teil ab Seite 228.

Ruhe und Gelassenheit bei akuten Notfällen, Panik, Unfällen, Schock, Trauma

Eine ganze Reihe von Blütenessenzen eignet sich hervorragend zur Beruhigung und Stärkung in akuten Notsituationen, etwa bei Unfällen oder Beinah-Unfällen, bei Schock wegen einer schlimmen Nachricht, bei Panik angesichts einer tatsächlichen oder in der Vorstellung existierenden Gefahr, bei leichteren und schwereren körperlichen Verletzungen. Selbstverständlich müssen körperliche Verletzungen – etwa Wunden, Brüche, Prellungen, Verstauchungen, Gehirnerschütterungen – gleichzeitig medizinisch fachgerecht behandelt werden. Dennoch können Blütenessenzen in allen genannten Fällen eine sehr große Hilfe sein, indem sie den Betroffenen seelisch stabilisieren und Kräfte der Ausgeglichenheit, Gelassenheit und Stärke in ihm mobilisieren. Ich habe an meinen Kindern mehrfach selbst erlebt, wie sie sich nach traumatischen Erlebnissen (Wespenstich, Sturz vom Fahrrad) innerhalb von Sekunden beruhigten, nachdem sie ein paar Tropfen der Notfallmischung von Dr. Bach eingenommen hatten. Auch allergische Attacken lassen sich durch Einnahme von Blütenessenzen für Notfälle nicht selten abmildern, bevor sie durch aufsteigende Panik dramatisch werden. Wer nach Blütenessenzen für solche Situationen sucht, sollte im Stichwortverzeichnis nachschlagen unter Begriffen wie Unfall, Notfall, Panik, Trauma, Verletzung.

Spirituelle Weiterentwicklung mit Hilfe von Blütenessenzen

Spirituelle Weiterentwicklung und Bewußtseinserweiterung sind die ganz großen Themen unserer Zeit und ganz gewiß eine historische Notwendigkeit, wenn wir Wege zur Lösung der globalen Krise finden wollen, in die die Menschheit sich selbst und den von ihr bewohnten Planeten gebracht hat. Wir müssen sehr dringend herausfinden, wie wir in Harmonie miteinander und mit der Natur leben können. Ob uns dies gelingt, hängt vor allem von der Frage ab, wieweit wir Zufriedenheit, Erfüllung und Glück zukünftig in unserem Inneren finden können, anstatt sie uns vor allem vom Streben nach materiellem Wohlstand zu erhoffen.

Immer mehr Menschen öffnen sich heute einer Weiterentwicklung ihres Bewußtseins und ihrer Spiritualität, befassen sich mit spiritueller Literatur, suchen nach einer neuen Verbindung zu Gott und zur Natur, streben nach tieferer Wahrheit durch Meditation, erlernen die alten Techniken zur Vertiefung von Intuition und Erkenntnis, die andere Kulturen uns schenken können. Dabei stoßen sie nicht selten auf Herausforderungen, auf die sie durch kaum etwas in ihrem bisherigen Leben vorbereitet wurden. Neue Visionen dringen in ihr Leben ein und wirken zunächst oft verwirrend und überfordernd. Der Weg zur inneren Wahrheit zieht mitunter dramatische Veränderungen im materiellen Leben nach sich – etwa wenn sie sich von Menschen oder beruflichen Situationen trennen, die nicht mehr zu ihrer veränderten Persönlichkeit passen. Oft fühlt man sich im Prozeß der spirituellen Weiterentwicklung sehr ungeschützt, weil alte Wahrheiten und Überzeugungen nach und nach ihre Gültigkeit verlieren, während die neuen noch nicht so gefestigt sind, daß sie Halt bieten könnten. Oder man fühlt sich verunsichert und unverstanden, weil man in seiner Umgebung nur wenige Menschen findet, die die eigenen Entwicklungsprozesse nachvollziehen können.

Die feinen Energien der Blütenessenzen sind wie kaum etwas anderes auf der Welt geeignet, uns bei diesen Prozessen der spirituellen Weiterentwicklung und den typischen Herausforderungen, die dabei auftauchen, zu begleiten und zu unterstützen. Hinweise auf Blütenessenzen, die unsere spirituelle Weiterentwicklung fördern können, finden Sie im großen Stichwortverzeichnis der Blüten zur spirituellen Entwicklung (siehe Seite 236).

Bestimmte Blütenessenzen eignen sich auch zur Begleitung und Unterstützung spiritueller Selbsterfahrungsmethoden, Therapien und Naturheilverfahren, die die Harmonie in Körper zwischen Körper, Geist und Seele und die Öffnung für spirituelle Dinge fördern, etwa Meditation, Akupunktur, Massage, Aromatherapie, Rückführungstherapie. Hinweise auf Blütenessenzen, die hier helfen können, finden Sie im entsprechenden Stichwortverzeichnis (Teil 3, Abschnitt 6, Seite 236.

Blütenessenzen unterstützen die Suche nach dem Lebenssinn

Sehr viele Menschen haben heutzutage das Gefühl, daß der Alltag in der modernen Gesellschaft ihren tatsächlichen Potentialen, Fähigkeiten und Sehnsüchten keinen Raum gibt. Irgend etwas in ihnen will sich nicht damit abfinden, wie ihr Leben läuft, und sie suchen nach Wegen zu Erfülltheit und tieferer Zufriedenheit. Kurz: Sie suchen nach dem wahren Sinn ihres Lebens. Die Blütenessenzen bringen allen diesen Sucherinnen und Suchern die Botschaft, daß ihre Suche Früchte tragen kann, daß sie tatsächlich in diesem Leben zu mehr Erfüllung finden können und daß die Essenzen sie auf diesem Weg unterstützen können.

Der Weg zur Erkenntnis des eigenen Lebenssinns, zu mehr Erfülltheit und Zufriedenheit führt mitunter über eine drastische Veränderung der eigenen materiellen Lebensumstände – etwa durch Berufs- oder Ortswechsel. Er kann aber auch von außen wenig sichtbar über Veränderungen der inneren Einstellung zur Welt verlaufen, etwa wenn ein Mensch beginnt, mehr Gefühl und Dankbarkeit für die schönen Dinge in seinem Leben zu spüren, oder wenn er ein tieferes Verhältnis zu anderen Menschen, zur Natur, zu Pflanzen, zu Tieren entwickelt.

Leidvolle Erfahrungen verstehen und annehmen

Es gehört zu den tiefsten Erkenntnissen der meisten spirituellen Lehren, daß der Mensch aus leidvollen Erfahrungen lernen kann, sofern es ihm gelingt, sie als Chance zur Weiterentwicklung anzunehmen. Oft wird dann im nachhinein klar, wie man durch sein Verhalten selbst zum Auftreten der leidvollen Situationen beigetragen hat und daß man durch eine Änderung des eigenen Verhaltens solche Situationen künftig vermeiden kann.

Blütenessenzen eignen sich hervorragend dazu, uns bei derartigen Prozessen zu unterstützen, indem sie uns in Kontakt bringen mit tieferen Schichten in uns, die das Wissen enthalten, welche Lektionen das Leiden für uns bereithält und wie man leidvolle Erfahrungen verarbeiten und überwinden kann. Die hierfür geeigneten Essenzen finden Sie in den Stichwortverzeichnissen in Abschnitt 2 und 3 im dritten Teil dieses Buches (siehe Seite 206 und 228).

Blütenessenzen bringen Harmonie in die energetischen Systeme des Menschen

Die medizinischen Lehren einiger Kulturen kennen neben dem materiellen Körper, der das zentrale Objekt der westlichen Medizin ist, verschiedene Energiesysteme innerhalb und außerhalb des materiellen Körpers, die bis vor kurzem mit Meßinstrumenten kaum nachweisbar waren. Gemeint sind das System der Meridiane, jener Energiekanäle, die uns aus der chinesischen Medizin und der Akupunktur bekannt sind, das System der Chakren, auf bestimmte Punkte unseres Körpers verteilte Energiezentren, und das System der feinstofflichen Körper, die wie die Schichten einer Zwiebel unseren materiellen Körper umgeben.

Blütenessenzen wirken anscheinend vor allem auf diese feinstofflichen Energien und schaffen mehr Harmonie, wo diese in Unordnung sind. Einige der Blütenessenzpioniere der neuen Generation sehen klare Beziehungen zwischen bestimmten Essenzen einerseits und Meridianen, Chakren und feinstofflichen Körpern andererseits. Am genauesten ausgeführt hat diese Zusammenhänge Sabina Pettit, die Entdeckerin der Pazifischen Blüten- und Meeresessenzen. Hinweise auf Blütenessenzen, die auf diese feinstofflichen Energien wirken, finden Sie ab Seite 158.

Psychosomatische Beschwerden überwinden mit Blütenessenzen

Die neuere medizinische Forschung bringt immer deutlicher zutage, wie eng das Wohlbefinden von Psyche und Körper miteinander verwoben ist. Manche derartige Zusammenhänge gehören heute zum Alltagswissen: etwa zwischen Streß und Magengeschwüren, zwischen Streß und Bluthochdruck oder zwischen Panik und Atemnot. Andere haben sich erst in den letzten Jahren deutlicher herausgeschält, etwa der Zusammenhang zwischen Depressivität, mangelnder Lebensfreude und Immunschwäche. Menschen, die Sinn in ihrem Leben sehen oder einen neuen Sinn entdecken, sind eher in der Lage, eine schwere chronische Krankheit zu überwinden, als andere, die in Hoffnungslosigkeit verfallen und sich aufgeben.

Manche Mediziner(innen) und Heiler(innen) meinen heute im Einklang mit Dr. Edward Bach, dem Begründer der modernen Blütenessenztherapie, daß – aus spiritueller Sicht – praktisch jede Krankheit eine Lektion für uns bereithält und uns auf eine mangelnde Verbindung mit unserer Seele und unserem wahren Lebenssinn hinweist.

Therapeut(inn)en, die seit Jahren mit der Blütenessenztherapie arbeiten, berichten von vielen Fällen, in denen die Patient(inn)en dank der Blütenessenzen nicht nur eine Disharmonie in der Persönlichkeit oder der Psyche überwinden konnten, sondern auch gleichzeitig oder in der Folge körperliche Beschwerden und chronische Krankheiten.

Dafür gibt es verschiedene Erklärungen:

● Wir öffnen uns mit Hilfe der Blütenessenzen einer bestimmten Botschaft des Körpers, die uns auf eine Disharmonie zwischen Körper und Seele hinweist. Sobald wir diese Botschaft verstanden haben, uns der Zusammenhang also bewußt geworden ist, ist die Krankheit als Signal nicht mehr erforderlich.

● Die Blütenessenzen helfen bei der Lösung von Problemen auf der psychischen Ebene, so daß in der Folge auch sogenannte psychosomatische Beschwerden verschwinden.

● Die Blütenessenzen bringen unser feinstoffliches Energiesystem ins Gleichgewicht – die Meridiane, die Chakren, die feinstofflichen Körper – und fördern so die Regulierung und Auflösung körperlicher Krankheitssymptome.

● Die Blütenessenzen wirken möglicherweise zum Teil direkt auf die körperliche Symptomatik. Manche Blütenessenzforscher sind überzeugt, daß die Essenzen bestimmter Pflanzen vor allem auf die körperliche Ebene des Menschen wirken.

Im ersten Abschnitt von Teil 3 (siehe Seite 199) finden Sie Hinweise auf Blütenessenzen, die sich unter bestimmten Umständen bei körperlichen Beschwerden als hilfreich erwiesen haben.

Da mit der Anwendung von Blütenessenzen keine schädlichen Nebenwirkungen verbunden sind, können Sie die Essenzen bedenkenlos nehmen, falls bei Ihnen bestimmte Symptome vorliegen. Sofortige Hilfe und Linderung sollten Sie dabei allerdings nicht erwarten, da Blütenessenzen in der Regel indirekt über die Seele wirken. Bevor Sie Essenzen für körperliche Symptome nehmen, sollten Sie überprüfen, ob bei Ihnen ein ähnlicher psychischer Hintergrund vorliegt wie der, für den die Essenz normalerweise bestimmt ist, denn die Wirkung der Essenz setzt ja bei der Seele ein (dazu müssen Sie nur vom Stichwortverzeichnis in Teil 3 in die umfangreiche Beschreibung der jeweiligen Essenz in Teil 2 hinüberblättern).

Falls es sich um Symptome handelt, wegen derer Sie sich in therapeutischer Behandlung befinden, oder um Symptome, die normalerweise einer therapeutischen Behandlung bedürfen, sollten Sie sich nicht allein auf die Wirkung der Blütenessenzen verlassen, sondern fachlichen Rat einholen, welche medizinische Behandlung sinnvoll oder notwendig sein könnte. Auf keinen Fall sollten Sie Medikamente oder andere Therapien absetzen, mit denen Sie sich sonst regelmäßig behandeln lassen, ohne zuvor qualifizierten medizinischen Rat einzuholen. Sprechen Sie mit Ihrer Therapeutin oder Ihrem Therapeuten darüber, in welcher Form die Einnahme von Blütenessenzen mit anderen Behandlungsmethoden kombiniert werden kann.

2

Was sind Blütenessenzen?

Um zu verstehen, was Blütenessenzen sind, müssen wir zum einen den Herstellungsprozeß betrachten, zum anderen der Frage nachspüren, welche Kräfte es eigentlich sind, die in einem Fläschchen mit Blütenessenzen gespeichert werden.

So werden Blütenessenzen hergestellt

Blütenessenzen sind in der Regel wäßrige Auszüge von Blüten, die gewonnen werden, indem man die Blüten zum Zeitpunkt ihrer vollen Entfaltung mehrere Stunden lang unter bestimmten Bedingungen in eine Schale mit Wasser legt. In dieser Zeit gehen physische Inhaltsstoffe der Blüten wie ätherische Öle in geringen Mengen auf das Wasser über. Diese scheinen aber für die Wirkung der Blüten weniger wichtig zu sein als gewisse feine Wirkenergien der Blüten, die sich mit den normalen Methoden der Biologie und Chemie nicht nachweisen lassen, aber für die eigentliche Wirkung der Blüten verantwortlich sind. Es ist, als ob der «Geist» oder die «Ausstrahlung» der Blüten auf das Wasser übergeht und darin gespeichert wird. Auch aus der Homöopathie ist bekannt, daß Wasser feine Energien oder Schwingungen anderer Substanzen in sich speichern kann. Sehr viel spricht dafür, daß es für die Qualität der Essenzen entscheidend ist, ob sie von einem Menschen zubereitet werden, der sich während des Herstellungsprozesses in Dankbarkeit auf die durch die Pflanze wirkenden Naturkräfte einstimmt. Folgendes ist zur Zeit über die Herstellung bekannt:

Die innere Einstimmung: Edward Bach bereitete sich auf die Herstellung der Blütenessenzen vor, indem er sich in einen aufnahmebereiten und harmonischen Zustand versetzte. Er nahm ein Bad, trug frische, saubere Kleidung und einen weißen Kittel und stimmte sich vermutlich auch durch Meditation auf die Zubereitung der Essenzen ein. Auch die meisten Blütenessenzhersteller(innen) von heute bestätigen, daß die persönliche Einstimmung des Menschen entscheidend für die Qualität und Wirksamkeit der Essenz ist. Dabei geht es vor allem darum, sich innerlich mit Gott, mit den Naturkräften und dem «Geist» der Pflanze in Verbindung zu setzen, die Pflanze um Erlaubnis zu bitten, ihre Kräfte zum Wohle der Menschen nutzen zu dürfen, und ihr dafür zu danken. Das Ärzteehepaar Dr. Rupa und Atul Shah aus Indien zum Beispiel, das die AUM-Himalaya-Sanjeevini-Essenzen herstellt, stimmt sich mit Gebeten, Meditationen, Musik und Mantras (Gebetsformeln) auf den Prozeß der Essenzherstellung ein.

Die Sonnenmethode nach Edward Bach: An einem klaren, sonnigen und wolkenlosen Tag begibt man sich morgens vor neun Uhr zu dem Ort, an dem die Pflanze wächst, pflückt vorsichtig einige Blüten und legt sie sofort in eine Glasschale (nicht aus feuerfestem Glas!) mit circa 300 ml Wasser, das am besten aus einer Quelle in der Nähe stammen sollte. Die Blüten sollten dabei nicht mit der Hand des Menschen in Kontakt kommen. Penny Medeiros, die Herstellerin der Aloha-Essenzen aus Hawaii, schneidet die Blüten mit Hilfe eines scharfen Quarzkristalls ab, da sie überzeugt ist, daß die Lebenskraft der Blüten dadurch stabilisiert wird. Sodann läßt man die Schale drei bis vier Stunden lang neben der Pflanze in der Sonne stehen (oder auch kürzer, falls die Blüten im Wasser zu welken beginnen). In dieser Zeit darf kein Schatten auf die Essenz fallen, weder der Schatten einer Wolke noch der Schatten des Menschen, der die Essenz zubereitet, noch der Schatten von Gräsern, Büschen oder Bäumen in der Nähe. Sollte doch ein Schatten auf die Essenz fallen (etwa durch unvorhergesehene Wolkenbildung), sollte man die Essenz wegschütten. Nach Ablauf der Frist nimmt man die Blüten aus dem Wasser, ohne sie mit der Hand zu berühren – am besten mit einem Zweig oder Stengel derselben Pflanze. Das Blütenwasser, also die Essenz, gibt man in eine saubere leere Flasche und füllt diese mit der gleichen Menge reinen Branntweins auf.

Die Kochmethode nach Edward Bach: Hierzu pflückt man die Blüten samt Stengeln (bis zu 15 cm lang) an einem klaren Tag vor neun Uhr morgens, häuft sie in einen Emailletopf, bis er zu drei Vierteln gefüllt ist, und geht mit dem Topf unverzüglich nach Hause. Dann bedeckt man die Blüten mit etwa einem Liter Quellwasser, stellt den Topf ohne Deckel auf den Herd und läßt die Blüten und Stengel 30 Minuten lang sieden. Falls die Blüten dabei stark nach oben steigen, drückt man sie mit einem Zweig der Pflanze nach unten. Nach Abkühlung der Flüssigkeit wird sie abgeseiht und wiederum im Verhältnis 1:1 mit Branntwein konserviert. Einige Hersteller(innen) arbeiten nicht mit dieser Methode, weil sie das

Gefühl haben, den Pflanzen damit Gewalt anzutun.

Schonende Essenzherstellungsverfahren: Einige Hersteller(innen) bemühen sich, ihre Essenzen mit geringstmöglichem Eingriff in den Organismus der Pflanze und in die ökologische Balance herzustellen. Das Abpflücken von Blüten bedeutet bei vielen Pflanzen sicher keinen schädigenden Eingriff in das ökologische Gleichgewicht, etwa wenn man einige Blüten von einem üppig blühenden Kastanienbaum nimmt. Bei äußerst seltenen Pflanzen wie etwa der Sumpfwasserfeder (Water Violet) oder manchen Orchideen aus Australien oder dem Amazonasgebiet kann das Abpflücken der Blüten von den wenigen noch verbliebenen Exemplaren aber schon zur Gefährdung der Art beitragen.

Außerdem fügt man dem lebenden Organismus der Pflanze ohne Zweifel eine Verletzung zu, wenn man irgendeinen Teil von ihr abbricht oder abschneidet. Es ist gut vorstellbar und wird von den Berichten einfühlsamer Menschen bestätigt, daß diese Verletzung auch die Kraft der Essenz beeinträchtigt.

Was kann man tun, um die Herstellung möglichst schonend zu gestalten? Dr. Rupa und Atul Shah haben zu diesem Zweck eine spezielle, nach mehreren Seiten offene Glaskonstruktion entwickelt. Die Blüten der Pflanze werden in dieses Gefäß von der Seite her hineingebogen, so daß von oben her Wasser darüberfließen kann, das dann unten aufgefangen wird. Bei einigen an hohen Bäumen wachsenden Blüten läßt sich diese Methode allerdings nicht anwenden. Ähnlich biegt Sandra Epstein, die Herstellerin der brasilianischen Ararêtama-Regenwaldessenzen, die Blüten einiger Pflanzen in die Wasserschale hinab, um die Essenz herzustellen. Bei einer anderen Pflanzengruppe aus dem Regenwald, den auf Bäumen lebenden Bromelien, ist es oft möglich, sie vom Baum abzunehmen, ins Wasser zu geben und nachher wieder auf den Baum zurückzulegen.

Mit einem ganz besonderen Verfahren, bei dem die Pflanzen überhaupt nicht verletzt werden, arbeitet der deutsche Blütenessenzforscher Andreas Korte. Er nennt sein Verfahren die Kristallherstellungsmethode. Dazu füllt er ein schalenförmiges Stück Bergkristall mit reinem Wasser und hält es längere Zeit direkt neben die Blüte, wobei er sich intensiv mit den Naturkräften verbindet und darum bittet, daß die Kraft der Pflanze auf die Essenz übergehen möge. Für die herkömmliche Naturwissenschaft ist dieser Prozeß kaum nachvollziehbar, ich kenne aber sehr viele Blütenessenzanwender(innen) und Blütenessenz-Therapeut(inn)en, die hervorragende Ergebnisse mit den so zubereiteten Essenzen erzielen und sie zum Teil sogar den anders zubereiteten Essenzen vorziehen.

Die Zubereitung von Vorratsflaschen: Die Vorratsflaschen oder Stock bottles, in denen die Blütenessenzen in der Regel zum Verkauf gelangen, werden traditionell hergestellt, indem man je zwei Tropfen der (bereits zur Hälfte mit Branntwein verdünnten) Ursprungsessenz auf ein 30-ml-Fläschchen mit Branntwein gibt. Nach Berechnungen von Martine und Julian Barnard, den Herstellern der Healing Herbs, kann man auf diese Weise aus den ursprünglichen 300 ml der Essenz circa 3600 Vorratsflaschen herstellen.

Die Herstellung von Einnahmefläschchen: Die Fläschchen, aus denen man seine persönlich sinnvolle Essenz oder Essenzkombination einnimmt, werden hergestellt, indem man wiederum nur zwei Tropfen aus der Vorratsflasche in eine 30-ml-Flasche mit Branntwein oder Wasser gibt (die Empfehlungen der Hersteller(innen) weichen diesbezüglich geringfügig voneinander ab). Von dieser Flasche nimmt man dann in der Regel viermal täglich vier Tropfen (auch hier gibt es keine ganz einheitlichen Empfehlungen). Die Flasche reicht dann etwa für drei Wochen. Diese Heilmittel verursachen folglich nur sehr geringe ökologische Kosten: Einige wenige Blüten für die Zubereitung der Ausgangsessenz genügen zur Herstellung von etwa einer halben Million Einnahmefläschchen, können also potentiell einer halben Million Menschen helfen. Auch die ökonomischen Kosten für die Herstellung sind gering, muß man doch dazu nichts anderes tun als die Essenzen in Branntwein verdünnen und in Fläschchen abfüllen. In den Ursprungsländern sind die Essenzen deshalb meist sehr preisgünstig, in den deutschsprachigen Ländern kosten sie aufgrund der hohen Importkosten und diverser gesetzlicher Hürden etwas mehr.

Die Konservierung: Edward Bach empfahl zur Konservierung der Blütenessenz französischen Branntwein. Einige Blütenessenzherstellerfirmen verwenden in letzter Zeit statt Branntwein Traubenalkohol; der ist preisgünstiger und unterliegt nicht der Branntweinsteuer. Manche Herstellerfirmen liefern ihre Essenzen auf Wunsch auch in Essig konserviert, was bei Alkoholunverträglichkeit sinnvoll ist.

Die Wirkprinzipien der Blütenessenzen – nach Dr. Edward Bach

Blütenessenzen helfen – das haben mittlerweile Millionen Menschen in aller Welt erfahren. Sie entfalten ihre erstaunlich hilfreiche Wirkung auch bei Menschen, die überhaupt nichts über das Thema wissen, bei Kindern und bei Tieren. Blütenessenzen helfen bei scheinbar ganz banalen Alltagsproblemen: Der Erschöpfte fühlt sich gestärkt oder angeregt zu einer längeren Ruhepause; der Mutlose ist ermutigt; der Ängstliche wird plötzlich gelassener, Zweifler oder Zauderer sehen mit einem Mal klarer. Kurz gesagt: Die Blütenessenzen vermitteln uns genau die Stärke oder positive Eigenschaft, die wir gerade brauchen, um bestimmte Schwierigkeiten oder Mißstimmungen zu überwinden, zu vergessen oder gelassener hinzunehmen. Der Grund für ihre Wirksamkeit ist in der wohltätigen Heilkraft der Natur zu suchen.

Diese einfache Erklärung genügt eigentlich, um Blütenessenzen anzuwenden und ihre positive Wirkung zu erfahren. Wenn Sie damit zufrieden sind und einfach neugierig, wie Sie selbst die Blütenessenzen für sich nutzen können, überschlagen Sie ruhig zunächst den Rest dieses Kapitels und blättern später einmal hierhin zurück, wenn Sie den Wunsch nach vertieften Informationen verspüren.

Für den Fall aber, daß Sie schon jetzt mehr über das Wesen der Blütenessenzen erfahren wollen, stelle ich Ihnen zunächst einige zentrale Aussagen des Begründers der modernen Blütenessenz-Therapie, Dr. Edward Bach, vor. Im nächsten Abschnitt erfahren Sie dann einiges über die Auffassung verschiedener jüngerer Blütenessenzforscherinnen und -forscher.

In seinem Vortrag «Ihr leidet an euch selbst» beschrieb Edward Bach das heilende Prinzip der Blüten folgendermaßen:

«Diese Heilmittel dienen dazu, die Kanäle im Menschen zu öffnen, die das Licht der Seele empfangen, so daß er mit heilender Kraft durchströmt wird. Die Wirkung dieser Mittel besteht darin, unsere Schwingungen zu heben, unsere Kanäle empfänglich für unser spirituelles Selbst zu machen, unsere Natur mit der Tugend zu durchfluten, die wir brauchen, um Fehler in uns zu beseitigen, die uns schaden. Wie wunderbare Musik oder andere herrliche, erhebende Dinge, die uns inspirieren, können sie unsere Natur emporheben und uns unserer Seele näherbringen. Sie heilen nicht, indem sie gegen die Krankheit kämpfen, sondern indem sie unseren Körper mit den wunderbaren Schwingungen unserer höheren Natur erfüllen, in deren Gegenwart jegliche Krankheit dahinschmilzt wie Schnee unter der Sonne.»

Blütenessenzen öffnen den Kanal, durch den Heilkraft einströmen kann: In den eben zitierten Sätzen sind eine Reihe zentraler Aussagen über die Blütenessenzen enthalten. Betrachten wir den Text von Edward Bach im einzelnen: «Blütenessenzen öffnen die Kanäle, die das Licht der Seele empfangen, so daß der Mensch mit heilender Kraft durchströmt wird.» Das bedeutet mit anderen Worten: Die Kraft, die uns heilen kann, ist im Grunde schon da, da sie von der Seele ausgestrahlt wird; es gilt nur, mit Hilfe der Blütenessenzen den Kanal zu öffnen, durch den sie einströmen kann. Später im

oben zitierten Text sagt Edward Bach dies noch einmal anders: Die Blüten-Mittel machen «unsere Kanäle empfänglich für unser spirituelles Selbst». Gemeint ist wiederum die Seele, für deren Stimme wir uns öffnen sollen. Der Begriff Seele repräsentiert für Edward Bach einen Teil des Menschen, der über vollkommene Klarheit verfügt und nicht gefangen ist in Instinkten, Begierden, Stimmungen oder Prägungen, die uns vorübergehend oder auf Dauer von innerer Klarheit abhalten. Auch die meisten jüngeren Blütenessenzentdecker(innen) sind sich darüber einig, daß ein derartiger Teil in uns existiert, sie verwenden zu seiner Beschreibung unterschiedliche Begriffe.

Von der Miß-Stimmung zur Hoch-Stimmung: «Die Wirkung dieser Mittel besteht darin, unsere Schwingungen zu heben», schreibt Edward Bach weiter. Hinter dieser Aussage steht die Erkenntnis, daß der Mensch nicht nur aus Materie besteht, sondern zu wesentlichen Anteilen aus Energie, Schwingungen, Frequenzen, wie immer man es nennen will. Wer krank ist oder sich in einem Zustand geistiger Disharmonie oder Miß-«Stimmung» befindet, der ist so «gestimmt», daß er bestimmte Frequenzen nicht empfangen und nicht mit ihnen mitschwingen kann. Musikalische Schönheit kann nicht durch ein verstimmtes Instrument entstehen. Ebensowenig kann Harmonie im Menschen und seiner Seele entstehen, wenn der Mensch nicht entsprechend schwingen und klingen kann. Blütenessenzen bringen uns «in Stimmung».

Blütenessenzen helfen dem Guten in uns, das Negative zu überwinden: «Die Wirkung der Mittel besteht darin, unsere Natur mit der Tugend zu durchfluten, die wir brauchen, um Fehler in uns zu beseitigen, die uns schaden.» In diesem Satz von Edward Bach ist das zentrale Wirkprinzip der Blütenessenzen beschrieben: Sie fördern das Gute, das Positive, das höhere Potential in uns, so daß Fehler, Mangel, Leid und Negativität dahinschmelzen.

Damit sind Blütenessenzen eine einzigartige

Heilmethode, die sich deutlich von der Schulmedizin unterscheidet. Blütenessenzen «bekämpfen» Krankheiten nicht, sondern richten sich allein an die in uns wohnenden harmonisierenden und ausgleichenden Kräfte. Auch von der Homöopathie unterscheiden sie sich deutlich, denn hier wird nicht «Gleiches mit Gleichem» behandelt, sondern die Blütenessenzmethode setzt allein darauf, daß durch die Förderung des Guten das Negative aufgelöst werden kann. Einige Beispiele sollen dieses Wirkprinzip erläutern:

Die Botschaft der Blüte Chicory: Mitgefühl läßt Egoismus dahinschmelzen. Ein egoistischer Mensch wird von seinem Egoismus schwerlich lassen, wenn er ständig deswegen Vorwürfe zu hören bekommt, sich selbst deshalb Vorwürfe macht oder sich fest vornimmt, weniger egoistisch zu handeln – wenn also das Negative mit dem Negativen bekämpft wird. Durch Einnahme einer passenden Blütenessenz (hier die Bach-Blüte Chicory) aber kann das positive Gegenstück der Eigenschaft, die ihm und anderen das Leben schwer macht, angeregt und gefördert werden. In diesem Fall wäre das positive Gegenstück Mitgefühl für andere. Durch Mitgefühl spürt man, was man anderen durch egoistisches Handeln antut; in der Folge wird das egoistische Handeln wie von selbst weniger werden, weil es mit der positiven Qualität des Mitgefühls kaum vereinbar ist.

Die Botschaft der Blüte Scleranthus: Innere Klarheit macht Unentschlossenheit überflüssig. Ein anderes Beispiel wäre ein Mensch, der aufgrund mangelnden Selbstvertrauens nicht entscheiden kann, was für ihn richtig ist, sondern ständig sein Fähnchen nach dem Winde hängt und sich von den unterschiedlichen Meinungen anderer hin und her zerren läßt. Ihm wird es wenig helfen, wenn man ihm seinen negativen Zustand der Unentschlossenheit vorhält oder wenn er ihn klar erkennt und sich dafür schämt. Denn er kann diesen Zustand nur überwinden, wenn er in sich selbst eine Eigenschaft entwickelt, die ihn unabhängig macht

von der Meinung anderer: geistige Klarheit, die ihn das Für und Wider verschiedener Alternativen deutlich erkennen läßt, so daß er rasch entscheiden kann, ohne auf die Meinung anderer zurückgreifen zu müssen. Das passende Mittel wäre hier die Bach-Blüte Scleranthus.

Die Botschaft der Blüte Illyarrie: Mut zur Auseinandersetzung mit schmerzlichen Erfahrungen überwindet die Angst vor der Vergangenheit. Viele Menschen haben in ihrem Leben traumatische und schmerzliche Erfahrungen gemacht und sie in sich eingesperrt («verdrängt»), weil sie Angst davor haben, diese Erfahrungen noch einmal zu durchleben – und sei es auch nur in der Erinnerung. Oft wird bei solchen Menschen die freie Persönlichkeitsentfaltung in der Gegenwart durch diese unterdrückten Schmerzen sehr behindert. Auch hier genügt es nicht, die Betroffenen darauf hinzuweisen, daß unverarbeitete Probleme aus der Vergangenheit ihnen noch zu schaffen machen, sondern sie brauchen etwas, das ihnen den Mut gibt, die Auseinandersetzung mit der Vergangenheit zu wagen, die Angst davor zu überwinden. Hierzu eignet sich die Blütenessenz Illyarrie aus dem Programm der australischen Living-Essenzen.

Die Botschaft der Blüte Azalea: Kreative Phantasie und persönliche Stärke machen unabhängig von Statistiken und logischen Argumenten. Es gibt Menschen, die ihren eigenen Fähigkeiten und ihrer Kreativität wenig trauen und deshalb auf Statistiken und logische Argumente zurückgreifen, um ihr Verhalten zu rechtfertigen und die nächsten Schritte im Leben zu planen. Damit schränken sie ihren schöpferischen Bewegungsspielraum auf das ein, was andere vor ihnen gedacht oder analysiert haben, und behindern ihre eigene Originalität. Auch ihnen ist zu helfen, wenn zwei positive Qualitäten in ihr Leben treten, die vorher nicht da waren beziehungsweise sich nicht entfalten konnten: kreative Phantasie gepaart mit einem Gefühl persönlicher Stärke, das Selbstvertrauen vermittelt. Diese Qualitäten werden von der Blütenessenz Azalea aus dem Programm der Petite-Fleur-Essenzen gefördert.

Blütenessenzen erheben uns wie Musik.
«Wie wunderbare Musik oder andere herrliche, erhebende Dinge, die uns inspirieren, können sie unsere Natur emporheben und uns unserer Seele näherbringen», schreibt Edward Bach. Unzählige Menschen haben in ihrem Leben schon die Erfahrung gemacht, wie Musik aus Mißstimmungen heraushelfen und Gefühle von Klarheit, Ausgeglichenheit und Lebensmut fördern kann. Auch intensive Naturerlebnisse oder der Anblick von Naturschönheiten lassen ähnliche Empfindungen in uns aufsteigen. In solchen Augenblicken könnte man plötzlich «die Welt umarmen», also allem Leben auf der Welt mit Liebe begegnen.
Etwas Ähnliches bewirken die Blütenessenzen. Im Grunde ist im Erblühen einer Pflanze alles enthalten, was das Wunderbare der Natur ausmacht: Lebensmut, Hoffnung, Strahlkraft und Schönheit, Werden und Vergehen. In den Blütenessenzen sind die Qualitäten, Schwingungen und Energien dieses magischen Augenblicks im Lebenszyklus der blütentragenden Pflanzen festgehalten. Vielleicht ist das der Grund dafür, daß die Einnahme einer Blütenessenz oft die gleiche erhebende Wirkung auf uns hat wie der Anblick einer in wundervoller Blüte stehenden Pflanze.

Die große Seelenbotschaft des Edward Bach: Jeder Mensch ist vollkommen und trägt alles, was er zur Heilung braucht, in sich. Das an den Anfang dieses Abschnitts gestellte Zitat von Edward Bach endet mit dem Satz: Die Pflanzen «heilen nicht, indem sie gegen die Krankheit kämpfen, sondern indem sie unseren Körper mit den wunderbaren Schwingungen unserer höheren Natur erfüllen, in deren Gegenwart jegliche Krankheit dahinschmilzt wie Schnee unter der Sonne». Damit gibt Edward Bach noch einmal seiner Überzeugung Ausdruck, daß die Blütenessenzen, so wunderbar ihre Qualitäten und ihre Wirkung auch seien, doch im Grunde nicht direkt heilen, sondern uns helfen, daß die «wun-

derbaren Schwingungen unserer höheren Natur» unseren Körper erfüllen können, so daß Krankheit und Disharmonie verschwinden. Bestimmte Pflanzen «sind da, um dem Menschen eine helfende Hand zu reichen, wenn er seine Göttlichkeit vergißt und zuläßt, daß die Angst oder der Schmerz seine Sicht behindern», schreibt Edward Bach 1932 in seiner Schrift «Befreie dich selbst». Denn nach seiner Überzeugung ist der Mensch, so wie er ist, bereits von göttlicher Vollkommenheit und trägt alles in sich, was er braucht, um körperlich gesund und geistig klar zu bleiben – sofern er diese Tatsache nicht vergißt. Edward Bach war sicher, daß die Pflanzen, aus denen er seine Essenzen gewann, uns von Gott geschenkt seien, um uns in dunklen Stunden zu helfen, wenn die eigentlich in uns angelegten positiven Qualitäten durch Schmerz, Angst oder andere Probleme verdunkelt würden. So wie Gott Pflanzen schuf, von denen sich unser Körper nähren und seine Kraft erhalten kann, sagte Bach, gebe es auch Pflanzen, denen die Kraft gegeben sei, unsere Persönlichkeit mit all den ihr von Gott gegebenen guten und vollkommenen Eigenschaften zu bewahren. Gut und vollkommen sind wir Menschen nach Edward Bachs Worten alle, da jeder von uns in sich seine göttliche Seele hat, die ihn mit Sicherheit zum Guten und zur Vollkommenheit leiten kann und wird, wenn er sich für ihre Stimme öffnet. Blütenessenzen können uns helfen, den vollen Zugang zur Stimme unserer Seele und zu dieser göttlichen Vollkommenheit zu finden.

Negative Gemütsverfassungen sind nur Wolken, die uns die Sicht auf den klaren Himmel versperren. Angst, Niedergeschlagenheit, Selbstzweifel, Neid, Eifersucht und andere scheinbar negative Gemütsverfassungen waren in den Augen von Edward Bach nicht etwa «negative» Charaktereigenschaften, sondern nur «Wolken», die uns den Blick auf unsere eigentliche Vollkommenheit und auf unser höchstes Potential verstellen. So wie der klare Himmel natürlich hinter den Wolken weiter existiert (wie jeder weiß, der einmal mit dem Flugzeug gereist

ist), so ist auch unsere Vollkommenheit immer da, trotz der Mißstimmungen, die uns daran hindern, diese Vollkommenheit wahrzunehmen. Blütenessenzen können helfen, diese Wolken zu vertreiben, so daß wir im vollen Bewußtsein unserer Vollkommenheit leben können.

Daß an dieser Auffassung von Krankheit und Gesundheit etwas «dran» ist, weiß jeder, der einmal erfahren hat, wie plötzlich alle körperlichen Beschwerden und aller Kleinmut verschwinden, wenn ein freudiges Ereignis oder eine Situation eintritt, in der unsere positiven menschlichen Qualitäten bis zum äußersten gefordert sind – wenn wir die «Vollkommenheit» der Seele ans Ruder lassen.

Körperliche Krankheiten sind nur Spiegel ungelöster Gemütsprobleme. Körperliche Krankheiten sind in Edward Bachs Sicht ebenfalls nichts Negatives, sondern nur eine Spiegelung von ungelösten Gemütsproblemen, ein Zeichen dafür, daß die Persönlichkeit sich der «sanften, leisen Stimme» der Seele verschließt und ihr Widerstand leistet. Diese Gemütsprobleme können mit Hilfe von Blütenessenzen aufgelöst werden, so daß mit ihnen auch die «Wolken» verschwinden, die den Zugang zur Stimme der Seele verhindern. In der Folge wird dann auch die Spiegelung der ungelösten Probleme überflüssig, und die körperliche Krankheit verschwindet. Mit diesem Modell nahm Edward Bach viele Erkenntnisse der modernen psychosomatischen Medizin und der Psychoneuroimmunologie vorweg. Er war einer der ersten, die in diesem Jahrhundert den Gedanken klar formuliert haben, daß Krankheit ein Weg oder ein Wegweiser sein kann, der uns auf ungelöste Gemütsprobleme aufmerksam macht. Mittlerweile sind diese Gedanken zu einer zentralen Aussage der spirituellen Bewegung der letzten Jahre geworden.

Blütenessenzen helfen uns, unsere Lebensaufgabe zu verwirklichen. Wenn wir uns umschauen, welche unserer Mitmenschen glücklich zu nennen sind, fallen uns vor allem diejenigen auf, die eine Aufgabe im Leben gefunden

haben, für die sie sich von ganzem Herzen und rückhaltlos einsetzen – ohne zu klagen und ohne zu zweifeln. Sie haben ihre Lebensaufgabe und ihren Lebenssinn gefunden. Blütenessenzen können uns helfen, den Sinn unseres Lebens zu erkennen.

Nach den Worten von Edward Bach sind uns unsere Lebensumstände von Gott zugedacht, damit wir in unserer jeweiligen Situation unser Bestes geben – egal ob wir Prinz, religiöser Würdenträger oder Fließbandarbeiter sind. «Von keinem Menschen auf Erden wird mehr verlangt als das, was in seiner Kraft steht, und wenn wir danach streben, das Beste in uns zu entfalten und uns immer vom Höheren Selbst leiten zu lassen, werden Gesundheit und Glück für jeden erreichbar.» Das Beste in uns zu entfalten, dabei können uns die Blütenessenzen helfen.

Etwas anders geht der Entdecker der Alaska-Essenzen, Steve Johnson, auf dasselbe Thema ein. Er sagt, daß wir Menschen alle dem Gesetz des Dharma – das Sanskrit-Wort für Lebensaufgabe – unterliegen und in physischer Form auf der Welt erschienen sind, um der Welt auf bestimmte Weise zu dienen. Jeder Mensch hat der Welt ein einzigartiges Talent oder eine einzigartige Gabe zu bieten, die in dieser Form niemand anders bieten kann. Blütenessenzen können uns dabei unterstützen, unsere Lebensaufgabe klar zu erkennen, sie zu erfüllen und darin selbst Erfüllung zu finden.

Die Aussagen der neuen Blütenessenzpioniere

Mit den Aussagen von Edward Bach haben wir eine vollkommene Erklärung für die Wirkung von Blütenessenzen. Klarer als er hat kaum einer der neuen Blütenessenzpioniere, die in den letzten zwanzig Jahren neue Essenzen entdeckt haben, die Botschaft der Blüten formuliert. Da ihre Aussagen aber in manchen Punkten von den Aussagen Edward Bachs abweichen oder darüber hinausgehen, möchte ich ihre Erklärung für die Wirkung der Essenzen hier kurz vorstellen, soweit sie mir vorliegen. Die große

Gemeinsamkeit zwischen diesen Aussagen besteht darin, daß praktisch alle Blütenessenzforscher(innen) vom Wirken einer weisen und klaren höheren Instanz in uns überzeugt sind, für deren Botschaften und positive Energien uns die Blütenessenzen öffnen können.

Blütenessenzen als Quelle intelligenter Heilungsenergie: Steve Johnson, der Entdecker der Alaska-Essenzen, schreibt, daß Pflanzen über Bewußtseinsqualitäten verfügen, die sie an uns weitergeben können und wollen. Sie seien «Quellen intelligenter Heilungsenergie». Schon Edward Bach hat davon gesprochen, daß bestimmte Pflanzen ebenso hoch und höher entwickelt sind als die meisten Menschen. Indem sie Bewußtheit an uns weitergeben, schreibt Steve Johnson, helfen uns die Pflanzen, bewußt zu erkennen, wo wir Blockaden haben und welche emotionalen, geistigen oder spirituellen Qualitäten in uns gestärkt werden sollen.

Blütenessenzen als Katalysatoren für Veränderung und Transformation: Arthur Bailey, der Entdecker der Bailey-Essenzen, sagt, viele Menschen seien begrenzt durch überholte Konditionierungen und Einstellungen, die sie an positiver Veränderung und persönlicher Transformation hinderten. Blütenessenzen dienten als Katalysatoren für solche Veränderung und Transformation. Die meisten heutigen Blütenessenzhersteller(innen) betonen diesen Aspekt, weil sie wie Bailey davon überzeugt sind, daß wir nur durch tiefe Veränderungen unseres Bewußtseins und unseres Verhaltens Wege aus den gewaltigen Problemen finden können, vor denen die Menschheit heute steht: vor allem Naturzerstörung, Materialismus, Machtgier, Krieg, Haß, Sinnlosigkeit.

Arthur Bailey empfiehlt, sich mehr auf die positive Eigenschaft zu konzentrieren, die mit Hilfe einer Essenz erreicht werden kann, als auf den negativen Zustand, der damit überwunden werden soll. Wie schon Edward Bach ist er davon überzeugt, daß der Mensch im Grunde gut ist. Wenn man nur das Negative in ihm anspreche, werfe man den Menschen einmal mehr auf seine Fehler oder Unvollkommenheit zurück, schwäche ihn und erzeuge möglicherweise Schuldgefühle, die der Weiterentwicklung nicht dienen können.

Blüten verschaffen Zugang zum Höheren Selbst: Ian White, der Entdecker der australischen Bush-Blütenessenzen, sagt, daß die Essenzen uns Zugang zur Weisheit des Höheren Selbst verschaffen, so daß Heilung geschehen kann, indem unterbewußt gespeicherte negative Überzeugungen sich lösen und der Mensch von höheren Qualitäten aus dem Höheren Selbst durchflutet wird: Liebe, Freude, Glaube und Zuversicht, Mut etc. Diese Erklärung ähnelt sehr der ursprünglichen von Edward Bach, an Stelle des Begriffes «Seele» steht hier jedoch der Begriff «Höheres Selbst».

Blütenessenzen als Träger universeller Prinzipien: In den Augen von Cynthia Kemp von Desert Alchemy in Arizona tragen die Blütenessenzen die Energien verschiedener positiver, universell gültiger Prinzipien wie Liebe, Freude oder Mut in sich. Durch ihre Einnahme beginnen wir im Einklang mit diesen universellen Prinzipien zu schwingen, so daß Begrenzungen und Disharmonien sich verändern oder sich auflösen. Auch bei Cynthia Kemp finden wir also wieder die Überzeugung, daß wir mit Hilfe der Blütenessenzen Anschluß an eine Quelle höherer Wahrheit finden, in deren Gegenwart disharmonische Zustände keinen Bestand haben.

Blütenessenzen als Anregung für die Selbstheilungskräfte des Körpers und zur Bekräftigung unserer Verbindung mit dem Göttlichen: Auch Marion Leigh, die Entdeckerin der Findhorn-Blütenessenzen, sieht die Blütenessenzen als Mittel, die das freie Fließen und Wirken bereits in oder um uns vorhandener positiver Kräfte fördern: die Selbstheilungskräfte des Körpers und unsere Verbindung zum Göttlichen und zur Einheit allen Lebens.

Blütenessenzen stärken unsere Verbindung mit der Natur und unser Bewußtsein von der Einheit alles Lebendigen: Simon und Sue Lilly, die Entdecker der Green-Man-Baumblütenessenzen, erklären die Wirkung von Baumblüten-Essenzen damit, daß sie unsere feinstofflichen Körper (siehe Seite 243) mit der natürlichen Welt verbinden und ein tieferes Bewußtsein von der Verbundenheit und Einheit allen Lebens in uns wachsen lassen. Da Krankheit so oft mit einer Blockade der Lebenskraft in uns beginnt, können die Baumblütenessenzen Heilungsprozesse fördern, indem sie uns an diese Einheit aller Lebensenergien ankoppeln.

Blüten lösen Blockaden in den feinstofflichen Körpern auf: Penny Medeiros, die Herstellerin der Hawaii-Essenzen, schreibt, daß die Blütenessenzen in mehrfacher Weise auf die feinstofflichen Körper (siehe Seite 106) des Menschen wirken: indem sie die Lebenskraft in ihnen stärken, indem sie die feinstofflichen Körper aufeinander ausrichten und indem sie Energieblockaden darin auflösen. Manche Blütenessenzen seien geeignet, das Gleichgewicht in der Psyche wiederherzustellen, andere förderten uns bei der Entwicklung höherer Intuition und eines instinktiven Wissens für unseren Platz und unser Tun in der Welt; wieder andere öffneten für uns das Tor zu höherem Bewußtsein und zur Einheit mit Gott.

Blütenessenzen lassen uns aus Krankheit lernen: Rupa und Atul Shah, das Ärzteehepaar aus Bombay, das die AUM-Himalaya-Sanjeevini-Essenzen entdeckt hat, sieht, ähnlich wie Edward Bach, Krankheit als Gelegenheit zu Lernen und Wachstum. Blütenessenzen, so schreiben sie, können dieses Lernen unterstützen. Auch hier steht wieder eine höhere Weisheit im Hintergrund, die uns aus der Krankheit lernen und gleichzeitig Heilung finden läßt.

Blütenessenzen erneuern unseren Geist: Kadambii und Vasudeva Barnao, die Entdecker der australischen Living-Essenzen, berichten, die australischen Eingeborenen fühlten, daß die

Blütenessenzen ihnen einen «neuen Geist» (englisch: Spirit) vermittelten. Wieder die Botschaft, daß wir dank der Blütenessenzen von einer großartigen geistig-spirituellen Energie durchflutet werden.

Blütenessenzen bringen die uns innewohnenden Qualitäten hervor: Lila Devi, die Entdeckerin der Master's-Essenzen, schreibt: «Blütenessenzen helfen uns, Qualitäten zu manifestieren, die wir bereits besitzen.» Das Gute ist schon da und muß nur gefördert werden, um zu erblühen.

Blüten bringen Verbindung zum spirituellen Selbst: Patricia Kaminski und Richard Katz, die Entdecker der Nordamerikanischen Blütenessenzen, sehen die Blütenessenzen als Nährer der Seele und als Heiler für disharmonische oder unausgeglichene Zustände in der Seele. «Sie regen uns zu erhöhter Bewußtheit für unser Innenleben an und bauen eine lebenswichtige Brücke zwischen den Bereichen von Körper, Seele und Geist (englisch: spirit).» Für Richard Katz und Patricia Kaminski ist das «spirituelle Selbst als göttlicher Aspekt unseres Daseins» die übergeordnete, weise und klare Instanz, die sich durch den Körper und die Seele äußert. Blütenessenzen bringen uns mit ihm in Verbindung.

Blütenessenzen bringen uns in Verbindung mit himmlischen Kräften: Andreas Korte, der Entdecker der Orchideenessenzen der Amazonasregion, schreibt diesen Essenzen die Kraft zu, uns mit unserem Schutzengel und anderen Engeln in Verbindung zu bringen – was auch schon durch die oft engelähnliche Form der Orchideen nahegelegt werde.

Blütenessenzen wirken unterschiedlich auf unsere physische und feinstoffliche Anatomie: Sabina Pettitt, die Entdeckerin der Pazifischen Blüten- und Meeresessenzen, sieht verschiedene Blüten auf unterschiedliche Bereiche des Menschen wirken. Manche, schreibt sie, wirken eher auf den physischen Körper, manche auf die mentale Ebene, manche auf die Gefühle, andere auf das Spirituelle und den göttlichen Geist (englisch: spirit) in uns, der nach der traditionellen chinesischen Medizin vor allem durch den Herzkanal mit uns in Verbindung ist.

Blütenessenzen als Helfer bei psychischer und spiritueller Weiterentwicklung: Machaelle Small Wright, die Entdeckerin der Perelandra-Essenzen, betont, daß Blütenessenzen sehr wichtige Begleiter auf dem Weg durch persönliche Wachstumsprozesse und spirituelle Entwicklungsprozesse sind. Blütenessenzen gehören zu den wenigen Mitteln außerhalb von uns selbst, die uns bei diesem Prozeß unterstützen können.

Blütenessenzen fördern den Ausdruck unseres persönlichen Potentials: Judy Griffin, die Herstellerin der Petite-Fleur-Essenzen, sieht ihre Essenzen als «Repräsentanten der vielen Gesichter, die unsere Ängste und unsere Trennung von der Urquelle haben». Mit der Urquelle ist Mutter Natur gemeint. Jede Essenz steht für eine bestimmte disharmonische Eigenschaft im Leben eines Menschen, gleichzeitig aber für das Potential, das zu entfalten in der eigentlichen Bestimmung dieses Menschen angelegt ist.

Blütenessenzen fördern die uns innewohnenden Tugenden: Sandra Epstein, die Herstellerin der brasilianischen Ararêtama-Regenwaldessenzen, kommt den Aussagen von Edward Bach sehr nahe, wenn sie schreibt: «Diese Essenzen wirken nicht wie eine biochemische Medizin, sondern wie Elemente, die die Qualitäten spiritueller, emotionaler und mentaler Tugenden stärken und in der Folge auch den Körper.» Anders als Edward Bach sieht Sandra Epstein nicht die Seele als höchste und vollkommene leitende Instanz, sondern den göttlichen Geist (spirit). Die Seele, sagt sie, bewegt sich durch verschiedene Leben und Wiedergeburten auf ihrem Weg zur Vollkommenheit, der göttliche Geist aber, an dem wir alle durch unser Herz teilhaben (können), ist bereits vollkommen.

Blütenessenzen übermitteln uns Informationen: Viele Blütenessenzforscher(innen), darunter der Mannheimer Arzt Eugen Drzymulski, der in seiner Praxis sehr viel mit Blütenessenzen arbeitet, bezeichnen das, was von den Blütenessenzen auf uns übergeht, mit dem neutralen Begriff Information.

Durch Blütenessenzen spricht der Geist der Pflanzen zu uns: In meinen Gesprächen mit den Entdeckerinnen und Entdeckern von Blütenessenzen und in ihren Schriften war immer wieder davon die Rede, daß Pflanzen ein Bewußtsein haben, mit dem sie uns eine Botschaft übermitteln wollen, und daß die verschiedenen Pflanzen einer Art einen gemeinsamen Geist (Deva) besitzen, der sich durch sie äußert. Dies ist eine einfache Erklärung für die Wirkung der Blütenessenzen. Demnach öffnen wir uns mit der Einnahme dieser Mittel für die Kommunikation mit den Pflanzen und ihrem Geist, beziehungsweise wir bitten die Pflanzen und ihren Geist um Hilfe für unsere Weiterentwicklung. Dabei können wir davon ausgehen, daß die Pflanzen und ihr Geist uns Menschen prinzipiell sehr wohlwollend gegenüberstehen, sofern wir um ihre Hilfe bitten und sie in Dankbarkeit annehmen. Vielleicht wollen uns die Pflanzen zeigen, daß die göttliche Kraft von Liebe und Heilung auch in einem einzigen Tropfen einer mehrfach verdünnten Ausgangssubstanz noch enthalten und voll wirksam sein kann.

Zusammenfassend läßt sich sagen, daß praktisch alle Blütenessenzentdecker(innen) sich darüber einig sind, daß uns Menschen ein unermeßliches positives Potential zur Verfügung steht, sofern wir uns dafür öffnen. Ebenso sind sie sich darüber einig, daß Blütenessenzen uns helfen können, den Zugang zu diesem positiven Potential zu finden und Einschränkungen zu überwinden, die uns hindern, dieses Potential zu leben. Diese Aussagen finden wir überall wieder, nur verwenden die verschiedenen Menschen, die ihr Leben der Entwicklung und Erforschung von Blütenessenzen gewidmet haben, unterschiedliche Bezeichnungen für etwas, das sie alle sehen: Die Botschaft der Blütenessenzen heißt mal Energie, mal Schwingung, mal göttliche Kraft, mal Information; und das dem Menschen innewohnende positive Potential kommt einmal aus der Seele, dann vom Höheren Selbst oder auch aus den von Natur aus guten Anlagen des Menschen.

Die Wirkung der Blütenessenzen auf Chakren und feinstoffliche Körper

Viele Blütenessenzfachleute sehen die wesentliche Wirkung der Blütenessenzen darin, daß sie die feinstofflichen Körper und das Energiesystem des Menschen beeinflussen. In den Beschreibungen der Essenzen und in dem zugehörigen Stichwortverzeichnis im dritten Teil dieses Buches (9. Abschnitt, Seite 246) werden Sie immer wieder auf Begriffe stoßen, die damit zusammenhängen. Deshalb sei hier kurz erklärt, was gemeint ist.

Die Meridiane sind Energiekanäle, die den menschlichen Körper durchziehen und seit Jahrtausenden in der traditionellen chinesischen Medizin bekannt sind. Der Energiefluß in ihnen kann blockiert, zu stark, zu schwach oder ausgeglichen sein. Sie hier näher darzustellen, ist im Rahmen dieses Buches nicht möglich. Eine nähere Erläuterung der Meridiane finden Sie in jedem Buch über Akupressur.

Die fünf Elemente Feuer, Wasser, Erde, Holz und Metall sind ebenfalls Grundbegriffe aus der traditionellen chinesischen Medizin und bestimmten Meridianen zugeordnet.

Die Chakren stehen mit den Meridianen in Verbindung und sind Energiezentren, die Energie von außerhalb des Körpers aufnehmen, Energie zwischen den verschiedenen Bereichen des menschlichen Körpers hin und her vermitteln oder Energie nach außen abgeben. Die wichtigsten Chakren sind:
1. Chakra (Wurzel-Chakra) – am unteren Ende der Wirbelsäule, zuständig für die positiven Qualitäten Verbindung mit der Erde, Überleben, Loslassen emotionaler Anspannung.

2. Chakra (Hara/Sexual-Chakra) – im Unterleib etwas unterhalb des Nabels, zuständig für die positiven Qualitäten Sexualität und Kreativität.
3. Chakra (Solarplexus-Chakra) – oberhalb des Nabels, zuständig für die positiven Qualitäten Ich-Stärke und Identität in der Welt sowie für Auseinandersetzung mit Herausforderungen.
4. Chakra (Herz-Chakra) – in der Mitte der Brust in der Nähe des Herzens, zuständig für die positiven Qualitäten bedingungslose Liebe, Mitgefühl und urteilsfreies Annehmen.
5. Chakra (Kehl-Chakra) – im Kehlbereich, zuständig für die positiven Qualitäten von Selbstausdruck, Kommunikation und Kreativität.
6. Chakra (Drittes Auge) – im Stirnbereich zwischen den Augenbrauen, zuständig für die positiven Qualitäten Klarheit und Einsicht (auch in spiritueller Hinsicht).
7. Chakra (Kronen-Chakra) – auf dem Scheitelpunkt des Kopfes, zuständig für spirituelles Erwachen, Verbindung mit höheren Bewußtseinsebenen und Verbindung mit dem Göttlichen.
Daneben gibt es eine Reihe weiterer Chakren, die sich außerhalb des Körpers befinden und vor allem Bedeutung für die spirituelle Entwicklung haben.

Die feinstofflichen Körper umgeben den physischen Körper wie Schichten aus Energie und haben folgende Bedeutungen:
1. Ebene: Der Ätherleib ist die erste Schicht, die den physischen Körper umgibt. Er enthält ein energetisches Abbild des physischen Körpers, nach dem der physische Körper aufgebaut ist. Störungen im Ätherleib können zu Störungen an den entsprechenden Bereichen im physischen Körper führen.
2. Ebene: Der Emotionalkörper ist für das emotionale Gleichgewicht des Menschen zuständig und steht in enger Verbindung mit Solarplexus- und Herz-Chakra.
3. Ebene: Der Mentalkörper ist für klares Denken und Rationalität zuständig und strukturiert unser Denken.
4. Ebene: Der Astralkörper hat Zugang zu intuitiven Einsichten und Informationen aus Vergangenheit und Zukunft.

5. Ebene: Der Kausalkörper ist zuständig, wenn wir unsere Willenskraft einsetzen, um die zentralen Ziele unseres Lebens zu verfolgen.

6. Ebene: Der Seelenkörper beherbergt unsere Seele und ist der Zugang zu unserem Höheren Selbst

7. Ebene: Der spirituelle Körper ist eine äußere Schutzschicht, die alle anderen Körper umhüllt und schützt.

Die Aura ist ein weiteres Energiefeld um uns herum, das jedoch nicht mit den feinstofflichen Körpern übereinstimmt. Mit der Aura können wir die Gemütsverfassung anderer Menschen spüren; und ebenso sagt unsere Aura viel über unsere Verfassung aus. Wenn die Aura im Gleichgewicht ist, fühlt sich der Mensch insgesamt ausgeglichen und harmonisch.

3

So finden Sie die geeigneten Essenzen für sich und andere

Um die wohltätige Wirkung von Blütenessenzen für sich zu entdecken, müssen Sie nur eines tun: die passende Essenz beziehungsweise die passenden Essenzen finden, die für Ihre derzeitige Verfassung und Lebenslage geeignet sind. Selbsterkenntnis ist der erste Schritt zur Besserung. Im folgenden sind alle derzeit üblichen Methoden zur Auswahl der passenden Blütenessenzen dargestellt.

Blütenessenzwahl durch Selbsterkenntnis

Edward Bach hatte seine Blütenessenzen vor allem als Mittel zur Selbsthilfe vorgesehen. Es ist sehr gut möglich, sich mit Blütenessenzen erfolgreich selbst zu behandeln. Alles, was man dazu braucht, ist ein gewisses Selbstvertrauen in die eigenen Fähigkeiten zur Selbsterkenntnis und den ehrlichen Wunsch, sich selbst klar zu sehen und sich weiterzuentwickeln. Falls Sie bezweifeln, ob sie selbst erkennen können, welche Essenzen für Sie geeignet sind, haben Sie mehrere Möglichkeiten:
● Sie nehmen zunächst Blütenessenzen, die Ihr Selbstvertrauen, Ihre Intuition und Ihre innere Klarheit stärken und Ihnen helfen, Selbstzweifel zu überwinden. Wenn Sie dann nach einiger Zeit spüren, daß Sie innerlich klar und selbstsicher genug sind, um die richtigen Blütenessenzen auszuwählen, können Sie voranschreiten und weitere Essenzen für sich bestimmen.
● Sie lassen sich von einer Freundin oder einem Freund, die Sie gut kennen und denen Sie vertrauen, bei der Auswahl der Essenzen unterstützen.
● Sie wenden sich an Blütenessenzberater(innen) oder Therapeut(inn)en, die Erfahrung mit Blütenessenzen haben, und lassen sich von ihnen bei der Auswahl der Essenzen helfen. (Wie Sie solche Personen finden, erfahren Sie ab Seite 39.)

Wenn Sie die Essenzen durch Selbstbetrachtung und Selbsterkenntnis allein auswählen wollen, müssen Sie ähnlich wie ein guter Therapeut verfahren, der sich in Ihre Persönlichkeit einfühlt und Ihre Vorgeschichte und Ihre derzeitige Situation betrachtet, um zu einer Einschätzung zu gelangen. Bevor ich Ihnen die verschiedenen Wege beschreibe, die Sie dabei gehen können, mache ich Sie darauf aufmerksam, daß es hierbei sehr wichtig ist, nicht nur das logische Denkvermögen, sondern vor allem Ihre Intuition zu benutzen.
Durch logische Analyse Ihrer Situation können Sie zwar viele Hinweise auf die richtigen Essenzen gewinnen, die Stimme der Intuition aber kann dem Ganzen eine völlig andere Färbung und Richtung geben. Die Stimme der Intuition kann oft in einem einzigen Satz das

Grundgefühl zusammenfassen, das unser Leben prägt.

Fragen Sie Ihre innere Stimme: Begeben Sie sich in einen ruhigen Raum, in dem Sie nicht gestört werden können. Machen Sie es sich im Sitzen oder im Liegen bequem. Schließen Sie die Augen. Atmen Sie ruhig ein und aus. Nehmen Sie sich Zeit, um sich zu entspannen. Wenn Sie spüren, daß Sie durch belastende Ereignisse während des Tages oder aus anderen Gründen verwirrt sind, nehmen Sie eine Blütenessenzmischung, die für Notfälle bestimmt ist. Wenn Sie wollen, bitten Sie die Kräfte Gottes und der Natur um Hilfe bei der ehrlichen Betrachtung und Klärung Ihrer Lage. Dann richten Sie Ihren Blick nach innen, öffnen Sie sich für Botschaften Ihrer inneren Stimme und stellen Sie sich selbst folgende Fragen: Welches sind die größten Herausforderungen oder Probleme in meinem Leben? Welche positiven Qualitäten brauche ich, um sie zu überwinden? Welche Gemütsverfassungen hindern mich daran, die Herausforderungen in meinem Leben zu bewältigen?

Mit großer Wahrscheinlichkeit werden Sie daraufhin irgendeine Antwort von Ihrer Intuition bekommen: durch eine innere Stimme, die Ihnen eine Mitteilung macht; durch Bilder, die vor Ihrem inneren Auge erscheinen und Ihnen Hinweise auf Ihre Lage geben; oder auch durch ein starkes Gefühl, das plötzlich in Ihnen auftaucht. Meist sind diese Botschaften der Intuition leicht zu interpretieren. Am besten, Sie folgen auch dabei Ihrer Intuition. Ausgehend von diesen intuitiven Erkenntnissen können Sie die richtigen Essenzen anhand der Stichwortlisten im dritten Teil dieses Buches heraussuchen.

Zusätzlich zur Befragung der inneren Stimme kann eine umfassende Betrachtung Ihrer Situation und Ihrer Geschichte sehr hilfreich sein. Dabei können Sie die einfachen und grundlegenden Fragen, die Sie Ihrer Intuition vorgelegt haben, noch einmal unter neuen Gesichtspunkten und in größeren Zusammenhängen sehen. Auf folgende Bereiche Ihres Lebens könnten Sie dabei sinnvollerweise Ihr Augenmerk richten:

Welche positiven Kräfte würden mir helfen? Oder anders gesagt: Welche positiven Kräfte sind bei mir noch zu wenig entwickelt oder fehlen mir? Halten Sie sich vor Augen, daß Blütenessenzen wirken, indem Sie positive Kräfte in Ihnen stärken. Also überlegen Sie, welche positiven Qualitäten Sie brauchen würden, um die aktuellen Herausforderungen in Ihrem Leben zu bestehen: zum Beispiel Selbstvertrauen, Mut, Klarheit, Intuition, Phantasie, Einfühlungsvermögen, Liebesfähigkeit, Toleranz, Geduld oder andere positive Eigenschaften. Oft liegen Sie damit schon richtig und können aufgrund dieser Einsichten mit Hilfe des Stichwortverzeichnisses die passenden Essenzen wählen.

Welche unausgeglichenen Gemütsverfassungen oder Stimmungen sind für mich typisch? Das könnten zum Beispiel Niedergeschlagenheit, Traurigkeit, Selbstmitleid, Reizbarkeit, Aggressivität, Hoffnungslosigkeit, Unsicherheit, Selbstzweifel, Starrsinnigkeit, Kritikempfindlichkeit, übermäßiger Ernst, übertriebene Arbeitssucht, Ausgelaugtheit oder etwas anderes sein. Bitte denken Sie bei der Beantwortung dieser Frage daran, daß es nicht um Selbstkritik oder Selbstvorwürfe geht, sondern darum, die Bereiche in Ihrem Leben und in Ihrer Persönlichkeit auszumachen, die Sie an Ihrer Entfaltung hindern. Derartige Charaktereigenschaften sind überwindbar. Nach dem Verständnis der Blütenessenztherapie sind sie nichts anderes als Hinweise, die uns zeigen können, welche Kanäle in uns blockiert sind, so daß wir unsere positiven Potentiale nicht entfalten können. Wenn Sie diese unausgewogenen Gemütsverfassungen ehrlich betrachten, werden Sie mit Hilfe der Stichwortverzeichnisse im dritten Teil dieses Buches die richtigen Essenzen für sich finden.

Was sind die größten Herausforderungen oder Probleme in meinem Leben? Wenn Sie sich diese Frage stellen, gehen Sie wieder von einer neuen Seite an die Auswahl der Blütenessenzen heran. Solche Herausforderungen könnten zum Beispiel sein: Überarbeitung, Mißerfolg im Beruf, wiederholtes Scheitern in Beziehungen, Schwierigkeiten im Bereich der Sexualität, Groll gegen bestimmte Personen oder auch die bislang nicht erfolgreiche Suche nach dem tieferen Sinn des Lebens. Wenn Sie Ihre Situation einmal aus dieser Perspektive betrachten, werden Sie viele Hinweise sehen, die Sie über die Stichwortverzeichnisse (im dritten Teil des Buches) zur Wahl der richtigen Essenzen führen können.

Welche Probleme stellen sich mir auf der körperlichen Ebene? Hiermit beziehen Sie alles ein, was Sie auf der körperlichen Ebene als problematisch empfinden: kleine und große Beschwerden, Krankheiten, Anfälligkeiten, Schwächen und ähnliches. Über das Stichwortverzeichnis zu körperlichen Symptomen (siehe Seite 199) können Sie hierzu möglicherweise hilfreiche Essenzen finden. Bitte betrachten Sie die körperlichen Beschwerden aber nicht als einziges Kriterium für die Auswahl von Essenzen, sondern denken Sie daran, daß die Blütenessenzen zuallererst auf die seelisch-geistige Ebene wirken.

Welche traumatischen Erfahrungen aus der Vergangenheit prägen mein heutiges Dasein? Viele Blütenessenzen fördern die Auflösung von alten Mustern, Prägungen, Blockaden und Gefühlen. Oft hatten diese alten Programmierungen ursprünglich in unserer Kindheit einen positiven Sinn für uns – etwa uns vor bestimmten Angriffen und Verletzungen durch andere zu schützen. Im Erwachsenenleben aber sind die Bedrohungen und Probleme aus der Kindheit in der Regel nicht mehr vorhanden, und die alten Prägungen schützen nicht mehr vor wirklicher Gefahr, sondern bewirken, daß wir auch als Erwachsene auf andere Menschen noch so reagieren, wie wir es uns in der Kindheit zum Schutz angewöhnt haben: zum Beispiel mißtrauisch, abweisend,

zurückhaltend, mitleidheischend oder immer nur lächelnd.

Überlegen Sie, welche traumatischen oder belastenden Erfahrungen Sie in der Vergangenheit erfahren haben: zum Beispiel offene oder indirekte Gewalttätigkeiten seitens Eltern oder anderer Menschen, schwere Unfälle, Verlust geliebter Bezugspersonen, Trennung der Eltern, häufige Umzüge, eine besonders problematische Geburt (dies kann sowohl für das Kind als auch für die Mutter ein Trauma bedeuten). Möglicherweise finden Sie auf diese Weise mehr darüber heraus, welche Ängste, Schutzmechanismen und einschränkenden Verhaltensmuster sich in Ihnen festgesetzt haben, deren Auflösung wünschenswert wäre. Passende Blütenessenzen finden Sie besonders unter Stichworten wie «Loslassen», «Trauma» oder «Vergangenheit» im Stichwortverzeichnis über psychische Themen (siehe Seite 206).

Welche Schritte strebe ich in meiner spirituellen Entwicklung an? Auch hier lohnt es sich, gründlich zu überlegen, wo Sie stehen: Fühlen Sie sich spirituell erfüllt, oder können Sie keinen tieferen Sinn in Ihrem Leben entdecken? Wieweit trauen Sie Ihrer inneren Weisheit, Ihrer inneren Stimme, Ihrer Intuition? Verspüren Sie eine tiefe innere Beziehung zu anderen menschlichen Seelen, zu Pflanzen, zu Tieren, zu Naturschönheiten, zur Natur, zum Universum, zu Gott? Wie klar sind Ihre spirituellen Überzeugungen? Welche Qualitäten brauchen Sie oder wünschen Sie sich für die nächsten Schritte auf Ihrem spirituellen Weg? Wenn Sie sich mit diesen Fragen beschäftigen, werden Sie wichtige Hinweise auf die Wahl der richtigen Essenzen aus dem Stichwortverzeichnis zur spirituellen Entwicklung ab Seite 236 finden.

Vier Augen sehen mehr als zwei – Hilfe durch Menschen, denen Sie vertrauen: Es kann nützlich sein, wenn Sie die eben beschriebenen Überlegungen mit einem anderen Menschen durchsprechen und ihn um seine Meinung dazu bitten. Bevor Sie dies tun, kann es hilfreich sein, sich zu überlegen, welche Gefühle Sie damit verbinden, intime Einzelheiten über Ihr Leben mit einem anderen durchzusprechen: zum Beispiel Angst vor Kritik oder Verletzung der eigenen Grenzen; Zweifel an der Vertrauenswürdigkeit der anderen Person; Erleichterung, die Entscheidung nicht allein tragen zu müssen; Zweifel an der eigenen Urteilsfähigkeit und anderes. Auch diese Gefühle können Ihnen Hinweise auf hilfreiche Blütenessenzen geben.

Blütenessenzwahl durch Dialog mit der eigenen Seele. Diese neue Methode ermöglicht es, in kurzer Zeit tiefe Erkenntnisse über die eigene Lebenssituation und mögliche Wege aus der Krise zu gewinnen. Man stellt dabei der eigenen Seele Fragen zu allem, was man in seinem Leben nicht verstehen oder bewältigen kann. Und die Seele gibt verständliche und hilfreiche Antworten. Nach und nach entsteht dabei das, was Dr. Bach als entscheidende Voraussetzung für Gesundheit und Zufriedenheit erkannte: ein guter Kontakt zur eigenen Seele. Nachdem man durch einen längeren Seelendialog mehr Licht und Klarheit in die eigene Lage gebracht hat, fragt man die Seele, welche positiven Kräfte einem in dieser Lage helfen könnten, und wählt sich dementsprechend Blütenessenzen aus. Diese sehr empfehlenswerte Methode ist für jeden zugänglich, der sich wirklich ehrlich mit den großen Herausforderungen des eigenen Lebens auseinandersetzen will (Kontaktadresse für einführende Kurse siehe Anhang).

Blütenessenzwahl durch andere Verfahren

Viele Menschen, die mit Blütenessenzen arbeiten, sind überzeugt, daß die Klarheit der Intuition durch die verstandesmäßige Kenntnis der Wirkung einer Blüte eher getrübt wird und daß Blütenessenzen am besten rein gefühlsmäßig oder anhand bestimmter Körperreaktionen gewählt werden. Für die Richtigkeit dieser Annahme spricht, daß bei manchen Menschen tatsächlich der Verstand die Intuition sehr weit zurückdrängen kann. Andererseits sind auch verschiedene Probleme denkbar, die verhindern können, daß die Ergebnisse der im folgenden beschriebenen Verfahren stimmig sind. Am besten sind sie geeignet, wenn die Wahl bereits durch intuitive Einsicht und Überlegung auf einige wenige Essenzen eingeengt ist und nur bestätigt werden soll, welche dieser wenigen Essenzen am hilfreichsten wäre.

Sich von der eigenen Hand führen lassen: Viele Menschen, die regelmäßig Blütenessenzen anwenden, schwören auf diese Methode. Sie fahren mit der Hand in gewissem Abstand über die Fläschchen mit den Essenzen, bis die Hand bei einer Essenz stehenbleibt. Diese akzeptieren sie dann als die richtige für sich oder ihre Klient(inn)en. Manche dieser Menschen verfügen über eine hochentwickelte Sensibilität in den Händen, die sie befähigt, tatsächlich die unterschiedlichen energetischen Ausstrahlungen der Blüten zu spüren. Andere haben nicht diese Sensibilität, sondern verlassen sich einfach darauf, daß ihre Hand von einer Instanz geleitet wird, die weiß, was gut für sie ist. Oft stellen sie im nachhinein, wenn sie die Beschreibungen der Blütenessenzen lesen, fest, daß die von den Händen gewählten Essenzen tatsächlich gut zum jeweiligen Gemütszustand des behandelten Menschen passen.

Diese Methode setzt natürlich voraus, daß man die in Frage kommenden Blütenessenzen bereits angeschafft und im Haus hat. Wenn Sie etwas Ähnliches mit Hilfe dieses Buches ausprobieren wollen, schlage ich Ihnen folgendes Vorgehen vor: Schließen Sie die Augen. Nehmen Sie das Buch in die Hand und blättern Sie darin hin und her, bis Sie das Gefühl haben, auf einer Seite angelangt zu sein, die die richtige Botschaft für Sie enthält. Fahren Sie dann – die Augen immer noch geschlossen – mit einem Finger über die Seite, bis Sie spüren, daß der Finger auf die für Sie richtige Stelle zeigt. Öffnen Sie die Augen und sehen nach, um welche Essenz es sich handelt. Gut möglich, daß es genau die richtige für Sie ist.

Von welcher Blüte fühlen Sie sich ästhetisch angezogen? Sie können Ihre Intuition auch sprechen lassen, indem Sie die Blüten, aus denen Essenzen hergestellt werden, in der freien Natur, im eigenen Garten, auf der Fensterbank, in botanischen Gärten oder auch auf Fotografien betrachten. Fühlen Sie sich dabei von einer oder mehreren Blüten besonders angezogen, ist es gut möglich, daß ihre Essenzen in Ihnen positive Qualitäten fördern, die Sie benötigen.

Leider war es im Rahmen dieses Buches nicht möglich, den Beschreibungen der Blütenessenzen Farbfotos aller Blüten zur Seite zu stellen. Zu manchen Blütenessenzprogrammen gibt es aber Bücher, die Farbfotos aller verwendeten Blüten enthalten; für einige Essenzenprogrammme existieren Kartensets mit Fotos der Blüten oder sind in Vorbereitung; bei wieder anderen Blütenessenzen liefern die Herstellerfirmen auf Wunsch Fotos der Blüten.

Pendel und Rute: Bei diesen Methoden hält man selbst oder der Therapeut ein Pendel oder eine Wünschelrute über die in Frage kommenden Essenzen. Am Ausschlag des Pendels oder der Rute ist dann erkennbar, ob die Essenz geeignet ist oder nicht. Die Begründung für den Einsatz dieser Methode ist auch hier das Vertrauen in die tiefere Weisheit des Körpers oder der Hand, die Pendel oder Rute führt.

Um selbst zu pendeln, brauchen Sie nicht mehr als ein fertiges Pendel, wie es in Esoterikläden erhältlich ist, oder Sie fertigen sich ein Pendel aus einem Ring oder einem Kristall, den Sie an einem Faden aufhängen. Dann halten Sie den Faden des Pendels zwischen Daumen und Zeigefinger, so daß das Pendel nach unten hängt. Konzentrieren Sie sich dann auf ein «Ja», also eine bestätigende Aussage, und warten Sie, bis das Pendel sich zu dieser Aussage bewegt, zum Beispiel von links nach rechts und zurück. Konzentrieren Sie sich dann auf die Aussage «Nein» und warten Sie, bis sich das Pendel dazu in eine andere Richtung bewegt. Damit haben Sie festgelegt, wie Ihr persönliches Pendel mit Nein oder Ja antwortet. Mit etwas Übung können Sie das Pendel jetzt benutzen,

um alle möglichen Fragen zu stellen, die sich mit Ja oder Nein beantworten lassen, also auch die Frage, ob eine bestimmte Blütenessenz Ihnen helfen kann.

Wenn man sich vornimmt, alle vorhandenen Essenzen mit einer solchen Methode auf ihre Eignung durchzutesten, kann das ziemlich lange dauern. Am sinnvollsten ist sie, wenn der Kreis der in Frage kommenden Essenzen bereits auf einige wenige eingeengt ist. Manche Menschen entwickeln ein großes Geschick in der Abkürzung der Testprozeduren, indem sie fragen: Ist die geeignete Essenz links oder rechts, im obersten Regal oder im mittleren, in der ersten oder zweiten Reihe. So kann man auch mit dem Pendel sehr schnell zur Bestimmung einer einzelnen Essenz kommen – vorausgesetzt man vertraut auf die Führung durch die Intuition.

Der Muskeltest: Viele Berater(innen) bestimmen die Blüten für ihre Klient(inn)en durch den Muskeltest der angewandten Kinesiologie. Er beruht auf der Erkenntnis, daß bestimmte Muskeln im Körper schwach werden, wenn die Energiesysteme gestört sind (insbesondere der Energiefluß in den aus der chinesischen Medizin bekannten Meridianen). Befinden sich die Energiesysteme in Harmonie, wird der Muskel wieder stark. In einer vereinfachten Variante dieses Tests «einigt» man sich mit dem Körper darauf, daß bestimmte Muskeln im Schulter- und Oberarmbereich stark reagieren, wenn der Körper mit «Ja» antworten will, und schwach, wenn der Körper «nein» sagen will. In dieser Form eignet sich der Muskeltest ähnlich wie das Pendeln, um die geeigneten Blütenessenzen von den ungeeigneten zu unterscheiden. Für den Muskeltest an den Armmuskeln braucht man eine andere Person, von der man sich testen läßt. Es gibt auch eine Variante des Muskeltests, die man allein durchführen kann, indem man Daumen und Zeigefinger der einen Hand in Form eines Ringes fest zusammenhält und mit der anderen Hand versucht, den Ring aufzubrechen. Gelingt dies leicht, so ist der Muskel schwach (was «nein» bedeutet), gelingt es nur mit einiger Mühe, ist der Muskel stark (was «ja» bedeutet). Diese Verfahren sollte man am besten zunächst in einem Kurs erlernen, bevor man sich bei der Blütenessenzauswahl darauf verläßt. Kurse in Kinesiologie und Muskeltestung gibt es heute regelmäßig in den meisten größeren Städten, oft auch an Volkshochschulen.

Moderne energetische Meßverfahren: Viele Therapeut(inn)en setzen heute zur Ermittlung der passenden Essenzen Geräte ein, mit denen sich feine Energieveränderungen («Bioresonanz»-Veränderungen) im menschlichen Organismus nachweisen lassen: Elektroakupunktur, Vega-Test, Mora-Test und ähnliches. Dabei wird gemessen, ob bestimmte Essenzen den Energiefluß im Organismus harmonisieren können. Manche Therapeut(inn)en erzielen damit gute Erfolge.

Die Wirkung der Essenzen über den Baihui-Punkt spüren: Diese Methode wird von Vasudeva und Kadambii Barnao empfohlen, den Entdeckern der australischen Living-Essenzen. Bevor man sie anwendet, sollte der Kreis der möglichen Essenzen auf einige wenige eingeengt sein. Dann legt sich der Mensch, für den die Blütenessenzen bestimmt sind, auf den Rücken und denkt intensiv an die Probleme, die ihn beschäftigen. Nun hält er das in Frage kommende Blütenessenzfläschchen auf den Baihui-Punkt, einen sehr wichtigen Punkt in der Akupunktur, dessen Position dem Kronen-Chakra entspricht. Der Punkt liegt genau auf dem Scheitelpunkt einer gedachten Linie, die von beiden Ohrläppchen auf die Oberseite des Kopfes führt. Dort hält man nun das Fläschchen mehrere Minuten lang und spürt nach, ob und in welcher Weise die Sicht der Probleme, in die man sich innerlich vertieft hat, durch die Ausstrahlung der Blütenessenz beeinflußt wird. Auf diese Weise kann man die Wirkung der Blütenessenz sozusagen vorausahnen und selbst prüfen, welche am besten geeignet ist. Vasudeva und Kadambii Barnao betonen, daß die Methode praktisch immer funktioniert.

Über Hautzonen die richtigen Bach-Blüten finden: Der deutsche Heilpraktiker Dietmar Krämer hat Zusammenhänge zwischen den 38 Bach-Blüten und verschiedenen Hautzonen gefunden, die er im zweiten Band seines Werkes «Neue Therapien mit Bach-Blüten» (siehe Literaturliste) ausführlich erläutert. Zugrunde liegt die Erkenntnis, daß Symptome oder Beschwerden in bestimmten Bereichen des Körpers gelindert werden können durch die Anwendung jener Bach-Blüten, die einer bestimmten Hautzone in diesem Bereich zugeordnet sind. Die Methode ist auch für Laien rasch erlernbar. Wenn man Beschwerden oder auffällige Symptome in irgendeinem Bereich des Körpers hat, schlägt man in dem genannten Buch den Atlas der Hautzonen auf und ermittelt, welche Bach-Blüten bei Symptomen im jeweiligen Hautbereich geeignet sind.

Essenzen, die über bestimmte Meridiane und Akupunkturpunkte wirken: Für zwei Essenz-Programme liegen detaillierte Angaben zur Anwendung im Zusammenhang mit dem Energiesystem der traditionellen chinesischen Medizin vor. Es sind einmal die Pazifischen Blüten- und Meeresessenzen, und für sie sind die Angaben in Kurzform im vorliegenden Buch wiedergegeben. Zum anderen handelt es sich um die australischen Living-Essenzen, für die Vasudeva und Kadambii Barnao genaue Angaben machen, an welchen Akupunkturpunkten sie bei bestimmten Beschwerden aufgetragen werden sollten. Diese Angaben sind jedoch so umfangreich, daß sie in dieses Buch nicht aufgenommen werden konnten. Leider liegen sie bisher nur in englischer Sprache vor (siehe Literaturliste).

Ermittlung von passenden Essenzen über Astrologie, I Ging, ayurvedische Diagnoseverfahren und anderes: Sollten Sie sich auskennen mit Astrologie, mit dem fernöstlichen Weisheitsorakel I Ging, mit Ayurveda oder anderen spirituellen oder psychologischen Systemen anderer Kulturen, können Sie auch deren Erkenntnisse nutzen, um die richtigen

Blütenessenzen für sich oder andere zu bestimmen.

So finden Sie fachliche Beratung bei der Blütenessenzbehandlung

Möglicherweise wünschen Sie sich die Hilfe erfahrener Therapeut(inn)en oder Blütenessenzberater(innen) bei der Ermittlung der für Sie geeigneten Essenzen. Um solche Personen zu finden, können Sie folgendermaßen vorgehen:

● Sie fragen im Bekanntenkreis, ob jemand Fachleute in der Nähe kennt, die mit Blütenessenzen arbeiten. Am leichtesten werden Sie auf diese Weise Menschen finden, die Erfahrung mit den 38 von Edward Bach entdeckten Blüten haben. Das liegt ganz einfach an der langen Tradition dieser Blütenessenzen.

● Sie rufen bei Heilpraktiker(inne)n und Ärzt(inn)en in der Umgebung an und fragen, ob in den Praxen mit Blütenessenzen behandelt wird oder ob man dort andere Praxen kennt, in denen Blütenessenzen eingesetzt werden. Wieder werden Sie auf diese Weise am ehesten Personen finden, die mit den Bach-Blüten arbeiten.

● Sie erkundigen sich bei den im Anhang genannten Firmen und Einzelpersonen im deutschsprachigen Raum, ob sie Ihnen Personen nennen können, die mit der Anwendung bestimmter Blütenessenz-Programme Erfahrung haben. Für die meisten Blütenessenzen gibt es seit einigen Jahren in Deutschland, Österreich und der Schweiz einzelne Menschen, die sich liebevoll und intensiv mit ihnen befassen und große Erfahrung in der Anwendung bei anderen haben.

● Sie erkundigen sich (am besten in englischer Sprache) bei den Herstellerfirmen der Blütenessenzen nach erfahrenen Berater(inne)n im deutschsprachigen Raum. Oft können Sie ihnen eine Reihe von Adressen nennen.

● Falls Sie bereits eine kleine Auswahl von Blütenessenzen in die engere Wahl gezogen haben, können Ihnen unter Umständen auch psychologisch oder kinesiologisch geschulte Fachleute bei der Wahl der richtigen Essenz helfen.

● Falls Sie Schwierigkeiten haben, bei sich selbst zu erkennen, welche Entwicklungschancen und Probleme im Vordergrund stehen, könnte auch hier der Kontakt mit psychologisch geschulten Fachleuten nützlich sein.

So ermitteln Sie die richtigen Essenzen für andere

Wenn Sie beruflich oder im Bekanntenkreis mit Blütenessenzen arbeiten oder arbeiten wollen, steht Ihnen die ganze Palette der soeben beschriebenen Diagnoseverfahren offen: intuitives Erfassen der Situation der zu behandelnden Person; Erfassung der Fallgeschichte orientiert an den oben erwähnten Themenbereichen und weiterer Fragen, die Ihnen sinnvoll erscheinen; Ermitteln geeigneter Essenzen mit Hilfe Ihrer eigenen Intuition und der Intuition der behandelten Person; Anwendung diverser Testmethoden sowie der Einsatz bestimmter Blütenessenzen im Kontext der traditionellen chinesischen Medizin. Natürlich sollten Sie sich vor einer Behandlung des Einverständnisses der Menschen versichern, die sie behandeln wollen.

Auch Kindern, Tieren und Pflanzen können Sie mit Blütenessenzen helfen. Da besonders jüngere Kinder ihre Gefühle in der Regel deutlich zeigen oder äußern, ist die Ermittlung passender Essenzen hier meist nicht schwierig, da gut zu erkennen ist, ob sie Angst haben, eifersüchtig sind, sich abgelehnt fühlen oder in anderen Formen inneren Aufruhrs stecken. Im Stichwortverzeichnis zu den Themen von Kindern und Jugendlichen ab Seite 235 finden Sie Hinweise auf einige Situationen, die typischerweise im Kindes- und Jugendalter auftreten. Für Notfälle sollten Sie für Ihre Kinder immer eine der Notfallmischungen bereithalten. Sie wirken oft Wunder, wenn ein Kind mit aufgeschlagenem Knie oder von einer Wespe gestochen weinend bei den Eltern Hilfe sucht.

Bei der Behandlung von Tieren müssen Sie sich auf die typischen Verhaltensweisen einstimmen, mit denen das jeweilige Tier entsprechend seiner Art signalisiert, daß es Gemütsprobleme hat. Manche Emotionen wie Depressivität,

Traurigkeit, Angst und Eifersucht sind bei Tieren wie bei Menschen meist unschwer zu erkennen. Für Notfälle aller Art sind auch hier die Notfallmischungen zu empfehlen.

Zur Behandlung von Pflanzen gibt es kaum allgemeine Richtlinien. Folgen Sie Ihrer Intuition: Eine Pflanze, die die Blätter hängen läßt, könnte womöglich Liebe und Ermutigung gebrauchen (sofern sie genügend Wasser und Nährstoffe hat); eine Pflanze, die versehentlich längere Zeit zu wenig gegossen wurde, befindet sich in einer Notsituation und kann eine Notfallmischung brauchen; und für eine Pflanze, die bei Gartenarbeiten mechanisch beschädigt wurde, können nicht nur Notfallmittel geeignet sein, sondern auch andere Mittel, die die Heilung und Regeneration unterstützen.

Sie können bis zu fünf Essenzen miteinander kombinieren

Ihre persönlich passende Blütenessenzkombination kann bis zu fünf verschiedene Essenzen enthalten. In vielen Fällen ist es sinnvoll, mehrere Essenzen parallel einzunehmen, etwa wenn ein Mensch Unterstützung in verschiedenen Bereichen seines Lebens braucht, oder wenn mehrere Probleme nebeneinander bestehen, die alle gleich wichtig erscheinen. Suchen Sie also ruhig bis zu fünf verschiedene Essenzen aus und verwenden Sie sie als Mischung (Näheres dazu siehe Seite 43). Falls unter den fünf von Ihnen gewählten Essenzen eine oder mehrere sind, die bereits Kombinationen verschiedener Blütenessenzen sind (etwa die Notfallmischungen der verschiedenen Herstellerfirmen), dann gelten diese fertig zubereiteten Mischungen in der Kombination nur als eine Essenz. Sie können also für Ihre persönliche Kombination zum Beispiel vier Essenzen aus einzelnen Blüten auswählen und als fünftes eine fertige Notfallmischung hinzufügen.

Welche Essenz wählen Sie, wenn mehrere zu passen scheinen?

Diese Frage stellt sich fast allen Menschen, die sich das erste Mal mit Blütenessenzen befassen, insbesondere wenn sehr viele Essenzen zur Auswahl stehen wie im vorliegenden Buch. Die Antwort darauf unterscheidet sich je nach Ausgangslage:

Sie entdecken eine Fülle an möglichen Themen und Problemen an sich und wissen nicht, wo Sie mit der Behandlung beginnen sollen. Diese Reaktion ist sehr verständlich, da sich im Alltagsleben Probleme auf vielerlei Weise äußern können. Viele Menschen haben das Gefühl, buchstäblich Dutzende von Problemen zu haben. Oberflächlich gesehen mag dies richtig sein, andererseits aber kann man mit Sicherheit davon ausgehen, daß all diesen Problemen im Grunde nur einige wenige Themen zugrunde liegen, deren Lösung derzeit ansteht, oder es sich sogar nur um ein Hauptproblem handelt. Sollte es Ihnen mit den bisher in diesem Kapitel beschriebenen Methoden nicht gelingen, diese zentralen Fragen zu identifizieren beziehungsweise die für Sie in Frage kommenden Essenzen klar zu erkennen, dann stehen Ihnen mehrere Wege offen, um dennoch Hilfe durch die Blütenessenzen bekommen:

● Sie nehmen zunächst einmal eine Blütenessenz, die bei Entscheidungsunfähigkeit und Selbstzweifeln empfohlen wird, etwa die Bach-Blüte Scleranthus. Wahrscheinlich werden Sie dann nach wenigen Tagen mehr Selbstvertrauen bei der Auswahl Ihrer Essenzen verspüren.

● Sie schreiben alle Themen und/oder Probleme, die in Ihrem Leben zur Zeit eine Rolle spielen, untereinander auf und bewerten deren Bedeutung für Ihr Leben mit einer Zahl zwischen 1 und 10. Die Themen oder Probleme mit den höchsten Werten geben Ihnen dann den Hinweis auf Blütenessenzen, die Ihnen helfen können.

● Sie bitten andere Menschen um Unterstützung bei der Auswahl der Essenzen.

● Sie stellen sich noch ein letztes Mal selbst die Frage: Was ist die größte Herausforderung beziehungsweise das größte Problem in meinem Leben? Die Antwort, die Ihnen dann in den Sinn kommt, akzeptieren Sie als gültig und als Ausgangspunkt für die Wahl von Essenzen, auch wenn Ihr Verstand danach weiterarbeitet und Ihnen weitere wichtige Themen vor Augen führt.

● Sie beginnen mit bis zu fünf Themen, die Ihnen wichtig erscheinen, und bereiten aus dafür geeigneten Essenzen eine persönliche Mischung. Sobald Sie dank der Blütenessenzen mit diesen Themen besser umgehen können, widmen Sie sich den nächsten Themen auf Ihrer Liste und wählen entsprechende neue Blüten dafür aus.

Sie haben ein zentrales oder mehrere beherrschende Themen in Ihrem Leben ausgemacht, finden dazu aber in diesem Buch eine ganze Reihe möglicher Essenzen: Zu dieser Situation kann es leicht kommen, da in diesem Buch über tausend verschiedene Essenzen vorgestellt sind, die zum Teil nur sehr allgemeinen

Oberbegriffen zugeordnet sind: zum Beispiel Themen wie «Loslassen», «Angst», «Öffnung für Positives», «spirituelle Weiterentwicklung». In dieser Lage stehen Ihnen folgende Wege offen:

● Sie gehen die verschiedenen ähnlichen Stichwörter (etwa «Angst vor ...» oder «Loslassen von ...») noch einmal genau durch und prüfen, welches am meisten auf Sie zutrifft.

● Sie schlagen nicht nur unter den Stichwörtern nach, sondern auch unter den ausführlicheren Beschreibungen der Essenzen und überprüfen so, welche der unter demselben Stichwort genannten Essenzen am besten für Sie passen.

● Sie entscheiden sich für die Blütenessenz oder die Blütenessenzen, die Ihnen intuitiv am meisten zusagen; vielleicht weil der Name oder das Aussehen der Blüten Ihnen gefällt oder Sie sich sonst irgendwie zu einer davon hingezogen fühlen.

● Sie entscheiden sich für Essenzen, die für Sie rasch zugänglich sind, etwa weil Sie selbst oder Ihre Freunde und Bekannten sie bereits besitzen oder weil Sie wissen, daß Sie sie rasch bestellen können.

4

Die praktische Anwendung der Essenzen

Die Wirkprinzipien von Blütenessenzen lassen sich am ehesten mit Begriffen wie Information, Schwingung, Energie, Kraft der Natur oder göttliche Kraft umschreiben. Ich möchte nur einen dieser Begriffe herausgreifen, weil sich an ihm ausgezeichnet erläutern läßt, wie es möglich ist, daß geringe Mengen einer Blütenessenz ebenso gut wirken können wie größere und daß eine höhere Verdünnung nicht weniger wirksam ist als eine stärker konzentrierte Blütenessenz.

Nehmen wir als Beispiel den Begriff «Information». Stellen wir uns einen Menschen vor, der bestimmte Grenzen in seinem Leben nicht überwinden kann, weil ihm dazu eine wichtige Information fehlt, sozusagen das «Paßwort». Diesem Menschen würde es völlig genügen, wenn man ihm die richtige Information, das «Paßwort», einmal leise zuflüsterte. Oder wenn man ihm einen winzigen Zettel zustecken würde, auf dem die Information steht. Und ihm wäre nicht mehr gedient, würde man ihm die Information rund um die Uhr über ein Megaphon ins Ohr rufen oder ihn mit Flugblättern überschütten, die die passende Information enthielten.

Die Erfahrung von unzähligen Blütenessenzanwender(inne)n bestätigt, daß es sich mit den Blütenessenzen ähnlich verhält. Egal ob man sie konzentriert oder verdünnt einnimmt, ganz gleich ob man zwei Tropfen nimmt oder zwanzig, sie bleiben gleich wirksam, da sie in jedem Fall die Information enthalten, die für uns wichtig sein kann. Daraus ergibt sich ein Grundprinzip der Blütenessenztherapie:

Qualität geht vor Quantität: Seit Beginn der modernen Blütenessenztherapie ist es üblich, Blütenessenzen vor der Einnahme zweimal zu verdünnen. In einem ersten Schritt werden ein oder zwei Tropfen der mit Alkohol konservierten Mutteressenz, in die die Blüten ihre Schwingungen übertragen haben, in kleine Vorratsfläschchen gegeben, die sodann mit Branntwein aufgefüllt werden. In diesen Vorratsfläschchen oder englisch «stock bottles», die in der Regel zwischen 10 ml und 30 ml Flüssigkeit fassen, gelangen die Essenzen dann zum Verkauf. Zur Einnahme werden die Blütenessenzen dann meist ein zweites Mal verdünnt, indem man einige Tropfen von jeder Essenz, die der Mensch braucht, wiederum in ein kleines Fläschchen für etwa 30 Milliliter Flüssigkeit gibt und es dann mit Wasser, Branntwein oder einer Mischung aus Wasser und Branntwein auffüllt. Diese im Verbrauch sehr sparsame Methode hat sich im Laufe der Jahrzehnte vielfach bewährt.

Bei Blütenessenzen geht es also nicht um die Quantität, also die Konzentration, sondern ausschließlich um die Qualität, also die Schwingungseigenschaften der jeweiligen Blüte. Deren Schwingung nämlich bleibt auch nach mehreren Verdünnungen erhalten und liefert unserem Körper und unserer Seele eine ganz bestimmte Information, die diese benötigen.

Wenn wir uns die Wirkung von Blütenessenzen anhand des Begriffes «Information» erklären wollen, gelangen wir zu der Frage, auf welchen Wegen diese Informationen zu uns gelangen und wo sich unsere Antennen oder sonstige Empfangsorgane dafür befinden. Die meisten Menschen nehmen Blütenessenzen als Tropfen «oral» ein, also durch den Mund. Das ist in vielen Büchern empfohlen, einfach durchzuführen und hat sich viele Jahrzehnte bewährt. Es gibt aber auch andere Wege, die wohltätigen Informationen der Blütenessenzen zu empfangen, Wege, die nach den Erfahrungen der neueren Blütenessenzforschung ebenso effektiv sein können und in manchen Fällen sogar direkter wirken.

Die wichtigsten Anwendungsmethoden für Blütenessenzen

Im folgenden sind verschiedene bewährte Methoden zur Anwendung von Blütenessenzen beschrieben:

Mehrmals täglich einige Tropfen aus dem Einnahmefläschchen: Diese Methode ist sicher am weitesten verbreitet, sie hat sich bewährt und ist sinnvoll, effektiv und sparsam. Sie funktioniert so:
● Man stellt zunächst ein persönliches Einnahmefläschchen her, indem man von bis zu fünf benötigten Essenzen je 1 oder 2 Tropfen in ein leeres 30-ml-Fläschchen mit Tropfpipette füllt (aus Lichtschutzgründen aus dunklem Glas – erhältlich in jeder Apotheke) und dieses persönliche Einnahmefläschchen dann mit Weinbrand auffüllt. Wer Alkohol nicht verträgt, kann das Fläschchen auch mit Wasser auffüllen, der Inhalt hält sich dann allerdings nur wenige Tage. Alternativ zu Alkohol eignet sich auch Obstessig zur Konservierung.
● Dann nimmt man viermal täglich aus diesem Einnahmefläschchen je 4 Tropfen ein.

● Manche Blütenessenzfachleute empfehlen, diese 4 Tropfen unter die Zunge zu geben und dort eine Weile zu belassen, bevor man sie herunterschluckt.
● In Notsituationen, in denen das zu behandelnde Problem sehr belastend im Vordergrund steht und auch nach Einnahme der Blütenessenzen nicht deutlich gemildert wird, kann man die Tropfen auch in kürzeren Abständen einnehmen, bei Bedarf durchaus auch alle paar Minuten.
● In der Regel genügen einige Wochen einer solchen Einnahme, um unsere Lebenssituation und unsere innere Haltung positiv zu beeinflussen. Falls danach neue Themen in den Vordergrund treten, kann man sich entsprechend diesen neuen Themen eine andere Einnahmemischung zusammenstellen.

Mehrmals täglich ein paar Schluck aus dem Wasserglas: Auch diese Methode ist sehr einfach und bewährt, verbraucht allerdings mehr vom Inhalt der Vorratsfläschchen. Außerdem ist die so zubereitete Mischung nicht lange haltbar. Man geht folgendermaßen vor:
● Man füllt ein Glas mit stillem Quellwasser.
● Man gibt von jeder der bis zu fünf Essenzen, die man benötigt, 1 oder 2 Tropfen hinein.
● Von dieser Mischung trinkt man alle paar Stunden ein paar Schluck, bei Bedarf und in Notsituationen auch öfter.
● Bei Alkoholunverträglichkeit können Sie die Tropfen in ein dampfend-heißes Getränk geben, damit der Alkohol verdunstet.

Die Einnahme direkt aus der Vorratsflasche: Sie können die Blütenessenzen auch ohne weitere Verdünnung aus der Vorratsflasche nehmen, dadurch wird die Wirkung allerdings nicht unbedingt stärker als bei den weiter verdünnten Tropfen. Manche Blütenessenzexperten halten die konzentrierten Essenzen für wirksamer, die Mehrzahl aber ist sich einig, daß die Verdünnung in den Einnahmefläschchen ebenso wirksam ist. Ohne Verdünnung geht auch der Inhalt der Vorratsflaschen rasch zur Neige. Außerdem ist die Methode immer dann umständlich, wenn man Kombinationen verschiedener Essenzen einnehmen will. Manche Blütenessenzfachleute sind der Ansicht, daß die Essenzen für Kombinationen gründlich miteinander vermischt eingenommen werden sollten und nicht, indem man sich aus vier oder fünf verschiedenen Fläschchen nacheinander einige Tropfen in den Mund träufelt. Nimmt man allerdings nur die Essenz einer Blüte ein, spricht für diese Methode, daß man nicht extra ein Einnahmefläschchen zubereiten muß.

Auftragen auf die Haut: Man kann die Blütenessenzen auch aus dem Einnahmefläschchen oder aus der Vorratsflasche in kleinen Mengen auf die Haut auftragen, anstatt sie einzunehmen. Die Erfahrungen vieler Therapeut(inn)en bestätigen, daß uns die Botschaft der Blütenessenz auch auf diese Weise erreichen kann. Am besten trägt man die Essenzen in Bereichen auf, in denen die Haut besonders sensibel ist: an den Schläfen, im Nacken, auf der Stirn, an den Handgelenken, im Bereich bestimmter Chakren – oder wo immer es Ihnen persönlich richtig erscheint. Wenn Sie lokale Beschwerden mit Essenzen behandeln wollen, kann es auch sinnvoll sein, die Essenzen dort aufzutragen.

Blütenessenzen als Badezusatz: Auch dies ist eine erprobte Möglichkeit. Geben Sie dazu einfach einige Tropfen von jeder benötigten Blütenessenz kurz vor dem Bad ins Badewasser.

Blütenessenzen als Spray: Auch diese Methode kann in bestimmten Situationen sinnvoll sein, etwa wenn Sie einen Raum mit den positiven Schwingungen einer Blüte durchfluten wollen, gezielt auf Ihre feinstofflichen Körper, die den physischen Körper umgeben, einwirken möchten (siehe Seite 31), wenn Sie einen größeren Hautbereich mit Blütenessenzen behandeln wollen oder die Essenzen auf Pflanzen anwenden. Geben Sie dazu einfach ein paar Tropfen der gewählten Essenzen in eine Sprühflasche mit etwas Quellwasser und versprühen Sie den Inhalt innerhalb der nächsten Stunden oder Tage.

Blütenessenz als Zusatz zu Cremes, Massageöl, Körperlotionen und Kompressen: Die positive Wirkung der Blütenessenzen läßt sich auch erfahren, wenn man sie anderen Substanzen hinzufügt, die mit dem Körper in Berührung kommen: dem Massageöl, der Hautcreme, einer Körperlotion oder auch kosmetischen oder lindernden Kompressen.

Die gezielte Anwendung auf Akupunkturpunkte und Meridiane: Einige Blütenessenzforscherinnen und -forscher haben Parallelen zu bestimmten aus der chinesischen Medizin bekannten Energieströmen und -punkten entwickelt, insbesondere Sabina Pettitt aus Vancouver und Vasudeva und Kadambii Barnao aus Australien. Mit entsprechender Fachkenntnis über die Zusammenhänge zwischen Blütenessenzen und Meridianen lassen sich auf diese Weise bestimmte Blütenessenzen gezielter einsetzen.

Das Fläschchen in der Tasche tragen oder unters Kopfkissen legen: Schon viele Menschen konnten sich von der Wirksamkeit dieser Methode überzeugen, die an Sparsamkeit kaum zu übertreffen ist. Man trägt dabei einfach eine oder mehrere Vorratsfläschchen beziehungsweise das persönliche Einnahmefläschchen tagsüber ständig bei sich oder legt es nachts unters Kopfkissen. Offensichtlich können die Schwingungsbotschaften der Essenzen auch durch Glas und Textilien hindurch zu uns gelangen. Besonders sinnvoll ist die Methode in öffentlichen Situationen, in denen man die Essenzen möglicherweise dringend benötigt, aber sie nicht vor den Augen anderer einnehmen will: etwa bei Prüfungen, Gerichtsverhandlungen, öffentlichen Reden, während der Arbeit oder in anderen vergleichbaren Situationen.

Auch das Bild der Pflanze kann wirken: Eine weitere Möglichkeit besteht darin, Bilder der gewählten Blüten häufig zu betrachten, neben den Spiegel zu hängen oder auf den Schreibtisch zu stellen. Anscheinend kann auch auf diese Weise die positive Ausstrahlung der Blüten zu uns gelangen und ihre segensreiche Wirkung entfalten. In manchen Büchern über Blütenessenzprogramme sind alle darin vorkommenden Blüten in Farbe abgebildet (man kann davon Farbkopien anfertigen lassen); zu einigen Programmen gibt es Karten-Sets mit allen Blüten.

Über die Pflanze und ihre Eigenschaften meditieren: Während der Einnahme von Blütenessenzen ist es sehr hilfreich, über die positiven Eigenschaften, die die Essenzen in uns fördern sollen, zu meditieren und sich innerlich mit der heilenden Kraft der Natur zu verbinden, die durch die Pflanze zu uns spricht. Es ist gut, wenn Sie hierfür täglich etwas Zeit reservieren.

Die Blütenessenzen durch Affirmationen unterstützen: Man kann die Wirkung der Essenzen unterstützen, indem man während der Einnahme öfters entsprechende «Affirmationen» denkt oder laut ausspricht – Aussagen oder Absichtserklärungen, die die positive Botschaft der Blüte mitempfinden. Der Grundsatz von Affirmationen ist, daß sie immer positiv formuliert sein müssen, da sie nur das Positive in uns fördern, das Negative aber in keiner Weise bestätigen und festhalten sollen. Beispiele für rein positive Affirmationen sind etwa folgende Sätze: Ich liebe mich, wie ich bin. Oder: Ich öffne mich für neue positive Erfahrungen. Oder: Ich lasse meine Kreativität frei fließen. Viele Blütenessenzentdecker haben ihren Essenzen bereits Affirmationen auf den Weg gegeben, und in ihren ausführlichen Büchern über die Essenzen finden Sie häufig dazu passende Affirmationen. Im Rahmen dieses Buches war es nicht möglich, in die Beschreibung der Essenzen auch die Affirmationen aufzunehmen.

Blütenessenzen haben keine nachteiligen Nebenwirkungen und vertragen sich mit anderen Therapieformen

Was geschieht, wenn Sie aufgrund von Irrtümern bei der Auswahl oder weil Sie die Fläschchen verwechselt haben, eine oder mehrere Essenzen einnehmen, die gar nicht zu Ihnen passen? Sie brauchen sich in diesem Fall keine Sorgen zu machen. Da die Blütenessenzen allein das Positive im Menschen fördern, können sie auch nicht schaden. Sollten bestimmte positive Potentiale bei Ihnen bereits gut entwickelt sein oder sollte für Sie die Entwicklung dieser Qualitäten zur Zeit nicht vorrangig sein, bleiben die Essenzen wirkungslos.

Falls Sie sich in medizinischer Behandlung befinden, während Sie die Essenzen einnehmen, brauchen Sie nicht zu befürchten, daß die Wirkung anderer therapeutischer Maßnahmen durch die Essenzen abgeschwächt werden könnte. Nur eines sollten Sie in solchen Fällen nicht tun, ohne zuvor fachlichen medizinischen Rat einzuholen: die bisherige Behandlung absetzen und sich nur noch auf die Essenzen verlassen.

Wo können Sie Blütenessenzen beziehen?

Die Bezugsbedingungen für Blütenessenzen sind in den verschiedenen deutschsprachigen Ländern und auch in anderen europäischen Ländern recht unterschiedlich:

In **Deutschland** gelten die Bachblüten zur Zeit in der Regel als ausländische Heilmittel, die nur über Apotheken verkauft werden dürfen. Über die anderen bisher noch weniger bekannten Essenzen gibt es keine einheitliche Auffassung. Sofern es sich um Essenzen handelt, die in anderen EG-Ländern auf dem Markt sind (was für alle in diesem Buch erwähnten Essenzen zutrifft), können sie rezeptfrei bestellt werden. Privatpersonen dürfen sich die Mittel auch aus dem EG-Ausland mitbringen oder schicken lassen. Wer versucht, Blütenessenzen direkt aus dem Nicht-EG-Ausland zu beziehen, bekommt möglicherweise Schwierigkeiten mit dem Zoll. In **Österreich** werden Blütenessenzen zur Zeit in Drogerien, Naturkostläden und Apotheken frei verkauft. Auch in der **Schweiz** sind die Blütenessenzen augenblicklich in Apotheken, Drogerien und Kräutergeschäften frei verkäuflich. Die Bestimmungen in diesen drei Ländern befinden sich allerdings in ständigem Wandel und werden auch immer wieder von Entscheidungen auf europäischer Ebene beeinflußt.

Welche Essenzen bekommen Sie bei wem?
Zur Beantwortung dieser Frage ist Verschiedenes in Betracht zu ziehen: Die seit Jahrzehnten bekannten Bach-Blüten bekommen Sie heute in allen deutschsprachigen Ländern sofort oder auf Bestellung in jeder Apotheke, in Österreich und der Schweiz auch in anderen Verkaufsstellen. Viele Apotheken stellen auch persönliche Einnahme-Mischungen aus dem Bach-Blüten-Programm für Sie zusammen, was wesentlich preisgünstiger sein kann als die Anschaffung mehrerer Vorratsflaschen.

Für alle anderen Blütenessenzen gilt zur Zeit noch, daß nur recht wenige Apotheken (in Österreich und der Schweiz auch einige Naturkostläden und Drogerien) darüber näher informiert sind. In Deutschland sind Blütenessenzen nicht in den Bestellcomputern der Apotheken aufgeführt, in Österreich und der Schweiz dagegen immerhin einige Essenzen. Wenn Sie in Deutschland als Therapeut(in) bestimmte Essenzen verschreiben wollen oder als Privatperson bestimmte Essenzen bestellen möchten, müssen Sie der Apotheke oft gleichzeitig die Adresse mitteilen, unter der die Apotheke die Mittel besorgen kann.

Es gibt in Europa eine Reihe von qualifizierten Kleinunternehmen und Privatpersonen, die sich mit dem Import von Blütenessenzen in den deutschsprachigen Raum befassen. Auch die Herstellerfirmen der Blütenessenzen (Adressen siehe Seite 314) teilen Ihnen auf Anfrage gerne mit, wo Sie die jeweiligen Essenzen beziehen können. Bei den im Anhang genannten Kontaktadressen in Deutschland, Österreich und der Schweiz erhalten Sie weitere Auskünfte über die verschiedenen Essenzen.

5

So wirkt die Blütenessenzbehandlung auf Sie

Blütenessenzen wirken auf feine und sanfte Weise. Manchmal sind auch die durch sie bewirkten Veränderungen sehr fein und sanft, kaum merklich; in anderen Fällen ist sofort eine deutliche Verbesserung des Befindens festzustellen; und oft erkennen Menschen erst nach einigen Wochen oder Monaten, daß sie das Thema, für das sie die Blütenessenzen ursprünglich genommen haben, plötzlich aus völlig anderer Perspektive sehen und daß bestimmte Probleme wie weggeblasen sind. Wie die Blütenessenzen bei Ihnen persönlich wirken, läßt sich nicht exakt voraussagen. Im folgenden gehe ich auf einige typische Erlebnisse und Erfahrungen ein, die während der Behandlung auftreten können:

So fühlen Sie sich kurz nach der Einnahme

Die folgenden Reaktionen sind typisch kurz nach der Einnahme:

Sie spüren sofort mehr Stärke, Gelassenheit und Klarheit: Dieses Erlebnis haben sehr viele Menschen, die Blütenessenzen benutzen. Es ist dann besonders ausgeprägt, wenn man eine bestimmte Essenz oder Essenzenkombination zum erstenmal nimmt und wenn man sich dabei in einem deutlich unausgeglichenen Zustand befindet – also bei spürbarem Mangel an Stärke, Gelassenheit, Klarheit und anderen positiven Qualitäten.

Wenn Sie ein derartiges Erlebnis bei der Einnahme Ihrer Essenzen haben, werden Sie bestimmt bei nächster Gelegenheit gern wieder auf die Essenzen zurückgreifen. Sie können dies entweder dann tun, wenn Sie wieder in den unausgeglichenen Zustand geraten; besser aber ist es, wenn Sie die Essenzen, die Ihnen in dieser Lage geholfen haben, einige Wochen lang regelmäßig nehmen. Damit stabilisieren Sie den Einfluß der Essenzen und können möglicherweise in Zukunft die unausgewogenen Zustände, deretwegen Sie die Essenzen ursprünglich genommen haben, ganz vermeiden.

Sie merken zunächst eigentlich gar nichts: Diese Reaktion ist sehr verbreitet und kann sehr verschiedene Gründe haben:
● Die Blüten entfalten ihre Wirkung auf sanfte, fast unmerkliche Weise. Möglicherweise spüren Sie erst einige Zeit später die positive Wirkung der Essenzen, etwa wenn Sie wieder in eine Lebenssituation geraten, die Sie früher immer sehr belastet hat, und nun feststellen, daß Sie plötzlich leichteren Herzens damit umgehen können.
● Sie haben die Blüten in einem Augenblick großer Hektik und Anspannung genommen, als viele äußere Einflüsse und Forderungen auf sie eindrangen. Möglicherweise hatten Sie deshalb

gar keine Zeit und Ruhe, um der feinen Wirkung der Essenzen nachzuspüren. Seien Sie unbesorgt: Die Essenzen werden dennoch wirken.

● Sie haben noch nicht gelernt, die Wirkung der feinen Schwingungen dieser Essenzen auf Ihr Befinden zu spüren. Viele Menschen sind erst nach längerer Bekanntschaft mit der Blütenessenztherapie in der Lage, die feine Botschaft der Blüten direkt wahrzunehmen.

● Schließlich könnte das Ausbleiben einer Reaktion natürlich auch darauf hinweisen, daß die Blütenessenzen, die Sie genommen haben, nicht zu Ihnen passen. Wenn Sie wissen, daß die Essenzen mit Sorgfalt ausgewählt wurden, ist dies unwahrscheinlich. Geben Sie nicht auf, sondern nehmen Sie die Essenzen noch einige Wochen weiter und achten Sie auf mögliche positive Reaktionen.

Die Eigenschaft, die Sie mit Hilfe der Blütenessenzen eigentlich überwinden wollen, erscheint Ihnen zunächst deutlicher ausgeprägt. Die Erklärung für derartige Erfahrungen ist, daß unter dem Einfluß der Blütenessenzen das, was wir überwinden wollen, uns zunächst in aller Deutlichkeit vor Augen tritt, so daß wir klar beobachten können, wie wir uns verhalten, wie wir auf andere reagieren, wie wir uns fühlen. Diese erhöhte Klarheit des Bewußtseins ist ein Schritt in die positive Richtung. Wenn wir ein Problem intensiv spüren und klar betrachten können, sind wir reif, es zu überwinden und loszulassen. Bitte fassen Sie also ein solches Deutlicherwerden der Probleme, sollte es bei Ihnen auftreten, als gutes Zeichen auf, das den Beginn eines positiven Entwicklungsprozesses ankündigt. Denken Sie daran, daß man das Alte oft erst klar erkennen muß, bevor man es hinter sich lassen kann und das Neue Fuß faßt.

Mögliche Erfahrungen bei längerfristiger Einnahme von Blütenessenzen

Blütenessenzen sollten – ausgenommen die Notfallessenzen – über längere Zeiträume eingenommen werden. Zwar übermitteln sie ihre Botschaft oder Information bereits bei der ersten Einnahme und geben damit den Anstoß zu positiver Entwicklung und Heilung. Um die positiven Prozesse aber zu bestärken und auf Dauer zu festigen, ist es sinnvoll, die Essenzen regelmäßig über einen längeren Zeitraum einzunehmen – einige Wochen bis Monate. Es gibt eine ganze Reihe von Anzeichen, an denen Sie erkennen können, daß die Essenzen ihre Wirkung entfalten:

Sie fühlen sich insgesamt besser: Oft spürt man die Wirkung der Blütenessenzen daran, daß unausgewogene Gemütszustände seltener werden, daß man sich meist klar und handlungsfähig fühlt und nicht mehr von Problemen überwältigt wird.

Chronische Beschwerden werden geringer: Auch körperliche Beschwerden können im Verlauf der Behandlung abgemildert werden, je nachdem, wieweit die Blütenessenzen indirekt lindernd und heilend darauf wirken können.

Sie bemerken in den nächsten Tagen, Wochen und Monaten bestimmte Änderungen Ihres Verhaltens. Plötzlich fällt Ihnen auf, daß Sie in einer bestimmen Situation oder im Umgang mit bestimmten Menschen plötzlich klarer denken und handeln können. Oder daß Sie angesichts einer schwierigen Lage nicht mehr zaudern und zweifeln, sondern mutig auf das Hindernis zugehen und es überwinden.

Sie werden bewußter: Das heißt, Sie nehmen Ihre Gefühle, Ihre Stimmungen, Ihre Beschwerden, Ihre Mitmenschen, Ihre Umgebung deutlicher wahr. Dieser Prozeß ist sehr wichtig, denn er gibt Ihnen ein sehr wichtiges Instrument im Prozeß Ihrer persönlichen Entwicklung in die Hand: Bewußtsein und Unterscheidungsvermögen. Sie werden bewußter und können unterscheiden, wie es Ihnen mit welchen Menschen in welchen Situationen geht, wann in Ihrem Leben Probleme auftauchen und was Ihnen hilft, sie zu überwinden. Je bewußter Sie werden, desto besser können Sie erkennen und entscheiden, wie Sie Ihre positiven Potentiale entwickeln und mehr Klarheit in Ihr Leben bringen können. Ein weiterer Vorteil: Je genauer Sie sich selbst sehen, desto besser können Sie bestimmen, welche Blütenessenzen Ihnen in Ihrer weiteren Entwicklung helfen können.

Sie werden sensibler für feine Energien: Es ist gut möglich, daß Sie unter dem Einfluß der Essenzen nach und nach mehr Gespür für die Stimmungen anderer Menschen oder auch für deren versteckte oder unbewußte Absichten entwickeln. Gleichzeitig entfaltet sich vielleicht ihr Sinn für die Schönheiten der Natur und sie spüren mehr Verbundenheit mit allem Leben auf diesem Planeten.

Sie vergessen immer wieder, Ihre Essenzen zu nehmen: Diese Erfahrung haben schon viele Menschen gemacht, die eigentlich Blütenessenzen über längere Zeit nehmen wollten. Im allgemeinen interpretiert man dies als Hinweis darauf, daß sie diese Essenzen nicht mehr brauchen. Sollte es Ihnen mehrfach passieren, stellen Sie getrost die Einnahme ein und beobachten, ob andere Themen in Ihrem Leben in den Vordergrund getreten sind, bei deren Bewältigung Ihnen die Einnahme anderer Blütenessenzen helfen kann.

Wie geht es weiter: ein Leben mit Blütenessenzen

Die sanfte Wirkung der Blütenessenzen kann vieles in unserem Leben positiv verändern und uns zu Lebensfreude, innerer Ausgeglichenheit und einem sehr guten Gesundheitszustand führen. Eines aber können die Essenzen nicht: ein für allemal alle Herausforderungen und Probleme aus unserem Leben entfernen. Das hat mehrere Gründe:

● Wir berühren mit der ersten Blütenessenzbehandlung in der Regel nur eine erste Schicht von Themen in unserem Leben. Sobald hier die Probleme kleiner werden und man in diesem Bereich seine positiven Qualitäten besser entfalten kann, ergeben sich alsbald die nächsten

Schritte: Mit dem neugewonnenen Mut richtet man seine Aufmerksamkeit auf andere Bereiche der eigenen Persönlichkeit, in denen es noch Blockaden gibt. Oder man wagt sich mit der neugewonnenen Stärke an neue Hürden in der Außenwelt heran, deren Bewältigung man noch vor kurzem als unmöglich angesehen hätte. Und wieder können möglicherweise Blütenessenzen dabei hilfreich sein.

Erfahrene Blütenessenz-Therapeut(inn)en sehen immer wieder, wie sich zunächst ein Problembereich im Leben eines Menschen «lichtet», worauf dahinter eine andere Reihe von Problemen erscheint, die ebenfalls behandelt werden, und dann noch eine Schicht, bis sich schließlich die positiven Qualitäten und Potentiale des Menschen immer besser entfalten können und er in seinem Leben genug Raum schaffen kann für Lebensfreude, Kreativität, spirituelle Entwicklung und für die erfolgreiche Suche nach seinem ganz persönlichen Lebensweg.

● Das Leben in der modernen Welt setzt uns mit seinem raschen Tempo und seinen vielfältigen, oft schwerwiegenden Problemen ständig neuen Herausforderungen aus, so daß wir immer wieder gezwungen sind, uns zu verändern und neue Qualitäten in uns zu entwickeln. Auch dabei können die Blütenessenzen uns wesentlich unterstützen.

● Unsere Aufgabe in diesem Leben ist es, Erfahrungen zu machen und zu lernen. Viele Menschen sind sich heute dieser grundlegenden Wahrheit unseres Lebens bewußt und spüren, wie irgend etwas in ihnen ständig darauf drängt, daß sie sich weiterentwickeln, neue Erfahrungen machen, alte Probleme überwinden, ihr Wissen erweitern und ihr Bewußtsein für das, was in ihnen und auf der Welt abläuft. Blütenessenzen sind die idealen Begleiter auf diesem Weg.

So kommt es, daß sehr viele Menschen, sobald sie einmal mit Blütenessenzen in Kontakt gekommen sind, immer wieder auf diese wunderbaren Mittel zurückgreifen. Gleichzeitig werden sie jedoch immer unabhängiger von den

Blütenessenzen, da sie in sich mehr und mehr Qualitäten entdecken und verwirklichen, die ihnen helfen, motiviert, freudig und mit klaren Zielen durchs Leben zu gehen, ohne sich wie früher von Mißstimmungen, Verstimmungen und Disharmonien aus der Bahn werfen zu lassen. Mit der Zeit werden die Blütenessenzen zu freundlichen Begleitern, die man nicht ständig benutzt, aber an die man sich immer dann wendet, wenn man Unterstützung braucht, ähnlich wie man im Winter eine warme Jacke und auf einer Wanderung festes Schuhwerk anzieht.

Im nun folgenden Teil des Buches finden Sie mehr als tausend Blüten-Essenzen, die Ihnen auf allen Wegen Ihres Lebens heute und in Zukunft zur Seite stehen können.

TEIL 2

Blütenessenzen aus aller Welt und ihre Wirkung

In diesem zweiten Teil des Buches finden Sie kurze Beschreibungen von mehr als tausend Blütenessenzen. Alle im folgenden wiedergegebenen Angaben habe ich nach bestem Vermögen aus den Angaben der Menschen, die die Essenzen entdeckt haben und/oder herstellen, zusammengestellt, übersetzt und teilweise zusammengefaßt. Ich habe danach gestrebt, das Wesentliche jeder Blüte zu erfassen und alle Aussagen im Geiste der Entdecker(innen) der Essenzen richtig wiederzugeben. Gleichzeitig aber bin ich dankbar für alle Verbesserungsvorschläge und eventuellen Korrekturen für zukünftige Auflagen dieses Buches.

Ich danke all den Menschen, deren Essenzen in diesem Buch vorgestellt werden, für das Vertrauen, das sie in mich gesetzt haben, für die vielen freundlichen Telefonate, Faxe, Briefe und persönlichen Gespräche, durch die sie mich während der Arbeit an diesem Buch unterstützt haben; und für die wunderschönen Fotografien, die sie für dieses Buch zur Verfügung gestellt haben. Ganz herzlich danken möchte ich Arthur Bailey, Vasudeva und Kadambii Barnao, Martine und Julian Barnard, Lila Devi, Sandra Epstein, Judy Griffin, Steve Johnson, Patricia Kaminski und Richard Katz, Cynthia Kemp, Andreas Korte, Marion Leigh, Simon Lilly, Penny Medeiros, Sabina Pettitt, Rupa und Atul Shah, Miep und Bram Zaalberg, Ian White, Machaelle Small Wright und natürlich

Edward Bach. Mein Dank gilt selbstverständlich auch allen Mitarbeiterinnen und Mitarbeitern dieser Menschen, die mich beraten und tatkräftig mit Material versorgt haben. Außerdem möchte ich Don Dennis und Claire Harvey danken, die während der Abfassung des Buches stets ein offenes Ohr für meine verschiedenen tiefsinnigen oder banalen fachlichen Fragen hatten. Ein besonderes Dankeschön geht an Eugen Drzymulski, der mir half, die Energien der Blüten selbst zu spüren, und an Gary Mason von der Flower Essence Pharmacy in Little River, Kalifornien, der über das vermutlich weltweit umfangreichste Datenmaterial über Blütenessenzen verfügt und mir bereitwillig meine Fragen beantwortete.

Die Übersetzungen der Essenz-Beschreibungen stammen zum großen Teil von mir. Bei den nordamerikanischen Essenzen haben mir freundlicherweise der AT-Verlag in Aarau und Richard Katz die Benutzung der Übersetzung von Christine Kellenberger gestattet. Ihnen allen sei Dank. Für die Master's Essenzen bedanke ich mich bei Ursula Köpp, daß ich ihre Übersetzung benutzen durfte.

Die Beschreibungen der Essenzen enthalten in der Regel folgende Informationen:

1. der Name der Essenz – die (meist englische) Bezeichnung, die die Entdecker(innen) der Essenz ihr gegeben haben. In der Regel ist dies der englische Name der Pflanze. Falls die Es-

senzen aus anderen Ländern stammen, können die Bezeichnungen auch anderssprachig sein. Die hier zuerst auftauchende Bezeichnung ist in aller Regel auch der Begriff, der auf dem Etikett der Flasche steht, unter dem die Essenz zum Verkauf gelangt;
2. die lateinische botanische Bezeichnung der Pflanze (soweit vorhanden beziehungsweise mir zugänglich). Nicht selten sind diese Begriffe identisch mit der ersten Bezeichnung;
3. die im deutschen Sprachraum übliche, also in der Regel deutschsprachige Bezeichnung der Pflanze (soweit zu ermitteln);
4. die positiven Qualitäten, die die Essenz in uns fördern kann;
5. die Lebenssituationen und Probleme, bei denen die Anwendung der jeweiligen Essenz sinnvoll sein kann.

In einigen Fällen sind die geförderten positiven Qualitäten und die Probleme, bei denen die Anwendung sinnvoll ist, in einem Absatz zusammengefaßt. Wenn Angaben zu den positiven Qualitäten beziehungsweise zu den zu überwindenden Problemen fehlen, lagen mir keine entsprechenden Angaben vor.

Sie können diesen zweiten Teil des Buches auf verschiedene Weise nutzen:
● Sie können ihn gründlich durchlesen.
● Sie können ihn querlesen und – wenn Sie etwas näher interessiert – anhalten, zum Beispiel bei den kurzen Vorstellungen der verschiedenen Menschen, die die Blütenessenzen entdeckt haben, die zu Anfang der einzelnen Kapitel stehen, oder bei Essenzen, zu denen Sie sich hingezogen fühlen.
● Falls Sie sich für ein bestimmtes Essenzenprogramm interessieren, finden Sie in den betreffenden Abschnitten eine kurze Information über die Menschen, die diese Essenzen entdeckt haben, und in alphabetischer Reihenfolge Beschreibungen aller Blüten aus dem jeweiligen Programm.
● Wenn Sie wissen wollen, was eine bestimmte Essenz bewirkt, etwa weil Sie die Pflanze kennen oder weil die Essenz Ihnen in

den Stichwortverzeichnissen in Teil 3 aufgefallen ist, finden Sie sie in alphabetischer Sortierung im Programm des entsprechenden Herstellers.
● Der Übersichtlichkeit zuliebe finden Sie am oberen Rand der Seiten in diesem Teil Hinweise auf die Essenzenprogramme, die in diesem Bereich des Buches beschrieben werden.

Wie finden Sie sich in der Vielfalt der hier präsentierten Essenzen zurecht? Dies ist eine Frage, die bei der Auswahl der Essenzen unweigerlich auftauchen muß, besonders angesichts der großen Zahl an Essenzen, die in diesem Buch präsentiert werden. Vielleicht entdecken Sie bereits bei flüchtigem Durchblättern dieses Buches mindestens zwanzig oder dreißig Essenzen, die gut zu Ihnen zu passen scheinen, darunter gleich vier oder fünf, die anscheinend genau auf ein zentrales Thema Ihrer derzeitigen Lebenssituation zugeschnitten sind. In der Blütenessenztherapie geht man normalerweise davon aus, daß nicht mehr als fünf Blütenessenzen zu einer Mischung kombiniert werden sollten, wobei die Notfallmischungen als ein Mittel zählen. Was aber, wenn Sie weit mehr als fünf Essenzen für sich finden, oder wenn Sie angesichts der großen Zahl überhaupt nicht wissen, wie Sie sich orientieren sollen?
● Sie begrüßen die Vielfalt als große Chance, genau die Essenzen zu finden, die für Sie am besten passen, und bemühen sich, Ihre Selbsterkenntnis und Intuition so zu verfeinern, daß Sie den Kreis der möglichen Essenzen auf einige wenige eingrenzen.
● Sie betrachten dieses Buch als Nachschlagewerk, das Ihnen immer dann nützlich werden kann, wenn Sie ein konkretes Seelenthema oder Problem bei sich oder anderen identifiziert haben. In dieser Eigenschaft kann das Buch besonders für Therapeut(inn)en und andere, die beruflich mit Blütenessenzen arbeiten, von großem Nutzen sein.
● Sie achten darauf, ob eine Blüte Ihre ästhetischen Sinne besonders anspricht, und schlagen dann nach, ob es von dieser Pflanze eine Essenz

gibt. Vielleicht ist dies genau die richtige Essenz für Sie.

● Sie betrachten das Buch als Nachschlagewerk, das Ihnen mehr über die verborgenen Eigenschaften der Pflanzen sagen kann, und lassen sich dadurch anregen, die Botschaft der Pflanzen auf Ihrem Fensterbrett, in Ihrem Garten und entlang Ihrer Spazier- und Wanderwege zu vernehmen.

● Sie lassen sich von den Beschreibungen der Essenzen in diesem Buch bei der Auswahl von Pflanzen für Ihren Garten und für Ihr Zuhause leiten.

● Sie üben sich in der Kunst der Beschränkung, legen sich einen kompletten Satz eines bestimmten Essenzenprogramms zu, das Ihnen besonders zusagt, kaufen sich vertiefende Literatur (die allerdings bisher nur über wenige Essenzenprogramme in deutscher Sprache vorliegt) und bemühen sich, mit Hilfe dieser Essenzen die Herausforderungen Ihres Lebens zu bewältigen. Sollten einzelne Themenbereiche Ihres Lebens durch diese Essenzen nicht abgedeckt sein, können Sie nach Belieben einzelne Essenzen speziell dafür hinzukaufen.

● Sie beschränken sich zunächst auf die Blütenessenzen, über die die meiste Literatur vorliegt, mit denen sich bereits viele Therapeut(inn)en auskennen und die überdies in der noch überschaubaren Zahl von 38 vorliegen: die Bach-Blüten. Wenn Sie mit ihnen erste Erfahrungen gemacht haben, beginnen Sie vielleicht, sich für weitere Essenzen zu interessieren.

Mitunter sind die Beschreibungen für dieselbe Pflanzenart unterschiedlich: Wenn Sie sich sehr intensiv mit dem folgenden Teil dieses Buches beschäftigen, fällt Ihnen vielleicht auf, daß in einigen Fällen mehrere Blütenessenzhersteller(innen) Blüten derselben Pflanzenart verwenden, aber unterschiedliche Wirkungsbeschreibungen für die Essenzen angeben. Dies erklärt sich durch folgende Punkte:

● Die Beschreibungen der Blütenessenzen sind überwiegend intuitiv von Menschen empfangene Eindrücke, die erst mit den Jahren Bestätigung durch Anwendung bei vielen Men-

schen finden. Es ist gut möglich, daß bei der intuitiven Wahrnehmung einer Blüte unterschiedliche Menschen unterschiedliche Botschaften von der Pflanze empfangen, die alle Gültigkeit haben können, weil verschiedene Bereiche der menschlichen Seele angesprochen werden.

● Die hierbei verwendeten Pflanzen gehören zwar zur selben Art, wachsen aber an verschiedenen Standorten, unter verschiedenen klimatischen Bedingungen, auf verschiedenen Kontinenten. Auch dies kann eine Erklärung für die Unterschiede in den Beschreibungen sein.

● Einiges spricht dafür, daß auch der Einfluß des Menschen, der die Blütenessenz herstellt, auf ihre Eigenschaften einwirkt. Auch dies könnte die Unterschiede erklären.

Ich stelle Ihnen die Essenzenprogramme in folgender Reihenfolge vor, alphabetisch nach den Kürzeln geordnet, mit denen Sie die Essenzen auch später in den Stichwortverzeichnissen und in den Registern wiederfinden werden:

AF   Afrikanische Forschungsessenzen
AL   Alaska-Blütenessenzen
BB   Bach-Blüten
BU   australische Bush-Blütenessenzen
BY   Bailey-Blütenessenzen
DA   Desert-Alchemy-Blütenessenzen
FI   Findhorn-Blütenessenzen
GM Green-Man-Baumblütenessenzen
HA   Aloha-Essenzen aus Hawaii
HI   AUM-Himalaya-Sanjeevini-Essenzen
KA   Kakteen-Essenzen
LI   australische Living-Blütenessenzen
MA   Master's-Essenzen
NA   nordamerikanische FES-Essenzen
NL   niederländische Blütenessenzen
OR   Orchideen-Essenzen
PA   Pazifische Blütenessenzen
PE   Perelandra-Essenzen
PF   Petite-Fleur-Essenzen
PM   Pazifische Meeresessenzen
RO   Rosenessenzen
RW   Brasilianische Ararêtama-Regenwaldessenzen
WI   Wildpflanzenessenzen

1

Die Afrikanischen Forschungsessenzen

Diese von dem deutschen Blütenessenzforscher Andreas Korte entwickelten Essenzen werden ebenso wie die Orchideenessenzen mit Hilfe der Kristallherstellungsmethode hergestellt, bei der die Blüten nicht gepflückt oder beschädigt werden. Da Andreas Korte erst seit einigen Jahren mit diesen Essenzen arbeitet, liegen bisher nur kurze, relativ allgemeine Informationen dazu vor. Sehr beliebt ist hiervon insbesondere die immunstärkende Essenzmischung K9.

Ackergauchheil
Anagallis arvensis
Fördert: Integration von Spiritualität ins tägliche Leben; Integration in Gruppen

Banane
Musa paradisiaca L. «nana»
Fördert: sexuelle Energie des Mannes

Baumerika
Erica arborea
Sinnvoll: für Menschen, die gefühlsabhängig sind und sich selbst nur durch den anderen realisieren

Bleiwurz
Plumbago auriculata
Fördert: Befreiung, Loslassen
Sinnvoll: für Menschen, die sich von etwas nicht loslösen können

Eukalyptus
Eucalyptus globulus
Fördert: das eigene Leben so akzeptieren, wie es ist; Befreiung

Fensterblatt
Monstera deliciosa
Fördert: harmonisiert und stärkt die sexuellen Energien des Mannes

Gänsedistel
Sonchus acaulis
Fördert: Entspannung und Lösung von Gefühlen (guter Massageöl-Zusatz)

Geranie
Geranium perforatum
Fördert: Freude und Frohsinn
Sinnvoll: für traurige Menschen, die mehr Farbe in ihr Leben bringen wollen

K9 (Forschungsessenz)
Fördert: psychologische Stärkung der körpereigenen Abwehr

Kanarische Kletterglockenblume
Canarina canariensis
Fördert: bewußte Integration weiblicher Sexualität

Kanarischer Wermut
Artemisia arvensis
Fördert: neue Lebensenergie nach langer Krankheit, Genesung
Sinnvoll: für Genesende

Kokospalme
Cocos nucifera
Sinnvoll: für sensible Menschen, die lernen sollen, sich eine härtere Schale zuzulegen

Mimose
Mimosa pudica
Fördert: sich öffnen, den eigenen inneren Reichtum erkennen
Sinnvoll: für Menschen, die sich der Welt nicht hingeben können

Natternkopf
Echium vulgare
Hilft humorlosen Menschen, sie selbst zu sein und zu fühlen

Paradiesvogelblume
Strelitzia reginae
Fördert: die eigene innere Schönheit finden
Sinnvoll: für Menschen, die sich unschön finden

Reifrocknarzisse
Narcissus bulbocodium
Fördert: Licht in Momenten, in denen man das Licht nicht mehr sehen kann

Roseneibisch
Hibiscus rosa sinensis
Fördert: Integration und Erleben der weiblichen Sexualität

Tachinaste weiß
Echium wildpretii
Fördert: Durchbruch finden
Sinnvoll: für Menschen, denen zu großer Widerstand entgegengebracht wird, die sich aber auch zu schnell fallenlassen

Weihnachtsstern
Euphorbia pulcherrima
Fördert: Verbindung von Herz-Chakra und Hals-Chakra
Sinnvoll: für Menschen, die nicht über ihre Gefühle sprechen können

Zistrose
Cistus albidus
Fördert: Integration in eine Gruppe, Rückgrat, um sich besser bestätigen zu können

2

Die Alaska-Blütenessenzen

Alaska ist – ähnlich wie die Wüste von Arizona – ein ganz besonderer Teil der Erde, in dem Pflanzen und andere Geschöpfe besondere Qualitäten ausbilden müssen, um zu überleben. Eisige Kälte im Winter wechselt mit großer Hitze im Sommer, der tiefen Dunkelheit der winterlichen Polarnacht steht der lange Tag des polaren Sommers gegenüber, währenddessen die Sonne monatelang nicht untergeht.

Die Anfänge der Alaska-Blüten-Therapie reichen zurück in das Jahr 1983, als der Gründer des Projekts Steve M. Johnson die schwingungsmäßige Kraft, Intensität und Integrität der Pflanzengemeinschaften Alaskas erkannte. Im Laufe der Jahre entwickelten sich im Rahmen des Alaskan Flower Essence Project 72 Blütenessenzen sowie eine Reihe von «Umwelt-Essenzen», Mittel, die an besonderen Orten zu besonderen Zeiten hergestellt wurden, etwa die Polareis-Essenz oder die Sommersonnwend-Essenz (die Umweltessenzen werden in diesem Buch nicht vorgestellt). Steve Johnson hat 14 Jahre in der Wildnis, im «Busch» von Alaska gelebt und gearbeitet. Heute befindet sich der Sitz des Projekts auf einem größeren, weitgehend naturbelassenen Anwesen in dem kleinen Fischerort Homer an der Nordseite der Kachemak-Bucht. Viele der Pflanzen, die für die Herstellung von Blütenessenzen verwendet werden, wachsen auf diesem Anwesen oder in seiner Nähe.

Die ersten 48 Alaska-Essenzen werden nach den bewährten Methoden Dr. Edward Bachs aus häufig vorkommenden Pflanzen Alaskas gewonnen und sind geeignet, die grundlegenden Energiemuster des Menschen ins Gleichgewicht zu bringen. Die darauf folgenden 24 Blüten zielen eher auf den Ausgleich der feinstofflicheren und spirituelleren Ebenen des Seins. Hier sind beide Gruppen alphabetisch zusammengefaßt.

Alder
Alnus crispa Erle
Fördert: Klarheit der Wahrnehmung auf allen Ebenen; Sehen wird zu Wissen; Erkennen der eigenen höchsten Wahrheit in jeder Lebenserfahrung

Alpine Azalea
Loiseleuria procumbens Alpen-Azalee
Fördert: sich selbst annehmen, Loslassen von Selbstzweifeln; Mitgefühl für sich selbst finden; das Herz für den Geist der Liebe öffnen

Balsam Poplar
Populus balsamifera Balsampappel
Fördert: Loslassen von Schmerz und emotionaler Spannung hinsichtlich sexueller Themen; ausgeglichenen Fluß der sexuellen Energie im Körper; Synchronisierung der sexuellen Energie mit planetarischen Kreisläufen und Rhythmen

Black Spruce
Picea mariana Nordamerikanische Schwarzfichte
Fördert: Integration von Informationen aus vergangenen Lernerfahrungen ins gegenwärtige Zeitbewußtsein; Zugang zur ewigen Weisheit der Natur

Bladderwort
Utricularia vulgaris Wasserschlauch
Fördert: Auflösung der Illusionen durch klares inneres Wissen; nur die Wahrheit sehen

Blueberry Pollen
Vaccinium uliginosum Pollen der Moosbeere
Fördert: Loslassen von Glaubenseinstellungen, die die eigene Fähigkeit zur Manifestation der höheren Aufgabe in der physischen Form begrenzen

Blue Elf Viola
Viola sp. Veilchenart
Fördert: Abbau des Schutzmantels, den man sich selbst um die eigenen Gefühle von Wut und Frustration gebaut hat; Verständnis der Themen an der Wurzel dieser Emotionen, so daß sie auf klare und vom Herzen kommende Weise ausgedrückt werden können

Bog Blueberry
Vaccinium uliginosus Moosbeere
Fördert: Neutralisierung von Glaubenseinstellungen, die die Erfahrung des Überflusses auf allen Ebenen begrenzen; wahres Annehmen und wahre Dankbarkeit lernen

Bog Rosemary
Andromeda polifolia Lavendelheide
Fördert: tiefe Reinigung und Heilung durch Vertrauen; Hingabe an die Erfahrung des Lebens

Bunchberry
Cornus canadensis Kanadischer Hartriegel
Fördert: Verhaftung an Ablenkungen loslassen; geistige Stabilität und emotionale Klarheit in schwierigen Situationen

Cassandra
Chamaedaphne calyculata
Fördert: Ruhigwerden des Geistes; zulassen, daß sich die Aufmerksamkeit nach innen richtet, um das Leben auf tieferer Ebene wahrzunehmen

Cattail Pollen
Typha latifolia Rohrkolben-Pollen
Fördert: fest zur eigenen Wahrheit stehen; sich mit der Kraft der eigenen, einzigartigen Bestimmung verbinden; Mut, den eigenen, höchsten Weg zu verfolgen

Chiming Bells
Mertensia paniculata
Fördert: Erfahrung von Freude, Frieden und Stabilität auf der physischen Ebene des eigenen Seins; Öffnung des Herzens für die liebende Energie der Göttlichen Mutter, wie sie sich durch die Natur ausdrückt

Columbine
Aquilegia formosa Akelei
Fördert: Selbst-Würdigung; Würdigen der eigenen einzigartigen und persönlichen Schönheit, ganz gleich ob sie sich von anderen unterscheidet

Comandra
Geocaulon lividum
Fördert: Beseitigung disharmonischer Energien im Herzen, die die Fähigkeit zum Spüren und Erfahren feinstofflicher Energien in der Natur begrenzen

57

Cotton Grass

Eriophorum sp. Wollgras

Fördert: im Körper festgehaltene Schmerzen loslassen; nach Verletzungen oder Trauma Gleichgewicht wiederherstellen; den Brennpunkt vom Schmerz auf Heilung verlagern

Cow Parsnip

Heracleum lanatum Bärenklau

Fördert: Gedeihen, wo immer man ist; Zufriedenheit mit den gegenwärtigen Umständen; Seelenfrieden in Zeiten von Übergang und Veränderung

Dandelion

Taraxacum officinale Löwenzahn

Fördert: Bewußtwerden und Loslassen von im Muskelgewebe festgehaltenen emotionalen Spannungen; erhöhte Klarheit der Geist-Körper-Kommunikation

Fireweed

Epilobium angustifolium Schmalblättriges Weidenröschen

Fördert: Erdung; Reinigung des Körpers von alten Energiemustern, so daß neues Leben erscheinen kann; Zugang zu nährenden und aufbauenden Energien in der Umgebung, besonders nach traumatischen Erfahrungen

Forget-me-not

Myosotis alpestris Vergißmeinnicht

Fördert: Öffnung des Herzens für das Loslassen tief im Unbewußten festgehaltener Angst und Schmerzen; Erinnerung an unsere ursprüngliche Unschuld

Foxglove

Digitalis purpurea Roter Fingerhut

Fördert: Loslassen emotionaler Spannungen im Bereich des Herzens; beschränkte Wahrnehmung überwinden und das Herz der Sache erkennen

Golden Corydalis

Corydalis aurea Lerchensporn

Fördert: einen spirituellen Brennpunkt für die Entwicklung der Persönlichkeit schaffen; Reintegration der eigenen Identität nach tiefen Transformationserfahrungen

Grass of Parnassus

Parnassia palustris Sumpfherzblatt

Fördert: Öffnung aller Ebenen des Seins für die reinigende und nährende Kraft des Lichts; vollständiges Loslassen der Energie vergangener Erfahrungen, so daß sie auf allen Ebenen abgeschlossen werden können

Green Bells of Ireland

Molucella laevis Muschelblume

Fördert: Öffnung von Herz und Verstand für die Energie und Intelligenz in der Natur; hilft Neugeborenen, die Erde zu begrüßen

Green Bog Orchid

Platanthera obtusata Waldhyazinthe

Fördert: Erweiterung der feinen Wahrnehmung und Sensitivität durch Loslassen tief im Herzen festgehaltener Schmerzen und Ängste; das Leben vom Herzen aus mit Offenheit und Neutralität wahrnehmen

Green Fairy Orchid

Hammarbya paludosa

Fördert: Dualität loslassen; innere Weiblichkeit und Männlichkeit im Herzen in Ausgleich bringen; Erfahrung der Einheit

Grove Sandwort

Moehringia lateriflora Möhringie

Fördert: die Fähigkeit, vom Herzen aus zu kommunizieren; die Liebe der Erde mit anderen teilen; stärkt die nährenden Bindungen zwischen Mutter und Kind

Hairy Butterwort

Pinguicula villosa Fettkraut

Fördert: bewußten Zugang zu der Unterstützung und Führung, die man braucht, um Übergänge mit Leichtigkeit, Anmut und tiefem Verständnis, aber ohne Krise oder Krankheit, zu bewältigen

Harebell
Campanula lasiocarpa Rundblättrige Glockenblume
Fördert: Entfernung selbst auferlegter geistiger
und emotionaler Begrenzungen, die das Empfangen und Geben bedingungsloser Liebe behindern

Horsetail
Equisetum arvense Ackerschachtelhalm
Fördert: Verbundensein; öffnet und erweitert
Kanäle innerer Kommunikation zwischen be-
wußten, unterbewußten und überbewußten
Ebenen des Seins

Icelandic Poppy
Papaver nudicaule Island-Mohn
Fördert: sanfte Entfaltung spiritueller Emp-
fänglichkeit; stärkt die Fähigkeit, spirituelle
Energie in alle Lebensaspekte auszustrahlen

Jacob's Ladder
Polemonium pulcherrimum Jakobsleiter
Fördert: sich bewußt werden, wie man versucht,
die Ereignisse des Lebens zu beherrschen; zulassen, daß aus verstandesmäßiger Kontrolle ein
diszipliniertes Akzeptieren des Geistes wird

Labrador Tea
Ledum palustre Sumpfporst
Fördert: die Energie im Körper auf den Augenblick zentrieren; lindert den mit der Erfahrung
von Extremen verbundenen Streß; hilft, eine
neue Perspektive des Gleichgewichts finden

Lace Flower
Tiarella trifoliata Schaumblüte
Fördert: das Gefühl für den eigenen Wert; sich
des eigenen Beitrags zum Ganzen bewußt werden

Lady's Slipper
Cypripedium guttatum Frauenschuh
Fördert: sich der feinen Energien, die im Körper und um ihn herum fließen, bewußt werden;
hilft Heilungsenergie sammeln, fokussieren
und abstrahlen

Ladies' Tresses *Spiranthes romanzoffiana*
Fördert: tiefe innere Ausrichtung durch Loslassen von auf der Zellebene festgehaltenem
Trauma; sich mit der Aufgabe der Seele in diesem Leben verbinden

Lamb's Quarters
Chenopodium album Weißer Gänsefuß
Fördert: Heilung der Trennung zwischen Herz
und Verstand; Ausgleich zwischen der Macht
des Verstandes und der Freude des Herzens

Monkshood
Aconitum delphinifolium Eisenhut
Fördert: das Hinabsteigen in tiefe Ebenen des
Selbst, um sich mit der eigenen Göttlichkeit zu
verbinden; über das Bewußtsein des eigenen
wahren Selbst mit anderen Kontakt haben
Sinnvoll: für Menschen, die sich verletzlich
fühlen und Schwierigkeiten haben, andere
wirklich an sich heranzulassen;

Moschatel
Adoxa moschatellina Moschuskraut
Fördert: Entwicklung von Sensitivität für die
feinen Ebenen des Pflanzenreichs
Sinnvoll: für alle, die auf tieferer Ebene mit
Wachstum und Evolution des Pflanzenreichs
arbeiten wollen

Mountain Wormwood
Artemisia tilesii Wermut
Fördert: Heilung alter Wunden, Loslassen von
Groll; Aufgeben noch nicht verziehener Berei-
che in unseren Beziehungen zu anderen und in
unserm Inneren

Northern Lady's Slipper
Cypripedium passerinum Frauenschuh
Fördert: nährende Energie für die Heilung zentraler Traumata und Wunden, die tief im Körper
festgehalten werden; zulassen, daß man von der
unendlichen Sanftheit berührt und geheilt wird

Northern Twayblade
Listera borealis Eiblättriges Zweiblatt
Fördert: Öffnung von Herz und Sinnen für das

spirituelle Bewußtsein, das aller Natur inne-
wohnt; Integration dieses Bewußtseins in den
eigenen physischen Körper und die eigene Lebenserfahrung

One-Sided Wintergreen
Pyrola secunda Wintergrün
Fördert: die Erschaffung von energetischen
Grenzen, die im Einklang mit der eigenen
höchsten Wahrheit und der eigenen Lebensauf-
gabe sind

Opium Poppy
Papaver somniferum Schlafmohn
Fördert: Ausgleich zwischen Handeln und
Sein; Verarbeitung früherer Erfahrungen, so
daß man voller in der Gegenwart leben kann

Paper Birch
Betula papyrifera Papierbirke
Fördert: klare Sicht auf die eigene wahre Lebensaufgabe; Enthüllung des zugrundeliegenden
wahren und essentiellen Selbst im Inneren

Pineapple Weed
Matricaria matricarioides Strahlenlose Kamille
Fördert: Freiheit von Verletzung und Risiko
durch gelassene Wahrnehmung von sich selbst
und der eigenen Umgebung; Harmonie zwischen Mutter und Kindern; Harmonie zwischen
Mensch und Erde

Prickly Wild Rose
Rosa acicularis Rose
Fördert: Vertrauen, Offenheit und erneuertes
Interesse am Leben; zulassen, daß sich das
Herz als Reaktion auf Konflikte öffnet

River Beauty
Epilobium latifolium
Fördert: Emotionale Neu-Orientierung und
Regeneration; Neuanfang nach niederschmet-
ternden Erfahrungen; in widrigen Umständen
das Potential für Reinigung und Wachstum erkennen

Round-leaved Sundew
Drosera rotundifolia Sonnentau
Fördert: Aufgeben der Verhaftung an das Bekannte; Loslassen von Widerstand gegen Veränderung; Verschmelzen von Ego und göttli-
chem Willen

Shooting Star
Dodecatheon frigidum Götterblume
Fördert: Verbindung zur inneren spirituellen
Führung aufnehmen; die eigenen kosmischen
Ursprünge und irdischen Aufgaben verstehen

Single Delight
Moneses uniflora
Fördert: Aufnahme der energetischen Verbindung mit anderen Mitgliedern der eigenen See-
lenfamilie
Sinnvoll: für Menschen, die unter dem Gefühl
der Isoliertheit leiden

Sitka Burnet
Sanguisorba stipulata Wiesenknopf
Fördert: Heilung der Vergangenheit auf allen
Ebenen; Erkennen von Themen, die zu inneren
Konflikten beitragen; bringt das ganze Hei-
lungspotential heraus, das in einem bestimmten
Prozeß enthalten ist

Sitka Spruce Pollen
Picea sitchensis Sitkafichten-Pollen
Fördert: Ausgleich von Stärke und Sanftheit in
Männern und ausgewogene Partnerschaft mit
der Natur

Soapberry
Shepherdia canadensis Büffelbeere
Fördert: Harmonisierung der eigenen Kraft mit
der Macht der Natur; Loslassen von Spannungen im Herzbereich, die mit Furcht vor der Natur zusammenhängen

Sphagnum Moss
Sphagnum sp. Sumpfmoos
Fördert: das Bedürfnis nach strenger oder
unausgewogener Beurteilung der eigenen
Heilungsreise loszulassen; einen Raum bedin-

gungsloser Annahme im Herzen schaffen, so daß wesentliche Themen hervortreten und geheilt werden können

Spiraea

Spiraea beauverdiana Spierstrauch
Fördert: den Widerstand gegen bewußtes Wachstum und bewußte Weiterentwicklung überwinden; bedingungslose Annahme von Unterstützung; lernen, das Leben zu nähren und sich vom Leben nähren zu lassen

Sticky Geranium

Geranium erianthum Geranienart
Fördert: sich aus Stagnation befreien; entschlossenes und konzentriertes Handeln; über bisherige Wachstumsstadien hinauswachsen

Sunflower

Helianthus annuus Sonnenblume
Fördert: Stärkung des strahlenden Ausdrucks des eigenen Selbst; ausgeglichener Ausdruck männlicher Energie bei Männern und Frauen

Sweetgale

Myrica gale Gagelstrauch
Fördert: Erkennen und Loslassen tiefsitzender emotionaler Schmerzen und Spannungen; den Kern unserer gefühlsmäßigen Interaktion mit anderen heilen, insbesondere in Beziehungen zwischen Mann und Frau

Sweetgrass

Hierochloe odorata Mariengras
Fördert: Verjüngung und Reinigung des Ätherleibs; Vollendung der eigenen Lernerfahrungen auf der ätherischen Ebene

Tamarack

Larix laricina Nordamerikanische Lärche
Fördert: bewußte Wahrnehmung des eigenen Wesens; Selbstvertrauen aus tiefem Wissen um die eigenen Fähigkeiten

Tundra Rose

Potentilla fruticosa Fingerkraut
Fördert: Öffnung für Inspiration; Widerstand

gegen die Erfahrung und den Ausdruck von Freude im täglichem Leben loslassen

Tundra Twayblade

Listera borealis Eiblättriges Zweiblatt
Fördert: Öffnung des Herzens; der bedingungslosen Liebe vollständigen Zugang zu allen Körperbereichen gewähren, die Heilung brauchen; Loslassen von Trauma, das auf den tiefsten Ebenen des Seins festgehalten wird

Twinflower

Linnaea borealis Moosglöckchen
Fördert: ausgewogene Kommunikation; anderen zuhören und zu ihnen sprechen von einem Ort innerer Ruhe und konzentrierter Neutralität

White Fireweed

Epilobium angustifolium Schmalblättriges Weidenröschen
Fördert: Heilung von tiefem emotionalen Trauma und Schock; die energetische Prägung durch schmerzliche Gefühlserfahrungen loslassen, so daß Erneuerung beginnen kann

White Spruce

Picea glauca Schimmelfichte
Fördert: Vereinigung aller Aspekte des eigenen Wesens im gegenwärtigen Handeln; Ausgleich zwischen den Energien von Intuition, Denken und Gefühlen im gegenwärtigen Augenblick

White Violet

Viola renifolia Veilchen
Fördert: Öffnung der Kommunikation zwischen Höherem Selbst und physischem Körper; hilft hochsensiblen Menschen, funktionale energetische Grenzen aufrechtzuerhalten

Wild Iris

Iris setosa Schwertlilie
Fördert: fokussiertes Freisetzen von Kreativität; seine eigene Schönheit und kreative Energie freigebig mit anderen teilen

Wild Rhubarb
Polygonum alaskanum Knöterich
Fördert: geistige Flexibilität; den Kanal für die Kommunikation zwischen Herz und Verstand klären und erweitern

Willow
Salix bebbiana Weide
Fördert: geistige Empfänglichkeit und Flexibilität; durch die Qualität der eigenen Gedanken eine positive Wirklichkeit schaffen

Yarrow
Achillea borealis Schafgarbe
Fördert: allgemeine Stärkung der Integrität des Energiefelds; die Quelle des eigenen Schutzes kennen und sein

Yellow Dryas
Dryas drummondii Silberwurz
Fördert: das Aufrechterhalten des Bewußtseins für das Selbst und die eigene Familie während dynamischer Zyklen von Wachstum und Veränderung; bringt Unterstützung für die, die bis über die Grenzen des Bekannten gehen wollen

3

Die Blütenessenzen nach Dr. Edward Bach

Diese Essenzen haben einen Ehrenplatz in jedem Buch über Blütenessenzen verdient, da sie sozusagen die Großeltern aller heute existierenden Blütenessenzen sind. In den zwanziger Jahren unseres Jahrhunderts von Dr. Edward Bach entdeckt beziehungsweise erspürt, haben sie mittlerweile Millionen Menschen in aller Welt geholfen und erfreuen sich bis heute einer rasch wachsenden Popularität.

Manche meinen, Dr. Bach habe mit seinen 38 Blüten, die sich an sieben grundlegende Seelenzustände richten, den gesamten Bereich möglicher menschlicher Seelenzustände abgedeckt, und die Herstellung weiterer Blütenessenzen sei deshalb mehr oder minder überflüssig. Für diese These spricht, daß die Bach-Blüten tatsächlich eine sehr breite Palette von Gemütszuständen abdecken und daß erfahrene Bach-Blütentherapeuten tatsächlich in sehr vielen Fällen für ihre Patienten eine Blüte aus dem Bach-Blütenprogramm finden, die weiterhilft. Es gibt aber auch gewichtige Gründe, die für eine Erweiterung des Blütenangebots sprechen: Zum einen haben sich die Zeiten seit Dr. Bach geändert, und es erscheint sehr sinnvoll, daß für Themen und Probleme, die erst seit kurzem ins Licht der Öffentlichkeit gerückt sind wie etwa spirituelle Entwicklung, Umweltzerstörung oder sexueller Mißbrauch, Essenzen gefunden werden, die genau auf die hierdurch neu entstandenen Fragen und Bedürfnisse der Menschen abgestimmt sind. Zum anderen wäre es sehr verwunderlich, wenn sich unter den vielen Millionen Pflanzenarten, die auf diesem Planeten gedeihen, nicht weitere finden würden, die uns Menschen (oder auch Tieren und anderen Pflanzen) helfen können.

Eines haben die traditionellen Bach-Blüten allen anderen Blütenessenzen voraus: Sie werden mittlerweile seit etwa sechs Jahrzehnten erfolgreich angewendet, und unzählige Therapeuten und Bach-Blütenanwender konnten wieder und wieder beobachten, daß sie tatsächlich so wirken, wie es von Dr. Edward Bach beschrieben wurde. Mittlerweile gibt es Dutzende von Büchern über diese Palette von Blüten, die die ursprünglichen Interpretationen zum Teil erheblich ausweiten und auch auf neue Gebiete übertragen. Es würde den Rahmen dieses Buches sprengen, auf alle diese Ansätze genau einzugehen. Deshalb beschränke ich mich im folgenden auf eine kurze Vorstellung der Blüten. Bei den fördernden Eigenschaften der Blüten zitiere ich an erster Stelle die positiven Begriffe, die der Bonner Heilpraktiker und Blütenessenzforscher Wolfgang Geßwein gefunden hat (aus seinem Buch «Blüten und Gnade – das System in den sieben Gruppen Edward Bachs»), da sie mir am besten den positiven Zustand zu beschreiben scheinen, der mit Hilfe der jeweiligen Blüte erreicht werden kann.

Wer mehr über die Bach-Blüten wissen und zukunftsweisende Ansätze kennenlernen will, dem empfehle ich neben den Werken von Dr. Bach selbst insbesondere die Bücher von Götz Blome, Wolfgang Geßwein und Dietmar Krämer. Gute Einführungen bieten unter anderem die Bücher von Julian Barnard, Jens Erik R. Petersen, Sigrid Schmidt und Mechthild Scheffer (jener Frau, die die Bach-Blüten als erste im deutschen Sprachraum bekannt gemacht hat).

Für die Anwendung wird im allgemeinen empfohlen, je 2 Tropfen aus den gewünschten Vorratsflaschen mit Einzelessenzen in eine Anwendungsflasche zu geben und mit Wasser (und nach Wunsch zur Konservierung Weinbrand) aufzufüllen. Von den Notfalltropfen gibt man 4 Tropfen auf eine Anwendungsflasche. Aus der Anwendungsflasche nimmt man dann 4mal täglich 4 Tropfen. Man sollte nicht mehr als 5 Essenzen miteinander mischen (wobei die Notfallmischung in Mischungen als eine Essenz gilt). Geht es um akute Probleme, kann man auch je 2 Tropfen von den gewünschten Essenzen in ein Glas Wasser geben und aus diesem im Laufe des Tages alle paar Stunden einen Schluck trinken (bei Bedarf auch häufiger). Man kann die Essenzen auch direkt aus der Vorratsflasche einnehmen.

Im folgenden sind die Bach-Blütenessenzen alphabetisch wiedergegeben. Wer sie anwendet, sollte jedoch bedenken, daß Dr. Bach die Blüten sehr sinnvoll nach sieben menschlichen Grundstimmungen aufgeteilt hat. Von diesen Grundstimmungen ausgehend kann man den Kreis der in Frage kommenden Essenzen leicht eingrenzen. Es sind:

1. Blüten bei Angst: Rock Rose, Mimulus, Cherry Plum, Aspen, Red Chestnut
2. Blüten bei Unsicherheit: Cerato, Scleranthus, Gentian, Gorse, Hornbeam, Wild Oat
3. Blüten bei mangelndem Interesse an der Gegenwart: Clematis, Honeysuckle, Wild Rose, Olive, White Chestnut, Mustard, Chestnut Bud
4. Blüten bei Einsamkeit: Water Violet, Impatiens, Heather
5. Blüten bei Überempfindlichkeit für Ideen und Einflüsse: Agrimony, Centaury, Walnut, Holly
6. Blüten bei Mutlosigkeit und Verzweiflung: Larch, Pine, Elm, Sweet Chestnut, Star of Bethlehem, Willow, Oak, Crab Apple
7. Blüten bei übermäßiger Besorgtheit um das Wohlergehen anderer: Chicory, Vervain, Beech, Rock Water

Agrimony

Agrimonia eupatoria Odermennig
Fördert: fröhlichen und standfesten Frieden
Sinnvoll bei: Sorgen, die hinter einer Maske der Sorglosigkeit verborgen sind; äußerlich joviales Auftreten, hinter dem sich Leiden verbirgt

Aspen

Populus tremula Espe/Zitterpappel
Fördert: Furchtlosigkeit aufgrund des Wissens um die spirituelle, allumfassende Liebe, Vertrauen ins Unbekannte
Sinnvoll bei: vagen und unbekannten Ängsten und Vorahnungen

Beech

Fagus sylvatica Buche/Rotbuche
Fördert: absolute Toleranz und mitfühlendes Verständnis, das Gute in der Welt sehen
Sinnvoll bei: Mangel an Toleranz, Kritiksucht, Arroganz

Centaury

Centaurium umbellatum Tausendgüldenkraut
Fördert: unabhängiges Dienen mit kraftvoller Sanftmut, aktives und positives Arbeiten
Sinnvoll: für Menschen, die freundlich, ruhig, sanft, diensteifrig, schwach und leicht beherrschbar sind

Cerato

Ceratostigma willmottiana Bleiwurz/Hornkraut
Fördert: Intuition, voll Selbstvertrauen nach der eigenen Individualität suchen
Sinnvoll: bei Mißtrauen sich selbst und der eigenen Intuition gegenüber; für Menschen, die sich leicht führen und in die Irre führen lassen

Cherry Plum

Prunus cerasifer Kirschpflaume
Fördert: gelassene Furchtlosigkeit
Sinnvoll: bei Angst, die Kontrolle zu verlieren; Angst, Dinge zu tun, die man nicht will

Chestnut Bud

Aesculus hippocastanum Knospe der Roßkastanie
Fördert: konzentrierte und wahrnehmungsklare Lernfähigkeit, aus Erfahrung lernen
Sinnvoll: für Menschen, die aus dem Leben nicht lernen und Fehler wiederholen; bei Mangel an Beobachtungsgabe

Chicory

Cichorium intybus Wegwarte
Fördert: absolute, bedingungslose Liebe; Liebe und Fürsorge freigebig an andere geben
Sinnvoll bei: forderndem Verhalten, Selbstmitleid, Selbstsucht; besitzergreifendem Verhalten; für Menschen, die leicht verletzbar sind und zu Tränen neigen

Clematis

Clematis vitalba Weiße Waldrebe
Fördert: schöpferisches Gegenwartsbewußtsein, bringt den Menschen auf die Erde
Sinnvoll: bei Verträumtheit und Geistesabwesenheit

Crab Apple

Malus pumila Holzapfel
Fördert: göttlich-allumfassende Ordnung und Schönheit, Reinigung
Sinnvoll: bei Gefühl der Unreinheit, Selbstekel; Neigung, Kleinigkeiten überzubewerten

Elm

Ulmus procera Englische Ulme
Fördert: zuversichtliche Verantwortungskraft; Stärke, um seine Pflichten zu erfüllen
Sinnvoll: für fähige Menschen in verantwortungsvollen Positionen, die vorübergehend ins Schwanken geraten und sich überfordert fühlen

Gentian

Gentiana amarella Herbstenzian
Fördert: intuitiven Glauben, sich ein Herz fassen, Zuversicht
Sinnvoll bei: Entmutigung, Zweifel, Mutlosigkeit

Gorse

Ulex europaeus Stechginster
Fördert: Sonne neuer Hoffnung
Sinnvoll: bei Hoffnungslosigkeit; Resignation angesichts von Schwierigkeiten

Heather

Calluna vulgaris Heidekraut (schottisches)
Fördert: mitfühlende, gelassene Fröhlichkeit, Ruhe und Verwandtschaft zu allem Leben
Sinnvoll: bei Sehnsucht nach menschlicher Gesellschaft, Redseligkeit; übermäßiger Beschäftigung mit sich selbst

Holly

Ilex aquifolium Stechpalme
Fördert: spirituelle, allumfassende Liebe; die Erkenntnis, daß man mit Liebe alles erreichen wird
Sinnvoll bei: Eifersucht, Neid, Rachegefühlen, Wut, Argwohn

Honeysuckle

Lonicera caprifolium Jelängerjelieber
Fördert: harmonisches und freies Vergangenheitsbewußtsein; in der Gegenwart leben
Sinnvoll: für Menschen, die in Erinnerungen leben

65

Hornbeam
Carpinus betulus Hainbuche/Weißbuche
Fördert: zuversichtliche Munterkeit, Stärke und Unterstützung
Sinnvoll: bei Erschöpfung und dem Gefühl, man schafft es nicht

Impatiens
Impatiens glandulifera Drüsentragendes Springkraut
Fördert: geduldige Stärke
Sinnvoll: bei Ungeduld, Reizbarkeit, innerer Spannung

Larch
Larix decidua Lärche
Fördert: kreatives Selbstvertrauen
Sinnvoll: bei Erwartung von Mißerfolg; Mangel an Selbstvertrauen und Willen zum Erfolg

Mimulus
Mimulus guttatus Gefleckte Gauklerblume
Fördert: furchtlose Standfestigkeit, Tapferkeit
Sinnvoll bei: Angst vor bestimmten bekannten Dingen (zum Beispiel Tieren, Schmerzen; Höhenangst); für nervöse, schüchterne Menschen

Mustard
Sinapis arvensis Wilder Senf/Ackersenf
Fördert: in sich selbst ruhende Heiterkeit und lichtvolle Wahrnehmungsklarheit
Sinnvoll bei: plötzlicher Niedergeschlagenheit und Melancholie ohne erkennbaren Grund

Oak
Quercus robur Stieleiche
Fördert: heitere Ausdauer, Grenzen eingestehen
Sinnvoll: für Menschen, die trotz Schwierigkeiten hartnäckig und geduldig weiterkämpfen und sich dabei überfordern

Olive
Olea europaea Olive
Fördert: in sich ruhende Kraft
Sinnvoll bei: Erschöpfung, Ausgelaugtheit,

keine Kraft mehr haben; Bedürfnis nach mentaler und körperlicher Erneuerung

Pine
Pinus sylvestris Kiefer
Fördert: freies Sich-selbst-Verzeihen
Sinnvoll bei: Selbstkritik, Selbstvorwürfen; sich selbst die Schuld geben, ständigem Sich-entschuldigen

Red Chestnut
Aesculus carnea Rote Kastanie
Fördert: fürsorgliche Furchtlosigkeit mit Hilfe der spirituellen, allumfassenden Liebe; sich dem Leben vertrauensvoll hingeben
Sinnvoll bei: Sorge um andere; Unglück erwarten; Sorgen auf andere projizieren

Rock Rose
Helianthemum nummularium Gelbes Sonnenröschen
Fördert: gottanvertrauende Kühnheit; Mut, sich einer Notfallsituation zu stellen
Sinnvoll: bei starker Furcht und Panik

Rock Water
Aqua petra Wasser aus heilenden Quellen
Fördert: höchste spirituelle Gelassenheit, Harmonie und Vollkommenheit
Sinnvoll bei: Selbstverleugnung, geistiger Starrheit, Perfektionismus und Purismus

Scleranthus
Scleranthus annuus Einjähriger Knäuel
Fördert: ausgewogene Entscheidungsfähigkeit mit standfester Freude
Sinnvoll: bei Zwiespalt, Unentschlossenheit; Schwanken

Star of Bethlehem
Ornithogalum umbellatum Doldiger Milchstern
Fördert: Erlösung und Freude; Trost
Sinnvoll: nach körperlichem oder seelischem Schock

Sweet Chestnut
Castanea sativa Edelkastanie/Eßkastanie
Fördert: freudige und zuversichtliche Stärke; Licht in der Dunkelheit sehen
Sinnvoll bei: überwältigendem inneren Schmerz, Verzweiflung

Vervain
Verbena officinalis Eisenkraut
Fördert: gelassenen Enthusiasmus
Sinnvoll: für Menschen, die eigenwillig und eifrig auf etwas beharren oder sich überschwenglich bis hin zur Verspannung für etwas einsetzen

Vine
Vitis vinifera Weinrebe
Fördert: sanftmütige Willensstärke; Fähigkeit zu liebevollem Führen und Lehren
Sinnvoll: für dominante Menschen, die andere tyrannisieren, einschüchtern und von ihnen Gehorsam verlangen

Walnut
Juglans regia Walnuß
Fördert: ausgeglichene Unbeeinflußbarkeit und Selbständigkeit, Schutz vor äußeren Einflüssen besonders in Zeiten von Veränderung und Entwicklung
Sinnvoll: bei Beeinflußbarkeit

Water Violet
Hottonia palustris Sumpfwasserfeder
Fördert: einfühlsame Hilfsbereitschaft und kreative Intelligenz; weises Dienen
Sinnvoll: für zurückgezogene, reservierte, stolze, selbstgenügsame Menschen; bei stillem Trauern

White Chestnut
Aesculus hippocastanum Weiße Kastanie/Roßkastanie
Fördert: in sich ruhende Gedankenstille
Sinnvoll: bei fortwährend um ungelöste Probleme kreisenden Gedanken; Grübeln

Wild Oat
Bromus ramosus Waldtrespe
Fördert: zielbewußtes Sichzurechtfinden
Sinnvoll: bei fehlender Richtung, Unerfülltsein, Dahintreiben

Wild Rose
Rosa canina Heckenrose
Fördert: harmonische Lebenslust
Sinnvoll bei: Resignation; Apathie; Gefühl, daß das Leben und die Liebe keinen Sinn haben

Willow
Salix vitellina Weide
Fördert: Liebe zum Schicksal
Sinnvoll: bei Unzufriedenheit, Bitterkeit, Groll; Gefühl, vom Leben unfair oder ungerecht behandelt zu werden

Rescue Remedy®/Five-Flower-Remedy
Notfallmischung aus Cherry Plum, Clematis, Impatiens, Star of Bethlehem und Rock Rose
Sinnvoll bei: Notfällen und Schocks aller Art

Rescue Cream/Flower Essence Cream
Notfallcreme mit den Blüten der Notfallmischung und zusätzlich Crab Apple
Sinnvoll: bei Notfällen, die eine äußerliche Anwendung sinnvoll erscheinen lassen (etwa Prellungen, Verstauchungen etc.)

Die australischen Bush-Blütenessenzen

Diese Blütenessenzen wurden entwickelt von Ian White und Kristin White. In Ian Whites Familie hat die Kräuterheilkunde eine lange Tradition von mittlerweile fünf Generationen. Er selbst behandelt seit Ende der siebziger Jahre andere Menschen mit Homöopathie und anderen Naturheilmitteln. Die ersten australischen Blütenessenzen entstanden Anfang der achtziger Jahre. Mittlerweile haben sie sich vielfach bewährt und gehören zu den wichtigsten und populärsten Essenzen, die zur Zeit verfügbar sind.

Die australischen Pflanzen sind entwicklungsgeschichtlich gesehen die ältesten der Welt.

Außerdem hat Australien mehr blütentragende Pflanzen als jeder andere Kontinent. Nach Aussagen von Ian White werden Australien und das benachbarte Neuseeland zur Zeit von einer «sehr weisen, alten Energie» durchströmt, was sich in einer ungeheuren neuen Vitalität äußere. Die Wirkung seiner Essenzen vergleicht Ian White mit der Wirkung des Meditierens, da der Mensch durch sie Zugang zur Weisheit seines Höheren Selbst finde, negative Überzeugungen und Einstellungen loslasse und statt dessen durchströmt werde durch positive Tugenden wie Liebe, Freude, Zuversicht oder Mut, die dem Höheren Selbst innewohnen.

Alpine Mint Bush
Prostanthera cuneata
Fördert: neue Vitalität, Freude, Erneuerung
Sinnvoll bei: mentaler und emotionaler Erschöpfung; Mangel an Freude, schwer lastender Verantwortung; für Menschen, die anderen dienen, viel von sich geben, weil sie Menschen in Not helfen wollen

Angelsword
Lobelia gibbosa
Fördert: Erreichen spiritueller Wahrheit und spirituellen Schutzes; Zugang zu Gaben aus vergangenen Leben; repariert das gesamte Energiefeld

Sinnvoll bei: spiritueller Verwirrung; Behinderungen der wahren spirituellen Verbindung; spiritueller Leichtgläubigkeit (etwa gegenüber angeblich «gechanneltem» Wissen); spiritueller Besessenheit; für Menschen, die außerhalb von sich selbst nach Antworten suchen

Banksia Robur
Banksia robur
Fördert: Freude am Leben, Begeisterungsfähigkeit, Interesse am Leben
Sinnvoll bei: Mutlosigkeit, Lethargie, Frustration; für Menschen, die normalerweise sehr dynamisch sind, dann aber plötzlich ihren inneren Antrieb und Enthusiasmus infolge von Ausge-

branntheit, Frustration oder Krankheit zeitweilig verlieren

Bauhinia
Lysiphyllum cunninghamii
Fördert: sich für neue Konzepte und Ideen öffnen; Akzeptieren und Öffnung des Geistes
Sinnvoll bei: Widerstand gegenüber Veränderung, Starrheit, Zögern; kann auch helfen, wenn einem jemand auf die Nerven geht oder man jemanden nicht mag, etwa wenn man neue Nachbarn mit anderer Nationalität bekommt und zunächst Schwierigkeiten hat, ihre andersartigen Gebräuche und Verhaltensweisen zu akzeptieren; auch gut für ältere Menschen mit erstarrten Verhaltensmustern

Billy Goat Plum
Planchonia careya
Fördert: sexuelle Freude und Genuß, sich selbst und den eigenen physischen Körper akzeptieren, Offenheit des Geistes
Sinnvoll bei: Scham; Unfähigkeit, das physische Selbst zu akzeptieren; für Menschen, die Sex als etwas Ekelhaftes und Schmutziges betrachten und sich danach verunreinigt fühlen; auch bei Ekelgefühlen gegenüber anderen körperlichen Phänomene wie Akne, Ekzem, große Nase usw.

Black-eyed Susan
Tetratheca ericifolia
Fördert: langsamer werden; die Fähigkeit, sich nach innen zu wenden und still zu sein; inneren Frieden
Sinnvoll bei: Ungeduld, ständigem Streben, Übereifer; für Menschen, die es ständig eilig haben und deren Leben vollgestopft ist mit Pflichten

Blue Bell
Wahlenbergia species Wahlenbergie
Fördert: Öffnung des Herzens, Vertrauen in den Überfluß, universelles Vertrauen, freudiges Teilen, bedingungslose Liebe
Sinnvoll bei: Verschlossenheit, Angst vor Mangel, Gier und Starrheit; für Menschen, die sich

von ihren Gefühlen abgeschnitten fühlen (d. h., die Gefühle sind da, werden aber innen festgehalten); bei unterbewußter Angst, die Gefühle auszudrücken, weil man meint, die eigenen Gefühle von Liebe, Freude usw. seien endlich und nicht erneuerbar. Solche Menschen handeln aus der unbewußten Angst, daß insgesamt nicht genug da ist und daß sie nicht überleben können, wenn sie auch noch das loslassen, was sie haben.

Boab
Adansonia gregorii
Fördert: Loslassen vergangener negativer Handlungen in Familien (Mißbrauch, Vorurteile); Loslassen negativer Gedankenmuster; Lösung tiefer, festgehaltener Gefühle
Sinnvoll bei: Übernahme negativer Familien-Gedankenmuster; Wiederholung früherer negativer Erfahrungen; Weitergabe negativer Gedankenmuster von Generation zu Generation

Boronia
Boronia ledifolia Korallenraute
Fördert: Klarheit, Heiterkeit, kreatives Visualisieren
Sinnvoll bei: zwanghaften Gedanken; Nachtrauern (etwa nach kürzlich beendeten Beziehungen – hierfür am besten in Kombination mit Bottle Brush); gebrochenem Herzen

Bottlebrush
Callistemon rigidus Lampenputzerbaum (australisch)
Fördert: Heiterkeit und Ruhe; Fähigkeit, mit dem Alltag umzugehen und weiterzukommen; Fortschreiten durch wichtige Lebensveränderungen und das damit verbundene Gefühl der Überwältigung (insbesondere Pensionierung, Menopause, Adoleszenz, Tod etc.)
Sinnvoll: für schwangere Frauen und junge Mütter, die sich der neuen Aufgabe nicht gewachsen fühlen; für Menschen, die größere Lebensveränderungen durchmachen (etwa Pubertät, Menopause, Pensionierung, Tod etc.) und davon völlig überwältigt sind; während der Schwangerschaft und zur Förderung der Bindung zwischen Mutter und Kind

Bush Fuchsia
Epacris longiflora Australheide
Fördert: Mut, frei über die eigenen Überzeugungen zu sprechen (auch öffentlich); Klarheit; Kontakt zur eigenen Intuition, Verarbeitung von Information, Integration männlicher und weiblicher Aspekte, Ausgleich zwischen logisch-rationalen und intuitiv-kreativen Anteilen
Sinnvoll bei: Blockade; «abgeschaltetem» Zustand, Nervosität, wenn man öffentlich reden muß; Ignorieren der Gefühle, die «aus dem Bauch» kommen

Bush Gardenia
Gardenia megasperma Gardenie
Fördert: Leidenschaft; erneutes Interesse am Partner; verbesserte Kommunikation; zieht Menschen zueinander, die voneinander wegdriften, weil sie zu geschäftig in ihrer jeweils eigenen Welt sind (zum Beispiel im Beruf). Die Essenz hilft, innezuhalten, wieder zu sehen, was der Partner tut und fühlt, und zu entdecken, was notwendig ist, um wieder zusammenzukommen
Sinnvoll bei: stagnierenden Beziehungen, Selbstinteresse, Unbewußtheit; nicht nur für Paare, sondern auch für familiäre Beziehungen

Bush Iris
Patersonia longifolia
Fördert: spirituelles Erwachen; Akzeptieren des Todes als Übergangszustand; Auflösung von Blockaden im Basis-Chakra (dem Zentrum des Vertrauens); läßt die Dreiheit in den Menschen einfließen; hilft dem Geist, sich im Zeitpunkt des Todes von der Erde zu lösen und sich den spirituellen Sphären zu nähern
Sinnvoll: für Menschen, die gerade begonnen haben, zu meditieren oder «bewußt» spirituell zu wachsen; bei Materialismus, Atheismus, tiefsitzender Angst vor dem Tode

Crowea
Crowea saligna
Fördert: Frieden und Ruhe, bringt den Menschen ins Gleichgewicht und in seine Mitte; Klarheit der Gefühle

Sinnvoll: für Menschen, die sich viel Sorgen machen, sich «nicht ganz richtig» bzw. aus dem Gleichgewicht fühlen; für Menschen, die sich ihrer Gefühle nicht sicher sind

Dagger Hakea
Hakea teretifolia
Fördert: Vergebung, offenes Ausdrücken der Gefühle
Sinnvoll bei: Groll und Bitterkeit gegenüber engen Familienangehörigen, Freunden und Liebespartnern, die oft nicht offen gezeigt werden

Dog Rose
Bauera rubioides
Fördert: Zuversicht, Mut, Glauben an sich selbst, Fähigkeit, sich voll aufs Leben einzulassen
Sinnvoll bei: Angst, Schüchternheit, Unsicherheit, Besorgtheit um andere, kleinlichen Ängsten

Dog Rose of the Wild Forces
Bauera sessiliflora
Fördert: emotionale Ausgeglichenheit; Ruhe; Vernunft und Fassung in turbulenten Situationen
Sinnvoll bei: Angst vor Kontrollverlust, körperlichen Schmerzen ohne ersichtlichen Grund

Five Corners
Styphelia triflora
Fördert: Liebe und Annahme sich selbst gegenüber; Feiern der eigenen Schönheit, Fröhlichkeit
Sinnvoll bei: niedrigem Selbstwertgefühl, Selbstablehnung, zerdrückter, eingezogener Persönlichkeit, farbloser eintöniger Kleidung

Flannel Flower
Actinotus helianthi
Fördert: Sanftheit und Empfindsamkeit im Berühren; Vertrauen; Offenheit; Ausdruck der Gefühle; Freude an körperlicher Aktivität
Sinnvoll bei: Abneigung gegen Berührung oder körperliche Aktivität, Mangel an Empfindsamkeit besonders bei Männern, Unbehaglichkeit gegenüber Intimität

Freshwater Mangrove
Barringtonia acutangula Süßwasser-Mangrove
Fördert: Auflösung und Heilung alter Vorurteile

Fringed Violet
Thysanotus tuberosus
Fördert: Beseitigung der Auswirkungen von mehr oder minder weit zurückliegenden belastenden Ereignissen; Heilung von Auraschäden; medialen Schutz
Sinnvoll bei: Beschädigung der Aura; Schock, Trauer oder Kummer aufgrund von Mißbrauch oder Gewalttaten; für Menschen, die in medial-übersinnlichen Bereichen arbeiten; in Kombination mit Wisteria oder Flannel Flower sinnvoll für Menschen, die mißbraucht wurden

Green Spider Orchid
Caladenia dilatata
Fördert: Telepathie, Einstimmung auf andere (auch auf Tiere und Pflanzen); Fähigkeit, Informationen (zum Beispiel wichtige spirituelle Erkenntnisse) zunächst für sich zu behalten, anstatt sie aus Sehnsucht nach Anerkennung «brühwarm» weiterzuerzählen; Ängste und Phobien loslassen
Sinnvoll bei: Alpträumen; Bedürftigkeit der Anerkennung; Phobien

Grey Spider Flower
Grevillea buxifolia
Fördert: Zuversicht; Ruhe; Mut
Sinnvoll bei: Panik in lebensbedrohenden Situationen; Angst vor übernatürlichen oder medialen Angriffen; Alpträumen

Gymnea Lily
Doryanthes excelsa Speerblume
Fördert: Demut; bewußte Wahrnehmung und Wertschätzung für andere Menschen
Sinnvoll bei: Stolz; für dominante Persönlichkeiten; Menschen, die nach Status streben

Hibbertia *Hibbertia pendunculata*
Fördert: Zufriedenheit mit dem eigenen Wissen; Annahme, das eigene Wissen in Besitz nehmen und nutzen

Sinnvoll bei: fanatischem Drang nach Selbstverbesserung; übermäßiger Selbstdisziplin, suchtartigem Verlangen nach Wissenserwerb, Überlegenheitsgefühle

Illawara Flame Tree
Brachychiton acerifolius
Fördert: Selbstvertrauen, Engagement für eine Sache, sich auf sich selbst verlassen, Selbstachtung
Sinnvoll bei: überwältigendem Gefühl des Abgelehntwerdens oder Nichteinbezogenwerdens; Angst vor Verantwortung; Selbstablehnung; Angst vor einer neuen Erfahrung wie beispielsweise Elternschaft; geeignet für Menschen mit Nr. 11, 22 oder 33 nach der Numerologie

Isopogon
Isopogon anethifolius
Fördert: die Fähigkeit, aus vergangenen Erfahrungen zu lernen; vergessene Fähigkeiten wiederfinden; Beziehungen ohne Manipulation oder Kontrolle gestalten
Sinnvoll bei: Unfähigkeit, aus vergangenen Erfahrungen zu lernen; Dickköpfigkeit; kontrollierender Persönlichkeit

Jacaranda
Jacaranda mimosifolia
Fördert: Entschlossenheit, rasches Denken, Zentriertheit
Sinnvoll bei: zerstreutem, wechselhaftem, schwankendem und überhastetem Verhalten

Kangaroo Paw
Anigozanthos manglesii Känguruhblume
Fördert: Freundlichkeit; Empfindungsvermögen; souveränes Auftreten, Freude am Zusammensein mit anderen; Entspanntheit
Sinnvoll bei: linkischem Verhalten; Unbewußtheit; mangelndem Einfühlungsvermögen; Unbeholfenheit

Kapok Bush
Cochlospermum fraseri
Fördert: Handlungsbereitschaft, um «loszu

71

legen»; praktischen Verstand; Durchhaltevermögen; Wahrnehmung
Sinnvoll bei: Apathie, Resignation; Entmutigung, Halbherzigkeit

Little Flannel Flower
Actinotus minor
Fördert: spielerisches sorgloses Verhalten, Spaß, Freude
Sinnvoll bei: Leugnung des inneren Kindes; gut für grimmige Erwachsene und ernsthafte Kinder, die zu rasch erwachsen geworden sind; hilft Kindern, in Kontakt mit ihren Geistführern zu kommen

Macrocarpa
Eucalyptus macrocarpa Eukalyptusbaum
Fördert: Enthusiasmus; innere Stärke; Durchhaltevermögen
Sinnvoll bei: Ausgebranntheit; Erschöpfung

Mint Bush
Prostanthera striatiflora
Fördert: innere Ruhe, Fähigkeit voranzuschreiten, Bereitschaft für Initiation beziehungsweise Einweihung
Sinnvoll bei: spirituellen Prüfungen, Verzweiflung, Überwältigung, Verwirrung

Mountain Devil
Lambertia formosa
Fördert: bedingungslose Liebe; Vergeben; Glücklichsein; gesundes Grenzensetzen
Sinnvoll bei: Haß, Wut, Eifersucht, nachtragendem Verhalten, Mißtrauen

Mulla Mulla
Ptilotus atriplicifolius
Fördert: sich in der Nähe von Feuer wohlfühlen; mindert die negativen Auswirkungen von Feuer und Sonnenbestrahlung
Sinnvoll bei: Traumen (auch in vergangenen Leben), die mit Feuer, Hitze oder Sonnenbrand assoziiert sind; Angst vor Flammen und heißen Gegenständen

Old Man Banksia
Banksia serrata
Fördert: Energie, Enthusiasmus, Freude und Interesse am Leben
Sinnvoll bei: Erschöpfung, phlegmatischer Persönlichkeit, Mutlosigkeit, Frustration; gut für zuverlässige, aber schwerfällige Menschen

Paw Paw
Carica papaya Melonenbaum
Fördert: verbesserten Zugang zum Höheren Selbst beim Lösen von Problemen; Verarbeitung neuer Ideen, Ruhe; Klarheit
Sinnvoll für: Menschen, die sich durch die Notwendigkeit von Entscheidungen belastet fühlen; bei Gefühlen der Überwältigung; Unfähigkeit, Probleme zu lösen

Peach-flowered Tea Tree
Leptospermum squarrosum
Fördert: Zuendeführen von Projekten und Zielen; persönliche Stabilität; Verantwortungsbewußtsein gegenüber der eigenen Gesundheit
Sinnvoll bei: Stimmungsschwankungen, mangelndem Engagement, angefangene Projekte zu Ende zu bringen (weil man sich unterdessen langweilt), gut für den Hypochonder; Angst vor dem Alter

Philotheca
Philotheca salsolifolia
Fördert: Fähigkeit zum Annehmen von Lob, Liebe und Anerkennung; hilft schüchternen Menschen, von ihren Plänen und Erfolgen zu sprechen
Sinnvoll bei: Unfähigkeit, Anerkennung anzunehmen; übermäßiger Großzügigkeit

Pink Mulla Mulla
Ptilotus exaltus
Fördert: Überwindung von Hindernissen, Öffnung, Vergebung
Sinnvoll bei: tiefer Verletzung; mißtrauisch und immer auf der Hut sein, um nicht erneut verletzt zu werden; Selbst-Isolierung; Gefühl des Blockiertseins

Red Grevillea

Grevillea speciosa

Fördert: die Stärke, unangenehme Situationen hinter sich zu lassen; Tapferkeit; unbeeinflußt durch das Urteil anderer durchs Leben gehen

Sinnvoll bei: Gefühl des Steckenbleibens – das Ziel kennen, aber nicht den Weg; sich von Kritik und unangenehmen Mitmenschen beeinflussen lassen; sich zu sehr auf andere verlassen

Red Helmet

Corybas dilatatus

Fördert: Empfindsamkeit; Achtung; hilft Männern, eine gute Verbindung zu ihren Kindern zu bekommen; hilft Männern, bestimmte Zeiten mit ganzem Herzen ihrer Familie zu widmen

Sinnvoll bei: rebellischem Verhalten; Hitzköpfigkeit; Egoismus, Problemen mit Autoritätsfiguren (Polizei, Schuldirektor, Chef), die von einer ungelösten Beziehung zum eigenen Vater herrühren

Red Lily

Nelumbo nucifera Indischer Lotus

Fördert: Erdung, Fokussierung, Leben in der Gegenwart; Verbindung zum Leben und zu Gott

Sinnvoll für: Menschen, die sich vage, losgelöst, zerrissen und unentschlossen fühlen; für Tagträumer; bei mangelndem Fokus

Red Suva Frangipani

Suneiria rubia Frangipani

Fördert: sich genährt fühlen, Gleichmut, innere Ruhe

Sinnvoll bei: emotionaler Belastung, Trauer (zum Beispiel über Trennung oder Verlust geliebter Personen); Gefühlsaufruhr

Rough Bluebell

Trichodesma zeylanicum

Fördert: bedingungslose Liebe; Offenheit, Mitgefühl; Empfindsamkeit

Sinnvoll bei: offen zur Schau getragener Boshaftigkeit; totalem Fehlen von Rücksicht auf die Gefühle anderer; manipulativem oder verletzendem Verhalten

She Oak

Casuarina glauca Känguruhblume

Fördert: Fruchtbarkeit, emotionale Offenheit für Empfängnis; Gleichgewicht der weiblichen Kräfte

Sinnvoll bei: Unfruchtbarkeit, wenn kein ersichtlicher körperlicher Grund vorliegt; Ungleichgewicht der weiblichen Kräfte

Silver Princess

Eucalyptus caesia Eukalyptusbaum

Fördert: Motivation; Zielgerichtetheit; Lebenszweck

Sinnvoll bei: Mangel an Richtung im Leben; Ziellosigkeit; Verzagtheit

Slender Rice Flower

Pimelea linifolia Glanzstrauch

Fördert: Kooperation; Demut; Wahrnehmung der Schönheit in anderen; Gruppenharmonie

Sinnvoll bei: Vorurteilen; Rassismus; Engstirnigkeit; Vergleichen mit anderen

Southern Cross

Xanthosia rotundifolia

Fördert: persönliche Stärke; Verantwortung übernehmen; positive Grundeinstellung; die Erkenntnis, daß man alle Situationen, die im Leben geschehen, selbst erschafft, und daß man seine eigene Situation verändern kann, indem man sein Denken verändert

Sinnvoll für: Menschen, die dazu neigen, sich als Opfer zu fühlen; denken, daß das Leben sie schlecht behandelt hat; sich beklagen und im «Armutsbewußtsein» leben; für Märtyrer

Spinifex

Triodia species

Fördert: Macht und Stärke durch emotionales Verstehen der eigenen Krankheit

Sinnvoll bei: chronischen und wiederkehrenden Beschwerden; für Menschen, die das Gefühl haben, hilfloses Opfer einer Krankheit zu sein und darüber keinerlei Kontrolle zu haben

Sturt Desert Pea

Clianthus formosus Ruhmesblume
Fördert: Loslassen; löst gesundes Trauern aus; löst festgehaltene tiefe Traurigkeit
Sinnvoll bei: tiefer Verletzung, Traurigkeit, gefühlsmäßigem Schmerz; eine der wichtigsten Bush-Essenzen

Sturt Desert Rose

Gossypium sturtianum
Fördert: Mut; innere Überzeugung; sich selbst treu sein; Integrität
Sinnvoll bei: Schuldgefühlen, niedrigem Selbstwertgefühl als Folge vergangener Handlungen, für die man sich schuldig fühlt; für Menschen, die sich leicht von anderen führen lassen

Sundew

Drosera spatulata Sonnentau
Fördert: Erdung, Fokussierung, Leben in der Gegenwart
Sinnvoll für: Menschen unter 28, die sich vage, zerrissen und unentschlossen fühlen, für Tagträumer

Sunshine Wattle

Acacia terminalis
Fördert: Optimismus, Akzeptieren der Schönheit und Freude in der Gegenwart; Offenheit für eine helle Zukunft
Sinnvoll bei: Steckenbleiben in der Vergangenheit, Erwartung einer schweren Zukunft; angestrengtem Ringen

Tall Mulla Mulla

Ptilotus helipteroides
Fördert: sich mit anderen Menschen sicher fühlen; soziale Interaktion
Sinnvoll bei: Verängstigung; fehlender gefühlsmäßiger Interaktion, sich nicht sicher fühlen

Tall Yellow Top

Senecio magnificus Kreuzkraut
Fördert: Gefühl der Dazugehörigkeit; sich und andere akzeptieren; wissen, daß man «zu Hause» ist; Fähigkeit, die Hand nach anderen auszustrecken
Sinnvoll bei: Entfremdung, Einsamkeit, Isolation

Turkey Bush

Calytrix exstipulata
Fördert: inspirierte Kreativität, kreativen Ausdruck; Fokus; erneuert das künstlerische Selbstvertrauen
Sinnvoll bei: schöpferischer Blockade, mangelndem Glauben an die eigenen kreativen Fähigkeiten

Waratah

Telopea speciosissima
Fördert: Mut, Durchhaltevermögen, starken Glauben, Anpassungsfähigkeit, Überlebensfertigkeiten
Sinnvoll bei: schwarzer Verzweiflung, Hoffnungslosigkeit, Unfähigkeit, auf Krisen zu reagieren; Selbstmordgedanken

Wedding Bush

Ricinocarpus pinifolius
Fördert: Engagement in Beziehungen, Hingabe für die Aufgaben des Lebens
Sinnvoll bei: Schwierigkeiten, sich in Beziehungen voll zu engagieren (im Geschäftsleben, in intimen Beziehungen, im gesellschaftlichen Leben etc.); für Menschen, die von einer Beziehung zur anderen springen; wenn die anfängliche gegenseitige Anziehung verblaßt

Wild Potato Bush

Solanum quadriloculatum Nachtschatten
Fördert: Fähigkeit, im Leben voranzuschreiten; Freiheit; erneuten Enthusiasmus
Sinnvoll bei: Gefühl, durch den physischen Körper belastet und niedergedrückt zu sein; Gefühl der physischen Einschränkung und Begrenzung

Wisteria

steria sinensis Glyzine
Fördert: sexuellen Genuß; Offenheit; Sanftheit
Sinnvoll für: Frauen, die Unbehangen in bezug

auf Sexualität verspüren; bei sexueller Verschlossenheit; hilft männlichen «Machos»,
mehr Bewußtsein für die eigenen sanfteren
weiblichen Aspekte zu entwickeln

Yellow Cowslip Orchid
Caladenia flava
Fördert: humanitäre Gefühle, unparteiisches
Verhalten (einen Schritt von den eigenen Ge-
fühlen zurücktreten); Konstruktivität; klares
Gefühl für das richtige Urteil
Sinnvoll bei: kritischem, beurteilendem und
bürokratischem Verhalten; Kleinlichkeit

75

5

Die Bailey-Blütenessenzen

Dies ist eine Reihe von Blütenessenzen, die von dem ehemaligen Universitätsdozenten und Elektronikingenieur Arthur Bailey entwickelt wurden. Die verwendeten Pflanzen stammen zum Teil aus seiner Heimat in Yorkshire, zum Teil auch aus Schottland und den südlicheren Teilen Englands. Schon früh im Leben fand Arthur Bailey heraus, daß er ein begabter Rutengänger war und wiederholt beispielsweise unterirdische Wasserläufe auffinden konnte. Seiner wissenschaftlichen Ausbildung entsprechend ließ er nicht locker, bis er seine Ergebnisse immer wieder überprüft und so seine anfänglichen Zweifel an dieser «unwissenschaftlichen» Methode ausgeräumt hatte.

Später arbeitete er erfolgreich als Heiler – durch Handauflegen und mit den Bach-Blüten, wobei er die passende Blütenessenz durch radiästhetische Verfahren, also mit Hilfe seiner Rute, ermittelte. In dieser Zeit stieß er wieder und wieder auf das Problem, daß mitunter kein einziges der 38 Bach-Mittel für seine Patienten geeignet zu sein schien. So begann er, im eigenen Garten nach passenden Blüten für diese Patienten zu suchen, wieder mit Hilfe seiner Rute. Mitunter sagte ihm seine Rute, daß er neben den Blüten der Pflanzen auch Blätter oder Früchte benutzen sollte. Also stellte er aus den so ermittelten Pflanzenbestandteilen Essenzen nach der Sonnenmethode von Dr. Bach her. Zu

seiner Überraschung stellte sich heraus, daß sie hervorragend wirkten.

Es ist heute fast 30 Jahre her, daß Arthur Bailey die ersten dieser Essenzen fand. Lange Jahre konnte er den Charakter und die Wirkung der Blüten nicht in Worten ausdrücken, sondern nur von Fall zu Fall mit Radiästhesie die richtige Blüte für einzelne Patienten finden. Erst in den letzten Jahren gelang es ihm, mit Hilfe regelmäßiger Meditation Antworten über die Qualitäten und Indikationen seiner Blüten zu bekommen, so daß nun eine breitere Anwendung möglich ist. Nach Arthur Baileys eigenen Worten zeichnen sich seine Blütenessenzen besonders dadurch aus, daß sie auf die geistige Einstellung der Menschen wirken, darauf, wie Menschen die Welt um sich herum sehen und sich auf sie beziehen. Anders als die Bach-Blüten zielen sie also weniger auf gefühlsmäßige Zustände als auf die Veränderung alter Konditionierungen und Überzeugungen, so daß man in der Gegenwart leben und unbelastet von der Vergangenheit auf sie zugehen kann. Seine Einstellung zum Heilen erläutert Arthur Bailey folgendermaßen: «Früher näherte man sich Fragen der Persönlichkeitsentwicklung oft sehr negativ, konzentrierte sich auf persönliche Mängel und rief so Schuldgefühle hervor. Solche Methoden können leicht Abhängigkeit von der jeweils eingesetzten Heilmethode erzeugen, zu Ohnmachtsgefühlen führen und den

Fortschritt blockieren. Die Zeit für solche negativen Herangehensweisen ist vorbei. Der Mensch ist im Grunde gut, obwohl das nicht immer offensichtlich ist! Dieser innere Wert muß ermutigt werden, und hier können die Blüten helfen.»

Zur Zubereitung von Einnahmeflaschen empfiehlt Arthur Bailey folgendes: Man gebe 3 Tropfen von jeder ausgewählten Essenz auf 10 ml Quellwasser in einer Tropfflasche (zur besseren Konservierung empfiehlt es sich, die Hälfte des Wassers durch Wodka zu ersetzen). Aus dieser Flasche nimmt man dreimal täglich 3 Tropfen direkt auf die Zunge oder mit etwas Wasser, am besten vor den Mahlzeiten. Bei akuten Problemen kann die Einnahme auch häufiger erfolgen. Die Essenzen wirken auch, wenn sie an Stellen aufgetragen werden, an denen die Haut besonders zart ist: etwa an der Innenseite der Handgelenke oder hinter den Ohren.

Alle Essenzen werden von Arthur Bailey und seiner Familie in Yorkshire unter Verwendung von reinem Quellwasser und Wodka hergestellt. Interessant ist, daß sich bei einer bestimmten Essenz die Anwendungsempfehlung ändert, je nachdem ob bei der Herstellung Wasser oder Alkohol verwendet wird.

Bistort

Polygonum bistorta Wiesenknöterich
Sinnvoll: für Menschen, die in Zeiten großer Veränderung zu Selbstzerstörung neigen; gibt Schutz

Blackthorn

Prunus spinosa Schlehe
Sinnvoll bei: tiefer Verzweiflung, durch das «Tal des Todes» gehen

Bluebell

Hyacinthoides non-scripta Hasenglöckchen
Sinnvoll bei: Depression, Gefühl, innerlich zu zerfallen

Bog Asphodel

Narthecium ossifragum Beinbrech
Sinnvoll: für «willige Sklaven», Menschen, die immer anderen helfen wollen, die eigenen Bedürfnisse aber ignorieren

Bracken

Pteridium aquilinum Adlerfarn (alkoholischer Extrakt)
(bei der Zubereitung dieser Essenz werden auch Blätter verwendet)
Sinnvoll: für Menschen, die gewohnheitsmäßig im Leben eine kindliche Rolle übernehmen

Bracken

Pteridium aquilinum Adlerfarn (wäßriger Extrakt)
(bei der Zubereitung dieser Essenz werden auch Blätter verwendet)
Sinnvoll: für Menschen, deren medial-übersinnliche Sensitivität von frühester Kindheit an blockiert wurde, so daß sie eine allgemeine Angst vor Intuition entwickelt haben und nicht wagen, mit ihren sensitiven Fähigkeiten nach außen zu gehen

Butterbur

Petasites hybridus Pestwurz
Sinnvoll bei: blockierter Liebe zu sich selbst; fehlendem Erkennen der inneren Gutheit; geringer Selbstachtung

Buttercup

Ranunculus acris Butterblume
Sinnvoll bei: von Mißtrauen verfärbter Sicht des Lebens; Schwierigkeiten, den Sonnenschein hereinzulassen

Charlock

Sinapis arvensis Ackersenf
Sinnvoll bei: Peter-Pan-Syndrom, Klammern an aus der Kindheit bekanntes Verhalten; für Menschen, die gefallen wollen und dadurch häufig wiederkehrend zu Opfern werden

Double Snowdrop
Galanthus nivalis «flore-plena» Schneeglöckchen
Sinnvoll bei: erstarrter Einstellung und Sichtweise gegenüber dem Leben; bringt Offenheit
und mehr Leichtigkeit

Early Purple Orchid
Orchis mascula Knabenkraut
Fördert: Auflösung von Blockaden in den Energiezentren des Körpers; Schutz für die dabei
entstehenden verletzlichen Bereiche

Firethorn
Pyracantha atlantioides Feuerdorn
(bei der Zubereitung dieser Essenz werden
auch Blätter verwendet)
Fördert: Ausgleich der «Feuer»-Energie in einem Menschen (oft besteht ein solches Ungleichgewicht aufgrund von lange unterdrückten Emotionen

Flowering Currant
Ribes sanguineum Blutjohannisbeere
Sinnvoll: für Menschen, die das Herz (fast) verloren haben, aber dennoch tapfer weitermachen. Oft haben sie das Gefühl, daß sie einer
unvermeidlichen Niederlage entgegengehen.

Foxglove
Digitalis purpurea Roter Fingerhut
Sinnvoll: für verwirrte Menschen mit verwirr-
ten Gedanken: Foxglove bringt die erforderli-
che Ruhe des Geistes

Hairy Sedge
Carex hirta Segge
Sinnvoll bei: schlechtem Gedächtnis infolge einer bestimmten geistigen Einstellung; für Menschen, die unter einem chronischen Mangel
an Aufmerksamkeit für den gegenwärtigen
Augenblick leiden

Honesty
Lunaria annua Judassilberling
Fördert: Offenheit und Empfänglichkeit, wo
vorher eine listig-verlogene Haltung herrschte

Leopardsbane
Doronicum pardalianches Gemswurz
Sinnvoll: für Menschen, die an einem wichtigen
Veränderungspunkt stehen und das Gefühl ha-
ben, ihr Leben stünde auf Messers Schneide

Lesser Stitchwort
Stellaria graminea Sternmiere
Sinnvoll bei: «Besessenheit», das heißt für
Menschen, deren Verhalten durch zwanghafte
Ideen oder von anderen Menschen beherrscht
wird

Lilac
Syringa vulgaris «Massena» Flieder
Sinnvoll: für Menschen, deren persönliche Entwicklung verkrüppelt wurde (oft durch dominante Väter oder Mütter)

Lily of the Valley
Convallaria majalis Maiglöckchen
Sinnvoll bei: Sehnsucht; für Menschen, die
durch das Verlangen nach dem Unerreichbaren
blockiert wurden

Marigold
Calendula officinalis Ringelblume
Sinnvoll bei: starrer materialistischer Annäherung ans Leben, oft verbunden mit totaler Verleugnung der seelischen und spirituellen Dimensionen

Marsh Thistle
Cirsium palustre Kratzdistel
Sinnvoll bei: Gefangensein in der Vergangenheit; Anklammern an überholte Denk- und Verhaltensmuster

Milk Thistle
Sonchus oleraceus Gänsedistel
Sinnvoll: für Menschen, die sich selbst
nicht lieben und dies ausgleichen wollen, indem
sie anderen eine Freude zu bereiten versuchen

Monk's Hood
Aconitum napellus Eisenhut
Sinnvoll bei: Schwierigkeiten, die ihre Wurzeln

in der entfernten Vergangenheit haben; hilft in die Gegenwart zu kommen

Moss

Discranella heteromalla Moos
Sinnvoll: für Menschen, die Angst vor Freiheit und Leichtigkeit im Leben haben; bei Angst vor «dunklen» oder «sündigen» Bereichen im eigenen Inneren

Nasturtium

Tropaeolum majus Kapuzinerkresse
Sinnvoll: für Menschen, die wissen, daß sie sich verändern müssen, aber den ersten Schritt nicht tun können

Oxalis

Oxalis ptychoclada Sauerklee
Sinnvoll bei: Gefangenheit in einem «Würgegriff»; Überwältigung, die zu einem Gefühl der Aussichtslosigkeit führt

Pine Cones

Pinus sylvestris Kiefernzapfen
(hierfür werden nicht Blüten, sondern Kiefernzapfen verwendet)
Sinnvoll: für Menschen, die sich durch die autoritäre Macht anderer gefangen fühlen und kein Entkommen sehen

Pink Purslane

Montia sibirica
Sinnvoll: für Menschen mit starren Ideologien und Scheuklappen

Red Clover

Trifolium pratense Rotklee
Sinnvoll: für Menschen, die durch Angst vor den eigenen Gefühlen blockiert sind

Rhododendron

Rhododendron ponticum Rhododendron
Sinnvoll: für Menschen, denen es an Flexibilität fehlt, so daß sie immer wieder in Sackgassen steckenbleiben

Scarlet Pimpernel

Anagallis arvensis Ackergauchheil
Sinnvoll: für Menschen, die anderen gefühlsmäßig in die Falle gegangen sind; oft verbunden mit psychischer Abhängigkeit

Siberian Spruce

Picea omorika Omorikafichte
Sinnvoll: wenn die männliche Energie fehlt, so daß Frustration und mangelnde Klarheit folgen

Single Snowdrop

Galanthus nivalis Schneeglöckchen
Sinnvoll: für Menschen, die Schwierigkeiten haben, zu neuen Bewußtseins- und Wahrnehmungsebenen vorzudringen

Soapwort

Saponaria ocymoides Seifenkraut
Sinnvoll: bei Verwirrung und fehlendem Sehvermögen; bei dem Gefühl: «Was zum Teufel soll ich hier?»

Solomon's Seal

Polygonatum verticillatum Salomonssiegel
Sinnvoll: für den übermäßig geschäftigen Verstand; bringt Ruhe und Distanz

Spring Squill

Scilla verna Blaustern
Sinnvoll: an wichtigen Wendepunkten im Leben eines Menschen, wenn er bereit ist, sich einer neuer Sichtweise von der Wirklichkeit zu öffnen

Sumach

Rhus typhina Hirschkolbensumach
Sinnvoll: für Menschen, die ihr echtes Potential ignorieren, weil sie Angst haben, ihre alte Identität zu verlieren

Thrift

Armeria maritima Gemeine Grasnelke
Fördert: Öffnung medialer Sensitivität bei gleichzeitiger fester Erdung

Tufted Vetch
Vicia cracca Vogelwicke
Sinnvoll bei: sexuellen Schwierigkeiten durch falsches sexuelles Selbstbild – gewöhnlich als Folge einer Kindheitskonditionierung

Valerian
Valeriana officinalis Echter Baldrian
Sinnvoll: für Menschen, deren Bedürfnis nach Liebe in der Kindheit nicht erfüllt wurde

Welsh Poppy
Meconopsis cambrica Scheinmohn
Sinnvoll: für Menschen, die ihr Feuer und ihre Inspiration verloren haben und zu Tagträumern geworden sind

Witch Hazel
Hamamelis mollis Zaubernuß
Sinnvoll: für Menschen, die sich selbst aufopfern, um den Erwartungen anderer zu genügen

Wood Anemone
Anemone nemorosa Buschwindröschen
Sinnvoll bei: Schwierigkeiten sehr alten Ursprungs – genetisch oder karmisch

Yew
Taxus baccata Eibe
(bei der Zubereitung dieser Essenz werden auch Blätter und Früchte eingesetzt)
Fördert: Biegsamkeit, wenn der Mensch bisher zu spröde war und sich dem Unvermeidlichen nicht beugen wollte

Bailey-Kombinationsessenzen
Im folgenden werden drei Kombinationsessenzen beschrieben, die sich in der Praxis von Arthur Bailey besonders für bestimmte Gemütsverfassungen bewährt haben:

Grief (Trauer)
Die Mischung besteht aus Sheep's Sorrel (*Rumex acetocella* – Kleiner Sauerampfer*)*, Dog Rose (*Rosa canina* – Heckenrose), Yorkshire Fog (*Holcus lanathus* – Wolliges Honiggras), Trailing St. John's Wort (*Hypericum humifusum* – Niederliegendes Hartheu).
Sinnvoll bei: allen Fällen von Trauer, Kummer und tiefer Betrübnis

Obsession (Besessenheit/zwanghafte Gedanken)
Diese Mischung besteht aus Indian Balsam (*Impatiens glandulifera* – Drüsentragendes Springkraut), Ragwort (*Senecio jacobaea* – Jakobskraut) und Gipsywort (*Lycopus europaeus* – Wolfstrapp).
Sinnvoll: wenn einem ein bestimmter Gedanke ständig im Kopf herumgeht und einfach nicht verschwinden will

Tranquility (innere Ruhe)
Diese Mischung besteht aus Heath Bedstraw (*Galium saxatile* – Labkraut), Tree Mallow (*Lavatera arborea*) und Fuji Cherry (*Prunus incisa*).
Sinnvoll: wenn der Verstand überaktiv ist, was sich im Extrem durch Workaholismus oder durch Depression zeigen kann

6

Die Desert-Alchemy-Essenzen aus Arizona

Die Wüsten-Essenzen wurden seit 1983 nach und nach von Cynthia Athina Kemp entdeckt. Sie werden aus Pflanzen hergestellt, die in oder am Rande der Sonora-Wüste von Arizona wachsen. Bei einer Reihe von Blüten waren außerdem Alana Marie Davis und Mimi Kamp an der Entdeckung beteiligt.

Das Besondere an den Desert-Alchemy-Essenzen ist ihre Herkunft aus der uns Mitteleuropäern kaum vertrauten Welt der Wüstenflora. Die auffälligsten Qualitäten der Wüste von Arizona sind der Überfluß an Sonne und der Mangel an Wasser. Die pflanzlichen (und tierischen) Lebensformen der Wüste haben ungewöhnliche Strategien entwickelt, um sich an diese Situation anzupassen. Die Pflanzen wachsen in der Regel einzeln, nicht in Gruppen, und entwickeln schon deshalb eine klare Struktur und Form als Individuum. Viele Wüstenblumen und -blüten meiden die Hitze des Tages, um Wasser zu sparen, und blühen stattdessen in der Nacht. Meist sind sie weiß und entwickeln einen starken Duft, um Tiere anzuziehen, die ihnen bei der Verbreitung der Pollen helfen.

In der Wüste von Arizona fällt im Sommer einige Wochen lang sehr viel Regen. Plötzlich bricht dann überall das Leben hervor, das so lange auf diese Chance gewartet hat; alles blüht und wächst. Danach folgt eine anhaltende Trockenperiode. Aus all dem ergibt sich, daß die Essenzen dieser Pflanzen bestimmte Qua-

litäten haben, die deren Lebensraum in der Wüste entsprechen: «Sie helfen uns, uns an das, was ist, anzupassen, indem wir ein scharfes Unterscheidungsvermögen und Geduld entwickeln, so daß wir unsere Energien richtig kanalisieren können. Sie verhelfen zu der Erkenntnis, daß sich auch das scheinbar Unüberwindliche bewältigen läßt», schreibt Cynthia Athina Kemp dazu.

Außerdem haben die Pflanzen Strategien entwickelt, um die Dürre zu überstehen. Die Samen der Pflanzen können oft jahrelang im trockenen Boden liegen, ohne ihre Keimkraft zu verlieren, um dann im Regen rasch zu sprießen. Manche Pflanzen schützen sich durch die eigenen Blätter vor Sonnenbrand. Bestimmte Kakteen haben senkrecht wachsende Triebe, um sich möglichst wenig der intensiven Sonneneinstrahlung auszusetzen: Die Oberfläche ist meist wachsartig und die Triebe sind dick und fleischig, damit wenig Wasser durch Verdunstung verloren geht. Andere Pflanzen werfen ihre Blätter während der Trockenzeit ab und verdorren scheinbar, um dann bei Regen innerhalb von Stunden und Tagen Blätter zu entwickeln. «Die aus dürreresistenten Pflanzen hergestellten Blütenessenzen dienen der Ehre des geheimnisvollen Elements, das die Lebenskraft erhält. Sie helfen uns, unsere Ressourcen und Energien auf richtige Weise im Gleichgewicht zu halten, wirken Verschwendung entgegen und fördern Effizienz», beschreibt Cynthia Athina Kemp.

Alle Sukkulenten speichern Wasser oberhalb der Erde. «Blütenessenzen aus diesen Pflanzen fördern ein erstaunlich tiefes Gefühl von Frieden und Verbundenheit mit allem Alten und Tiefen im eigenen Wesen: Sie fördern die Erkenntnis der Verbindung zum Universum und ermutigen uns, bis an die Grenze menschlicher Begrenztheit vorzustoßen», stellt Cynthia Athia Kemp fest. Und dann gibt es noch die Pflanzen, die unter der Erdoberfläche Wasser in gewaltigen Wurzeln speichern, die oft weit mehr Masse haben als der oberirdische Teil der Pflanze. Cynthia Athina Kemp dazu: «Die Qualitäten dieser Pflanzen fördern eine tiefe innere Empfangsbereitschaft. Ihre Essenzen dienen dazu, den Brennpunkt der Wahrnehmung nach innen zu richten, um Wege innerer Nährung zu finden.»

Agave

Agave palmeri Agave
Fördert: Verantwortung für das eigene Niveau an Meisterschaft übernehmen und innere Schönheit und Stärke im Alltag leben.
Sinnvoll: für «Spätentwickler»

Aloe

Aloe saponaria Aloe
Fördert: sich dem Heilungsprozeß mit einem Gefühl der Freude und der Unterstützung von innen heraus überlassen
Sinnvoll bei: Ungeduld mit Heilungsprozeß und Heilkrisen

Arizona White Oak

Quercus arizonica Eichenart
Fördert: Umwandlung von Gefühlen der Nostalgie, Depressivität oder Angst vor Veränderung in Zufriedenheit, Stabilität, Ruhe und Stärke; die gegebenen Umstände annehmen.
Sinnvoll bei: der Einstellung, Veränderung sei nur über Kampf und Mühsal möglich

Arroyo Willow

Salix lasiolepis Weide
Fördert: bewußtes Wollen, verantwortliches Erschaffen der eigenen Lebenserfahrungen; gleichzeitig sich selbst treu bleiben
Sinnvoll: für Menschen, die erst etwas Negatives erschaffen und dann anderen die Schuld dafür geben, bei Groll und Bitterkeit

Beargrass

Nolina microcarpa
Fördert: Einfachheit; Zentriertheit auf die Herzensenergie; Wissen, daß kein äußerer Einfluß die im eigenen Inneren wohnenden Absichten zunichte machen kann
Sinnvoll bei: Angst, der Einfluß oder die Aggressivität anderer Menschen könnten stärker sein als der eigene Wille

Big Root Jatropha

Jatropha macrorhiza
Fördert: «Wachstumsschübe»; Gefühl der Sicherheit, während eine große innere Ausweitung stattfindet; sich sicher genug fühlen, um Veränderung zuzulassen, ohne sie unter Kontrolle halten zu wollen
Sinnvoll bei: Probleme mit sexuellem Mißbrauch; Unterdrückung des inneren Kindes, weil man sich zu verletzlich und unsicher fühlt

Bisbee Beehive Cactus

Coryphantha vivipara
Fördert: hilft, zum Kern des Themas vorzudringen und die Gnade und Heilungsenergie auf der Zellebene zu spüren
Sinnvoll bei: Verdrängung, Problemen mit sexuellem Mißbrauch

Bougainvillea

Bougainvillea Bougainvillie
Fördert: Entspannung des Körpers und Vertiefung der Atmung, Gefühle von Frieden und

Wohlbefinden, Selbstreflektion und inneres Lauschen; Trauer wird ohne Leiden gefühlt, Krisen werden mit Gelassenheit und ohne überhastetes Handlungsbedürfnis aufgenommen
Sinnvoll bei: Erregung, die von flachem Atem oder Zwerchfellkrämpfen begleitet wird; Leid durch Trauer; blockierter Kreativität

Bouvardia

Bouvardia glaberrima Bouvardie
Fördert: den Willen, sich dem Leben direkt und bewußt zu stellen, Veränderung von emotionalen Reaktionsmustern und Vermeidungsverhalten in positive Reaktionen und Handeln
Sinnvoll bei: Vermeidung

Bright Star

Echinacea purpurea Roter Sonnenhut
Fördert: sich durch gesundes Grenzensetzen schützen und darauf vertrauen, daß man verdient, was man will
Sinnvoll bei: emotionalen Verwicklungen und der Unfähigkeit, Nein zu sagen

Buffalo Gourd

Cucurbita foetidissima Kürbis
Fördert: tief innen einen Raum der Heilung und Ruhe bewahren, während man am äußerlichen Leben teilnimmt. Das Schlüsselwort hier ist Gleichgewicht, wissen: «Ich bin die Mitte.» – Eine der am meisten eingesetzten Essenzen aus der Palette der Arizona-Essenzen.
Sinnvoll bei: Verwirrung, Verletzlichkeit

Camphorweed

Heterotheca subaxillaris
Fördert: sanfte Auflösung alter Muster, Gefühl von Sinn und Angemessenheit, auf der richtigen Spur bleiben und sich erden; bringt heraus, was sich manifestieren soll
Sinnvoll bei: Verwirrung, Befangenheit in adrenalinerzeugenden schwierigen Situationen

Candy Barrel Cactus

Ferocactus wislizeni
Fördert: geistige und emotionale Gelassenheit, Erkenntnis der inneren Weisheit, so daß man

lang gespeicherte Fähigkeiten anzapfen kann
Sinnvoll bei: Selbstunterschätzung

Cane Cholla Cactus

Cylindropuntia spinosior
Fördert: wie alle Cholla-Kakteen Leichtigkeit im Leben und Anpassungsfähigkeit und vermindert Widerstand und Kampf. Bringt einen Sprung zu einer neuen Sichtweise, so daß man die scheinbare Dualität annehmen und erfassen kann.
Sinnvoll bei: zu starren Einstellungen oder Sichtweisen, bei Sackgassen und bei übertriebener Abwehrhaltung

Canyon Grapevine

Vitis arizonica Weinrebe
Fördert: Anerkennung der Tatsache, daß andere Energien und eigene Energie sich eher in einem Zustand gegenseitiger Abhängigkeit befinden als in Konkurrenz zueinander; Gleichgewicht zwischen Entfremdung, dem Gefühl des Gefangenseins, Dominanz und Abhängigkeit finden; Hindernisse als positive Herausforderungen betrachten
Sinnvoll bei: Problemen mit Autonomie

Cardon

Pachycereus pringlei
Fördert: Freisetzung machtvoller Energien, indem Unterdrückung aufgelöst wird. Die Schattenseite wird zu einer Quelle der Kraft und des Selbstvertrauens. Gibt den Anstoß zur Veränderung. Motto: «Ich kann im hellen Sonnenschein gehen und gleichzeitig die große Masse des dunklen Ozeans in mir tragen.»
Sinnvoll bei: Selbstverachtung und Scham

Chaparral

Larrea tridentata Kreosotenbusch
Fördert: Auflösung unbewußter düsterer Zustände, indem auf der Zellebene das freigesetzt wird, was zurückgehalten oder nicht ausgedrückt wurde; so entsteht ein strahlendes Gefühl der Befreiung
Sinnvoll: für Menschen, die um sich selbst kreisen und sich in ihrer Zauberwelt abkapseln

Claret Cup Hedgehog Cactus
Echinocereus triglochidiatus
Fördert: Klarheit und Brennpunkt; Manifestation, Meditation
Sinnvoll bei: allen Situationen, die geistige Gelassenheit und Klarheit erfordern; Neigung zu Energieverschwendung

Cliff Rose
Cowania mexicana
Fördert: durch das Kronen-Chakra spirituelle Energie in den Körper ziehen; Manifestation von gebündeltem absichtsvollen Willen und der Kraft zu handeln
Sinnvoll bei: Unfähigkeit, kreative Ideen bis zu Ende umzusetzen, weil die Klarheit über die eigenen Absichten fehlt; mangelnder Motivation

Compass Barrel Cactus
Ferocactus acanthodes Teufelsnadelkissen
Fördert: sich aus festgefahrenen Situationen lösen, indem man sich leichter macht, losläßt und vertraut, daß die innere Weisheit den Weg weisen wird
Sinnvoll bei: Groll, Festhalten, wenn man sich und das Leben zu ernst nimmt, die eigenen Gefühle verurteilt

Coral Bean
Erythrina flabelliformis Korallenstrauch
Fördert: klare Fokussierung und Willenskraft, so daß man gefährliche Situationen besser meistert bzw. sich von ihnen erholt
Sinnvoll bei: Betäubung der Überlebensinstinkte, die dem Gefühl nach Drogeneinnahme ähnelt; Gefahren

Cow Parsnip
Heracleum lanatum Bärenklau
Fördert: Transformation von Unsicherheit in ein tiefes Spüren des eigenen Selbst, in ein Gefühl der Entspannung und Unterwerfung unter den göttlichen Willen: «Alles weitere erledigt das Universum.»
Sinnvoll bei: Unsicherheit

Crown of Thorns
Koeberlinia spinosa
Fördert: die Erkenntnis, daß Überfluß unser Geburtsrecht ist
Sinnvoll bei: Neigung zu Askese und Selbstbestrafung; für Menschen, die sich vom Leben und in Beziehungen zurückhalten; auch für jene, die meinen, daß man für die Liebe leiden oder einen Preis bezahlen müsse, daß alles Wertvolle schwierig zu erreichen sei

Damiana
Turnera diffusa Turnera
Fördert: Entspannung und strahlende Fülle von Energie und Sinnlichkeit
Sinnvoll: für Menschen, die sich unzureichend, schwach, emotional bedürftig und abgetrennt vom Fluß der vitalen Lebenskraft fühlen

Desert Christmas Cholla Cactus
Cylindropuntia leptocaulis
Fördert: wie alle Cholla-Kakteen Leichtigkeit im Leben und Anpassungsfähigkeit; vermindert Widerstand und Kampf; anderen die eigenen Grenzen mit Humor und Leichtigkeit erklären
Sinnvoll: für gestreßte, überbeanspruchte Menschen, die sich zu vielen Forderungen aussetzen und dabei oft «das Ding» anderer Leute mit übernehmen

Desert Holly
Perezia nana
Fördert: in einem Zustand der Herzensmitte leben, in dem man sich leicht für die Liebe öffnet, anstatt daran mühevoll zu arbeiten
Sinnvoll bei: Gefühl, von erdrückender Liebe erstickt zu werden, Angst, nicht liebevoll genug zu sein, aus dem Kopf anstatt aus dem Herzen leben

Desert Marigold
Baileya multiradiata
Fördert: zur eigenen Kraft stehen, Verantwortung übernehmen und Opferbewußtsein überwinden; wirkt besonders auf den Solarplexus
Sinnvoll bei: Opferbewußtsein

Desert Sumac
Rhus microphylla Sumach
Fördert: Dankbarkeit gegenüber dem Leben; andere Menschen auf deren Seelenebenen sehen, menschliche Wärme und Zuneigung
Sinnvoll bei: Einsamkeit, Abtrennung; Gefühl, nur Zuschauer zu sein

Desert Willow
Chilopsis linearis
Fördert: flexibel werden, «im Fluß des Lebens», getröstet, beschützt, der Schönheit bewußt; sich der Wirklichkeit des Überflusses hingeben
Sinnvoll bei: Gehetztheit, Gefühl von Mangel und Begrenztheit, Perfektionismus

Devil's Claw
Martynia parviflora Bocksdorn
Fördert: den verantwortlichen Umgang mit Charisma
Sinnvoll: für Menschen, die ihre Attraktivität oder ihre persönliche Anziehungskraft zur Manipulation anderer einsetzen oder selber anfällig sind für die Überredungskünste anderer

Ephedra
Ephedra trifurca Meerträubchen
Fördert: das Wissen um Selbstheilung und die Fähigkeit, schädigenden Situationen zu entkommen; aktiviert den Willen und angeborene Ressourcen, verleiht Zielgerichtetheit, Vision, Entschlossenheit und Selbstvertrauen
Sinnvoll bei: Resignation, Verwirrung

Evening Star
Mentzelia pumila
Fördert: die Verschiebung von Außenabhängigkeit zu Selbstvertrauen in ruhiger Sicherheit
Sinnvoll bei: Themen wie Abhängigkeit, noch nicht entfalteter Identität, Zweifeln, inneren Fragen

Fairy Duster
Calliandra eriophylla
Fördert: Ausgleich bei Neigung, zwischen Zuständen hoher und niedriger Energie zu schwanken

Sinnvoll bei: aufgeblähten Erwartungen und Luftschlössern, ausgezeichnet bei nervöser Übererregbarkeit und extremen Reaktionen auf äußere Reize

Fire Prickly Pear Cactus
Opuntia phaeacantha
Fördert: Entdecken alternativer Ausdrucksmöglichkeiten, wenn die gegenwärtigen nicht mehr funktionieren
Sinnvoll bei: zwanghafter Fixierung auf einen Aspekt bei gleichzeitiger Vernachlässigung des Ganzen

Fishhook Cactus
Mammillaria microcarpa
Fördert: Auflösung von Abwehrbarrieren, die die Kommunikation behindern; Vertrauen und Riskieren
Sinnvoll: für Menschen, die Diskussionen und Auseinandersetzungen vermeiden, weil sie befürchten, dabei den kürzeren zu ziehen

Foothills Paloverde
Cercidium microphyllum
Fördert: Kontakt zur eigenen Vollkommenheit; bringt den Geist an einen ruhigen Ort
Sinnvoll bei: Problemen mit Scham und Selbstverurteilung

Hackberry
Celtis reticulata Zürgelbaum
Fördert: das Fühlen von Trauer
Sinnvoll bei: unaufgelöster Trauer

Hedgehog Cactus
Echinocereus fendleri Igelsäulenkaktus
Fördert: Klarheit im Hinblick auf den Unterschied zwischen liebevoller Sorge für sich selbst und übertriebenem Luxus; intensiviert empathische Sinneswahrnehmungen; bringt den Menschen näher zur Natur und zu den Mitmenschen
Sinnvoll bei: Maßlosigkeit; Minderwertigkeitsgefühlen, Gefühl des Abgeschnittenseins von der Quelle des Lebens

Hoptree

Ptelea trifoliata Lederstrauch

Fördert: die Fähigkeit, sich auf das Wesentliche zu konzentrieren, so daß man Ablenkungen besser vermeiden kann

Sinnvoll bei: Angst, den wahren Lebenssinn aus den Augen zu verlieren, für Menschen, die sich allzusehr mühen, die Kontrolle zu behalten

Indian Root

Aristolochia watsonii Pfeifenblume

Fördert: die Neigung zu übermäßigem, anstrengendem Bemühen vermeiden (wodurch die Dinge ja meist komplexer werden); hilft, den Wert der Einfachheit erkennen

Sinnvoll bei: tiefsitzenden Ängsten, die den freien Fluß des schöpferischen Ausdrucks behindern

Indian Tobacco

Nicotiana trigonophylla Tabak

Fördert: Begreifen der Wachstumsprozesse als Chancen und nicht als Hindernisse; Wahrnehmung von Tiefe und Bedeutung, als wenn man durch die Oberfläche der Dinge schaut; läßt Frieden erblühen

Sinnvoll bei: Leben in Vergangenheit oder Zukunft; Pessimismus

Indigo Bush

Amorpha fruticosa Bastardindigo

Fördert: spirituell erworbene Ideen im Alltagsleben verankern; wärmt das Herz und bringt das Licht klarer Wahrnehmung oder inneren Sehens in Bereiche, die es benötigen

Sinnvoll bei: «Kopflastigkeit»; Abgehobenheit, mangelndem Bewußtsein über die eigenen spirituellen Ziele

Inmortal

Asclepias asperula

Fördert: Erkenntnis der ganzen Großartigkeit des eigenen Seins

Sinnvoll bei: tiefer Depression, Scham, Opferbewußtsein sowie bei Gefühl des Feststeckens in unlösbaren Problemen

Jojoba

Simmondsia chinensis Jojobastrauch

Fördert: Erdung; Einlassen aufs Alltagsleben und auf Beziehungen

Sinnvoll: für überempfindliche Menschen, die sich schwer mit dem Weltlichen abfinden können

Jumping Cholla Cactus

Cylindropuntia fulgida

Fördert: wie alle Cholla-Kakteen Leichtigkeit im Leben und Anpassungsfähigkeit; vermindert Widerstand und Kampf; hilft inneres Gleichgewicht finden und im Augenblick präsent sein

Sinnvoll: bei Neigung, hektisch herumzuirren und eher mechanisch zu reagieren, anstatt sinnvoll auf die Dinge einzugehen

Klein's Pencil Cholla Cactus

Cylindropuntia kleiniae

Fördert: wie alle Cholla-Kakteen Leichtigkeit im Leben und Anpassungsfähigkeit; vermindert Widerstand und Kampf; fördert Kreativität und Wachstum bei der Auseinandersetzung mit einer Beziehung, die steckengeblieben erscheint

Sinnvoll bei: Stagnation in Beziehungen

Mala Mujer

Cnidoscolus angustidens

Fördert: positiven Ausdruck weiblicher Qualitäten, Auflösung emotionaler Spannungen; bringt eine leichtere und ehrlichere Qualität in den gesamten Selbstausdruck

Sinnvoll: für Frauen (und Männer!), die zu Gemeinheiten, Giftigkeit, zänkischem und miesepetrigem Verhalten neigen («Mala mujer» heißt auf deutsch: böse Frau)

Mariola

Parthenium incanum

Fördert: Übereinstimmung zwischen innerer Erfahrung und äußerem Ausdruck; grundlegende Ehrlichkeit und Begeisterungsfähigkeit

Sinnvoll: für Menschen, die ständig eine unechte Rolle spielen

Mariposa Lily
Calochortus ambiguus Mormonentulpe
Fördert: Selbstbemutterung, Freude und Freiheit; heilt Trennung und Entfremdung; macht empfänglich für menschliche Liebe und schafft Verbindung zum Ursprung
Sinnvoll bei: Fehlen mütterlicher Fürsorge; mangelnder Sorge für sich selbst

Melon Loco
Apodanthera undulata
Fördert: Einklang der Gefühle mit dem Körper; beruhigt Übereifer, stärkt das emotionale Verantwortungsgefühl; fördert Ruhe, Gleichgewicht und Ehrlichkeit
Sinnvoll bei: emotionaler Überintensität, die den lebendigen Kontakt mit dem Körper stört

Mesquite
Prosopis juliflora Mesquitstrauch
Fördert: sich für Überfluß und Freude öffnen; Mesquite verstärkt Mitgefühl und Wärme
Sinnvoll: für einsame Menschen

Mexican Shell Flower
Tigridia pavonia Tigerblume
Fördert: die Bereitschaft, sich dem Leben und seinen Möglichkeiten zu stellen; hilft, sich aus der eigenen Schale zu befreien
Sinnvoll bei: Flucht- und Vermeidungsverhalten

Mexican Star
Milla biflora
Fördert: eine starke, sich selbst genügende Individualität; seine eigene Einzigartigkeit zu genießen, anstatt sich dadurch isoliert zu fühlen
Sinnvoll bei: Überzeugung, daß das Überleben keineswegs ohne eine bestimmte Sache oder eine bestimmte Person möglich sei; Angst in bezug aufs Überleben; Gefühl, daß der Weg zu wahrer Spiritualität nur als Einsiedler möglich sei

Milky Nipple Cactus
Mammillaria gummifera
Fördert: die innere Mutter; eine «Entwöh-

nungs»-Essenz, die beruhigt, ein Gefühl der Zugehörigkeit zur Erde vermittelt und Abhängigkeit transformiert in sich selbst genügende Autonomie
Sinnvoll bei: Suchtverhalten, Abhängigkeit

Morning Glory Tree
Ipomoea arborescens Prunkwinde
Fördert: Fortschreiten zu neuen Verhaltensmustern oder neuen, umfassenderen Perspektiven; Erkennen der Verhaftung in von Vorfahren übernommenen Mustern
Sinnvoll bei: Verhaftetsein in von Vorfahren übernommenen Mustern und Süchten

Mountain Mahogany
Cercocarpus breviflorus
Fördert: sanften, aber dennoch nachdrücklichen Anschub auf die nächste Entwicklungsstufe, von innen geführt werden
Sinnvoll: für Menschen, die meinen, nur mit Mühe und «mit Gewalt» etwas bewirken oder verändern zu können

Mullein
Verbascum thapsus Königskerze
Fördert: ein freudiges, erfülltes Gefühl gegenüber dem Selbst; Sehen der Schattenseite ohne Gefühl der Bedrohung; emotionale Fürsorge für sich selbst, besonders wenn keine äußere Unterstützung vorhanden ist; verleiht ein Gefühl von Sicherheit, Sinn und Schutz

Ocotillo
Fouquieria splendens Ocatilla
Fördert: Einsicht und Akzeptieren im Hinblick auf die eigenen Gefühle, ohne daß man sich ihnen hilflos ausgeliefert fühlt
Sinnvoll: wenn unbewußte oder nicht ausgedrückte Gefühle auf unkontrollierte Weise hervorbrechen

Oregon Grape
Mahonia wilcoxii Mahonie
Fördert: Überwindung der Angst vor Feindseligkeit; verwandelt Selbstkritik und urteilende Haltungen in Selbstliebe und Akzeptieren

Sinnvoll: für verbitterte Menschen, die sich ungeliebt und ausgegrenzt fühlen; auch bei Verfolgungswahn

Organ Pipe Cactus

Cereus Thurberi Orgelpfeifenkaktus

Fördert: Linderung von Kummer, seelischem Druck und Besorgnis; stärkt die gefühlsmäßige Bindung zur Menschheit; heilt und energetisiert Körper und Gefühle und beruhigt den Geist. Der Orgelpfeifenkaktus stellt keine Fragen, akzeptiert und tröstet wie die starken Arme der Mutter.

Sinnvoll bei: Verzweiflung, Resignation

Pencil Cholla Cactus

Cylindropuntia arbuscula

Fördert: wie alle Cholla-Kakteen Leichtigkeit im Leben und Anpassungsfähigkeit; vermindert Widerstand und Kampf; fördert die kontinuierliche Konzentration in eine bestimmte Richtung; bringt Energien zum Ausgleich, schafft die notwendige Klarheit, um sich auf Hindernisse einzulassen und sie gerade dadurch zu überwinden

Sinnvoll bei: Ablenkbarkeit, für Menschen, die leicht zu entmutigen sind

Pomegranate

Punica granatum Granatapfel

Fördert: den ursprünglichen Drang zu erzeugen, zu schaffen, sich fortzupflanzen und für andere zu sorgen; Energie und Klarheit, um Verpflichtungen einzugehen. Diese Essenz steht für das Feuer der Erde, für das Herdfeuer.

Sinnvoll bei: Schwierigkeiten, mütterliches Verhalten zu geben oder zu empfangen; für Menschen mit zerstreuten Energien, die sich sehr abmühen, aber doch nicht weiterkommen, weil sie sich nicht richtig oder nicht völlig engagieren

Prickly Pear Cactus

Opuntia phaeacantha var. discata

Fördert: Anpassungsfähigkeit; hilft, nicht mehr zu drängen, damit Dinge geschehen, sondern in sich die Stärke finden, sich dem Fluß der Lebensumstände anzuvertrauen

Sinnvoll bei: rigider Selbstkontrolle; gewaltsam etwas erreichen wollen; mit dem Gedanken spielen, etwas aufzugeben, was richtig für einen ist, oder etwas zu tun, von dem man weiß, daß es nicht richtig ist

Purple Mat

Nama hispidum

Fördert: bedingungslose Selbstannahme; Ehrlichkeit; Verhandlungs- und Kooperationsbereitschaft ohne Angst vor Zurückweisung

Sinnvoll bei: Neigung zu Manipulation oder List; heimlichen Gefühlen und Gedanken; Angst, andere würden das eigene wahre Selbst nicht akzeptieren, wenn man es zeigen würde

Queen of the Night

Cereus greggii Säulenkaktus

Fördert: tiefes Versenken in die intuitiven Wurzeln des eigenen Seins, so daß feine Wahrnehmungsfähigkeiten geerdet werden; hilft, sich sachte für die Mondenergie im Alltagsleben zu öffnen und die segensreiche Kraft tiefen Sehens, Verstehens, Fühlens und tiefer Sinnlichkeit zu erfahren

Sinnvoll bei: Verzerrung oder Blockade des weiblichen, empfangenden Prinzips. Wer Energien aufsaugt, ohne geerdet zu sein, gerät in einen Zustand von Dunkelheit und Abtrennung: furchtsam, konfus, nervös, trotz Mühe nichts erreichend, weil er sich der Situation nicht gewachsen fühlt

Rainbow Cactus

Echinocereus pectinatus var. Rigidissimus Regenbogenkaktus

Fördert: Loslassen versteinerter Emotionen, ohne daß man sich in ihnen verfängt. Man entsteigt ihnen strahlend, befreit und ganz. Der «Regenbogenkaktus» wirkt wie ein Scheinwerfer, der hilft, etwas Dunkles oder Festgehaltenes zu beleuchten.

Sinnvoll bei: Meditation und Rückführungen; fördert das mühelose Wechseln von einem Bewußtseinszustand in den anderen

Ratany

Krameria parvifolia Ratanhia

Fördert: die Wahrheit im eigenen Herzen zu erkennen, ihr zu folgen und sie anderen zu vermitteln

Sinnvoll: für Menschen, die sich zwischen zwei Wegen hin und her gerissen fühlen

Red Root

Ceanothus greggii Amerikanische Säckelblume

Fördert: Unschuld des Herzens und der Absichten; Klarheit über die eigene wahre Motivation; wissen, daß man selbst die schöpferische Kraft ist und die Klarheit hat, sein tiefstes Wesen auszudrücken

Sinnvoll bei: Anfälligkeit für Aberglauben und Angst; Neigung, sich selbst klein zu machen, um andere nicht einzuschüchtern; bei Schuldgefühlen, weil andere leiden, man selbst aber nicht

Red-Orange Epiphyllum

Epiphyllum Blattkaktus

Fördert: Erdung der Energie der Göttin in der weltlichen Existenz; in dieser Welt, aber nicht von dieser Welt sein

Sinnvoll: wenn es darum geht, große spirituelle Energien in der Welt zu verankern; bei Transiten oder Aspekten des Neptun

Sacred Datura

Datura meteloides Stechapfel

Fördert: über die gegenwärtige Wirklichkeitssicht hinaus zu einem umfassenderen visionären Zustand zu gelangen; Mut, das Bekannte und Vertraute loszulassen, ohne sich bedroht zu fühlen

Sinnvoll bei: Desillusionierung, Auflösung alter Realitäten in Beziehung, Familie, Beruf

Saguaro

Cereus giganteus Kandelaber-Kaktus

Fördert: Menschenwürde, Ausdauer, Mitgefühl, Akzeptieren, wer und wo man ist; stellt den Willen zum Leben und zum Heilwerden wieder her, den Willen, nach den eigenen besten Möglichkeiten zu leben; hilft, der inneren Weisheit und Autorität zu vertrauen

Sinnvoll: für sentimentale Menschen, die ständig klagen, Ausflüchte erfinden und sich den Dingen nicht gewachsen fühlen

Scorpion Weed

Phacelia arizonica

Fördert: die Stärke der Unschuld und zur direkten Konfrontation; überwindet Angst und Lähmung

Sinnvoll: wenn man Hindernisse als unüberwindliche Ungeheuer betrachtet

Senita

Pachycereus schottii

Fördert: ohne Bitterkeit aus der Vergangenheit oder Erwartungen an die Zukunft leben, da die Perspektive der Großeltern schmerzlos den Fluß der Gefühle öffnet; wirkt sanft und süß, mit uralter Kraft

Soaptree Yucca

Yucca elata Yucca

Fördert: langfristige Ziele mit Zuversicht und Ausdauer verfolgen

Sinnvoll bei: Unentschlossenheit, Beeinflussung durch den Willen anderer

Sow Thistle

Sonchus oleraceus Gänsedistel

Fördert: Sozialverhalten, insbesondere bei anstößigem Verhalten seitens anderer oder seitens der eigenen Person; Gruppenarbeit

Sinnvoll bei: Problemen mit «aneckendem» Verhalten in Gruppen; Einschüchterung durch Menschen mit dominanter Persönlichkeit oder Maske

Spanish Bayonet Yucca

Yucca arizonica Yucca

Fördert: Vereinigung von Wille und Absicht

Sinnvoll bei: Unentschlossenheit, Zögern oder Angst vor Herausforderungen

Spineless Prickly Pear
Opuntia phaeacantha var. Laevis Feigenkaktus
Fördert: ein tiefes Gefühl von Sinn und Macht:
Die Werkzeuge, die Du zum Überleben brauchst,
sind in dem enthalten, was in diesem Augenblick
IST, DU BIST und brauchst nichts außerhalb
von dir, um zu SEIN
Sinnvoll bei: Bedürftigkeit; es mit Gewalt versuchen

Staghorn Cholla Cactus
Cylindropuntia veriscolor Feigenkaktus
Fördert: wie alle Cholla-Kakteen Leichtigkeit
im Leben und Anpassungsfähigkeit; vermindert Widerstand und Kampf; das selbst-organisierende Prinzip des Lebens; Wiederaufbau
nach Zeiten von Zerfall und Veränderung
Sinnvoll bei: Desorientierung nach Krisen und
Veränderung

Star Leaf *Choisya arizonica*
Fördert: ganz einfach und rein man selbst sein,
ohne das Bedürfnis nach Zustimmung von
außen; befreit den Selbstausdruck
Sinnvoll bei: den eigenen einzigartigen Beitrag
zum Leben nicht schätzen; Selbstzweifel

Star Primrose
Oenothera Nachtkerze
Fördert: Klarheit, Reinheit, Verantwortung für
sich übernehmen
Sinnvoll bei: negativem Selbstbild und Selbstverurteilung, Verwirrung hinsichtlich Spiritualität und Sexualität, unterdrückter Sinnlichkeit,
Neigung zu okkulten, mystischen oder rein
mentalen Aktivitäten. Gut für schwierige Menschen, die Ärger und Groll verspüren, ihre negativen Gefühle auf äußere Ursachen zurückführen und gleichzeitig leugnen, daß solche
Gefühle überhaupt vorhanden sind.

Strawberry Cactus
Echinocereus pectinatus
Fördert: Loslassen und Zulassen, daß das Herz
schwierige Gefühle verwandelt; steht für Herz,
Freude, Spaß
Sinnvoll: wenn man mit dem Verstand erwartet,
daß die Dinge schiefgehen werden

Syrian Rue
Peganum harmala Steppenraute
Fördert: Seine eigene Wahrheit trotz äußeren
Drucks kennen und ihr vertrauen. Syrian Rue
ist ein energetisches «Wahrheitsserum». Alle
Probleme, sich und anderen die Wahrheit zu sagen, werden dadurch an die Oberfläche gebracht und befreit.
Sinnvoll bei: Problemen mit Wahrheit und
Lüge: nicht an sich selbst glauben, besonders
wenn man unberechtigterweise des Lügens bezichtigt wird; vorschnell andere der Lüge bezichtigen; traumatischer Erfahrung, als Kind
ständig «Lügner» genannt zu werden; gewohnheitsmäßigem Lügen

Tarbush
Flourensia cernua
Fördert: Inspiration und Motivation, etwas zu
ändern, das man als Begrenzung oder selbstverständliche Bedingung des Lebens akzeptiert hat
Sinnvoll bei: Suchtverhalten oder Starrköpfigkeit

Teddy Bear Cholla Cactus
Cylindropuntia bigelovii Feigenkaktus
Fördert: wie alle Cholla-Kakteen Leichtigkeit
im Leben und Anpassungsfähigkeit; vermindert Widerstand und Kampf; verleiht Durchhaltevermögen und Geduld mit den eigenen
Wachstumsprozessen
Sinnvoll bei: tiefsitzenden Ängsten vor Intimität, die verhindern, daß man andere nahe genug an sich heranläßt, um die eigene Vollkommenheit sichtbar werden zu lassen

Theresa Cactus
Mammillaria Theresa
Fördert: für sich sorgen; Zugang zum Wesen
von wahrem Dienen und Geben; für die Transformation eines an Bedingungen geknüpften
Gebens zu bedingungslosem Dienen
Sinnvoll: für Personen, die sich dahinter verstecken, zu geben und anderen zu dienen

Thistle
Cirsium arizonicum Kratzdistel
Fördert: die eigenen Grenzen ehren durch Zu-

gang zu tiefem innerem Vertrauen; starke Verbindung zum Geist und zu den Menschen gleichzeitig
Sinnvoll bei: Distanziertheit, Abwehrbereitschaft, übermäßig beschützendem (over-protective) Verhalten; mangelndem Vertrauen in den Geist

Thurber's Gilia
Gilia thurberi
Fördert: Auflösung von Ängsten und Begrenzungen
Sinnvoll bei: jenem Schwebezustand, in dem sich das alte Gefühl vom «Selbst» auflöst und ein neues noch nicht geboren ist

Violet Curis
Trichostema arizonica
Fördert: emotionale Energien erkennen und ausdrücken, sobald sie entstehen, so daß kein Rückstau unverarbeiteter Gefühle entsteht; löst Verstopfungen im emotionalen Körper und bringt ihn ins Gleichgewicht, so daß er in Harmonie mit dem physischen und dem mentalen Körper funktioniert
Sinnvoll bei: emotionalen Stauungen, die zu Ungleichgewicht zwischen den verschiedenen feinstofflichen Körpern führen; Stimmungsschwankungen

White Desert Primrose
Oenothera deltoides Nachtkerze
Fördert: Projektionen und idealisierte Bilder vom Selbst zu durchschauen, so daß man sich selbst in Harmonie mit seiner essentiellen Natur ausdrücken kann; Glauben an sich selbst und Erkennen des eigenen einzigartigen Seelenmusters
Sinnvoll bei: Selbstzweifel; aufgesetzten Idealen nachjagen, die nicht unbedingt der eigenen tieferen Natur entsprechen

Whitethorn
Acacia vernicosa Akazie
Fördert: sanfteren Umgang mit sich selbst; bringt ein Gefühl von Neuheit und optimistischer Frische; hilft in neuen, innovativen Richtungen zu denken, beruhigt hektischen Adrenalinüberschuß
Sinnvoll bei: nervöser Anspannung, Erschöpfung, Rückfall in alte Muster

Wolfberry
Lycium pallidum Bocksdorn
Fördert: Auflösung tiefer Trauer aus der Vergangenheit; ermöglicht emotionale Weiterentwicklung ohne bewußte Auseinandersetzung
Sinnvoll bei: Festhalten an oder Verleugnung von Trauer und Schmerz; inneren Wachstumsschüben, die nicht bewußt begriffen werden

Woven Spine Pineapple Cactus
Neolloydia intertexta
Fördert: Auflösung alter emotionaler Spannungen; Vertrauen zur eigenen guten Energie fassen; den Willen zum Kontakt entwickeln; Transformation von Opferhaltung in eine leichtere und mutigere Einstellung zum Leben, so daß man sein eigener bester Freund sein kann
Sinnvoll: für Menschen, die sich vom vielen «Muß» des Lebens überwältigt fühlen

Aus den vorstehend genannten Essenzen und einigen anderen Wüstenblüten-Essenzen hat Cynthia Kemp mehrere themenbezogene Programme mit fertigen Mischungen entwickelt:
● die «Composite Formulas», nützliche Essenzkombinationen für eine Reihe typischer Situationen, die in spirituellen Entwicklungsprozessen auftauchen können;
● den «Celebration of Womanhood»-Kit, eine Reihe von Essenzmischungen zur Ehrung der Weiblichkeit;
● die «Five Element Formulas», Essenzmischungen, die die Kraft der Elemente Luft, Erde, Feuer, Wasser und Holz ausdrücken;
● «Angelic Awakening & Empowerment», zusammen mit der spirituellen Lehrerin Solara entwickelte Essenzen, die die Erinnerung an unsere mögliche Herkunft von den Sternen wiedererwecken sollen;
● «Plants & Planets», im Sinne der Astrologie auf bestimmte Planeten und «Häuser» bezogene Essenzen.

7

Die Findhorn-Blütenessenzen

Die Findhorn-Gemeinschaft in Schottland ist wie kaum ein anderer Ort prädestiniert, hoffnungsvolle Begegnungen zwischen Menschen und Pflanzen zu vermitteln. Hier lebt seit mehr als dreißig Jahren eine Gruppe von Menschen, die eine neue Art von Harmonie zwischen Mensch und Natur anstrebt. Sie lauschen den Naturgeistern und sprechen mit Pflanzen, Insekten und Naturgewalten. Sie erzielen erstaunliche Ernteerträge, indem sie Tiere und Pflanzen, die sonst als «Schädlinge» oder «Unkraut» gelten, bitten, bestimmte Gemüsebeete zu verschonen und sich dafür in anderen eigens für sie angelegten zu versorgen. Und sie empfangen jedes Jahr Tausende von (Be-)Sucherinnen und (Be-)Suchern, die hier ein Anschauungsmodell für ein neues ökologisches Miteinander vermuten.
Seit 1992 werden in Findhorn auch Blütenessenzen hergestellt – entdeckt von Marion Leigh, die schon 1976 längere Zeit in Findhorn lebte, dann jahrelang in Australien arbeitete – zum Teil bei der Herstellerfirma der australischen Bush-Essenzen, zum Teil als homöopathische Therapeutin – und nun seit 1992 mit ihrer Familie wieder in Findhorn lebt.
Die Blüten, die Marion Leigh verwendet, stammen von schottischen Wildblumen; die Essenzen werden nach der traditionellen Sonnenmethode von Dr. Edward Bach mit Wasser aus einer abgelegenen alten, heilkräftigen Quelle hergestellt. Bei der Entdeckung der Essenzen wurde Marion Leigh nach eigenen Aussagen

«von den Engel-Intelligenzen des Pflanzenreichs geführt». Die heilende und transformierende Energie der Findhorn-Essenzen führt Marion Leigh zurück auf die Kombination des Quellwassers, «eines Heilungsgeschenks aus dem Elementarreich der Natur», mit den Blüten, der «Verkörperung der höchsten göttlichen Qualitäten der Pflanze», und mit dem menschlichen Herzen der Personen, die die Blütenessenzen zubereiten und anwenden.
Die ursprünglichen Informationen zu den Anwendungsgebieten der Blüten erhielt Marion Leigh auf wunderbare Weise: zum Teil aus Botschaften, die sie durch Einstimmung auf das Wesen und den Geist der Pflanzen erhielt, zum Teil aus der wiederholten Erfahrung, daß sich während der Zeit, in der sie eine Essenz herstellte, verschiedene Gefühle und Symptome bei ihr einstellten, die ihr Aufschluß über die Wirkung der Blüten auf den Menschen gaben. Marion Leigh legt aber auch großen Wert auf die weitere Erforschung der Essenzen in der Praxis. Inzwischen hat sich die Wirkung ihrer Blüten in der Anwendung durch eine große Anzahl von Therapeuten und Blütenessenzpraktikern immer wieder bestätigt.
Anwendungsempfehlung von Marion Leigh: Sieben Tropfen aus der Vorratsflasche in eine saubere Einnahmeflasche geben, mit drei Teilen reinem Wasser und einem Teil Branntwein auffüllen. Davon dreimal täglich sieben Tropfen unter die Zunge geben.

Apple

Malus sylvestris Apfel

Fördert: Vereinigung von Wünschen und Willenskraft zur positiven Verwirklichung von Zielen und Visionen. Durch Ausrichtung auf den höheren oder göttlichen Zweck kanalisieren wir diese machtvollen Energien in das richtige Handeln: den Willen zum Guten. Apple fördert die Entwicklung und die richtige Verwendung des Willens, Zentriertheit, innere Stärke, Selbstdisziplin, Demut, Gehorsam gegenüber dem höheren Willen, Transformation von niederen Begierden in Liebe und von Selbstsucht in Dienenwollen.

Sinnvoll bei: mangelndem Wissen um die eigenen Kräfte und Fähigkeiten; Mangel an Selbstdisziplin, Streben nach Macht und Überlegenheit; mangelndem Selbstvertrauen, Neigung zu niederen Begierden; unausgewogenem sexuellen Ausdruck, Erschöpfung der schöpferischen sexuellen Kräfte

Bell Heather

Erica cinerea Grauheide

Fördert: Stabilität, innere Stärke und Entschlossenheit nach Streß, Trauma oder Konflikten; Selbstvertrauen, Beharrlichkeit, Bejahung, Vertrauen ins innere Wissen, Erholung, Spannkraft, seinen Weg gehen

Sinnvoll bei: geringem Selbstvertrauen, Stimmungsschwankungen, Verlust des Ziels; für zerbrechliche Menschen, die leicht ins Schwanken geraten, scheinbar Opfer der Umstände werden

Birch

Betula pendula Weißbirke

Fördert: Erweiterung von Wahrnehmung und Bewußtsein, Überwindung von Verstandesgrenzen; durch Erkennen unserer kosmischen Verbindungen verstehen, inneren Frieden zu finden und wirklich zu sehen; Licht des Verstandes finden, Kontakt zum universellen Geist, direkte Erfahrung des Unendlichen, Erkennen der inneren Weisheit der Lebenserfahrung, Entwicklung einer spirituellen Sichtweise

Sinnvoll bei: unklarem Sehen, Verhaftung in hemmenden Denkmustern; Unfähigkeit, über den «Tellerrand» der eigenen Sorgen zu schauen; Neigung, in Vergangenheit oder Zukunft zu leben, Tagträumen, außerkörperlichen Zuständen, «blinden Flecken», Unvermögen, aus Fehlern zu lernen

Broom

Cytisus scoparius Besenginster

Fördert: geistige Klarheit und Konzentration, Leichtigkeit in der Kommunikation, kreatives Denken auch im Zustand der Verblüffung, Integration, Entscheidungsfähigkeit, Selbstausdruck, Führung, Intuition

Sinnvoll bei: Erinnerungsverlust, Geistesschwäche, Verblüffung, Verwirrung, Mangel an Koordination oder Kommunikation

Daisy (Common Daisy)

Bellis perennis Gänseblümchen

Fördert: Unschuld, inmitten turbulenter Umgebung ruhig und zentriert bleiben, sich einen sicheren Raum schaffen, in dem man verletzlich sein darf = Gnade. Leichtigkeit, Präsenz, Schutz, Genußfähigkeit, spielerisches Handeln.

Sinnvoll bei: Überwältigung, Angst vor Kontrollverlust, Ablenkung, Verwirrung, Gleichgültigkeit, «in den Wolken schweben», launischem Verhalten, Überempfindlichkeit

Elder

Sambucus nigra Schwarzer Holunder

Fördert: die natürlichen Fähigkeiten des Körpers zu Erholung und Erneuerung; Kontakt zur Schönheit und Freude unserer ewigen inneren Jugend finden und diese ausstrahlen: Verjüngung; fördert Enthusiasmus, Jugendlichkeit; Akzeptieren des Alterungsprozesses, neue Energie auf der Zellebene durch Prana-Energie

Sinnvoll bei: Gefühl der Wertlosigkeit oder Verlegenheit; Abneigung gegen sich selbst und den eigenen Körper, Gefühl von Häßlichkeit und Schwere, Sich-alt-Fühlen, Überidentifikation mit dem eigenen Image; Maskierung des wahren Selbst

Gorse

Ulex europaeus Stechginster

Fördert: Freude, Licht, Vitalität, Enthusiasmus, im Augenblick leben, Motivation in Zeiten von Apathie und niedriger Immunität: Lust am Leben

Sinnvoll bei: Apathie, Ausgebranntheit, schwacher Immunabwehr, Lustlosigkeit, Mangel an Motivation und Begeisterungsfähigkeit

Harebell (Scottish Bluebell)

Campanula rotundifolia Rundblättrige Glokkenblume

Fördert: sich mit dem Geist der Fülle verbinden, materielle Sorgen loslassen, die aus Angst vor Mangel erwachsen: Vertrauen; Überfluß manifestieren, Gleichgewicht, Selbstvertrauen

Sinnvoll bei: Angst vor Mangel, Besitzstreben, Mangel an Vertrauen, Verhaftung, Armutbewußtsein, mangelnder Harmonie mit sich und der Umgebung

Holy-Thorn

Crataegus sp. Weißdorn

Fördert: Öffnen des Herzens für die Liebe; Akzeptieren von sich und anderen; Zulassen von Nähe; Ausdruck von Wahrheit und Kreativität: Schöpfung. Fördert kreativen Ausdruck auf allen Ebenen; Öffnung für andere, Nähe und nährendes, strahlendes Mitgefühl, warmes liebevolles Akzeptieren, universelle Christusgleiche Liebe, Transformation durch die Macht der Liebe

Sinnvoll bei: Blockaden von Selbstausdruck und Kreativität, sich selbst zurückhalten, mangelnder Beteiligung; selbstgemachten Barrieren gegen Freundschaft; Angst vor Zurückweisung, Unterdrückung des wahren Selbst

Laurel

Prunus lusitanica Lorbeer

Fördert: in sich die Kräfte finden, um Ideen und Ideale in Tat und Form umzusetzen: Manifestation; Organisieren, Ordnen; Gelegenheiten ergreifen, die dem eigenen Lebenssinn dienen, Synthese, Schweigenkönnen. Allerdings: Voraussetzung für all dies ist ein Gespür für die

Fülle des Universums. Fehlt dieses Gefühl, ist zunächst **Harebell**-Essenz zu empfehlen.

Sinnvoll bei: Unfähigkeit, an Visionen festzuhalten oder Talente und Ressourcen einzusetzen; Zögern, Neigung zu schnellem Aufgeben, Angst vor Risiken, Entscheidungsschwäche; Unfähigkeit, viele komplexe Faktoren gleichzeitig einzubeziehen; Desorganisiertheit

Lime

Tilia platyphyllos Sommerlinde

Fördert: Öffnung des Herzens für Licht und Liebe des eigenen universellen Wesens, so daß wir unsere Vernetztheit auf Erden erkennen und harmonische Beziehungen in unserem Leben erschaffen; das Selbst als Universum erfahren; Gruppenbewußtsein; Verantwortung, Transformation von Selbsterhaltung im Dienst an der Welt

Sinnvoll bei: Selbstbezogenheit; Überidentifikation mit niedrigem Selbst, Gefühl der Machtlosigkeit; Überabhängigkeit, Angst vor Beherrschung; Intoleranz, Vorurteil, Nationalismus, mangelndem Bewußtsein vom Ganzen, Separatismus

Ragged Robin

Lychnis flos-cuculi Kuckucksblume

Fördert: Loslassen von Stauungen, Befreiung von Hindernissen und Vergiftung auf allen Ebenen; freien Fluß der Lebensenergie; innere Reinigung, Durchblutung, Wohlbefinden

Sinnvoll bei: Verstopfung, Stauung, Vergiftung, Blockaden, unreinem Leben, Behinderung des Geistes

Rowan

Sorbus aucuparia Eberesche

Fördert: Vergebung und Versöhnung, Groll loslassen, Heilung alter Wunden. Indem wir lernen, uns und anderen zu vergeben, können wir die Vergangenheit heilen. Aus Vergangenem lernen, Karma auflösen, Harmonie durch Konflikt finden, aufgestaute Spannungen lösen, unterdrückte Gefühle anschauen.

Sinnvoll bei: Klammern an alte Verhaltensmuster, urteilendem Verhalten, Selbstmitleid, Scham, Abwehrhaltung, selbstzerstörerischem Verhalten, Groll, Nicht-nachgeben-Wollen

Sea Pink

Armeria maritima Grasnelke
Fördert: Einklang mit dem Geist; Verschmelzen mit dem Göttlichen Willen; harmonischen Energiefluß zwischen allen Energiezentren: Einheit. Heilung der Spaltung zwischen niederem und höherem Selbst, Seele und Persönlichkeit; Gleichgewicht der Gegensätze; Harmonisierung von Kronen- und Wurzel-Chakra, Seele und Form, Erweckung der Kundalini; magnetische Kraft, die Seele und Persönlichkeit vereint.
Sinnvoll bei: Ausgebranntheit oder Blockaden im Energiesystem der verschiedenen Körper; Überlastung, Stagnation, Schwanken, niedrigen Begehrlichkeiten, Sucht nach stimulierenden Erfahrungen; unzeitiger Kundalini-Anregung, gespaltener Persönlichkeit sowie dem grundlegenden Problem der Beziehung zwischen Geist und Materie

Scots Pine

Pinus sylvestris Kiefer (schottische)
Fördert: Leitlinien finden bei der Suche nach Antworten; nach innen lauschen, von innen durch das allwissende Selbst und die inneren Lehrer geleitet werden: Wahrheit; Offenheit für altes Wissen in sich und der Natur, Lernen und Lehren
Sinnvoll bei: mangelndem Vertrauen in inneres Wissen und Intuition, Blockaden gegen inneres und äußeres Zuhören, Widerstand gegen das Hören der Wahrheit, übermäßiger Abhängigkeit von äußerlicher Bestätigung, Unentschlossenheit

Scottish Primrose

Primula scotica Primel (schottische)
Fördert: inneren Frieden und innere Stille im Herzen, wenn man mit Angst, Konflikt oder Krisen konfrontiert ist; bedingungslose Liebe; zur Erde zurückkommen, innere Harmonie,

Entspannung, Reinheit des Gefühls, Liebe erfahren, Mitgefühl: Frieden
Sinnvoll bei: Angst, Beengung, Panik, Schock, Lähmung, Hysterie, innerem Ringen, Beziehungskonflikten, Entmutigung

Silverweed

Potentilla anserina Gänsefingerkraut
Fördert: Einfachheit, Lösung von materiellen Sorgen und Maßlosigkeit, Mäßigung und Selbstbewußtheit: Selbstverwirklichung. Erwachen zur Spiritualität; Integrität, Selbstdisziplin, Freude an einfachen Genüssen, Demut
Sinnvoll bei: Maßlosigkeit, Pedanterie, Engstirnigkeit, Selbstsucht, Gier, prätentiösem Verhalten

Snowdrop

Galanthus nivalis Schneeglöckchen
Fördert: mit früheren Ereignissen und Verhaftungen im Leben abzuschließen. Im Tod des Alten finden wir den Samen des inneren ewigen Lichts und Aussichten auf Unsterblichkeit. Snowdrop bringt innere Strahlkraft in Zeiten der Dunkelheit, Spannkraft, innere Stärke, Loslassen als Vorspiel für spirituelle Wiedergeburt oder Einweihung, Akzeptieren der Todesprozesse als Weg zur Befreiung, Wissen um das ewige Selbst, Distanz, Transzendenz der Form, Optimismus und Hoffnung für die Zukunft.
Sinnvoll bei: persönlicher Dunkelheit und Leid; negativen oder zerstörerischen Einstellungen, Angst vor Tod und Sterben, Winterdepressionen; dunkler Nacht der Seele, Trauer

Spotted Orchid

Dactylorhiza fuchsii Knabenkraut
Fördert: Erkennen der Vollkommenheit, über Pessimismus und Selbstbezogenheit hinauswachsen und das Beste in allem und jedem sehen; kreativen Ausdruck, Zuversicht, Inspiration
Sinnvoll bei: Zynismus, Selbstbezogenheit, Pessimismus, Unfähigkeit, über sich und die persönlichen Umstände hinauszublicken, Nostalgie, Gefühl des Feststeckens

Stonecrop

Sedum anglicum Fetthenne
Fördert: tiefe Übergänge und Transformationen; innere Stille bewahren, während man die Widerstände vor einer Transformation durchbricht: Transzendenz; Erleuchtung, Inkarnation, Selbstvertrauen, Geduld, Zustand der Gnade
Sinnvoll bei: Widerstand gegen Veränderung; Verhaftung in Vergangenheit, Einsamkeit, Trägheit, Stagnation, Trotz

Sycamore

Acer pseudoplatanus Bergahorn
Fördert: neue Energie für Körper und Seele bei Belastung; innere Reserven an Stärke, Geduld und Ausdauer anzapfen, Wiederherstellung sanften Energieflusses; Belastungen, Konflikte und Ängste hinnehmen; Grenzen setzen; Mut gegenüber Herausforderungen, Offenheit und Flexibilität bei Streß
Sinnvoll bei: tiefer Erschöpfung durch Dauerbelastung, Auslaugung bis an die eigenen Grenzen, spirituellen Prüfungen; negativen (Umwelt-)Einflüssen, Herzensschwere, Streß

Thistle (Spear Thistle)

Cirsium vulgare Kratzdistel
Fördert: in widrigen Zeiten wahren Mut finden und mit positivem Handeln reagieren; Stärke und Selbst-Ermächtigung bei großen Herausforderungen, zuversichtliches Handeln, Tapferkeit
Sinnvoll bei: Angst, Bedrohung, Handlungsunfähigkeit, Machtlosigkeit, beängstigenden Situationen, Kampf-oder-Flucht-Syndrom

Valerian

Valeriana officinalis Echter Baldrian
Fördert: Humor; gute Laune, Glück und Freude am Leben, Frieden, Leichtigkeit: Jubilieren; über sich lachen können, echte Wertschätzung, freudiges Danken, Spontaneität
Sinnvoll bei: Niedergedrücktheit durch schwere Verantwortung, übermäßigem Ernst; falschem Selbstwertgefühl durch Geschäftigkeit, harter Arbeit, Sorgen und Streß, Düsterkeit; Mangel an Humor

Willowherb (Rosebay Willowherb)

Epilobium angustifolium Waldweidenröschen
Fördert: Ausgleich von autoritärem oder einschüchterndem Verhalten; verantwortliche Integration von Themen, die mit Willen und Macht zu tun haben, Selbstbeherrschung, Integrität, positive Autorität, Demut, Diplomatie, Synergie
Sinnvoll bei: Selbstaufblähung, Sich-wichtig-Nehmen, urteilendem Verhalten, Verhaftung in Macht und Position, autoritärem, aufbrausendem Temperament, Unterdrückung, Wut

Kombinationen der Findhorn-Essenzen

Aus den bisher genannten Essenzen und einigen anderen Blüten hat Marion Leigh eine Reihe von sinnvollen Kombinationen für bestimmte Zustände entwickelt. Es sind:

Clear Light

(Mischung aus Broom, Wild Pansy, Scots Pine, Rose alba, River Findhorn)
Fördert: friedlichen Geisteszustand, mentale Klarheit, Meditation, innere Führung und Hilfe von der spirituellen Welt, Leben im Einklang mit der eigenen Lebensaufgabe und dem Göttlichen Plan. Wenn Herz, Körper und Verstand still und aufeinander eingestimmt sind, entsteht ein klarer Kanal für Intuition, Höheres Selbst und den Universellen Geist.

First-Aid

(Mischung aus Scottish Primrose, Thistle, Bell Heather und Daisy)
Fördert: unmittelbare Linderung in jeder Krise; Loslassen von Angst, Spannung und Schmerz
Sinnvoll bei: Streß, Trauma, Schock auf körperlicher, emotionaler oder geistiger Ebene

Karma-Clear

(Mischung aus Rowan, Holy-Thorn und Snowdrop)
Fördert: Bewußtsein der karmischen Ursachen für die Probleme und Beschwerden des Lebens. Durch Vorsehen der Zukunft und Verstehen der Vergangenheit wird der Grund des Leidens

beleuchtet, und Verhaftungen, die Schmerz, Unglück und Krankheit hervorbringen, können sich auflösen.

Life-Force

(Mischung aus Gorse, Sycamore, Elder, Valerian und Grass of Parnassus)
Fördert: Revitalisierung, Immunabwehr, Energie und Spannkraft
Sinnvoll bei: Ausgebranntheit, Erschöpfung, Apathie

Spiritual Marriage

(Mischung aus Apple, Holy-Thorn, Mallow und Seapink)
Fördert: Fließen der Energien; Synthese der Dualitäten, die in jedem Menschen wohnen: zwischen Kopf und Herz, Verstand und Liebe, Wille und Weisheit, Männlichem und Weiblichem. Zusammenhalt, Harmonie, Ausweitung und Vereinigung öffnen den Menschen für die Freiheit und Freude einer richtigen Beziehung.

8

Die Green-Man-Baumblütenessenzen

Dieses Essenzen-Programm umfaßt insgesamt 74 Baumarten und wird aus den Blüten englischer Bäume und Sträucher hergestellt. Bäume gehören zu den ältesten und langlebigsten Lebewesen auf diesem Planeten und haben eine für viele andere Lebensformen entscheidende Funktion im ökologischen Kreislauf. In vielen Kulturen wurden und werden sie als heilige und magische Wesen verehrt. Nach Aussagen des Entwicklers dieser Essenzen, Simon Lilly, dienen Bäume als Kanäle für Energie, die in die Erde hinein und aus ihr herausströmt. Simon Lilly hat zusammen mit seiner Frau seit 1991 die Energie dieser Wesen in Form von Blütenessenzen für uns eingefangen. Vielleicht kommen wir durch die Einnahme ihrer Essenzen zu einem tieferen Verständnis dieser Pflanzen.

Da die Essenzen die feinstofflichen Energiefelder und die Aura anregen, muß man die Essenzen nur in den Bereich der Aura hineinbringen, damit sie wirken können. Für die Anwendung empfiehlt Simon Lilly deshalb folgende Möglichkeiten:

1. ein paar Tropfen ins Badewasser mischen
2. einen oder zwei Tropfen auf Punkte tupfen, an denen man den Puls fühlen kann: Handgelenke, Kehle, Nacken, Stirn, Fußsohlen etc.
3. ein paar Tropfen ins Massageöl geben
4. mit etwas Wasser vermischen und aus einer Sprühflasche versprühen, auf diese Weise gelangen die Essenzen sofort in die Aura des Benutzers; die Wirkung kommt einem Spaziergang durch einen geliebten Wald oder Hain gleich
5. ein paar Tropfen in den Handflächen verreiben und dann die Hände durch die Aura hin und her bewegen

Alder

Alnus glutinosa Schwarzerle
Loslassen. Reduziert Nervosität und Ängstlichkeit. Bringt klaren Verstand und lindert Streß. Steigert die Lebensenergie.

Apple

Malus domestica Apfelbaum
Entgiftung. Unterstützt die Ausscheidung von Giftstoffen und bringt spirituelle Energien herein. Transformiert negative Gefühle.

Ash

Fraxinus excelsior Esche
Stärke. Harmonie mit der Umgebung. Sich eingestimmt fühlen. Flexibilität und Sicherheit.

Bay

Laurus nobilis Lorbeerbaum
Energie. Tiefverwurzelte Vitalität. Lösung blockierter und unterdrückter Emotionen. Spiritualisiert das Physische.

Beech

Fagus sylvatica Rotbuche
Lockerheit. Vertrauen und Hoffnung im Hinblick auf sich selbst und auf das eigene Leben. Entspannung und Loslassen zurückgehaltener Traumata. Selbstbewußter Selbstausdruck und klares Sprechen.

Bird Cherry

Prunus padus Traubenkirsche
Sinnlichkeit. Lösung von Blockaden aufgrund tiefer emotionaler Wunden. Für Menschen, die in Hinblick auf emotionale Bindungen übermäßig abwehrbereit geworden sind; deren Sexualität oder Sinnlichkeit unterdrückt ist; die geistig starr oder überkritisch sind und sich mit Körperlichkeit unwohl fühlen.

Black Poplar

Populus nigra var. betulifolia Schwarzpappel
Festigkeit. Schafft eine machtvolle Friedlichkeit. Gefühl der Sicherheit und inneren Klarheit. Tröstend. Verschmilzt alle Energien.

Blackthorn

Prunus spinosa Schlehe
Durchblutung. Unterstützt die Nährstoffaufnahme. Stabilisiert die Gefühle. Bringt Hoffnung und Freude. Verstärkt die Blutzufuhr.

Box

Buxus sempervirens Buchsbaum
Klarheit. Stärkt Verstand und Willen. Klärt den Kopf. Lindert Irrationalität und Verwirrung. Verbindet mit dem Höheren Selbst.

Catalpa

Catalpa x erubescens Trompetenbaum
Freude. Stabilisierung der Emotionen. Den Geist Frieden finden lassen: mindert Ängstlichkeit, erhöht Vertrauen in die eigenen Möglichkeiten.

Cherry Laurel

Prunus laurocerasus Kirschlorbeer
Gleichgewicht des Verstandes. Bei allen Problemen mit Verstand und Kopf. Praktisch genutzte Vorstellungskraft und Inspiration. Hilft bei der Aufrechterhaltung der molekularen und genetischen Integrität des Körpers. Zugang zu feinen Wahrnehmungen. Schutz und Unterstützung auf hoher Ebene.

Cherry Plum

Prunus cerasifera Kirschpflaume
Zuversicht. Weisheit und Sicherheit des inneren Selbst hilft Ängste beseitigen. Muskelverspannungen und starre mentale Konzepte werden gemildert.

Copper Beech

Fagus sylvatica var. purpurea Blutbuche
Depression. Lindert Depression und bringt ein tiefes belebendes Gefühl von Frieden und Abstand von Sorgen. Bringt Energie für die Gefühle auf positive, unaggressive Weise.

Crack Willow

Salix fragilis Knackweide
Spirituelle Sonne. Loslassen, die Dinge geschehen lassen. Gefühl der Einheit mit der Welt. Kommunikation mit dem Höheren Selbst, mit dem Planeten und mit den Energien der Sonne.

Elder

Sambucus nigra Schwarzer Holunder
Selbstwert. Beruhigt Aggressivität, bringt Stabilität, Liebe und Vergebung. Gleicht das Selbstbild aus. Für Zeiten der Transformation und Veränderung. Gut für gereizte Kinder.

English Elm

Ulmus procera Englische Ulme
Enthusiasmus; Sehnsucht nach Fortschritt und Weiterkommen; bringt neue Energie in den erschöpften Verstand und gleicht das Herz aus, wenn es sich ausgelaugt oder übermäßig emotional fühlt; Klarheit zum Treffen von Entscheidungen und zum Studieren

Field Maple
Acer campestre Feldahorn
Herzschmerz. Ausgleichend für Menschen, deren Herz sich nach Liebe sehnt. Verstehen und Zufriedenheit, wenn man von einem Gefühl der Verantwortung oder Reue für Fehler, Unfälle und ähnliches überwältigt wird. Ausrichtung des Herz-Chakras für höhere Liebe.

Gean/Wild Cherry
Prunus avium Süßkirsche/Vogelkirsche
Linderung. Konzentriert Energie im physischen Körper und fördert die Selbstheilung. Beruhigt Herz und Verstand. Schafft sanften Energiefluß. Hilft Schmerzen reduzieren.

Giant Redwood
Sequoiadendron giganteum Mammutbaum
Last der Verantwortung. Für Menschen, die zu sich selbst und anderen zu hart sind. Gefühl von ausgewogener Verantwortlichkeit, Toleranz und Entspannung, das der Weisheit den Raum zur Entwicklung gibt. Löst Spannungen in Becken- und Unterleibsmuskulatur.

Glastonbury Thorn
Crataegus monogyna biflora Weißdorn
Über den Berg sein. Klarere Richtung. Aus Unentschlossenheit und Chaos erwächst ein Gefühl für richtiges Handeln und Sein, das bringt sofortige Entspannung und verstärkt subtile Informationen und Intuition. Bei Klaustrophobie.

Gorse
Ulex europaeus Stechginster
Integration. Lindert Ruhelosigkeit, Frustration und Eifersucht. Freude aus emotionaler Sicherheit und emotionalem Wachstum. Unterstützt die Integration neuer Formen von Energie oder Wissen in nützlicher persönlicher Weise.

Great Sallow
Salix caprea Salweide
Seele. Läßt den Verstand sich ausdehnen und mit der Seele Verbindung aufnehmen. Verstehen des Lebenssinns. Bringt Energie; verbindet mit der Erdenergie.

Hawthorn
Crataegus monogyna Weißdorn
Liebe. Regt die Heilkraft der Liebe an. Vertrauen. Vergebung. Hilft, das Herz von Negativität zu reinigen.

Hazel
Corylus avellana Haselnuß
Fähigkeit. Fähigkeiten erblühen. Weisheit empfangen und an andere weitergeben. Unterstützt alle Formen des Lernens und Studierens. Schafft unerwünschten Müll weg. Bringt mehr Stabilität und Brennpunkt, um nützliche Informationen zu integrieren.

Holly
Ilex aquifolium Stechpalme
Macht des Friedens. Bringt geistigen Ausgleich in Erregungszuständen, bei Kontrollverlust, Panik, Minderwertigkeitsgefühl, Unglück oder Einsamkeit. Aktiver Ausdruck der Liebe. Ohne Aggressivität und friedliebend zu sich stehen.

Holm Oak
Quercus ilex Steineiche
Negative Gefühle. Löst Emotionen und Unruhe im Zusammenhang mit unausgedrückter Schuld, Eifersucht, Wut etc. Aktiviert persönliche Kreativität und gleicht emotionale und mentale Energie aus.

Hornbeam
Carpinus betulus Hainbuche
Richtiges Handeln. Wirkt tief energetisierend auf vielen Ebenen. Klärt blockierte oder stagnierende Energien. Klarheit des Lebenssinns. Für seine persönlichen Erfahrungen einstehen. Erhöhte Sicherheit in der Zusammenarbeit mit anderen.

Horse Chestnut
Aesculus hippocastanum Roßkastanie
Erregung. Harmonisiert die Energieflüsse zum Menschen und vom Menschen fort, lindert durch Kontraste und Unterschiede erzeugte Erregung. Geistige Klarheit. Fluß der Intuition. Frieden, Fähigkeit, sich zu erden und überschüssige Energien abzugeben.

Italian Alder
Alnus cordata Italienische Erle
Geschützter Frieden. Bringt Frieden, Liebe und Schutz für zarte Energien. Hilft bei Schüchternheit oder übermäßiger Aggression. Mut zum Neubeginn.

Ivy
Hedera helix Efeu
Angst. Lindert verborgene Ängste. Hilft, wahre Gefühle freizusetzen und Bedürfnisse zu erkennen. Gleicht das Herz-Chakra und seine Nadis aus. Stärkt das Immunsystem.

Judas Tree
Cercis siliquastrum Judasbaum
Channelling. Zugang zu völlig neuen Denkmustern und Ideen. Offenheit und Annehmen für sehr feine Energieebenen und die Fähigkeit, dies an andere weiterzugeben. Fähigkeit, die Gültigkeit der erhaltenen Informationen zu bewerten.

Laburnum
Laburnum x watereri «Vossi» Goldregen
Entgiftung. Ausgewogene Lösung von Streß und Anspannung. Verstärkt Entgiftungsprozesse und das Wachstum kreativer Potentiale. Optimismus, positive Einstellung und Ausdruck persönlicher Weisheit.

Larch
Larix decidua Lärche
Wille zum Ausdruck. Unterstützt die Weitergabe persönlicher Weisheit aus neuen Ebenen von Frieden und Heilung. Inspiration. Körperliche und sexuelle Energie. Kreativität. Bringt Herz und Verstand, Willen und Wünsche in Ausgleich. Löst unterdrücktes Trauma.

Lawson Cypress
Chamaecyparis lawsoniana Scheinzypresse
Der Weg. Hilft, die richtige Handlungsweise und die eigenen wahren Bedürfnisse zu erkennen. Löst Veränderung in die richtige Richtung aus. Vermehrte Kommunikation zwischen Geist und Körper. Disziplin, um die eigenen Ziele und spirituelle Aufgaben zu erreichen.

Leyland Cypress
Cupressocyparis leylandii Köcherblümchen
Freiheit. Trägt zur Linderung von verborgenen Ängsten und Befürchtungen bei; verstärkt positive Einstellungen, Humor und ein Gefühl der Freiheit, zu wachsen und sich wohl zu fühlen. Für Menschen, die nicht gern allein sind.

Lilac
Syringa vulgaris Flieder
Wirbelsäule. Bringt Erleichterung für alle Aspekte der Wirbelsäule. Aktiviert alle Chakren. Wirkt positiv auf die Haltung und bei Rückenverspannungen. Lilac steht in enger Verbindung zu vielen Arten von Naturgeistern.

Lime
Tilia x europaea Sommerlinde
Entwicklung. Ohne Desorientierung von einer Bewußtseinsebene zur anderen wechseln. Besänftigt Ängste im Hinblick auf die praktische Anwendung der eigenen medialen und heilerischen Fähigkeiten. Zweifel und Angst lassen nach. Alte Programmierungen werden schwächer.

Lucombe Oak
Quercus x hispanica «lucombeana» Eiche
Kreative Energie. Lebensfördernde Kreativität, Inspiration, Ideen. Verstärkte mentale Konzentration: Engagement für Handlungen und Bewirken von Veränderungen. Weisheit und Mitgefühl.

Magnolia
Magnolia x soulangiana Magnolie
Ruhelosigkeit. Lindert Ruhelosigkeit und mangelnde Klarheit. Hilft, im Gleichgewicht zu bleiben, wenn schwierige Veränderungen erforderlich sind. Verstärkt ein Gefühl der Freiheit und Entspannung. Aus vergangenen Erfahrungen lernen; eine klarere Vorstellung von der eigenen Identität bekommen.

Manna Ash
Fraxinus ornus Manna-Esche
Mit sich zufrieden sein. Heilt Herz und Emotionen. Ehrlich sich selbst und seinen eigenen Gefühlen gegenüber sein: ungelöste emotionale Themen. Verstärkt Verständnis und Zugang zu kreativen Ebenen des Bewußtseins.

Mimosa
Acacia dealbata Echte Akazie
Sensitivität. Vermehrte Bewußtheit für das, was im Selbst vorgeht. Intuition besser verstehen. Fähigkeit, aufzustehen und sich auszudrücken. Gefühl des Friedens.

Monterey Pine
Pinus radiata Kiefer
Verbundenheit. Hilft bei der Beseitigung sehr tiefer Traumata. Milderung künstlerischer Blockaden. Gleicht die Gefühle aus, beruhigt Ängste. Tiefer Friede und tiefe Verbundenheit mit allem. Sich im Körper wohlfühlen, körperliches Wohlbefinden. Informationen aus vergangenen Leben.

Mulberry
Morus nigra Schwarzer Maulbeerbaum
Zorn. Starke Gefühle auf konstruktive Weise freisetzen. Freiheit von Reue und vergangenen Schmerzen: Für Menschen, die von der Welt verletzt wurden und darauf mit Wut und Zynismus reagiert haben.

Norway Maple
Acer platanoides Spitzahorn
Heilende Liebe. Liebe und Annehmen, heilende und nährende Energie für das Lösen von emotionalem Schock und Trauma. Leichtigkeit, Glück, Entspannung. Wieder die Kontrolle im eigenen Leben übernehmen.

Oak
Quercus robur Stieleiche
Manifestation. Absorption und Integration sehr tiefer verborgener Energien, die dieser Wirklichkeit zugrunde liegen. Wunsch nach Stabilität, während man die Polaritäten der Existenz

erfährt. Fähigkeit, die eigenen Ziele zu manifestieren. Energie kanalisieren.

Osier
Salix viminalis Korbweide
Spirituelle Leere. Kontakt zum Höheren Selbst. Energie, um sich anzupassen, sich zu verändern und zu wachsen. Sinnvoll, wenn alles leer und unnütz erscheint. Energie und Verständnis.

Pear
Pyrus communis Birnbaum
Heiterkeit. Man ist glücklich, der zu sein, der man ist. Klarheit, Einfachheit, Selbstvertrauen. Minderung von Streß im Nervensystem. Vermehrt Enthusiasmus, Antrieb und Energie. Tiefer Frieden.

Persian Ironwood
Parrotia persica
Entfremdung. Energie, emotionale Stärke, Antrieb, Enthusiasmus. Erdet spirituelle Energie im physischen Körper. Aktiviert Heilung auf tiefer Ebene: Verbundenheit zu den höchsten Ebenen planetaren Bewußtseins. Starkes Gefühl von Verbundenheit, Dazugehörigkeit und Freude. Bei Gefühlen der Entfremdung und Schwäche.

Pine
Pinus sylvestris Kiefer
Sehen. Fördert auf ausgewogene Weise die Aktivierung des Dritten Auges und die Entwicklung subtilen Bewußtseins. Bringt durchdringendes Sehen; erhöht Durchhaltevermögen und Geduld. Erweitert den Horizont.

Pittespora
Pitoesporum tenuifolium Klebsame
Zwiespalt. Hilft zu klären, was man wirklich fühlt. Nützlich bei geteilten Loyalitäten. Lösungen für mentale Sorgen und Konflikte. Fördert Perspektive und Humor.

Plane Tree
Platanus x acerifolia Ahornblättrige Platane
Feines Urteilsvermögen. Fähigkeit, feine Ebe-

nen der Wahrheit zu unterscheiden. Beugt Innengerichtetheit, Melancholie und übermäßiger Analyse vor. Erweitert die Perspektive und schafft friedlichen Raum für Meditation.

Plum
Prunus domestica Pflaume
Macht. Verschafft dem höchsten spirituellen Energiezentrum Zugang zur materiellen Welt. Praktische Lösungen für Probleme. Erhöhtes Bewußtsein für die Umgebung und für den effektiven Einsatz persönlicher Macht. Selbstwert, Selbstmotivation.

Privet
Ligustrum vulgare Liguster
Alte Wunden. Wirkt auf die feinstofflichen Körper, um körperlichen Schock und Trauma zu reparieren. Schafft harmonische Schwingungen, die auf feinen Ebenen die Heilung unterstützen. Erhöht die Lebenskraft, so daß man alte Wunden loslassen kann.

Red Chestnut
Aesculus x carnea Rote Kastanie
Angst vor anderen. Gefühl von Heiterkeit und Schutz auf einer tiefen Ebene des Seins, sowohl für sich selbst als auch für andere. Reduziert Ängste, bringt Frieden und Abstand zu den Sorgen über mögliche Geschehnisse. Fördert die Ausbildung von klaren, positiven und selbstlosen Bindungen zu anderen. Ängste und Phobien lassen nach.

Red Oak
Quercus rubra Amerikanische Roteiche
Praktische Unterstützung. Bringt Energie für Knochen und Skelettsystem. Wachsende Überzeugung über den eigenen Platz und Sinn in der Welt. Klärt Selbstzweifel und falsche Ansichten. Praktische Suche nach dem Geist.

Rowan
Sorbus aucuparia Eberesche
Natur. Einstimmung auf die Energien der Natur, insbesondere auf Wald und Erde. Erweitert die Perspektive auf eine kosmische

Ebene; ermöglicht tiefes Verstehen des Universums.

Silver Birch
Betula pendula Weißbirke
Schönheit. Fähigkeit, Schönheit und innere Ruhe zu erfahren. Toleranz gegenüber sich selbst und anderen. Für Menschen, die es schwierig finden, sich auszudrücken.

Silver Maple
Acer saccharinum Silberahorn
Stimmungen. Gleicht den Energiefluß im Körper aus und reguliert Stimmungsschwankungen. Richtet die Meridiane aus, deshalb wichtig für Akupunktur.

Spindle
Euonymus europaea Pfaffenhütchen
Selbst-Integration. Verstehen der eigenen wahren Natur und Bedürfnisse. Wachsendes Gefühl der Sicherheit; weniger Bedürfnis, sich mit anderen zu vergleichen. Bei Überlegenheits- oder Minderwertigkeitsgefühlen. Gibt der Seele Energie und bringt auf integrierte, positive Weise Zugang zu den Energien des Schattenselbst.

Stags Horn Sumach
Rhus typhina Hirschkolbensumach
Meditation. Energie für das Augenbrauen-Chakra. Fluß der Information. Gleicht die Energien für die Meditation aus. Bringt mentale und emotionale Prozesse zur Ruhe; ermöglicht klare Intuition und Kommunikation auf tiefen Ebenen.

Strawberry Tree
Arbutus unedo Erdbeerbaum
Stille. Beruhigt und befreit den Geist von allen unnötigen Gedanken. Bringt Stille und Schweigen, so daß auf tiefen Ebenen Veränderung stattfinden kann. Energetisiert das Kronen-Chakra. Gut für Heiler(innen) und Meditation.

Sweet Chestnut
Castanea sativa Edelkastanie
Das Jetzt. Sich auf den gegenwärtigen Augen-

blick konzentrieren. Loslassen von Schuldgefühlen, insbesondere bei Entfremdung von der physischen Welt. Schafft Abstand und Verstehen, so daß man eine weitere Perspektive erlangt. Wege aus schwierigen Situationen finden.

Sycamore
Acer pseudoplatanus Bergahorn
Leichtwerden. Das Energieniveau steigt; Lethargie schwindet. Bewußtsein für die Süße des Lebens, für Harmonie und Entspannung. Hebt düstere Stimmungen.

Tamarisk
Tamarix gallica Gallische Tamariske
Feuer der Transformation. Spirituelle Richtung finden, Energien für persönliche Erweiterung und Wachstum freisetzen. Tief reinigend und erhebend; Beseitigung uralter Schlacken, so daß das wahre Selbst herauskommen kann.

Tree Lichen
Usnea subfloridana Baumflechte
Weisheit. Zugang zu vergangenem Wissen und alter Weisheit. Gefühl der Unabhängigkeit und Distanz ohne Isolierung. Loslassen von Dingen, die man nicht mehr braucht, um zu wachsen.

Tree of Heaven
Ailanthus altissima Götterbaum
Himmel auf Erden. Dynamische, energiegebende spirituelle Energien. Erhält die Integrität des Selbst, beseitigt gleichzeitig Barrieren und ermöglicht neue Bewußtseinsebenen. Praktische Spiritualität, praktische Weisheit.

Tulip Tree
Liriodendron tulipifera Tulpenbaum
Spirituelle Nährkraft. Nährung auf spirituellen Ebenen, besonders für ruhelose und unzufriedene Menschen und Personen, die zu Süchten neigen. Positive Bahnen für Energie und Ausdruck finden. Künstlerische Energien. Bringt Ausgleich für die Meditation.

Viburnum
Viburnum tinus Schneeball
Beruhigung. Unterstützung und Beruhigung. Für Menschen, die sich unruhig, verletzlich oder unglücklich fühlen. Hilft bei der Etablierung von Identität und Richtung, insbesondere nach lebensbedrohlichen Situationen.

Weeping Willow
Salix x chrysocoma Trauerweide
Ego. Richtige Anwendung von persönlicher Macht und Energie. Nützlich für Menschen, die sich öfters über die Anschauungen und Einstellungen anderer aufregen. Toleranz gegenüber anderen und Akzeptieren der eigenen Mängel. Energetisiert und motiviert auf ausgewogene weise Art.

Whitebeam
Sorbus aria Mehlbeerbaum
Andere Welten. Stimuliert feinere Ebenen der Wahrnehmung. Verstehen des Tier- und Pflanzenreichs. Öffnet Herz und Verstand für feinere Ebenen der Schöpfung.

White Poplar
Populus alba Silberpappel
Neubeginn. Mehr Weisheit, Freude und Zufriedenheit. Heilung für Verstand und Emotionen. Energie und Mut, um sich von emotionalen Rückschlägen zu erholen.

White Willow
Salix alba Silberweide
Wahres Selbst. Die Wahrnehmung des Selbst wird in den Kontext seiner universalen Existenz gesetzt. Diese Klarheit bringt eine wahrere Ausgewogenheit im Inneren. Das Ego wird gereinigt und mit einem Gefühl von Segen und aufwallender Liebe erfüllt. Spirituelle Reinigung.

Yew

Taxus baccata Eibe

Schutz. Schützt vor Schaden durch Aktivierung der höchsten spirituellen Werte von Überleben und Schutz. Unterstützt Gedächtnis, Unterscheidungsvermögen und Immunsystem, erhöht die Energie.

Yellow Buckeye

Aesculus flava Roßkastanie

Devas. Verbindung zu Devas, Elementarwesen und Naturgeistern in jeder Umgebung. Modifiziert persönliche Energiemuster, so daß man verschiedene Arten der Kommunikation versteht.

9

Die Aloha-Blütenessenzen aus Hawaii

«Aloha», das ist der nationale Gruß der Inselbewohner von Hawaii, jener legendären Inselgruppe im Pazifik zwischen Nordamerika und Japan. Weiße Sandstrände, aktive Vulkane, tiefe Täler und eine farbenprächtige, einzigartige Tier- und Pflanzenwelt machen Hawaii aus. Die Aloha-Essenzen werden auf Maui, der «Großen Insel» von Hawaii, hergestellt. Zum großen Teil stammen sie von seit alters in Hawaii heimischen Pflanzen, zum Teil aber auch von Pflanzen, die erst in den letzten Jahrtausenden oder Jahrhunderten vom Menschen eingeführt wurden.

Manche esoterischen Geschichtsschreiber sind überzeugt, daß die Inseln von Hawaii die letzten, nicht versunkenen Reste des alten spirituell und kulturell hochentwickelten Kontinents Lemurien sind. Da die Lemurianer angeblich keine Krankheit kannten, hatten ihre Pflanzen auch keine Heileigenschaften im heutigen Sinn, sondern dienten allein der spirituellen Entwicklung, wie es ja auch für eine Reihe der Blütenessenzen aus Hawaii charakteristisch ist.

Entdeckerin der Hawaii-Blütenessenzen ist Penny Medeiros. Sie wurde in England geboren, ist aber nun schon viele Jahre auf Maui ansässig und bietet dort seit 1988 die Aloha-Essenzen an. Beim Erspüren der Eigenschaften und Indikationen der Blütenessenzen wurde Penny Medeiros unterstützt von dem englischen Channelmedium Eric Pelham, der eine besondere Intuition für Informationen aus dem Pflanzenreich hat.

Unter der strahlenden Sonne Hawaiis werden die Schwingungen der Blüten auf reines Wasser übertragen und mit 40-prozentigem Branntwein konserviert. Außerdem werden sie mehrere Stunden lang unter eine Pyramide gestellt, um die Reinheit und Kraft der Essenzen zu erhöhen.

Die «Essenz» einer Blüte ist laut Penny Medeiros eine besondere, dreidimensionale Frequenz, mit der die Pflanze ihre hilfreiche Botschaft ausstrahlt und auf die auch der für die Pflanze verantwortliche Pflanzengeist (Deva) eingestimmt ist. Die Wirkung der Blütenessenzen erklärt ihre Entdeckerin nach dem Resonanzprinzip: Die Blütenessenzen bringen durch ihre spezielle Frequenz eine Saite im Menschen zum Klingen, fördern so die Lebenskraft in einem oder mehreren grob- oder feinstofflichen Körpern, bringen die feinstofflichen Körper in besseren Einklang miteinander oder entfernen Blockaden in ihnen.

Praktische Anwendung: Eine Einnahmeflasche mit 40 Prozent Weingeist und 60 Prozent klarem Wasser auffüllen, 7 Tropfen von jeder gewählten Essenz aus der Stock bottle hinzugeben und gründlich schütteln; falls möglich eine halbe Stunde unter eine Pyramide stellen. Drei- bis viermal täglich 3 bis 7 Tropfen aus der Einnahmeflasche einnehmen. Mindestens eine halbe Stunde vor und nach der Einnahme keinen Kaffee trinken. Alternative Anwendung: einige Tropfen ins Badewasser geben, ein paar Tropfen auf die Hauptchakren, auf den Nacken oder auf die Innenseite der Handgelenke tupfen. Auch eine Zugabe zum Massageöl ist denkbar.

Zur Behandlung eines Ortes – als Schutz gegen negative Energien, unerwünschte «Geister» und ähnliches – stelle man eine Schale Wasser mit je 7 Tropfen der gewählten Essenzen innerhalb oder außerhalb des Raumes auf, den man reinigen will. Zusätzlich kann man das Blütenessenz-Wasser mit Hilfe einer Sprühflasche im Raum versprühen.

Akia

Thymelaeceae

Eine stärkende Essenz, die die Willenskraft wiederanfacht und das geradlinige Verfolgen der eigenen höheren Bestimmung fördert. Hilft, die Beschränkungen der gegenwärtigen Lebenssituation zu überwinden, so daß man sich voll auf die wahren höheren Aufgaben konzentrieren kann.

Amazon Swordplant

Echinodorus tenellus

Fördert: frei fließenden Gefühlsausdruck, der zur Verbesserung der eigenen Beziehungen führt; nützlich in der Rückführungstherapie, um den Blick auf die Quelle emotionaler Blockaden zu richten

Angel's Trumpet/Nana-honua

Datura x candida Stechapfel

Fördert: Einstimmung auf die Gefilde der Sonnenengel; Führung auf der Seelenebene, Klarheit des Denkens, Schärfe des Verstandes

Avocado

Persea americana Avocadobirne

Fördert: entspanntes Annehmen, Freude und gefühlvolles Wahrnehmen gegenüber dem Berührtwerden

Sinnvoll bei: Angst vor Berührung durch andere

Bamboo Orchid

Arundina bambusifolia

Fördert: Selbstvertrauen und Zuversicht. Bei regelmäßiger Einnahme kann diese Essenz karmische Blockaden klären und verleiht Klarheit über den eigenen Weg zur Höheren Bestimmung

Be still/Noho malie

Thevetia peruviana

Fördert: Gelassenheit und Auftrieb für Menschen, die unter Erregung, Ruhelosigkeit oder inneren Konflikten leiden, insbesondere wenn diese aus vergangenen Leben stammen

Bougainvillea

Bougainvillea spectabilis Bougainvillie

Fördert: Bewußtheit für den Zauber, die Schönheit und die Großartigkeit des Lebens; mystische und höhere Inspiration; Enthusiasmus und Gefühl für Sinn

Castor Bean/La-au-aila

Ricinus communis Rizinusbaum

Sinnvoll: für Frauen, die durch tief eingegrabene Ängste und Phobien belastet sind; wirkt tröstend, beruhigend und stärkend

Chinese Violet

Asystasia gangetica

Fördert: enge Familienbeziehungen, wenn aufgrund strenger Glaubensüberzeugungen in Religionsgemeinschaften oder Sekten Feindseligkeit und Entfremdung entstanden sind

Coconut/Niu
Cocos nucifera Kokospalme
Fördert: den Stillinstinkt der Mutter; verhilft zum Ausgleich männlicher und weiblicher Energien; bringt Klarheit, wenn jemand wegen sexueller Themen verwirrt ist

Coffee (Kaffee)
Coffea arabica Kaffeepflanze
Fördert: bei regelmäßiger Einnahme die Überwindung eines psychisch bedingten Verlangens nach Kaffee

Cotton
Gossypium barbadense Baumwolle
Fördert: Loslassen von Angst und dem damit einhergehenden Streß; Schärfung der visuellen Wahrnehmung; Fähigkeit, sich mit angsterzeugenden Lebenssituationen auseinanderzusetzen

Cup of Gold
Solandra hartwegii
Fördert: Öffnen und Teilen des eigenen Überflusses und Wissens aus dem Herzen heraus mit echter Wärme und Liebe

Day-blooming Waterlily/American Beauty
Nymphaea Seerose
Fördert: Überwindung mentaler Negativität gegenüber Sexualität, sexuelle Erfüllung mit dem eigenen Partner

Hau
Hibiscus tiliaceus Hibiskus
Fördert: Beruhigung, Heilung und Ausgleich bei Menschen mit überlasteten Nerven

Hinahina-ku-kahakai
Heliotropium anomalum
Fördert: bei Frauen die Fähigkeit und Stärke, ihre eigene Lebensbestimmung zu erfüllen, insbesondere wenn diese aufgrund männlicher Vorherrschaft undeutlich wurde oder verloren ging

Ili'Ahi
Santalum paniculatum Hawaiisches Sandelholz
Fördert: die Empfänglichkeit für Aromatherapieöle und die Sinneswahrnehmung für Aromen und Düfte; energetisiert in der Meditation das Kronen-Chakra; fördert das Bewußtsein der Göttlichen Glückseligkeit

Ilima
Sida fallax Malve
Fördert: Auflösung fest eingeprägter Illusionen, Öffnung für die höchsten Wahrheiten spiritueller Wirklichkeit und die wahre Natur Gottes. Ungewöhnlich an dieser Essenz ist, daß sie nur bei astralen Blockaden aus vergangenen Leben wirkt.

Impatiens
Impatiens sultani Fleißiges Lieschen
Fördert: Wiederherstellung von Toleranz und Akzeptieren gegenüber den äußeren Umständen
Sinnvoll bei: Ungeduld

Jade Vine
Macrobotrys
Fördert: Überwindung von Negativität, Öffnung für andere; Entwicklung tiefer und herzbetonter Kommunikation und Ehrlichkeit

Kamani
Calophyllum inophyllum
Fördert: Heiligkeit eines Ortes und dessen Schutz gegen negative Energien; Heilung von Trauma und Disharmonie im Herzzentrum von Menschen, die unsensibel und lieblos geworden sind

Koa
Acacia hawaiiensis Akazie
Fördert: Regeneration, Transformation und Heilung; bringt tiefen inneren Frieden und Licht aus höheren Dimensionen
Sinnvoll: in Verbindung mit Meditationspraktiken, da die Essenz auf das Kronen-Chakra wirkt

Kou

Cordia subcordata

Fördert: Stimulation des Dritten Auges, so daß Klarheit der Wahrnehmung entsteht; Entwicklung medialer und hellseherischer Fähigkeiten. Bei regelmäßiger Einnahme verhindert Kou astrale Besessenheit durch übermäßigen Alkoholkonsum

Kukui/Candlenut Tree

Aleurites moluccana Lichtnußbaum

Fördert: Verständnis und innere Ruhe; hilft, sich gefühlsmäßig für andere zu öffnen; trägt zur Auflösung von Ängsten, Wut und Nervosität bei; heilt karmische Blockaden im Emotionalkörper und Beziehungen (insbesondere solche, die man aus vergangenen Leben mitgebracht hat)

Lani ali'i

Allamanda cathartica

Der Name dieser Pflanze bedeutet übersetzt «Himmlischer Herr». Die Essenz wirkt motivierend und regt die Willenskraft an, inspiriert positives Denken und richtiges Handeln, besonders für Menschen in Führungspositionen.

Lehua

Metrosideros collina

Fördert: den weiblichen Aspekt, bringt Selbstwertgefühl durch erhöhte Sinnlichkeit und Lust an der Weiblichkeit; wirkt befreiend für Frauen und stellt die Ausgewogenheit der Psyche durch erhöhte Aktivität des weiblichen Sexual-Chakras wieder her

Lotus

Nelumbo nucifera Indischer Lotus

Fördert: Beschleunigung der spirituellen Entwicklung und Heilung auf allen Ebenen des menschlichen Körper-Geist-Systems. Die Pflanze ist seit Jahrtausenden Symbol für spirituelle Erleuchtung.

Macadamia

Macadamia integrifolia Makadamia

Sinnvoll: für Menschen, die in destruktivem oder kriminellem Verhalten gefangen sind. Hier löst die Essenz solche negativen Muster auf und bringt die Klarheit für konstruktives Verhalten und Liebe

Mai'a/Banana

Musa Banane

Fördert: Ausgleich und Harmonie vornehmlich für die männliche Sexualität; bei Männern die Qualität ihrer Beziehungen zu Frauen; wahre sexuelle Erfüllung

Mamaki

Pipturus albidus

Eine befreiende Essenz, die die Geschäftigkeit des Kopfraums beruhigt und klärt und das Bewußtsein ins Hier und Jetzt bringt. So gelingt eine zutreffende Wahrnehmung der Wirklichkeit

Mamane

Sophora chrysophylla Schnurbaum

Fördert: Erleuchtung und Verständnis der göttlichen Wahrheit, Auflösung irregeleiteter spiritueller und religiöser Überzeugungen; Klarheit und emotionales Wohlbefinden

Mango

Mangifera indica Mangobaum

Fördert: Fähigkeit, die höheren Frequenzen kosmischer Lichtenergie aufzunehmen, wodurch das spirituelle Wachstum gefördert und das Bedürfnis nach dichter Nahrung (etwa Fleisch) vermindert wird

Maricia iris

Neomarica

Wirkt inspirierend für Menschen mit heilerischen Tätigkeiten, so daß sie ihre Heilfähigkeiten vertiefen und verfeinern. Regt kreatives Denken und Innovation an, fördert Einstimmung auf Patienten und ihre Beschwerden.

Melastoma

Eine Essenz, die das Wohlbefinden fördert und die Vitalität nach Zeiten von Streß oder Krankheit wiederherstellt.

Milo

Thespesia populnea
Fördert: persönliche Stärke und Antrieb für Menschen, die in stark eingeschränkter Umgebung gelebt haben (Gefängnis, Krankenhaus, psychiatrische Einrichtung)

Naio

Myoporum sandwicense
Fördert: die Willenskraft, um suchtartiges Zuviel-Essen zu überwinden

Nani-ahiahi/Four O'Clock

Mirabilis jalapa Wunderblume
Fördert: Auflösung tiefer, überwältigender emotionaler Themen, die unterdrückt wurden und schließlich zu Krankheiten im Magenbereich führen können

Naupaka-kahakai

Scaevola sericea
Fördert: Gefühl der Verantwortlichkeit für das irdische Handeln; besonders wenn man sich in vergangenen Leben dem Streben nach Reichtum, Macht und Glanz gewidmet hat; heilt Negativität im Verständ, bringt Verbindung zum Höheren Selbst und zu spirituellen Wahrheiten

Nightblooming Cereus/Pa-nini-o-ka

Hylocereus undatus Waldcereus
Fördert: Gleichgewicht der Energien von Tag und Nacht; Auflösung tiefsitzender Ängste vor niedrigen Astralwesen und Alpträumen

Night-blooming Waterlily/H.C. Haarstick

Nymphaea Seerose
Fördert: bedingungslose Liebe in einer Beziehung, gegenseitige geistige Einstimmung und Bereicherung der Erfahrung der sexuellen Liebe

Noni

Morinda citrifolia
Fördert: Reinigung und Klärung der Gefühle, so daß dem Körper zur Entgiftung verholfen wird; stimmt die Frau auf die Erdmutter ein; er-

weckt Instinkte von Nähren, Fürsorge und Liebe
Sinnvoll: zur Vorbereitung von Frauen auf Schwangerschaft und Mutterschaft

Ohai Ali'i/Dwarf Poinciana

Caesalpinia pulcherrima
Fördert: Auflösung von Blockaden im physischen Körper, die auf langfristigen, starren und unflexiblen Gedankenmustern beruhen und schließlich zu Beeinträchtigungen der physischen Skelettstruktur führen können

Ohelo

Vaccinium reticulatum Heidelbeere
Fördert: Reinigung von tiefen Ängsten, Dunkelheit und Isolation, die Menschen verschlingen, die sich in diesem oder vergangenen Leben mit schwarzer Magie befaßt haben

Ohi'a-'ai/Mountain Apple

Eugenia malaccensis Kirschmyrte
Fördert: Kontrolle des Verstandes über das Immunsystem, wenn es durch Kampf gegen Krankheit geschwächt ist; allgemeine Vitalität

Pakalana

Telesma cordata
Eine Essenz, die die Lichtfasern im Seelenkörper klärt. Besonders geeignet für fortgeschrittene Lichtarbeiter, Heiler oder Eingeweihte auf einem spirituellen Weg. Wahre Harmonie kehrt wieder ein nach vorübergehender Störung durch irdische Disharmonie.

Panini-awa'awa/Aloe

Aloe barbadensis Echte Aloe
Fördert: Heilung von Löchern im Ätherleib, die durch Einnahme psychoaktiver Drogen in diesem oder früheren Leben verursacht wurden, und damit zusammenhängenden Schäden

Papala Kepau

Pisonia brunoniana
Eine Essenz, die eine ganzheitliche Perspektive im Umgang mit Gelderwerb fördert, so daß man dabei höhere Wahrheiten und Ausgewogenheit berücksichtigen kann. Besonders sinn-

voll für Menschen, deren Leben auf geschäftliche Unternehmungen ausgerichtet ist.

Papaya

Carica papaya Melonenbaum/Papaya
Fördert: Beziehungen, indem man sich auf die spirituelle Liebe zwischeneinander konzentriert; Klärung mentaler Verwirrung und Anspannung; regt mediale Fähigkeiten an

Passion Flower

Passiflora mollissima Passionsblume
Fördert: reine, göttliche und bedingungslose Liebe, die Negativität, Schmerz und Trauma heilt

Pa'u-o-hi'iaka

Jacquemontia sandwicensis
Fördert: spirituellen Schutz bei der Begegnung mit dunklen Kräften; Heilung nach Schädigung durch solche Vorfälle; Kontakt zu höheren Sonnen- und Engelgefilden

Pleomele fragrans

Fördert: Loslassen von Depression, Ängstlichkeit und Reizbarkeit; bringt Positivität in die geistigen Rahmenbedingungen

Plumbago

Plumbago capensis Südafrikanische Bleiwurz
Fördert: Wiederherstellung von Liebe, Mitgefühl und Vitalität in engen zwischenmenschlichen Beziehungen wie in der Familie

Plumeria/Puamelia

Plumeria acuminata Frangipani
Fördert: Entschlossenheit und Motivation zur Ausübung ethnischer spiritueller Traditionen, die ja oft durch moderne Einflüsse geschwächt werden oder verloren gehen; Klarheit und Zielgerichtetheit, traditionelle Lebensweisen wieder einzuführen und aufrechtzuerhalten

Poha/Cape Gooseberry

Physalis peruviana Kapstachelbeere
Fördert: Lernfähigkeit bei Kindern bis 15 Jahren, die emotional instabil sind aufgrund von Problemen mit Familie, engen Freunden und/oder Lehrern; erzeugt eine vitale und positive Geistesverfassung und löst emotionale Blockaden

Port St. John's Vine

Podranea ricasoliana
Eine weiche, weibliche Essenz, die auf den Mentalkörper wirkt und ihn weicher macht, falls Tendenzen zu Sarkasmus und Starrheit vorhanden sind.

Pua-hoku/Wax Plant

Hoya carnosa Wachsblume
Fördert: Harmonisierung und Ausrichtung des inviduellen Willens auf den einer kollektiven Gruppe oder Organisation, an der man beteiligt ist, so daß das Kollektiv erfolgreicher wird.

Pua kala

Argemone glauca Stachelmohn
Eine Essenz, die den Verstand anregt und Klarheit und das Vermögen fördert, zwischen den eigenen Ideen und denen anderer zu unterscheiden. Daraus ergibt sich eine geistige Offenheit, die das Verständnis für andere und die Kommunikation mit ihnen erleichtert, da man dank geistiger Ausgeglichenheit intellektuelle Angelegenheiten besser erfassen kann. Auch telepathische Fähigkeiten werden gefördert.

Pua-Kenikeni

Fagraea berteriana
Fördert: Überwindung des psychischen Verlangens nach Drogen (insbesondere nach Marihuana) und nach sexueller Promiskuität; Wiederherstellung von Klarheit und Zielgerichtetheit

Pua-Pilo

Capparis sandwichiana Kapernstrauch
Fördert: Überwindung von Lethargie; Aktivität und Erfüllung im Leben; wirkt oft befreiend bei Problemen mit Übergewicht, die nicht auf übermäßigem Essen, sondern auf Lethargie und Trägheit beruhen

Pukiawe

Styphelia tameiameiae
Fördert: Revitalisierung; Überwinden von Trägheit; Sorge und Interesse für sich selbst und die Umwelt; Erkenntnis der Vernetztheit allen Lebens

Spider Lily

Pancratium littorale Pankrazlilie
Fördert: Überwindung negativer Geistesverfassung
Sinnvoll: für Männer, die Entfremdung gegenüber Frauen verspüren – in ihnen weckt diese Essenz liebende Einstimmung, Achtung und Zugeständnis wahrer Gleichberechtigung

Stenogyne caliminthoides

Fördert: Wiederherstellung der Ordnung im Mentalkörper
Sinnvoll bei: ernster Desintegration der Persönlichkeit mit gestörtem Verhalten

Streptocarpus

Drehfrucht
Eine transformierende Essenz, die Klarheit, Ehrlichkeit und ein klares Bewußtsein für Menschen bringt, die irgendwie unter Unehrlichkeit leiden, aus der Entfremdung und Abgetrenntheit in Beziehungen zu anderen resultiert.

Ti (andere Bezeichnung: Ki)

Cordyline terminalis
Fördert: Linderung von astraler Besessenheit bei regelmäßiger Einnahme. Hilft bei der Konfrontation mit «medial belasteten» Örtlichkeiten, befreit Orte von Verfluchung oder Verwünschung.

Uala/Purple Sweet Potato

Ipomoea batatas Süßkartoffel
Fördert: Wiederherstellung der Kommunikationsfähigkeit bei kleinen Kindern, die einen Unfall oder ein Trauma erlitten haben und ihre Gefühle von Schock, Hilflosigkeit, Frustration und Wut nicht ausdrücken konnten

Ulei

Osteomeles anthyllidifolia
Fördert: kommunikative Fertigkeiten; bringt Empfänglichkeit und Liebe und Interesse an anderen ins Gleichgewicht mit dem logischen Verstand; verbessert das Gedächtnis und erleichtert die Erinnerung an vergangene Leben; löst Feindseligkeiten auf und verbindet unterschiedlich eingestellte Menschen

Water Poppy

Hydrocleys nymphoides Wassermohn
Fördert: fließendes Gleichgewicht zwischen Hyperaktivität und Lethargie; Loslassen egozentrischer mentaler Konflikte, so daß ein harmonisches Gleichgewicht zwischen dem Ich und anderen erfahren werden kann

Wiliwili

Erythrina sandwicensis Korallenstrauch
Fördert: positive Einstellung; Mut und Ehrlichkeit, sich mit wichtigen Lebensfragen auseinanderzusetzen; Neubewertung von Glaubenssystemen und Auflösung von Ängsten, die Klarheit in bezug auf Beziehungen und Handlungen im Leben verhindern

Yellow Ginger (Awapuhi melemele)

Hedychium flavum
Fördert: Sensitivität und Sinneswahrnehmung von Auge, Ohr und Berührung; bringt den Menschen ins Hier und Jetzt; fördert Entspannung und kann eingesetzt werden in Verbindung mit Rückführungen, um im Unterbewußten begrabene Traumata aufzulösen

10

Die AUM-Himalaya-Sanjeevini-Essenzen

AUM (bzw. «Om»), das ist der «Urlaut», der in Asien so oft im Zentrum von Gebet und Meditation steht. «Sanjeevini» bedeutet «höchste der Heilpflanzen». Die AUM-Himalaya-Sanjeevini-Essenzen wurden von dem Ärzteehepaar Rupa und Atul Shah entdeckt. Beide haben ursprünglich eine schulmedizinische Ausbildung absolviert, sich dann aber mehr und mehr alternativen Heilverfahren zugewandt. Nachdem sie in ihrer Praxis große Erfolge mit den Bach-Blüten erzielt hatten, begannen sie nach und nach, eigene Essenzen herzustellen aus Pflanzen, die vornehmlich aus der Himalaya-Region stammen.

Neben einer langen Reihe von Blütenessenzen setzen Rupa und Atul Shah auch eine Vielzahl von Mischungen erfolgreich in ihrer Praxis ein.

Die wichtigsten sind für die folgenden Situationen bestimmt: Erste Hilfe, Streß, Angst, Erschöpfung, Depression, negative Gedanken, Streß des Stadtlebens, Selbstvertrauen, Fasten, Prüfungsangst, Bettnässen, Hitzschlag, Umweltbelastungen, Verbrennungen, Jet-Lag, Schlafstörungen, Reisen, Reinigung, Akne, prämenstruelles Syndrom, Menopause, zwischenmenschliche Beziehungen, Suchtprobleme, Gefühlsgleichgewicht, Pflanzenwachstum, Pflanzenkrankheiten, Pflanzenschock, Gedächtnisschwäche, Kurzatmigkeit, Heiler, Rückenschmerzen, Hyperaktivität, Wut, Kritik, Ablehnung, Geburt, Immunabwehr, Schuldgefühle, Trauer, Unzulänglichkeit, Eifersucht, Erkältung, Gefühlsschmerz, Herztonikum, Übersäuerung, sexuelle Harmonie.

Lotus

Nelumbo nucifera oder *Nelumbium speciosum*
Indischer Lotus
«Der Lotus ist die wichtigste Blütenessenz auf diesem Planeten und König der Blütenessenzen», schreiben Rupa und Atul Shah über diese Essenz. Deshalb soll sie hier am Anfang stehen und ausführlich vorgestellt werden. Der Lotus wächst im schlammigen Wasser ruhiger Teiche und Seen. Seine Wurzeln reichen unter dem Wasser tief in den Boden hinein. Der lange zylindrische Stengel führt durchs Wasser und erhebt sich über die Wasseroberfläche. Die großartige Blüte entfaltet schrittweise ein Blütenblatt nach dem anderen, bis sie am Morgen bei der ersten Berührung der Sonnenstrahlen voll erblüht ist. So wie der Lotus mit den ersten Strahlen der Morgensonne erwacht und blüht, so ist die Beziehung zwischen Lotus und Sonne ein Symbol der Liebe.

Der Schlamm, in dem der Lotus verwurzelt ist, steht für das materielle Leben; das Wasser, durch das der Stengel führt, repräsentiert die astrale Welt. Wenn die Pflanze die Wasseroberfläche erreicht und ihre Knospen der Sonne öffnet, steht sie für das spirituelle Leben.

Das Kronen-Chakra wird in Indien auch als «Lotus der tausend Blütenblätter» bezeichnet, ein Symbol für die letztendliche Erleuchtung. Es wird angenommen, daß die Transformation der Welt zum Paradies durch den Lotus geschehen kann, indem er die Einheit allen Lebens repräsentiert.

In der buddhistischen Tradition wird außerdem das Sonnenähnliche des voll erblüten Lotus betont, und man vergleicht seine Blütenblätter mit den Strahlen der Sonne. Der Lotus ist auch im Buddhismus Symbol der Erleuchtung.

In der ägyptischen Tradition wiederholt sich dasselbe Thema. Der Lotus bringt Harmonie in alle Aspekte unseres Seins – innerlich und äußerlich.

Als Blütenessenz hat der Lotus viele Anwendungsmöglichkeiten:

1. Er fördert die Meditation, indem er den Verstand zur Ruhe bringt und die Konzentration verbessert. So unterstützt er das spirituelle Wachstum (vor der Meditation sieben Tropfen einnehmen).

2. Er verstärkt die Wirkung anderer Blütenessenzen in Mischungen und gleicht sie aus.

3. Er korrigiert emotionale Unausgeglichenheit, indem er eine sanfte Lösung der Gefühle ermöglicht. So können zum Beispiel starke Rückenschmerzen auf die Unterdrückung von Gefühlen zurückzuführen sein und durch Lösung der Gefühle in Träumen gelindert werden.

4. Er fördert die Erholung von Krankheit.

5. Er hilft Heilern, genauere Diagnosen zu stellen; lindert die Angst des Heilers um seine problembeladenen Patienten.

6. Bei Zweifel über die richtige Therapie oder einem verwirrenden Zustand des Patienten bringt Lotus den Durchbruch, indem er das Bild klarer macht. Er eignet sich folglich für den Beginn der Therapie, kann aber auch zum Abschluß einer Therapie gegeben werden, um den Therapieerfolg zu stabilisieren.

7. Wirkt sehr stark in Kombination mit Kristallen.

8. Gleicht alle Chakren aus, indem er Energie von ihnen löst beziehungsweise zu ihnen hinleitet, so daß mehr Gesundheit und Harmonie entsteht.

9. Lotus hilft, den Organismus von physischen oder feinstofflichen Giften zu befreien.

10. Lotus wirkt ausgleichend, reinigend und stärkend auf die Aura.

11. Eignet sich zum Versprühen an zeremoniellen Orten.

12. Kann auch ins Bad gegeben werden.

13. Wirkt harmonisierend auf zwischenmenschliche Beziehungen.

14. Ist noch wohltuender, wenn er zusammen mit Affirmationen und Visualisationen eingesetzt wird.

15. Die Essenz kann auch örtlich zusammen mit Lotusöl verwandt werden.

16. Wenn man Pflanzen Lotus gibt, brauchen sie weniger Wasser und Sonnenlicht.

17. Hilft, wenn von Mensch und Tier gleichzeitig eingenommen, die Beziehung zu Tieren zu stärken.

18. Kann auch als Lotus-Creme oder als Lotion verwendet werden.

19. Ist auch sinnvoll für die Anwendung auf Akupressurpunkten (zum Beispiel auf DU 20/ Bahui und andere).

20. Astrologie, Kinesiologie, Aromatherapie, Homöopathie und Zellsalztherapie können besser wirken, wenn gleichzeitig Lotus eingesetzt wird.

Ashoka Flower
Saraca indica
Für Menschen, die schweres Trauma oder Leid durchlitten haben. Für tiefsitzende Sorgen, Trauer und Disharmonie im Inneren infolge von Ereignissen wie Verlust eines nahestehenden Menschen, Mißerfolg, Leid, Krankheit oder Einsamkeit. Die Essenz erzeugt einen tiefgreifenden Zustand von Freude, Harmonie und Wohlbefinden im Inneren. Wirkt stärker bei älteren Menschen.

Bougainvillea (mit orange- und rosafarbenen Blüten)
Bougainvillea Bougainvillie
Eine wunderbare Meditationshilfe, wenn es darum geht, die innere Verbindung zu unserer spirituellen Bestimmung zu bestärken. Wenn man von Ängsten oder Mittelmäßigkeit überschwemmt wird, entfacht diese Essenz neuen Enthusiasmus, Interesse und emotionales Wohlbefinden und fördert unser Gefühl für die mystische und heilige Seite des Lebens.

Butterfly Lily
Hedychium coronarium König
Eine erlösende Essenz für Menschen, die auf böse oder negative Weise große Macht über andere ausüben, zum Beispiel Diktatoren oder Chefs großer Unternehmen. Bringt Frieden und echte Reue über die eigenen Missetaten: Macht den Menschen wieder menschlich, so daß er klar sehen kann, was er getan hat, und sich Vergebung und die Möglichkeit zur Wiedergutmachung wünscht.

Cannon Ball Flower
Couroupita guyanensis Kanonenkugelbaum
Zur Überwindung von Frigidität bei Frauen, die durch tiefsitzende geistige Ängste in bezug auf sexuellen Ausdruck ausgelöst wurde, die zum Aufbau einer negativen Einstellung zur Sexualität führten. In der Sexualtherapie sinnvoll für Frauen, bei denen ein starker Wille zu empfangen durch unerklärliche Frigidität blockiert wird.

Christ's Thorn
Euphorbia milii Christusdorn
Eine erlösende Essenz. Für Menschen, die sich ohne ersichtlichen Grund ständig in einem Zustand inneren Aufruhrs befinden. Behebt den Zustand von Negativität in der Psyche und löst Konflikte im Bewußtsein. Verschafft uns einen Neuanfang, so daß man mit Optimismus, Frieden und Zuversicht weiterschreiten kann.

Curry Leaf
Murraya koenigii Spreng
Eine Blütenessenz für Magengeschwüre und Magensäureüberschuß, die durch unausgewogene Ernährung verursacht sind (zum Beispiel durch große Mengen von Alkohol und Fleisch), aber auch durch geistige Anspannung. Erzeugt Entspannung und ein ausgeglichenes Bewußtsein und eine gesunde Sorge für die eigene Ernährung und den eigenen allgemeinen Lebensstil.

Dayblooming Jessamine
Cestrum diurnum Hammerstrauch
Eine erlösende Essenz für Menschen, die schweres Leid durch schmerzhafte, schwächende Erkrankungen durchmachen, und auch für körperbehinderte Menschen. Bringt Akzeptieren und Transformation des Leidens in positive Liebe, Freundlichkeit und Empfindsamkeit für andere. Erleichtert die Bürde von Angst, Alpträumen und Schmerz.

Drumstick
Moringa oleifera Pferderettichbaum
Fördert die Heilung bei Bronchitis. Bitterkeit, Groll und andere Schmerzen können sich auflösen, während diese Essenz hilft, positive Gefühle aufzubauen. Sie reduziert das Verlangen zu rauchen und löst schwierige Gefühle.

Golden Rod
Solidago canadensis Kanadische Goldrute
Für Menschen, die in sozialen Situationen die negative Aufmerksamkeit anderer auf sich ziehen, indem sie sich ungezogen, frech oder ekelhaft aufführen. Für Menschen, die sich ihrer selbst nicht sicher sind. Die Essenz bringt wirkliche Demut und Liebe sowie realistische Wahrnehmung anderer Menschen und unserer Beziehung zu ihnen. Lindert innere emotionale Disharmonie.

Gulmohar
Delonix regia/Poinciana
Zur spirituellen Heilung von Menschen, die in vergangenen Leben sexuelle Gewalttaten be-

gangen haben. Tiefer Friede und Harmonie können ins Herzzentrum zurückkehren und den Fluß der Sexualenergie ermöglichen. Sexualität wird wieder zu einer erfüllenden Erfahrung.

Indian Coral
Erythrina indica Korallenstrauch
Eine transformierende Essenz für Bürokraten und alle, die Machtpositionen in der Gesellschaft einnehmen und selbstsüchtig, machtgierig, allgemein arrogant und gefühllos sind. Transformiert das Bewußtsein von Menschen, die politische Macht haben, und gibt ihnen Weisheit, Erleuchtung, Verständnis und Frieden. Löst Blockaden durch egoistische und unreine Absichten auf.

Indian Mulberry
Morus alba Weißer Maulbeerbaum
Eine Versöhnungsessenz für Gruppen von Menschen, die Konflikte miteinander haben, unterschiedliche Positionen einnehmen oder an alten Vorurteilen, Haß und tiefer Disharmonie festhalten. Gut, wenn man sich mit einem Erbe von negativem Patriotismus und sozialen Konflikten auseinanderzusetzen hat.

Ixora
Ixora
Wirkt beziehungsverbessernd bei heterosexuellen Paaren. Für alle Menschen, deren Sexualenergie es an Richtung, Interesse und Vitalität mangelt. Revitalisiert und steigert die sexuelle Energie und Aktivität. Fördert und bringt Verantwortlichkeit, Weisheit, Ruhe und Gleichgewicht in den Bereich des sexuellen Ausdrucks. Hilfreich bei der ersten sexuellen Erfahrung. Trägt indirekt zur Heilung von Frigidität und Impotenz bei.

Karvi
Strobilanthes
Eine transformierende Essenz für die Umwandlung verzerrter oder falscher Einstellungen zu Sexualität und sexuellem Ausdruck, die den Menschen zur Ausübung abweichender Sexualpraktiken treiben. Sinnvoll bei Problemen mit der sexuellen Leistung, mit Perversionen oder unnatürlichen Reizen oder wenn jemand Sexualität nur als Extremhandlung zum Zwecke finanziellen Gewinns ansieht. Führt Menschen sanft fort von Pornographie und selbstsüchtiger sexueller Befriedigung hin zu liebevolleren, empfindsameren und gesünderen sexuellen Beziehungen und Praktiken.

Malabar Nut Flower
Adhatoda Vasica Nees
Für Menschen, die sich aufgrund ihrer Nationalität, Klasse oder Kaste für etwas Besseres halten. Hier geht es um Vorurteile, tiefsitzenden Stolz und Snobismus. Bringt Positivität gegenüber allen Menschen; fördert Liebe, Toleranz und Verständnis für andere Rassen und soziale Gruppen. Ausgezeichnet geeignet zur internationalen Integration.

Meenalih
Für religiöse und selbstgerechte Menschen, die ihre Sexualität unterdrücken, da sie sie für falsch oder sündig halten. Sinnvoll bei Impotenz, die entstanden ist durch Schuldgefühle gegenüber dem Verlangen des eigenen Körpers und gegenüber den Freuden, die aus sexuellem Verlangen entstehen können. Transformiert die alten, von Angst und Schuldgefühlen bestimmten Einstellungen, die solche Triebunterdrückung verewigen. Lehrt, daß wahre Tugend in der echten Liebe liegt, die alles umfaßt, und daß wir das Recht auf ein Leben voll Freude und Genuß haben, zu dem als wichtiger Teil auch die Sexualität gehört.

Morning Glory
Ipomoea purpurea Purpurprunkwinde
Sinnvoll bei Opiat- oder Nikotinabhängigkeit; für alle Stadien der Behandlung von Menschen, die sich von Drogen lösen wollen. Auch für nervliche Störungen und körperliche Entzugssymptome. Eine wichtige Essenz im Kampf gegen Drogenabhängigkeit.

Neem

Azadirachta indica Neem-Baum/Paternosterbaum

Bringt übermäßig gehirnorientierte Menschen, die weit ab von ihrer Mitte leben, zu ihrem Herzen zurück, so daß sie liebevoller, intuitiver, weniger urteilend, verständnisvoller und gebender werden. Sobald man diese Essenz benutzt, beginnt die Entwicklung einer ungeheuren Liebe und Empathie. Eine Essenz des Herzens.

Night Jasmine

Jasminum arborescens Jasmin

Synchronisiert und harmonisiert die sexuellen Energien von Paaren. Sollte immer gemeinsam von beiden Partnern genommen werden. Für Menschen, die es schwierig finden, den Liebesakt erfolgreich zu vollziehen. Erzeugt einen Zustand echter Freude, Erfüllung und Ekstase im Liebesakt. Sinnvoll als langfristig integrierendes Mittel für Paare oder einfach als sofort wirkendes Tonikum vor dem Liebesakt. Bringt neue Vitalität in sexuelle Beziehungen.

Nilgiri Longy/St. John's Lily/Cape Lily

Crinum latifolium

Läßt Lehrende menschlicher werden, indem ihr Wille gegenüber den Schülern oder Studenten positiv aktiviert wird, so daß das Lernen für sie kreativer und freudiger wird. Sinnvoll für Lehrer und Angehörige verwandter Berufe, die gegenüber ihren Studenten oder Schülern zu streng und starr sind

Office Flower

Portulaca grandiflora Portulakröschen

Für Menschen, die im Büro arbeiten und unter mentalem Streß und damit verbundenen Hautproblemen leiden. Für Menschen, die in modernen High-Tech-Büros arbeiten, den ganzen Tag vor dem Bildschirm sitzen und deshalb unter nervösem Streß, Frustration und Hautproblemen leiden

Old Maid (rosa)

Vinca alba Immergrün (rosa)

Für Frauen, die sich aufgrund einer fehlgeleiteten Einstellung zur Sexualität promiskuös verhalten. Für Frauen, die Männer als Spielzeug für ihre sexuelle Befriedigung und Ego-Vergrößerung sehen. Für Frauen, die Liebe und Verantwortung in der Sexualität ignorieren. Bringt einen Zustand von Liebe und Mitgefühl in die Sexualität. Für Frauen, die durch Männer gebraucht und mißbraucht wurden, und deshalb roh und gefühllos im Umgang mit Männern sind. Gut für Prostituierte.

Old Maid (weiß)

Vinca alba Immergrün (weißes)

Für Männer, die sich aufgrund einer fehlgeleiteten Einstellung zur Sexualität promiskuös verhalten. Trägt zur Auflösung männlicher Einstellungen gegenüber Frauen bei, die egoistisch, selbstsüchtig und gefühllos für die Gefühle der Frau sind und die eigene Lust über alles andere stellen. Hilft, einen geistigen Zustand von Liebe und Herzlichkeit herzustellen. Der Mann erlangt mehr Kontrolle über seine sexuellen Sehnsüchte und eine höhere und liberale Einstellung, so daß sich sein Sexualleben wandelt. Die Essenz stimuliert tiefe Sorge dafür, wie der Partner die Qualität der gemeinsamen Beziehung erfährt.

Pagoda Flower

Plumeria alba Frangipani

Für Menschen, die ihre Sexualpartner als Mittel zur Befriedigung sexueller Phantasien und nicht als einzigartigen geliebten Menschen behandeln. Für Menschen, denen es beim Sexualakt mehr um Befriedigung von Machtgelüsten als um Liebe geht, so daß die Sexualität mißbraucht wird. Für Menschen, denen es schwer fällt, im Liebesakt eine liebevolle einfühlsame Einstellung zu entwickeln, und die deshalb eine schlechte Beziehung zum Partner haben. Die Essenz löst Illusionen und Mythen in bezug auf Sexualität auf und korrigiert die Kanalisierung der Sexualenergie, so daß tiefe Liebe, tiefes Verstehen und ein weiser Gebrauch der Sexualenergie erwachen können.

Parrot (Flame of the Forest)
Butea monosperma
Sinnvoll für Menschen, die öffentlich Reden halten und ihren Sprachrhythmus sowie die Koordination zwischen Denken und Sprechen besser abstimmen wollen. Fördert klare Aussprache und deutlichen Ausdruck, indem es Denken, Willen und Sprache synchronisiert. Der Verstand erlangt mehr Kontrolle über den sprachlichen Ausdruck; das Selbstvertrauen bei öffentlichen Auftritten wird gestärkt, die stimmliche Ausdrucksfähigkeit verbessert und ausgeglichen.

Parval
Trägt dazu bei, daß hartherzige Personen, die fanatischen religiösen Regeln folgen, menschlicher werden, indem sie sich gefühlsmäßig öffnen. Entfacht höhere Inspiration, Mitgefühl und Empfindsamkeit gegenüber anderen; fördert Spontaneität und Fröhlichkeit.

Peacock Flower
Poinciana pulcherrima
Eine wichtige Essenz für Rehabilitations- oder Rekonvaleszenzprozesse aller Art, etwa in der Behandlung von Drogenabhängigen, von Menschen, die lange unter schwächenden Krankheiten gelitten haben, oder von Menschen, die geistiger oder körperlicher Folter ausgesetzt waren. Stellt die Empfindsamkeit im Energiefluß der Nerven wieder her.

Pill-Bearing Spurge
Euphorbia plentissima Wolfsmilch
Sinnvoll bei Neigung zu Unfällen, zum Ins-Fettnäpfchen-Treten; Gefühl der Machtlosigkeit über das eigene Leben; wiederholtem Pech und daraus entstehender Verbitterung

Prickly Poppy
Aregmone mexicana Stachelmohn
Wirkt ausgleichend für Männer, die Frauen sexuell mißhandeln und sie als Sexualobjekte sehen. Die Essenz bringt mitfühlende Verantwortlichkeit und Liebe zurück in die Sexualität, ohne die körperliche Erregung und Lust zu

mindern. Sie führt den Mann dazu, eine erfüllende und liebevolle Beziehung anzustreben. Sie lehrt uns, daß Sexualität mehr Spaß machen kann, wenn sie mit Verantwortung und Liebe unternommen wird.

Radish
Raphanus sativus Rettich
Eine psychologisch stärkende Essenz für Menschen, die unter dem Verlust nahestehender Menschen und dem Gefühl, das Leben nicht mehr bewältigen zu können, leiden. Wirkt stärkend und ordnend auf den Verstand, bringt geistige Objektivität und Wohlbefinden in der schwierigen Zeit, die unmittelbar auf den Tod eines sehr nahestehenden Menschen folgt. Wirkt integrierend auf den Geist nach dem Schock und Trauma des Verlustes.

Rangoon Creeper (Madhumalti)
Quisqualis indica Indische Quisqualis
Befreit Menschen, die durch dunkle spirituelle Führer versklavt sind. Sinnvoll für alle, deren Seele und Wille durch sehr mächtige Gurus oder Sektenführer gefangen sind.

Red Hibiscus
Hibiscus Hibiskus (rot)
Fördert das Zusammenpassen von Menschen in Zweierbeziehungen, so daß Wärme und Einfühlungsvermögen entstehen; mentale Harmonie und gefühlmäßiges Wohlbefinden; verbessert so indirekt die sexuellen Beziehungen

Red Hot Cattail
Acalypha hispida Katzenschwanz
Für Menschen, die in vergangenen Leben Gewalt und Mißbrauch ausgesetzt waren. Öffnet das Herzzentrum, bringt warme und liebevolle Transformation. Löst tiefsitzende Hartherzigkeit und Unversöhnlichkeit in der Psyche. Das Gottvertrauen wird wiederhergestellt.

Red Silk Cotton
Salmalia malabarica
Eine wichtige Essenz für Menschen, die sich zu

einem spirituellen, religiösen oder New-Age-Lebensweg hingezogen fühlen. Reinigt und transformiert die inneren Absichten von «heiligen Männern», Priestern und religiösen Menschen aller Glaubensrichtungen. Befreit von der Gier nach spirituellem Glanz und spiritueller Macht, fördert einen Zustand spiritueller Reinheit, der auf Absicht, Demut, Liebe und Wertschätzung für alle Menschen basiert.

Rippy Hillox

Für Erwachsene, die in der Vergangenheit schwierige oder traumatische Erfahrungen mit Sexualität gemacht haben und deshalb dazu negativ oder ängstlich eingestellt sind. Für Opfer von Vergewaltigung oder sexueller Perversionen, die schon den Gedanken an Sexualität als unerträglich schmerzhaft empfinden. Auch für Menschen mit sexuellen Spannungen, Frigidität oder Impotenz. Die Essenz hat einen sehr heilenden und regenerierenden Einfluß auf Opfer sexueller Gewalt.

Sithihea

Für Menschen, die sich im Geschäftsleben selbstsüchtig verhalten und unvernünftig mit anderen umgehen. Bei Menschen, die ihre Menschlichkeit verloren haben, ruft Sithihea die positiven menschlichen Qualitäten von Geduld, Vernunft, Mitgefühl und Integrität hervor. Gut für jeden, dessen Bewußtsein für andere durch mentale Blockaden, Eitelkeit oder allgemeine Gefühllosigkeit gestört ist. Wirkt fördernd, sensibilisierend und ausgleichend auf unsere äußeren finanziellen und materiellen Beziehungen.

Slow Match

Careya arborea
Heilend für Zweierbeziehungen (heterosexuelle Ehen oder Eltern-Kind-Beziehungen), in denen etwas schiefgelaufen ist. Für Menschen, die das Gefühl haben, in einer Beziehung schlecht behandelt worden zu sein, und deshalb Bitterkeit und Groll gegenüber dem anderen empfinden. Die Essenz erzeugt einen positiven Zustand von wirklicher Liebe, Offenheit, Vertrauen und Verständnis gegenüber dem Partner

und einen festen Willen, sich für eine positive Beziehung einzusetzen.

Spotted Gliricidia (Rikry Rorshia Flower)

Gliricidia maculata
Für unterdrückende politische Führer. Verwandelt diejenigen, die andere für ihre politischen Überzeugungen ins Gefängnis stecken. Bringt einen Wandel des Herzens, Erleuchtung und Weisheit.

Swallow Wart

Calotropis gigantea
Für Menschen, die sich im Unterbewußten in einem Zustand innerer Qual, Disharmonie und Angst befinden, begleitet von Symptomen wie Schlafstörungen, Alpträumen, Panikattacken oder allgemeiner Unruhe. Wenn solche tiefe Disharmonie gelindert wird, kehren Frieden, Wohlbefinden und Mut zurück.

Tassel Flower

Calliandra surinamensis
Fördert Heilung tiefer emotionaler Wunden und tiefer Disharmonie mit Angehörigen der eigenen Familie – besonders in der Beziehung zwischen Eltern und Kindern, aber auch bei entfernter Verwandtschaft; Vergebung, Versöhnung

Teakwood Flower

Tectona grandis Teakbaum
Eine vitalisierende und erfrischende Essenz für Menschen über sechzig, die vor allem die Konzentrationsfähigkeit und die geistige Vitalität fördert. Sinnvoll bei seniler Demenz und altersbedingter Irrationalität; für Menschen, deren Denken aufgrund des Alters verwirrt und müde geworden ist. Fördert die Kommunikations- und Konzentrationsfähigkeit.

Temple

Plumeria rubra Frangipani
Vertieft und stärkt die Erfahrung religiöser Verehrung. Für Menschen, die Gott auf tieferen Ebenen leugnen. Sehr nützlich für alle, die früher Religion total abgelehnt haben. Stellt ein echtes Bewußtsein für Gott wieder her.

Torroyia Rorshi
Fördert Umweltbewußtsein; sinnvoll für Menschen, die in urbanen und industriellen Kulturen leben

Tulip Tree (die orangefarbenen Blüten des Tulpenbaums)
Spathodea campanulata Afrikanischer Tulpenbaum
Reduziert Träumen und Astralreisen, so daß der Mensch besser geerdet wird und dieses physische Leben voll akzeptieren kann. Für Menschen, die abgehoben sind und sich nicht für das Alltagsleben interessieren. Sie wachen nur schwer auf, weil sie so intensiv träumen. Bewirkt eine Öffnung für andere im Herzzentrum, freudiges und leichtes Annehmen sowie eine Bereitschaft, mit anderen leichter zusammenzuarbeiten und zu interagieren. Mit Hilfe dieser Essenz steht man leichter auf, kann sich seiner Arbeit und den Aufgaben des Tages intensiver widmen und wird glücklicher und freundlicher.

Ukshi
Calicopteris floribunda
Für ältere Frauen, die in ihrer Jugend aufsehenerregend und schön waren, sich im Alter aber abgelehnt, depressiv und verbittert fühlen. Bringt das Selbstwertgefühl zurück; fördert Liebe zu Gott und anderen Menschen und Freude am Leben. Hilft, Groll, Bitterkeit und Isolation aufzulösen.

Vilayati amli
Wirkt positiv in Beziehungen, wenn ein gewisser Neid auf nahestehende Menschen in der Familie oder im Freundeskreis vorhanden ist. Sinnvoll, wenn man Hemmungen hat, mit nahestehenden Personen zu teilen, zu kommunizieren oder sich ihnen zu öffnen, weil ein anderer besser als man selbst erscheint oder weil man unter Minderwertigkeitskomplexen leidet. Bringt Freude über den Erfolg anderer Menschen; macht uns geneigt, solche Menschen voller Wärme und Anteilnahme zu lieben und

ihnen zu helfen. Fördert Beziehungen, insbesondere in der Familie zwischen Kindern oder zwischen engen Freunden.

Water Lily
Nymphaea alba Seerose (weiß)
Die «Kamasutra»-Essenz. Wirkt als starkes Tonikum für Menschen, die psychische Hemmungen in bezug auf sexuelle Intimität haben: Fördert den Genuß des Liebesaktes durch Steigerung der Sinnlichkeit; fördert Erfüllung und Erregung im Liebesakt.

White Coral
Erythrina variegatis orientalis Korallenstrauch
Für engstirnige religiöse Menschen, die dogmatisch, kritisch und vereinfachend in der Einschätzung anderer Menschen sind; für Angehörige religiöser Gruppen und Organisationen, die dazu neigen, die Welt in Schwarz und Weiß zu unterteilen. Befreit Menschen vom Zustand der Ignoranz, indem sie ihr Verständnis erweitert, so daß sie flexibler, liebevoller und echter in ihrer religiösen Überzeugung werden.

White Hibiscus
Hibiscus Hibiskus (weiß)
Bringt zunehmende Empfänglichkeit für die spirituelle Welt und für die eigene Spiritualität. Für alle, die sich irgendwie blockiert, angespannt oder nicht im Einklang mit ihrer spirituellen Natur fühlen. Fördert unsere Sinneswahrnehmungen und unsere übersinnlichen Fähigkeiten, so daß wir auf höhere Ebenen des Seins reagieren können, was der erste Schritt auf dem Weg zur Selbstentdeckung ist.

Yellow Silk Cotton
Bombax ceiba
Für Menschen, die sich von einem unterbewußten Verlangen nach spiritueller Macht befreien wollen. Bringt einen reinen und klaren Willen, Gottes Arbeit selbstlos, demütig und ohne Wunsch nach spiritueller Macht über andere zu verrichten. Auch in Kombination mit Red Silk Cotton sinnvoll.

11

Die Kakteen-Essenzen

Diese Essenzen werden ebenso wie die Orchideenessenzen von Andreas Korte mit Hilfe der Kristallherstellungsmethode zubereitet, bei der die Pflanzen nicht beschädigt werden (siehe Seite 155).

Caralluma russeliana
(C. acutangula – Ostafrika)
Fördert: Bewußtwerdung und Aufarbeitung alter dunkler Punkte. Hilft uns, den eigenen Schatten anzusehen und zu integrieren. Wir müssen den «Tod» akzeptieren, bevor wir leben können. Hilft uns, die Polarität des Lebens besser akzeptieren zu können, und belastende Energien tiefsitzender Wunden, negativer Gedanken etc. auszuleiten. Wirkt auf den Solarplexus.

Cereus peruvianus
Säulenkaktus (Peru)
Bietet Schutz vor Strahlung und negativen Einflüssen; hilft uns, unser ganzes Potential zu entwickeln, ganz wir selbst zu sein. Gleichzeitig verbindet die Essenz uns mit unserem geistigen Potential.

Ceropegia fusca
Leuchterblume (Kanarische Inseln)
Fördert: Erkennen und Annehmen der eigenen Schattenseite; Regeneration und Befreiung von alten Mustern und Blockaden. Die Essenz geht sehr tief in der Wirkung, bis ins Unbewußte, sogar bis zum Zellbewußtsein.

Cleistocactus ritteri
(Südamerika)
Fördert: Auraschutz des Kopfes. Die Wuchsform weist auf Analogie zum Darm hin. Fördert die Reinigung und Stimulation innerer Vorgänge.

Cleistocactus strausii
Silberkerze (Südamerika)
Fördert: Reinigung und Regeneration der Aura, speziell auf der Astralebene; Befreiung und Schutz der Aura vor Wesenheiten
Sinnvoll: für Menschen mit energetischen Parasitenproblemen; für Menschen mit Abgrenzungsproblemen; für Menschen mit zu weit geöffneter Aura

Echinocactus grusonii
Goldkugelkaktus (Mexiko)
Fördert: Zentriertheit und Schutz; sich auf das Wesentliche ausrichten, von der inneren Mitte aus agieren

Sinnvoll bei: verschiedenen Einflüssen und Störfaktoren; für Menschen, die sich leicht von anderen beeinflussen lassen; für Menschen in leitenden, verantwortungsvollen Positionen mit vielen Menschenkontakten

Echinocereus scheeri var. koehresianus
Igelsäulenkaktus (Mexiko)
Fördert: Entfaltung der Schönheit des Herzens, Qualitäten wie Bescheidenheit, Demut und Hoffnung, Entwicklung von Herzenswärme, Entfaltung unserer inneren Potentiale
Sinnvoll: eher für zurückhaltende, unscheinbar erscheinende Menschen

Echinopsis oxygona
Seeigelkaktus (Brasilien, Uruguay, Argentinien)
Fördert: Erweiterung und Klärung des Mentalbereichs; hilft uns, einen klaren Gedanken fassen zu können und leichter eine klare Linie in unserem Leben zu finden; wirkt reinigend auf störende Gedanken und Einflüsse, stimuliert das Dritte Auge und die Sauerstoffaufnahme.

Ferocactus schwarzii (Mexiko)
Fördert: Abwehrkraft und Selbstvertrauen. Das erste Chakra wird gestärkt, unsere Stabilität und Verbundenheit zur Erde. Hilft uns zu verwurzeln und eine starke Basis zu schaffen, Vertrauen zum Leben zu finden. Fördert das Gruppenbewußtsein und das Mitgefühl zu allem Leben um uns herum.

Hylocereus undatus
Waldcereus (Karibik)
Hilft uns zu akzeptieren, hier zu sein, zu inkarnieren; stimuliert unseren Kontakt zur Erde; hilft uns, die Liebe der Erde zu spüren und gleichzeitig unserer Lichtkörper bewußt zu sein.

Mammillaria rubrograndis
Warzenkaktus (Mexico)
Fördert: Schutz für innere Organe und innere Prozesse; Stabilität; wirkt stärkend auf belastetes Gewebe und Organe; wirkt reinigend und unterstützt die Ausleitung belastender Energien; schenkt den belasteten Organen und Geweben Liebe

Myrtillocactus geometrizans/Blue Berry Cactus
Heidelbeerkaktus (USA)
Fördert: Entwicklung des eigenen Potentials; Abgrenzung und Schutz lernen; das Herzchakra und die Gefühlsebene besser schützen; Genießerisches und Schönes im Leben besser annehmen; erkennen, daß man sich nicht zurückzuhalten braucht, sondern so sein kann, wie man ist. Die Essenz hilft, gefestigter zu sein und das volle Potential zu entfalten.

Opuntia cardiosperma
Feigenkaktus (Paraguay)
Fördert: Freude und Erleichterung im Leben, Vertrauen und Zuversicht
Sinnvoll: bei starken seelischen Belastungen

Opuntia dejecta
Roter Feigenkaktus (Kuba)
Fördert: Erdung und Schutz, bessere Verbindung zur Erde durch Aktivierung des ersten Chakras, breiteren Stand und bessere Standhaftigkeit, in der eigenen Mitte Ruhe finden, sich abgrenzen können, man selbst sein

Orbea variegata (Transvaal)
Baut Kontakt zur Erde auf, stärkt unsere Lebenskraft und hilft, uns von energetischen Parasiten zu befreien.

Pilosocereus pachycladus (Brasilien)
Fördert: Schutz und Regeneration der Energie der Haut. Wirkt ausdehnend und öffnend auf unsere Haut und unser Bewußtsein. Fördert den Austausch über die Haut und läßt erkennen, wie wir das Innen nach außen und das Außen im Innern ausdrücken und erfahren können. Wir erkennen, das das ganze so viel ist wie das Einzelne und umgekehrt.

Selenicereus grandiflorus
Königin der Nacht (Karibik)
Es ist kein Zufall, daß diese Essenz auf der In-

sel der Apokalypse (Patmos) gemacht wurde. Es geht darum, den Menschen Hoffnung zu bringen, Hoffnung und Licht in der Dunkelheit, wenn wir unsere Gedanken reinigen müssen. Es ist eine Essenz der Läuterung. Sie macht uns jene Anteile in uns bewußt, in denen noch Dunkelheit herrscht, um die Aspekte unseres Seins, die wir als «dunkel» empfinden, wieder mit dem Licht unseres Schöpfers zu verbinden.

Seticereus icosagonus (Ecuador)
Fördert: Stabilität und Schutz in der Sexualität; Erdung und Festigkeit; bewußten Umgang mit sexueller Energie; bringt kräftigende und sti-mulierende Energie; Regeneration der Erd-kräfte

Stenocereus marginatus (Mexiko)
Fördert: Öffnung des Herzchakras, Herzens-qualitäten, Aufrichtung und Schutz der Wirbel-säule

Stopelia gigantea (Kapland/Südafrika)
Wirkt auf das 1. Chakra, fördert eine bessere Verbindung mit der Erde, unterstützt die Aus-leitung emotionaler Gifte aus dem Blutkreis-lauf, stärkt Nieren und Hoden.

12

Die Living-Essenzen aus Australien

In Australien gibt es mehr als 600 Orchideenarten und über 120 Bodenorchideen (mit 30 Unterarten) allein im Südwesten von Westaustralien. In der fernen tropischen Vergangenheit des Erdteils waren sie wahrscheinlich noch weiter verbreitet. Die organische Materie des Waldbodens setzt während ihrer Zersetzung das Gas Äthylen frei, wodurch das Wachstum von Orchideen angeregt wird, wie jeder Orchideenzüchter weiß. Viele Orchideen Australiens haben sich an Dürrezonen angepaßt. Sie sind nicht nur in der Lage, dank ihrer unterirdischen Knollen Buschfeuer zu überleben, sondern einige davon blühen sogar nur nach einem Feuer, weil auch bei Buschbränden Äthylen freigesetzt wird.

Die australischen Living-Essenzen werden seit Jahren von dem Ehepaar Barnao erforscht. Eine der wichtigsten Erkenntnisse ihrer Arbeit war die Wirksamkeit von Blütenessenzen auf den Akupunkturpunkten. Die Barnaos waren vielleicht die ersten, die Blüten systematisch mit Akupunkturpunkten in Verbindung gesetzt haben. Ihre erste Erkenntnis war, daß praktisch alle Blütenessenzen am «Baihui»-Punkt, jenem Akupunkturpunkt, der alle anderen «regiert», angewendet werden können. Inzwischen liegen von den Barnaos Karten vor, auf denen die Beziehungen zwischen den verschiedenen Blütenessenzen und Akupunkturpunkte dargestellt sind. Auch Laien können mit diesen Karten arbeiten, weil das Setzen von Akupunkturnadeln nicht unbedingt zur Behandlung gehört.

Antiseptic Bush

Fördert: Reinigung von negativen Einflüssen in der Umgebung oder Stau solcher Energien im eigenen Inneren; inmitten der verschiedenen Aspekte Lebens stehen und durch ständige Reinigung innere Heiligkeit bewahren, so daß sich keine negative Energie aufbauen kann, auch wenn man mit negativen Einflüssen konfrontiert ist

Balga/Blackboy

Xanthorrhoea preissii Grasbaum
Fördert: die Reifung des männlichen Prinzips oder des inneren Mannes; positive Kreativität bei Mann und Frau; Bewußtheit für die Bedürfnisse der Umwelt, während man seine Ziele erreicht; Ausgleich zwischen Leistung und Leben; Fürsorglichkeit und Gemeinschafts- oder Familiensinn

Black Kangaroo Paw

Macropidia fuliginosa

Fördert: Vergebung und Liebe; bringt das Licht zurück und hilft nach Groll und ernstem Trauma, das zunächst unverzeihlich erscheint, wieder zu fühlen

Sinnvoll bei: Trennungen; zwanghaftem Kreisen zwischen Trauer und Wut; auch bei Themen der «Kontrolle» durch Eltern und andere Autoritätsfiguren, die im späteren Leben wieder inszeniert werden

Blue China Orchid

Caladenia gemmata

Fördert: Hilft den Bann der Sucht durchbrechen und den Willen stärken, so daß man wieder Selbstkontrolle erlangt. Man wird sich bewußt, daß die Krücke nicht notwendig ist.

Blue Leschenaultia

Leschenaultia biloba

Fördert: Großzügigkeit und die Offenheit, auf allen Ebenen das, was man hat, mit anderen zu teilen; Öffnung eines Fensters zur Seele, das die grundlegenden Bedürfnisse der Mitmenschen enthüllt und das Bedürfnis weckt, mit Anmut und gutem Willen zu geben; vermindert das Bedürfnis zu haben und an materiellem Besitz festzuhalten

Blue-Topped Cow Weed

Melampyrum Wachtelweizen (Rußland)

Fördert: mehr Tiefe und Verehrung gegenüber dem Leben, woraus Sinn für Verantwortung erwächst; dadurch verbessert sich die allgemeine Qualität des Lebens und der Beziehungen

Sinnvoll: für Menschen, die im Karussell eines hedonistischen und nach immer neuen Stimuli gierenden Lebensstils gefangen sind, oft im Rahmen einer rauhen und harten Umgebung

Brachycome

Multifia dilatata

Fördert: Achtung und Würdigung gegenüber Menschen und ihren inneren Werten

Sinnvoll: wenn Kritik in Akzeptieren anderer Menschen umgewandelt werden muß

Brown Boronia

Boronia megastigma Korallenraute

Fördert: Geduld und Akzeptieren des Hier und Jetzt. Beides braucht man für die Erkenntnis, daß die Lebensreise Lösungen bringen wird.

Sinnvoll bei: Streß und Schlaflosigkeit durch zu viele Sorgen; für sorgenvolle Menschen, die zu wenig Freude erleben

Cape Bluebell

Wahlenbergia capensis Wahlenbergie

Fördert: innere Erneuerung und Befreiung von altem Gepäck, das in einem glücklichen Leben keine Rolle spielen sollte; die Auseinandersetzung mit Themen aus der Vergangenheit, die einen bitteren Nachgeschmack hinterlassen; hilft wieder die Freude zu erfahren, die daraus erwächst, wenn man alle Möglichkeiten in gegenwärtigen und zukünftigen Beziehungen ausschöpft

Cat's Paw

Anigozanthos humilis Känguruhblume

Fördert: Ausdrücken, wenn man sich verletzt fühlt, so daß andere die eigene Situation besser verstehen und darauf reagieren können; aufgestaute Gefühle im Bauch loslassen und sich den wirklichen Geschehnissen stellen. Dies bringt Befreiung von der Erwartung, daß man von anderen fair behandelt werden würde, und von der Situation des von anderen Ausgenutztwerdens. Bringt mehr Gleichberechtigung in einseitige Beziehungen und mehr Wirklichkeitsnähe in Beziehungen, die nur auf Verpflichtung beruhen

Common White Spider Orchid

Caladenia patersonii

Fördert: Liebe und Fürsorge in die dunkelsten Ecken des Universums tragen, ohne sich von der Fühllosigkeit und dem Leiden ringsherum zerstören zu lassen

Sinnvoll: für Menschen, die das Leben auf diesem Planeten für alle lebenswerter machen wollen; für Menschen in helfenden und pflegenden Berufen – auch für ehrenamtliche Helfer –, ihnen verleiht die Essenz eine höhere Perspektive auf den Sinn von Schmerz in der Reise der Seele

Correa
Correa pulchella
Fördert: Gefühle von Positivität und Selbstwert; aus Fehlern lernen, indem man diese annimmt und nicht bedauert oder Schuldzuweisungen verteilt; Überwindung negativer Selbstbilder mit anschließenden Phasen von Stagnation und Depression. Führt von innerem Akzeptieren zu klarer Konzentration und schließlich zum Erfolg.

Cowkicks
Stylidium schoenoides
Fördert: Erholung nach Trauma; Wiederaufbau und Energetisierung der feinstofflichen und physischen Körper nach erschütternden mentalen oder physischen Erfahrungen; weise Integration solcher Erfahrungen in das eigene Verständnis und die eigene Perspektive zum Leben; mit erneuter Kraft vorwärts schreiten

Cowslip Orchid
Caladenia flavia
Fördert: Lösung von Problemen, die sich durch übertriebenes Konkurrenzverhalten ergeben; bringt den Menschen in einen Raum, in dem er gleichberechtigt mit anderen interagieren kann. Das Selbst äußert sich dann aus einer tieferen Ebene, in der es sich über die Erfolge anderer freuen kann, ohne sich unterlegen oder vernachlässigt zu fühlen
Sinnvoll bei: Bedürfnis nach Anerkennung und Annahme seitens anderer

Dampiera
Dampiera linearis
Fördert: Loslassen und das Leben fließen lassen; das Verlangen loslassen, daß das Leben und andere Menschen sich einem bestimmten Blickwinkel anpassen sollten
Sinnvoll bei: Themen von Festhalten und Starrheit in Geist und Körper; Zeiten von Veränderung, Trauer und Versöhnung: hier hilft die Essenz, das Alte gehen zu lassen und das Neue flexibel anzunehmen

Fringed Lily Twiner
Thysanotus manglesianus
Fördert: Liebe und nach außen, zu anderen gerichtete Aufmerksamkeit; glücklich werden durch Geben
Sinnvoll bei: Verlust einer ausgewogenen Perspektive, was zu Introvertiertheit und übermäßiger Verhaftung und Anspruchshaltung gegenüber sich selbst und dem, was man hat oder nicht hat, führt

Fringed Mantis Orchid
Caladenia dilatata
Fördert: Befreiung des inneren Denkens, so daß der Geist sich wieder ausgewogenen und gesunden Verrichtungen zuwenden kann
Sinnvoll: für Menschen, die in ungesunder Neugier bezüglich der Angelegenheiten anderer Menschen verfangen sind, durch intime Informationen ein Gefühl der Macht bekommen und es nicht lassen können, zu tratschen

Fuchsia Grevillea
Grevillea bipinnatifia
Fördert: Freiheit, seine wahren Gedanken und Absichten wahrheitsgemäß zu zeigen; als ganzer Mensch denken, sprechen und handeln, ohne irgendwelche im Hintergrund stehende Negativität zu verbergen oder in Hochmut zu verfallen

Fuchsia Gum
Eucalyptus forrestiana Eukalyptusbaum
Fördert: in beengten Räumlichkeiten oder unter Bedrohung nicht mit Panik reagieren; Erdung der angsterfüllten Energie, so daß rationales Denken möglich bleibt
Sinnvoll bei: physischer oder gefühlsmäßig empfundener Klaustrophobie

Geraldton Wax
Chamelaucium uncinatum
Fördert: stärker werden, so daß man sich nicht

gegen den eigenen Willen unter Druck setzen läßt oder sich regelmäßig von den auf einen selbst gerichteten Wünschen anderer beeinflussen läßt

Sinnvoll bei: Beziehungen, die auf Dominanz und Unterwerfung beruhen; für Jugendliche, die sich zu sehr durch den Druck ihrer Altersgenossen beeinflussen lassen

Goddess Grasstree

Fördert: die Reifung des weiblichen Prinzips oder der inneren Frau; bewirkt bei Männern und Frauen eine Metamorphose hin zu innerer Stärke, nährender Empfindungsfähigkeit und liebevoller Weisheit ohne gefühlsmäßige Abhängigkeit; Freisetzen des weiblichen Aspekts in die Gesellschaft

Golden Glory Grevillea

Grevillea tenuiloba

Fördert: Vertrauen bei Menschen, die sich lieber zurückziehen als sich mit der Kritik anderer auseinanderzusetzen; sich lösen von urteilender Haltung anderer; sich in sozialen Situationen frei bewegen

Golden Waitsia

Fördert: die Wiederentfachung von Spontaneität und Sorglosigkeit; Heilung aller mit Perfektionismus verbundenen Ängste

Sinnvoll: für Menschen, die sich wegen Kleinigkeiten Sorgen machen; für Menschen, die zur Zeit einen unvollkommenen Gesundheitszustand akzeptieren müssen, weil sie sich von Krankheit oder Trauma erholen

Green Rose

Rosa chinensis veridiflora Rose

Fördert: den Kampf gegen Stagnation und ständige Wiederholung von Fehlern; Vorwärtsbewegung durch ein Problem hindurch, ohne daß man plötzlich wieder «zwei Schritte rückwärts» macht; Disziplin und gesunde Gewohnheiten für Körper, Geist und Seele

Sinnvoll bei: Frustration

Happy Wanderer

Hardenbergia comptoniana

Fördert: auf eigenen Füßen stehen; aus eigener Stärke etwas leisten; Verwirklichung von Selbstvertrauen und Entschlossenheit

Sinnvoll bei: Themen der Abhängigkeit, sei es Angst vor dem Einschlagen eines neuen, wenig ausgetretenen Pfades; oder Loslassen des Bedürfnisses nach ständiger Absicherung und Unterstützung durch eine andere Person; oder einfach Angst, etwas allein zu machen

Hops Bush

Fördert: Erdung überschüssiger verstreuter Energie; natürliches und gesundes Fließen, das Aktivität ermöglicht, ohne übermäßig zu stimulieren. Durch solchen inneren geistigen und körperlichen Frieden bekommt man ein Gefühl der Kontrolle über das eigene Leben und kann ein ausgewogenes Verhältnis zwischen Aktivitäts- und Ruhephasen herstellen

Sinnvoll: für Menschen, die sich aufgrund einer frenetischen Energie, die sie aus der Bahn wirft, nicht entspannen oder nicht einschlafen können

Hybrid Pink Fairy/Cowslip Orchid

Sinnvoll: für psychisch empfindliche Menschen; ihnen erleichtert die Essenz die Last dieser Empfindlichkeit, indem sie Zufriedenheit aus der eigenen inneren Mitte entstehen läßt; bei prämenstruellem Syndrom und Empfindlichkeit in der Schwangerschaft (hier läßt sie ein rosiges Leuchten innerer Gelassenheit entstehen); Lampenfieber; Überempfindlichkeit gegenüber Gedanken und Urteilen anderer. Die Essenz dient als Filter und innere Stärkung, so daß der Mensch nicht ständig zwischen übertriebenem Lob und Verdammung anderer schwankt.

Illyarrie

Eucalyptus erythrocorys Eukalyptusbaum

Fördert: Freude und Mut zur Konfrontation mit vergangenen Schatten und Schmerzen; das Wissen, daß es keinen Schmerz gibt, dem man nicht ins Auge sehen könnte; das Wissen, daß alles niemals so schlimm wird, wie man be-

fürchtet, daß man davon nicht überwältigt werden wird und stärker sein wird als der Schmerz
Sinnvoll: zur Unterstützung von Psychotherapie, Rebirthing oder Rückführungstherapie, um vergessene oder versteckte Erfahrungen aufzudecken, die den gegenwärtigen Zustand beeinflussen

Kolokoltchik

Campanula Glockenblume (Rußland)
Fördert: Durchhaltekraft; beherzten Idealismus, um weiterzugehen und Widrigkeiten zu überwinden, um das bessere Leben dahinter zu erreichen
Sinnvoll: für Menschen, die lange und hart gekämpft haben und meinen, nicht mehr zu können, oder bereit sind, gesenkten Kopfes die Niederlage hinzunehmen

Leafless Orchid

Caladenia aphylla
Fördert: daß der innere Kern des eigenen Wesens im Leben das Ruder übernimmt; Leben aus einer zentralen Energie von solch tiefer und weiter Perspektive, daß keine Energie auf Nebensächliches verschwendet wird; vertieftes Verstehen, was Fürsorge und zwischenmenschliche Hilfe wirklich bedeuten kann; Wissen, wann man sich als Helfer zum höheren Wohle des anderen zurückhalten sollte
Sinnvoll bei: Gefühl der Ausgelaugtheit bei Menschen, deren Arbeit oder Leben dem Dienst am Mitmenschen gewidmet ist

Macrozamia

Macrozamia reidlei
Fördert: Heilung und Gleichgewicht für alle Aspekte des Fließens von männlich/weiblicher Yin/Yang-Energie
Sinnvoll bei: Blockaden dieser ursprünglichen und vitalen Energieströme durch sexuelles Trauma, Unterentwicklung, Angst und Ekel gegenüber dem anderen Geschlecht; Hormonschwankungen; bei physischen Manifestationen solcher Blockaden; zum Ausgleich des Wasserelements im Körper; Harmonisierung des Sexual- oder Wasser-Chakras

Many-Headed Dryandra

Dryandra polycephala
Fördert: Ruhe und Stärke, um sich mit dem Leben und menschlichen Beziehungen auseinanderzusetzen, so daß dort endlich Erfüllung und Stabilität einkehren können. Mit neu gefundener Beständigkeit vertiefen sich und reifen alle Aspekte des Lebens
Sinnvoll: für Menschen, die mit Panik oder Weglaufen reagieren, wenn sie in Beruf oder Familie Verantwortung übernehmen sollen

Mauve Melaleuca

Melaleuca thymifolia Myrtenheide
Fördert: die Erkenntnis, daß Idealismus in bezug auf die Liebe etwas Wunderbares ist, daß Geliebtwerden wundervoll ist, ewig mit uns ist und uns manchmal von der Außenwelt geschenkt wird
Sinnvoll: für Menschen, die Trauer oder schwere Verletzung in sich zurückhalten; diese Essenz läßt sie höhere Liebe finden. Die Tiefen der Liebe, nach denen sich solche Menschen sehnen, sind eher tief in ihrem Inneren zu finden, wo sie nicht verlorengehen können

Menzies Banksia

Banksia menziesii
Fördert: ohne Angst durch vergangene Schmerzen vorwärts zu neuen Lebenserfahrungen schreiten; Regeneration, Erneuerung und Mut; schmerzliche Erfahrungen als Chance für mehr Tiefe nutzen
Sinnvoll: für Menschen, die verletzt wurden, erwarten, wieder verletzt zu werden, und sich deshalb neuen Gelegenheiten verschließen. Besonders im Bereich der menschlichen Beziehungen blockieren diese Angst und dieses Zögern freudigen Neuanfang

One-Sided Bottlebrush

Calothamnus
Fördert: Bewußtheit und ausgewogenen Brennpunkt; hilft, den Beitrag anderer zu erkennen; Empfindsamkeit für deren Probleme und Lasten. Diese Bewußtheit und Empathie

kann sehr helfen, die Situation für alle Beteiligten zu verbessern

Sinnvoll: für Menschen, die meinen, daß sie ungerechterweise die Arbeit für alle anderen schultern müssen; für Menschen, die sich nicht unterstützt, sondern überwältigt fühlen; zum Beispiel Menschen in Führungspositionen, alleinerziehende Eltern oder Selbständige

Orange Leschenaultia
Leschenaultia formosa
Fördert: Kontakt zur Weichheit des Lebens; Empathie. Die harte äußere Schale wird wieder weich und nachgiebig, so daß sie Liebe empfangen und geben kann.
Sinnvoll: für Menschen, die aufgrund der Härte des Lebens und der menschlichen Beziehungen nach und nach «zugemacht» und ihre Gefühle abgeschaltet haben

Orange-spiked Pea Flower
Davieasa divaricata
Fördert: vollen Ausdruck, volles Reagieren und volle Artikulation der Gefühle, ohne daß man wütend wird oder sich zu Gewalt provozieren läßt; Distanz, um scharfe Worte durch sich hindurchzulassen, ohne dadurch den Gleichmut zu verlieren; innehalten, nachdenken und sich von einem höheren Aspekt im eigenen Inneren leiten lassen, bevor man auf Verletzung reagiert, indem man weitere Verletzungen erzeugt

Pale Sundew
Drosera pallida Sonnentau
Fördert: das Gewissen
Sinnvoll: für Menschen, die in habgierigen manipulativen Machtspielen zu ihrem eigenen Vorteil befangen sind und vergessen, daß es ein natürliches Karma gibt, durch das das Leben für Gerechtigkeit sorgt. Die Essenz hebt das Bewußtsein der Menschen, so daß sie die Vergeblichkeit ihres Handelns und dessen Auswirkungen auf andere erkennen. Indem das Licht des Bewußtseins die innere Dunkelheit durchdringt, wird ein neuer Mensch geboren.

Parakeelya
Calandrinia polyandra
Fördert: Selbstachtung und Selbstvertrauen; Wiederherstellung des Sinns für die eigene Würde und innere Stärke, um sich nicht zurückzuziehen, sondern sich aktiv an der Gesellschaft zu beteiligen und seine Rechte als Individuum zu beanspruchen
Sinnvoll: für hart arbeitende Menschen, die sich zunehmend einsam und traurig fühlen, weil sie nicht anerkannt und nur als Arbeitstier behandelt werden

Pin Cushion Hakea
Hakea laurina Lorbeerartiger Silberbaum
Fördert: Öffnung für neue Konzepte und Ideen; volles Akzeptieren der Überzeugungen anderer, ohne sich wider besseres Wissen überredet zu fühlen
Sinnvoll bei: Angst vor dem, was man nicht kennt und noch nicht ausprobiert hat; für Menschen, die durch die Ansichten anderer eingeschüchtert werden und sich automatisch in die Defensive gedrängt fühlen oder dogmatisch werden

Pink Everlasting/Strawflower
Helipterum roseum Sonnenflügel
Fördert: die Wiederherstellung menschlicher Freundlichkeit im Herzen von Menschen, bei denen die Qualität der Fürsorglichkeit versiegt ist, weil sie allein aus der Quelle ihrer Emotionen geschöpft haben. Die Freundlichkeit, die niemals versiegt, kommt aus einer weit höheren und reicheren Quelle jenseits der Grenzen persönlicher Energie. Die Essenz hilft, damit in Kontakt zu kommen
Sinnvoll: für Menschen, die sich ausgetrocknet vorkommen und nichts mehr geben können; bei Gefühl der Leere im Umgang mit anderen Menschen

Pink Fairy Orchid
Caladenia latifolia
Fördert: Beruhigung des inneren Kerns, so daß der Mensch seinen eigenen Frieden in sich tragen kann; Unterscheidungsvermögen, das hilft

zu entscheiden, auf welche Elemente der Außenwelt man seine Aufmerksamkeit richten will

Sinnvoll: für Menschen, die durch Chaos oder Druck in der Umwelt unter Streß stehen; für Menschen, die leicht durch Geräusche, Krach oder emotional aufgeladene Umgebungen zu beeinflussen sind

Pink Fountain Trigger Plant

Fördert: Neuentzündung der Lebensflamme, Wiederherstellung der Lebensdynamik, so daß der Mensch diese äußerst wichtige Verantwortung übernehmen kann

Sinnvoll: für Menschen, die die innere Vitalkraft, die uns am Leben hält, verlieren, entweder durch langsame Auslaugung auf der körperlichen Ebene oder durch Abtrennung in den feinstofflichen Körpern

Pink Impatiens

Impatiens Springkraut (rosa)

Fördert: den Kampf für die eigene Moral inmitten von Opposition durchhalten; innere Stärke, damit die eigenen Überzeugungen ohne Kompromiß erhalten bleiben, selbst wenn der Kampf lang und potentiell überwältigend scheint

Sinnvoll: für Menschen, die meinen, nachgeben und sich geschlagen geben zu müssen, weil sie sich mit den Idealen, nach denen sie streben, nicht unterstützt oder vom Glück begünstigt fühlen

Pink Trumpet Flower

Fördert: Klarheit und Fokus; Ausrichtung der inneren Stärke und Sinnerfülltheit auf wichtige Ziele; Erfolg durch eine neue geistige Direktheit

Sinnvoll: für Menschen, die es schwierig finden, ein Ziel bis zum Ende zu verfolgen, und sich auf halbem Wege in einer Tätigkeit verlieren; ausgezeichnet, um Heilungsziele zu erreichen und um bei Geburten Energie zu bündeln

Pixie Mops

Petrophile linearis

Fördert: Befreiung und Stärkung des Herzens,

so daß man nicht so wird wie die Menschen, die man verabscheut, sondern ein hilfsbereiter, verständnisvoller Mensch, wie er von einem selbst und anderen in der Welt Tag für Tag gebraucht wird

Sinnvoll: für abwechselnde Phasen von Abhängigkeit und Ablehnung, in denen empfindliche Menschen sich verhärten, nachdem sie von anderen im Stich gelassen wurden

Purple and Red Kangaroo Paw

Anigozanthos manglesii Känguruhblume

Fördert: bei Partnern die Überwindung gegenseitiger Schuldzuweisungen und die Empfindsamkeit für den anderen, so daß Vertrauen und andere konstruktive Lösungen wachsen können; objektive Selbstanalyse und Wiederherstellung des Gleichgewichts in Partnerschaften

Sinnvoll: für Beziehungen, die in ständigen gegenseitigen Schuldzuweisungen gefangen sind

Purple Enamel Orchid

Elythranthera brunonis

Fördert: Beständigkeit in den eigenen Leistungen und im Energieausstoß. Die kontrollierte Nutzung der Energie fördert Selbstachtung und Selbstvertrauen, so daß es kein Problem mehr ist, sich seine eigenen Fähigkeiten zu beweisen

Sinnvoll: für Menschen, die erst zu wenig tun, dann zu viel und schließlich zusammenbrechen; für alle, die sich geschlagen, nutzlos oder unfähig fühlen, anderen zu beweisen, daß sie ein Ziel erreichen können

Purple Eremophila

Fördert: heitere Objektivität inmitten sehr persönlicher Herzensangelegenheiten, die drohen, den Menschen aus dem Gleichgewicht zu bringen; Objektivität, ohne auf den Reichtum der Gefühle und des Empfindens gegenüber geliebten Menschen verzichten zu müssen

Sinnvoll bei: Aufruhr in Beziehungen

Purple Flag Flower

Patersonia occidentalis

Fördert: Loslassen von aufgestautem Druck und aufgestauter Anspannung; Zulassen von heilender Entspannung in Körper und Geist; Entfaltungsprozeß; Loslassen des Gefühls, daß man automatisch angespannt auf Situationen reagieren muß

Sinnvoll: für Menschen, die spüren, daß der Streß für sie zunimmt, oder die sich am Rande eines Zusammenbruchs befinden

Purple Nymph Water Lily
Nymphaea Seerose
Fördert: selbstloses Dienen; tief aus der tieferen Seite der eigenen Liebesnatur trinken; sich im Umgang mit Mitmenschen oder auf dem eigenen Lebensweg nicht in emotionalen Fallen verfangen; Entwicklung von Empfindungsfähigkeit bis zu einem Punkt jenseits persönlicher Beziehungen; das Herz im Dienen befreien
Sinnvoll: für alle, die mit dem Universalen Sinn verschmelzen wollen und ihre Schätze auf allen praktischen und inneren Ebenen mit anderen teilen wollen

Queensland Bottlebrush
Callistemon polandi Lampenputzerbaum
Fördert: die Überwindung von Hemmungen in bezug auf ein gelöstes soziales Verhalten; Veränderung des Brennpunkts der allgemeinen inneren Ausrichtung, so daß ein gesunder Energiefluß entsteht sowie die Fähigkeit, mit anderen Menschen ohne Zögern umzugehen und sich an ihnen zu freuen
Sinnvoll: bei Gefühlen von Unruhe, Unbehagen oder Ermüdung, die in Gesellschaft anderer betont werden

Rabbit Orchid
Caladenia menziesii
Fördert: daß man sich nicht nur auf äußere Bilder und Masken verläßt, sondern ehrliche und bedeutsame Verbindungen zu Menschen aufbaut; Enthüllung und Befreiung für inneres Wachstum
Sinnvoll: für Menschen, die ihr wahres und tieferes Selbst finden wollen. Die Frustration über flache, leere und auf bloßer Pflichterfüllung beruhende Beziehungen wird beendet, wenn man

größere Tiefe im Selbst und in anderen sucht; in Verbindung mit allen Formen von Psychotherapie oder Lebensberatung, um schützende Fassaden der Vergangenheit zu überwinden und zum inneren Reichtum vorzudringen

Red and Green Kangaroo Paw
Anigozanthos manglesii Känguruhblume
Fördert: Wiederaufbau des Kontakts zu geliebten Menschen; Empfindungsfähigkeit; im Hier und Jetzt sein; Zeit und Raum lassen für Nähe und die kleinen Freuden des Zusammenlebens
Sinnvoll: für vielbeschäftigte Mütter, Väter und Ehepartner, die feststellen, daß ihre Geistesabwesenheit Distanz in Beziehungen entstehen läßt

Red Beak Orchid
Lypercanthus nigricans
Fördert: Energie und Inspiration, um sich allen Facetten des Lebens kreativ und mit gleichem Enthusiasmus zu widmen
Sinnvoll: für Menschen, die im Konflikt zwischen Wünschen und Pflicht, persönlichem Ausdruck und Verantwortung hin- und hergerissen sind; bei Lethargie und Lustlosigkeit; auch bei Dilemma von Rebellion oder Frustration in bezug auf Pflichten und familiäre Bindungen in der Jugendzeit oder in der Mitte des Lebens

Red Feather Flower
Verticordia mitcheliana
Fördert: sich auf seine eigene Energie verlassen und sich bewußt sein, daß in der Familie und im Gemeinschaftsleben Lasten gemeinsam getragen werden müssen. Die Rückkehr dieses Energieflusses führt zu einem allgemeinen Anschwellen des gesamten Energieausstoßes und der Kreativität bei allen Bestrebungen dieses Menschen
Sinnvoll bei: Problemen mit der eigenen Energie und der allgemeinen Einstellung, die zu Faulheit führen

Red Leschenaultia

Leschenaultia formosa (rot)

Fördert: Sanftheit und Empfindsamkeit; Öffnung des Herzens; Einfühlungsvermögen für die Probleme anderer, was Gelegenheit für Offenheit und das Verschmelzen von Seelen gibt
Sinnvoll: für Paare und Familienbeziehungen, in denen Schroffheit und schneidendes Verhalten die Liebe, Freude und Nähe des Zusammenlebens verhindern

Ribbon Pea

Fördert: sich über Ängste und Vorahnungen erheben, die uns davon abhalten, positive Einstellungen und Ziele zu wählen, die für ein erfülltes Leben erforderlich sind; Heilung von Panik und Angst vor Vernichtung
Sinnvoll: für Menschen, die eine namenlose Furcht verspüren und nicht wissen, warum

Rose Cone Flower

Isopogon formosus

Fördert: Frieden und innere Ruhe erhalten; innere Stärkung, die es ermöglicht, trotz äußerer Geschehnisse innerlich in Frieden zu bleiben; in allen Situationen mit Gleichmut und Sanftheit des Geistes bei sich bleiben
Sinnvoll: für Menschen, die durch Ablenkungen in der Umgebung und durch Gesellschaft anderer Menschen angespannt werden. Hilfreich für Eltern und Menschen, die beruflich viel mit anderen Menschen zu tun haben

Russian Centaurea

Centaurea Flockenblume (Rußland)
Diese Essenz lehrt die Beherzten, daß es Zeiten gibt, in denen sie ihre Flamme am Leben, aber auch verborgen halten müssen. Für Menschen, die beherzt dorthin eilen, wo selbst Engel zögern würden. Ohne Geduld lenkt man leicht unerwünschte Aufmerksamkeit von Kräften auf sich, die einen zerstören können. Mit entschlossener Ruhe wartet man auf den richtigen Moment.

Russian Forget-Me-Not

Myosotis Vergißmeinnicht (Rußland)
Fördert: Verwirklichung von einem Menschen innewohnender Spannkraft und Talenten, die wertvoll als Beispiel für andere sind; Lernen, daß man fähig ist, mit Schwierigkeiten umzugehen, indem man seine angeborenen Qualitäten nutzt.
Sinnvoll: für Menschen, die sich sicherer fühlen, wenn sie folgen, als wenn sie selbst Handlungen in Gang bringen oder führen

Shy Blue Orchid

Fördert: Fokussierung spiritueller Energien, die negativ bedrückende Kräfte in der Umgebung auf Dauer brechen können; verleiht ein Gefühl von Schutz und Dynamik, wo zuvor Machtlosigkeit war. Die Essenz wirkt tief im Inneren inspirierend und äußerst fein und hat eine sehr große Bedeutung für Menschen, die sich dem Pfad des Lichts widmen.

Silver Princess Gum

Eucalyptus caesia Eukalyptusbaum
Fördert: innere Durchhaltekraft, wenn etwas nicht klappt; weiterhin für andere da sein und nicht aufgeben oder rebellieren; Ziele erreichen trotz Hindernissen, Erlernen gesunder Disziplin; ungesundes Suchtverhalten loslassen
Sinnvoll bei: Wachstumsschmerzen von Jugendlichen; Lernblockaden bei Studenten; für Menschen, die in Problemsituationen stagnieren

Snake Bush

Hemiandra pungens

Fördert: tiefe, erfüllende Selbstliebe; in sich selbst ruhende, aber doch mitfühlende Haltung zu anderen, die mit innerer emotionaler Zufriedenheit einhergeht; Transformation von Gefühlen der Bedürftigkeit gegenüber geliebten Menschen in eine Empfindsamkeit, die aus einem Zentrum der Selbstliebe erwächst
Sinnvoll: für Menschen, die aus Mangel an Liebe seitens Menschen, die sie geliebt haben, desillusioniert sind

Snake Vine

Hibbertia scandens

Fördert: Selbstvertrauen und Schätzung der eigenen Leistungen, selbst wenn rundherum Böswilligkeit und Zweifel herrschen

Sinnvoll: für Menschen, die Ziel negativer Energien sind und deshalb Vitalität verlieren. Wenn unsere Ziele mit neuer Vitalität erfüllt sind, können wir uns aus der Einflußsphäre dieser negativen Projektionen in den freien Raum von Positivität und Erfolg bewegen

Southern Cross

Xanthosia rotundifolia

Fördert: Empathie; in Kontakt damit kommen, wie das Leben von anderen erfahren wird, und dies ins eigene Verständnis integrieren; das Leben aus einer Perspektive betrachten, die alle Möglichkeiten umfaßt, die einem Menschen zur Verfügung stehen; urteilende Einstellungen ablegen; Erkenntnis, daß man eines Tages selbst in einer solchen Lage sein könnte; sich vorbereiten auf die seltsamen Wege, die das Leben noch bereithalten kann. Hilfreich auch für Menschen, die mit Traumata nicht umgehen können, weil sie mit solchen Dingen keine Erfahrung haben.

Star of Bethlehem

Calectasia

Fördert: kreative Lösungen und Durchbrüche; Erkenntnis und geistige Kraft, um in den Bereich unendlicher Optionen und Wahlmöglichkeiten vorzudringen, die immer schon da waren; künstlerische und andere kreative Talente freisetzen und manifestieren

Sinnvoll: für Menschen, die keine Ausweg sehen und auf allen Seiten nur verschlossene Türen sehen. Mit neuer Kreativität und Hoffnung können sich Lebenssituationen vollständig wenden.

Urchin Dryandra

Dryandra praemorsa

Fördert: Selbstwertgefühl und Verständnis dafür, wie man sich in eine Opferrolle begeben hat

Sinnvoll: für Menschen, die Minderwertigkeitsgefühle bekommen haben, weil sie durch Menschen, die sie liebten, unfreundlich behandelt wurden; wenn man sich nach einer Trennung niedergetrampelt fühlt; wenn man in einer noch existierenden Beziehung immer der «Underdog» ist

Ursinia

Ursinia anthemoides

Fördert: Integration und Weisheit bei der Arbeit mit Gruppen oder in der Familie; die Wirklichkeit der Gruppendynamik akzeptieren und sich seinen Idealismus erhalten; konstruktiv mit der Gruppe arbeiten, um den Energiefluß und das Wachstum in eine gesunde Richtung zu leiten – trotz Problemen mit Egos, unehrlicher Kommunikation und anderen verbreiteten, destruktiven Elementen; Positivität einbringen und mit Negativität geschickt umgehen

Veronica

Hebe speciosa Strauchveronika

Fördert: Sensitivität gegenüber anderen; Brücken bauen, um Verständnis zu schaffen. Mit dieser Erkenntnis kommt der Wunsch, Menschen auf halbem Wege oder falls nötig noch weiter entgegenzukommen, um Freunde und Gefährten zu gewinnen

Sinnvoll: für Menschen, die sich mißverstanden und deshalb isoliert und einsam fühlen

Violet Butterfly

Fördert: Beruhigung bei emotionalem Schmerz und brennender Empfindlichkeit

Sinnvoll: für Menschen, die sich nach Beziehungstraumata, zum Beispiel Trennungen, emotional niedergeschmettert fühlen und während dieser Erfahrung daran verzweifeln, jemals im Leben wieder Liebe zu erfahren. Die Essenz fördert die emotionale Erholung, heilt den Schaden und läßt sie weiterschreiten im Leben.

Wallflower Donkey Orchid

Diuris longifolia

Fördert: Loslassen von Menschen, die einem

im Leben unrecht getan haben; sich von Rachegelüsten lösen und für den heutigen Tag leben; lebensbejahende Positivität, die alte Wunden heilt

West Australian Christmas Tree
Nuytsia floribunda
Fördert: eigenes inneres Gleichgewicht in Gruppen und Familie erhalten, Freude am Geben und Teilen finden
Sinnvoll bei: emotionaler Klaustrophobie und Ruhelosigkeit; für Ehepartner, die eher mit Freunden als mit dem eigenen Partner zusammensein wollen

West Australian Smoke Bush
Conospermum stoechadis
Fördert: Integration der feinstofflichen und der eher physischen Aspekte des eigenen Seins zu einem funktionalen Ganzen
Sinnvoll bei: Konzentrationsschwierigkeiten, Ohnmacht, nach Narkose zur raschen Regeneration der Geist-Körper-Verbindungen, die so wichtig für den Heilungsprozeß sind; bei Angst, schwammiger Perspektive und Verwirrtheit, weil Geist und Körper sich unter extremer Belastung voneinander getrennt haben

White Eremophila
Fördert: Klarheit, wenn man tief in Komplikationen und Schwierigkeiten steckt; weitere Perspektive, wenn man durch chaotische Situationen hinabgezogen wird; Gleichmut, Beständigkeit und Zielgerichtetheit im Leben bewahren

White Nymph Water Lily
Nymphaea Seerose
Fördert: Entdeckung des tiefsten spirituellen Kerns; innere Ruhe; die oberen Schichten abdecken, bis man zur Seelenebene vordringt; das Höhere Selbst nutzen, um aus einer der eigenen Entwicklung entsprechenden, möglichst universalen Perspektive anstatt nur aus der persönlichen Perspektive zu handeln
Sinnvoll: als Begleitung zu spirituellen Praktiken wie Meditation

Wild Violet
Hybathus calycinus
Fördert: Ausgleich zwischen Vorsicht und mutigem Treffen von Entscheidungen
Sinnvoll: für Menschen, die unfähig sind, neuen Gelegenheiten im Leben zu trauen, weil sie die zukünftige Entwicklung nicht kennen und sich so an der Erfahrung des Lebens hindern; Fatalismus und Negativität gegenüber dem Leben allgemein; bei Neigung zu Sorgen und Pessimismus

Woolly Banksia
Banksia
Fördert: neuen Zielen ins Auge sehen ohne Angst vor unvermeidlichem Mißerfolg; Entfachung des Verlangens, seinen Idealen und Zielen zu folgen, auch wenn der Kampf allzu hart erscheint
Sinnvoll bei: Mutlosigkeit; langen, ermüdenden und scheinbar sinnlosen Phasen auf der Reise zu den eigenen höheren Zielen

Woolly Smokebush
Fördert: weitere Perspektive und Demut; hilft, die Fallen von äußerem Glanz und Sich-wichtig-Nehmen vermeiden, so daß man das Leben objektiv sehen kann. Ohne diese Objektivität werden Situationen und der eigene Anteil daran über ihre tatsächliche Bedeutung hinaus dramatisiert, und zentrale lebenswichtige Fragen werden ignoriert. Fördert Fortschritt nach vorn, ohne daß man sich selbst ablenkt

Yellow and Green Kangaroo Paw
Anigozanthos manglesii Känguruhblume
Fördert: Toleranz und Verständnis bei Menschen, die von den Fehlern anderer frustriert sind. Wenn man sich von Ehrlichkeit und Wohlwollen gegenüber anderen leiten läßt, kommt die Erkenntnis, daß auch Fehlermachen einen Wert haben kann. Wenn man dies spürt, vergeht die urteilende Einstellung, und Beziehungen können erblühen

Yellow Boronia
Megastigma lutea Korallenraute
Fördert: Beruhigung und Zentrierung für den Geist; tiefere Kontemplation
Sinnvoll: für Menschen, die sich nicht konzentrieren und einen Gedanken zu Ende führen können; für Studierende jeden Alters und für Menschen, die sich leicht ablenken lassen

Yellow Cone Flower
Conostylis aculeata
Fördert: Kehrtwendung der Perspektive, so daß man erkennt, daß die wichtigste Meinung diejenige ist, die man von sich selbst hat. Daraus wachsen persönliche Ziele von Wachstum und Expansion, die auf Positivität und Selbstvertrauen anstatt auf Anerkennung von außen basieren.
Sinnvoll: für Menschen, die unter niedrigem Selbstwertgefühl leiden, weil sie meinen, von anderen nicht gewürdigt zu werden

Yellow Flag Flower
Patersonia Xanthina
Fördert: Leichtigkeit des Herzens und innere Ruhe bewahren, obwohl Anspannung und Druck steigen, so daß der innere Friede und die Beziehungen mit anderen Menschen nicht darunter leiden; Stärke und Weisheit finden, um mit stressigen Phasen umzugehen, ohne daß das Leben gleich zu einer langen harten Pflicht wird; einen positiven Rahmen für den Geist finden, in dem er den Garten des Lebens genießen kann

Yellow Leschenaultia
Leschenaultia formosa (gelb)
Fördert: einen offenen Geist, so daß man Wissen und Konzepte von anderen empfangen kann; bringt den Verstand zur Ruhe und räumt auf mit der Illusion, daß man auch hört, wenn man nicht zuhört. So versteht man die Botschaft, die Menschen übermitteln wollen, vollständig, und die Beziehungen mit anderen verbessern sich dramatisch. Erst wenn man lernt, nicht von vornherein anzunehmen, daß man weiß, wird eine volle Erweiterung des Bewußtseins möglich.
Sinnvoll bei: Lernstörungen bei Kindern und Erwachsenen; Autismus

13

Die Master's Blütenessenzen

Dieses recht kleine, auf zwanzig Blüten beschränkte Essenzenprogramm wurde schon 1977 von Lila Devi in Kalifornien entwickelt. Ihre Blütenessenzen zeichnen sich dadurch aus, daß praktisch jeder die verwendeten Pflanzen aus der eigenen Küche kennt. Es handelt sich nämlich um Blüten von gängigen Obst- und Gemüsepflanzen. Die Indikationen der Blüten basieren auf Deutungen des ostindischen Weisheitslehrers Paramhansa Yogananda, der die Wirkung verschiedener Frucht- und Gemüsesorten auf den Zustand des Menschen beschrieben hat. Yogananda interpretierte unter anderem eine Liste von Pflanzen und Gemüsen, deren Blüten zur Herstellung der Master's Essenzen verwendet werden. Er ist der Meinung, daß sie neben Vitaminen und Mineralstoffen auch «natürliche, psychisch wirksame Nährstoffe» enthalten.

Lila Devi weist auf Schwingungsähnlichkeiten zwischen den Master's Essenzen und den traditionellen Bach-Blüten hin und stellt diese Essenzengruppen einander gegenüber, was anhand des Wirkspektrums der Essenzen leicht nachzuvollziehen ist. Jede Master's Essenz ähnelt in ihrer Wirkung zwei oder mehreren der Bach-Blüten (siehe die Hinweise bei den jeweiligen Blüten). Außerdem hat Lila Devi im Laufe ihrer Arbeit mit den Essenzen eine interessante Zuordnung der Essenzen zu den Lebensabschnitten des Menschen entwickelt (siehe Übersicht am Ende dieses Abschnitts).

Lila Devi rät dazu, die Essenzen intuitiv auszuwählen, was keine Schwierigkeiten bereiten dürfte, da die Pflanzen so bekannt sind. Dies kann man auf zweierlei Weise verstehen: Wer ein starkes Bedürfnis nach Kokosnüssen verspürt und sich davon körperlich-seelisch genährt fühlt, der wird auch durch die Kokosnuß-Essenz etwas Positives erfahren. Aber wer nicht gerne Tomaten ißt oder sie schlecht verträgt, der kann durch Einnahme der Tomatenessenz möglicherweise zu neuer Freundschaft mit den Früchten dieser Pflanze finden. Häufig haben Menschen berichtet, daß ihre Gelüste auf bestimmte Nahrungsmittel nachließen, wenn sie eine entsprechende Essenz eingenommen hatten.

Almond

Prunus amygdalus Mandelbaum

Fördert: Selbstkontrolle, innere Ausgeglichenheit

Sinnvoll für: Menschen, die ein sehr aktives Leben führen, deren Tag mehr als 24 Stunden haben sollte; für Heranwachsende

Bach-Blüten-Entsprechungen: White Chestnut, Wild Oat

Apple

Malus domestica Apfelbaum

Fördert: Gesundheit; Gesundheitsbewußtsein; Vitalität, Energie, Freude

Sinnvoll bei: Angst vor Krankheiten; in Zeiten der Entmutigung, Lethargie und Zweifel

Bach-Blüten-Entsprechungen: Crab Apple, Larch, Rock Rose

Avocado

Persea americana Avocadobirne

Fördert: Gedächtnis, Erinnerung; Verständnis von Lebensträumen und nächtlichen Träumen

Sinnvoll: wenn schwierige Aufgaben übernommen werden, bei Vorbereitungen auf Prüfungen, wenn schnelles und klares Denken gefordert ist; bei schöpferischen Leistungen

Bach-Blüten-Entsprechungen: Chestnut Bud, Honeysuckle, Star of Bethlehem, Clematis

Banana

Musa Banane

Fördert: Bescheidenheit und innere Ruhe; freundliches, bescheidenes Verhalten; Sinn für innere Ausgeglichenheit; Fähigkeit, andere zu verstehen

Bach-Blüten-Entsprechungen: Water Violet, Vine, Beech

Blackberry

Rubus allegheniensis Brombeere

Fördert: Reinheit des Gedankens; Optimismus und positive Lebenseinstellung

Sinnvoll bei: Skepsis und Negativität; für Menschen, die alles ernst nehmen und wenig Sinn für Unsinn haben («No-Nonsense»-Personen)

Bach-Blüten-Entsprechungen: Crab Apple, Gentian

Cherry

Prunus avium Süßkirsche/Vogelkirsche

Fördert: Heiterkeit und Frohsinn; Optimismus, Ausgeglichenheit in den Höhen und Tiefen des Alltags; «der emotionale Erleichterer»

Bach-Blüten-Entsprechungen: Wild Rose, Cherry Plum, Agrimony

Coconut

Cocos nucifera Kokospalme

Fördert: Aufschwung; Freiwerden von Ruhelosigkeit; Zielgerichtetheit; Fähigkeit, geistig über den weltlichen Dingen zu stehen

Sinnvoll: in Zeiten von Herausforderung oder Kampf

Bach-Blüten-Entsprechungen: Holly, Clematis, Impatiens

Corn

Zea mays Mais

Fördert: geistige Lebenskraft, Kraft der Gedanken; geistige Frische; Loslösen von veralteten Denkweisen und alten Gewohnheiten; Begeisterung und Eifer, die «Ich-kann»-Essenz

Sinnvoll: für Neuanfänge

Bach-Blüten-Entsprechungen: Hornbeam, Olive, Walnut

Date

Phoenix dactylifera Dattelpalme

Fördert: Liebenswürdigkeit, Zärtlichkeit; Akzeptieren und Toleranz anderen gegenüber

Sinnvoll bei: überheblicher, übermäßig kritischer Art; Gefühlen von Einsamkeit, Bedeutungslosigkeit und Langeweile

Bach-Blüten-Entsprechungen: Rock Water, Willow, Beech

Fig

Ficus carica Echter Feigenbaum

Fördert: Flexibilität; das Gefühl von Einschränkungen durchbrechen, das auf eine starre Selbstdefinition zurückzuführen ist; beweglicheren Willen

Sinnvoll bei: übermäßiger Selbstkritik, egal wie die Leistungen ausfallen
Bach-Blüten-Entsprechungen: Rock Water, Vervain

Grape
Vitaceae Weinrebe
Fördert: Liebe, Hingabe, Treue; Fähigkeit zu bedingungsloser und selbstloser Liebe
Sinnvoll: für Menschen, die meinen, zuwenig Liebe im Leben zu bekommen; bei Todesfällen, Trennung, Scheidung
Bach-Blüten-Entsprechungen: Holly, Honeysuckle, Vine

Lettuce
Lactuca sativa var. Crispa Blattsalat
Fördert: innere Ruhe, innere Gelassenheit vor, während und nach inneren Erregungszuständen; Unerschütterlichkeit
Sinnvoll für: äußerst kreative Menschen
Bach-Blüten-Entsprechungen: Rock Rose, Mimulus, White Chestnut

Orange
Citrus sinensis Orangenbaum
Fördert: Freude, zunehmende Energie
Sinnvoll bei: Depressionen und gleichgültigem Verhalten
Bach-Blüten-Entsprechungen: Mustard, Oak

Peach
Prunus persica Pfirsichbaum
Fördert: Selbstlosigkeit, Bemühen um das Wohlergehen anderer; Mitgefühl und Unterstützung anderer in Not; die «Mutter»-Essenz
Sinnvoll: für Menschen, die sehr viel für andere zu geben haben
Bach-Blüten-Entsprechungen: Red Chestnut, Heather, Chicory

Pear
Pyrus communis Birnbaum
Fördert: Friede; Genesung nach Unfällen, Operationen, Krankheiten und Geburten; Dynamik, Energie, innere Ausgeglichenheit

Sinnvoll bei: Notfällen; in Zeiten äußerster Erregung
Bach-Blüten-Entsprechungen: Aspen, Notfalltropfen

Pineapple
Ananas comosus Ananas
Fördert: Selbstsicherheit; an die eigenen Fähigkeiten glauben; in der Mitte (zentriert) sein
Sinnvoll: für Menschen, die unter Unsicherheit, Selbstzweifel und Schüchternheit leiden; bei beruflichen Sorgen
Bach-Blüten-Entsprechungen: Pine, Cerato, Centaury, Larch

Raspberry
Rubus strigosus Himbeere
Fördert: Gutherzigkeit; Mitgefühl und Nachsicht; hilft, die mitteilsame und liebevolle Seite ans Licht zu bringen
Sinnvoll bei: Überempfindlichkeit und um besser über seelische Wunden hinwegzukommen
Bach-Blüten-Entsprechungen: Vine, Beech, Scleranthus

Spinach
Spinacia oleracea Spinat
Fördert: Einfachheit; kindliches Vertrauen und Zufriedenheit
Sinnvoll: bei Streß und streßauslösenden Angelegenheiten; bei zu analytischem Denken; für Menschen, die sich selbst zu ernst nehmen; der «Vereinfacher»
Bach-Blüten-Entsprechungen: Red Chestnut, Heather

Strawberry
Fragaria chiloensis Chilierdbeere
Fördert: Würde, Selbstvertrauen, Selbstwertgefühl, Selbstbewußtsein, Freiheit von Schuld, Charakterstärke; in der eigenen Mitte (zentriert) sein und Boden unter den Füßen haben
Sinnvoll bei: Übersensibilität
Bach-Blüten-Entsprechungen: Pine, Cerato, Elm

Tomato

Lycopersicon esculentum Tomate
Fördert: Stärke und Mut; Leben mit der Einstellung, daß man aus den Lebensprüfungen als Gewinner hervorgehen wird
Sinnvoll: bei Verletzungen in zwischenmenschlichen Beziehungen; im Kampf gegen falsche Eßgewohnheiten, Rauchen oder andere nicht gewünschte Verhaltensweisen; die «Kämpfer»-Essenz
Bach-Blüten-Entsprechungen: Rock Rose, Agrimony, Gorse, Sweet Chestnut, Oak

Die Einteilung der Master's Blütenessenzen nach Lebensabschnitten

Wenn man das Leben entsprechend den Jahreszeiten sieht, entspricht der Frühling der Kindheit, der Sommer der Jugend, der Herbst dem Erwachsenenalter und der Winter dem Alter. Wenn man diesen Lebensabschnitten weibliche und männliche Qualitäten zuordnet, erscheint die Kindheit weiblich, weil die Betonung auf Erwachen und sanfter Entfaltung liegt; die Jugend mit ihrer stark hervorbrechenden Energie männlich; das Erwachsenenalter mit dem Bedürfnis, Dinge zu etablieren und zu vollenden, als männlich; und das Alter mit der Hinwendung nach innen und zur Weisheit wieder als weiblich.

Lila Devi hat ihre Essenzen diesen vier Lebensquadranten zugeteilt:

Kindheit: Lettuce (innere Ruhe), Coconut (Aufschwung), Cherry (Frohsinn und Heiterkeit), Spinach (Einfachheit) und Peach (Selbstlosigkeit)

Jugend: Corn (geistige Vitalität), Tomato (Stärke und Mut), Pineapple (Selbstsicherheit), Banana (innere Ruhe und Bescheidenheit), Fig (Flexibilität)

Erwachsenenalter: Almond (Selbstkontrolle und innere Ausgeglichenheit), Pear (Frieden), Avocado (Gedächtnis und Erinnerung), Apple (Gesundheit), Orange (Freude)

Alter: Blackberry (Reinheit des Gedankens), Date (Liebenswürdigkeit und Zärtlichkeit), Strawberry (Würde), Raspberry (Gutherzigkeit), Grape (Liebe, Hingabe, Treue)

14

Die nordamerikanischen Blütenessenzen
(FES- oder kalifornische Blütenessenzen)

Die nordamerikanischen Essenzen wurden von dem Ehepaar Patricia Kaminski und Richard Katz entdeckt. Die Essenzen sind nach den Bach-Blüten wohl die bekanntesten und erfreuen sich in vielen Ländern der Welt großer Popularität. Viele kennen sie auch unter der Bezeichnung «kalifornische Essenzen». Ein Teil dieser Blütenessenzen ist bereits seit mehr als siebzehn Jahren auf dem Markt. Patricia Kaminski und Richard Katz betonen, daß ein Mensch am besten Zugang zu den Geheimnissen und Wirkungen der Pflanzen findet, wenn in seiner Person umfangreiche botanische Kenntnisse, Wissen um die Bedeutung der Pflanze in Volksmedizin und kultureller Tradition und intuitives Erspüren zusammenkommen. Bevor die beiden eine klare Anwendungsempfehlung für eine bestimmte Essenz geben, werden die Essenzen jahrelang in der Praxis getestet – und zwar von einer großen Gruppe von Blütenessenz-Forschern und -Therapeuten,

die sich in der von Patricia Kaminski und Richard Katz ins Leben gerufenen gemeinnützigen *Flower Essence Society* zusammengeschlossen haben (Adresse im Anhang). Neue Mitglieder oder auch Zuschriften über eigene Erfahrungen sind hier immer herzlich willkommen, da der Flower Essence Society sehr daran gelegen ist, ihre Erkenntnisse mit möglichst vielen Daten zu erweitern beziehungsweise zu untermauern.

Im folgenden werden all diejenigen Essenzen vorgestellt, die ihre Qualitäten in der Praxis ausreichend unter Beweis gestellt haben und in vielen Ländern der Welt ohne weiteres erhältlich sind. Daneben befinden sich bei der Flower Essence Society Hunderte von «Forschungsessenzen» in Erprobung, Blüten, für die noch keine Beschreibung vorliegt, die experimentierfreudige Menschen aber auf Anfrage von der Herstellerfirma und verschiedenen Importeuren beziehen können.

Aloe Vera
Aloe vera Echte Aloe
Fördert: schöpferische Aktivität in kraftvoller, vitaler Lebensenergie ausgeglichen und zentriert
Sinnvoll bei: übermäßigem Gebrauch oder Mißbrauch der feurigen schöpferischen Kräfte; Gefühl, «ausgebrannt» zu sein

Alpine Lily
Lilium parvum Kleine Gebirgs-Lilie
Fördert: bei Frauen Annehmen der eigenen Weiblichkeit, begründet im tiefen Erleben des eigenen weiblichen Körpers
Sinnvoll bei: zu abstraktem Gefühl der Weiblichkeit; körperlos sein; Entfremdung von den

weiblichen Geschlechtsorganen oder ihrer Ablehnung als minderwertig

Angel's Trumpet
Datura x candida Stechapfel
Fördert: spirituelle Unterwerfung beim Sterben oder in Zeiten tiefer Transformation; öffnet das Herz für die spirituelle Welt
Sinnvoll bei: Angst vor dem Tod; Widerstand dagegen, das Leben loszulassen oder die geistige Schwelle zu überschreiten; Leugnung der Realität der geistigen Welt

Angelica
Angelica archangelica Engelwurz
Fördert: Schutz und Führung durch geistige Wesen spüren, besonders bei Schwellenerfahrungen wie Geburt und Tod
Sinnvoll bei: Sich-abgeschnitten-Fühlen, der geistigen Führung und des geistigen Schutzes beraubt

Arnica
Arnica mollis Behaarte Arnika
Fördert: bewußte Anwesenheit im Körper, besonders während Schock oder Trauma; Erholung von tiefsitzendem Schock oder Trauma
Sinnvoll bei: Trennung des Höheren Selbst vom Körper während Schock oder Trauma; Dissoziation, Bewußtlosigkeit

Baby Blue Eyes
Nemophila menziesii Hainblume
Fördert: kindliche Unschuld und Vertrauen; sich in der Welt zu Hause zu fühlen, sich mit sich selbst wohlfühlen, unterstützt und geliebt, verbunden mit der geistigen Welt
Sinnvoll bei: Abwehrhaltung, Unsicherheit, Mißtrauen gegen andere; Entfremdung von der geistigen Welt; Mangel an Unterstützung vom Vater in der Kindheit

Basil
Ocimum basilicum Basilikum
Fördert: Vereinigung von Sexualität und Spiritualität zu einem geheiligten Ganzen
Sinnvoll bei: Polarisierung von Sexualität und

Spiritualität – führt oft zu heimlichem Verhalten oder Streß in der Ehe

Black Cohosh
Cimicifuga racemosa Trauben-Silberkerze
Fördert: Mut, sich mißbräuchlichen und furchterregenden Situationen zu stellen, statt sich zurückzuziehen
Sinnvoll bei: Befangenheit in Beziehungen oder Lebensstil, die mißbräuchlich, suchtartig oder gewalttätig sind; dunklen, brütenden Emotionen

Black-Eyed Susan
Rudbeckia hirta Rauher Sonnenhut
Fördert: waches Bewußtsein, das alle Aspekte des Wesens wahrnehmen kann; durchdringende Einsicht
Sinnvoll bei: Vermeiden oder Verdrängen traumatischer oder schmerzlicher Aspekte der Persönlichkeit

Blackberry
Rubus ursinus Brombeere
Fördert: reichlich strömendes Wirken in der Welt, klar gerichtete Willenskräfte, zielgerichtete Taten
Sinnvoll bei: Unfähigkeit, Ziele und Ideale in konkrete Taten oder sinnvolle Aktivitäten umzusetzen

Bleeding Heart
Dicentra formosa Flammendes Herz
Fördert: andere ohne Bedingungen, mit offenem Herzen lieben; emotionale Freiheit
Sinnvoll bei: Beziehungen eingehen, die auf Angst oder Besitzgier aufbauen; emotionale Ko-Abhängigkeit

Borage
Borago officinalis Borretsch
Fördert: sprudelnde Herzenskräfte, beschwingten Mut und Optimismus
Sinnvoll bei: Niedergeschlagenheit, Mangel an Zuversicht in der Begegnung mit schwierigen Umständen

Buttercup
Ranunculus occidentalis Hahnenfuß
Fördert: Ausstrahlen des inneren Lichtes, unabhängig von äußerer Anerkennung oder äußerem Ansehen
Sinnvoll bei: geringem Selbstwertgefühl; Unfähigkeit, das eigene innere Licht und seine Einzigartigkeit zu erkennen oder zu erfahren

Calendula
Calendula officinalis Ringelblume
Fördert: Heilende Wärme und Aufnahmefähigkeit, besonders im Anwenden des gesprochenen Wortes und im Dialog mit anderen
Sinnvoll bei: Tendenz, schneidende und harte Worte zu verwenden; Hang zum Argumentieren; Mangel an Aufnahmefähigkeit in der Kommunikation mit anderen

California Pitcher Plant
Darlingtonia californica Kobrapflanze
Fördert: erdhafte Vitalität, insbesondere Integration der mehr instinktiven und körperlichen Aspekte des eigenen Wesens
Sinnvoll: Lustlosigkeit, Blässe; Abgetrenntheit von den mehr instinktiven Aspekten des Wesens, oft besteht sogar Angst davor

California Poppy
Eschscholzia californica Goldmohn
Fördert: Finden der Spiritualität im eigenen Herzen; ausgewogene Licht- und Liebeskräfte; Entwicklung eines inneren Wissenskerns
Sinnvoll bei: wenn jemand außerhalb von sich selbst nach falschen Formen von Licht oder höherem Bewußtsein sucht, besonders durch Flucht- oder Suchtverhalten

California Wild Rose
Rosa californica Kalifornische Heckenrose
Fördert: Liebe für die Erde und für das Leben als Mensch, Begeisterung für Handeln und Dienen
Sinnvoll bei: Apathie oder Resignation; Unfähigkeit, die Willenskräfte durch das Herz zu katalysieren

Calla Lily
Zantedeschia aethiopica Calla
Fördert: Klarheit über geschlechtliche Identität, sexuelle Selbstannahme; Ausgeglichenheit zwischen männlichen und weiblichen Eigenschaften
Sinnvoll bei: Verwirrung, Zwiespalt über die sexuelle Identität oder das Geschlecht

Canyon Dudleya
Dudleya cymosa Dudleya
Fördert: gesundes spirituelles Öffnen, ausgeglichene seelisch-geistige und körperliche Energien; geerdete Anwesenheit im täglichen Leben; positives Charisma
Sinnvoll bei: verzerrten übersinnlichen Erlebnissen; für Menschen, die völlig in Anspruch genommen sind von Mediumismus; bei übertriebener Beteiligung an übersinnlichen oder charismatischen Erlebnissen

Cayenne
Capsicum annuum Paprika
Fördert: Feuer und Tatkraft, innere Wendigkeit, Fähigkeit, sich zu ändern und zu verwandeln
Sinnvoll: Stagnation; Unfähigkeit, in Richtung Veränderung voranzuschreiten

Chamomile
Matricaria recutita Echte Kamille
Fördert: heiteres, sonniges Wesen, emotionale Ausgeglichenheit
Sinnvoll bei: für Menschen, die leicht aus der Fassung zu bringen, launisch und reizbar sind, emotionale Spannung nicht lösen können

Chaparral
Larrea tridentata Kreosotenbusch
Fördert: ausgeglichene seelisch-geistige Bewußtheit, tiefes Durchdringen und Verstehen der überpersönlichen Aspekte des eigenen Wesens
Sinnvoll bei: psychischer und physischer Vergiftung, wirren Träumen; chaotischem Innenleben, Drogenabhängigkeit

142

Chrysanthemum

Chrysanthemum morifolium Chrysantheme
Fördert: Verschiebung der Identifikation von der eigenen Persönlichkeit zu einer höheren geistigen Identität; sich selbst als überpersönlich und transzendent empfinden
Sinnvoll bei: Angst vor dem Altern und der Sterblichkeit; Überidentifikation mit Jugendlichkeit und der niederen Persönlichkeit; Krise in der Lebensmitte

Corn

Zea mays Mais
Fördert: Einklang mit der Erde, besonders durch Körper und Füße; geerdete Präsenz
Sinnvoll bei: Unfähigkeit, im Körper zentriert zu bleiben; Verwirrung und Streß, besonders in städtischer Umgebung

Cosmos

Cosmos bipinnatus Kosmee
Fördert: Vereinigung von Denken und Sprechen; Fähigkeit, Gedanken klar zu formulieren und auszudrücken
Sinnvoll bei: unkonzentrierter, ungeordneter Kommunikation; übererregter Sprache, Überforderung durch zu viele Ideen

Dandelion

Taraxacum officinale Löwenzahn
Fördert: dynamische, mühelose Kraft; Ausgewogenheit zwischen lebhafter Aktivität und innerer Ruhe
Sinnvoll bei: übermäßiger Angespanntheit oder Verkrampftheit, besonders in der Muskulatur des Körpers; Härte zu sich selbst, Neigung, sich selbst zu Höchstleistungen anzutreiben

Deerbrush

Ceanothus integerrimus Säckelblume
Fördert: sanfte Reinheit, Klarheit in der Absicht; aufrichtige Motive
Sinnvoll bei: gemischten oder widersprüchlichen Beweggründen; unterbewußten Gefühlen, welche die äußeren Handlungen antreiben

Dill

Anethum graveolens Dill
Fördert: Erfahren und Aufnehmen der Fülle des Lebens, besonders seiner sinnlichen Aspekte
Sinnvoll bei: Überwältigung durch übermäßige Reizung, Überempfindlichkeit gegenüber der Umgebung oder äußerer Aktivität, Verstopfung der Sinne

Dogwood

Cornus nuttallii Blüten-Hartriegel
Fördert: Anmut in den Bewegungen, körperliche und ätherische Ausgeglichenheit
Sinnvoll bei: Unbeholfenheit, aus der schmerzlich-peinliche Bewußtheit vom eigenen Körper resultiert; tief im Körper gespeichertem emotionalen Trauma

Easter Lily

Lilium longiflorum Madonnen-Lilie
Fördert: innere Reinheit der Seele, besonders die Fähigkeit, Sexualität und Spiritualität zu vereinigen
Sinnvoll bei: Empfinden von Sexualität als etwas Unreinem, Unsauberem; inneren Konflikten über Sexualität

Echinacea

Echinacea purpurea Roter Sonnenhut
Fördert: Einheit im Innersten; Fähigkeit, das eigene Selbst als Ganzheit zu fühlen und dieses Gefühl aufrechtzuerhalten, besonders bei extremer Herausforderung
Sinnvoll bei: sich zerrüttet fühlen durch schweres Trauma oder Mißbrauch, die das Wahrnehmen des eigenen Wesens zerstört haben; gefährdet sein durch körperlichen oder emotionalen Zerfall

Evening Primrose

Oenothera hookeri Nachtkerze
Fördert: Bewußtwerdung und Heilung schmerzlicher, ganz früh von der Mutter aufgenommener Emotionen; Fähigkeit, sich im Gefühlsbereich zu öffnen und tiefe, verantwortliche Beziehungen aufzubauen
Sinnvoll bei: Gefühl, abgewiesen und uner-

wünscht zu sein; Vermeiden, in Beziehungen Verpflichtungen einzugehen; Angst vor Elternschaft; sexueller oder emotionaler Verdrängung

Fairy Lantern

Calochortus albus Weiße Mormonentulpe
Fördert: gesunden Reifungsprozeß; Annehmen der Verantwortung als Erwachsener
Sinnvoll bei: Unreife, Hilflosigkeit, Bedürftigkeit, kindlicher Abhängigkeit; unfähig, Verantwortung zu übernehmen

Fawn Lily

Erythronium purpurascens Zahnlilie
Fördert: Annehmen der Welt und Sicheinlassen auf sie; Fähigkeit, seine spirituellen Gaben mit anderen zu teilen
Sinnvoll bei: sich zurückziehen, Isolation, Selbstschutz; Überempfindlichkeit, Mangel an Innenkraft, um der Welt zu begegnen

Filaree

Erodium cicutarium Schierlings-Reiherschnabel
Fördert: sternenhaftes visionäres Sehvermögen; kosmischen Überblick, durch den die Ereignisse des täglichen Lebens im richtigen Verhältnis gesehen werden
Sinnvoll bei: unverhältnismäßiger und zwanghafter Besorgnis; Unfähigkeit, die alltäglichen Ereignisse in einem größeren Zusammenhang zu sehen

Forget-Me-Not

Myosotis sylvatica Wald-Vergißmeinnicht
Fördert: Bewußtsein über karmische Verbindungen in unseren persönlichen Beziehungen und mit Wesen in der geistigen Welt; vertieftes Wahrnehmen der feinstofflichen Gebiete; Beziehungen auf der Seelenebene
Sinnvoll bei: Einsamkeit, Isolation; mangelndem Bewußtsein von geistigen Verbindungen mit anderen

Fuchsia

Fuchsia hybrida Fuchsie
Fördert: echte emotionale Vitalität; Fähigkeit, tiefe Gefühle auszudrücken
Sinnvoll bei: vorgetäuschtem emotionalen Befinden, das tiefsitzende Schmerzen und Traumata verdeckt; psychosomatischen Symptomen

Garlic

Allium sativum Knoblauch
Fördert: vereinigendes Bewußtsein; Gefühl für Ganzheit, das Stärke und aktive Widerstandskraft verleiht
Sinnvoll bei: Ängstlichkeit, Schwäche oder leichter Beeinflußbarkeit, Neigung zu geringer Vitalität

Golden Ear Drops

Dicentra chrysantha Goldgelbe Herzblume
Fördert: Kontakt aufnehmen mit den eigenen Kindheitserlebnissen als Quelle emotionalen Wohlbefindens; Loslassen schmerzvoller Erinnerungen aus der Vergangenheit
Sinnvoll bei: verdrängten giftigen Erinnerungen aus der Kindheit; Empfindungen von Schmerz und Trauma über vergangene Ereignisse, welche das emotionale Gleichgewicht in der Gegenwart beeinträchtigen

Golden Yarrow

Achillea filipendulina Spierstauden-Schafgarbe
Fördert: offen bleiben gegenüber anderen und dabei doch inneren Schutz empfinden; aktives soziales Engagement, das die Einheit des Wesens erhält
Sinnvoll: für extrovertierte Menschen, die zu sehr durch ihre Umgebung und durch andere Menschen beeinflußt werden; die sich vor der Verwundbarkeit durch andere mittels Rückzug und soziale Isolation schützen

Goldenrod

Solidago californica Kalifornische Goldrute
Fördert: Entfaltung der Individualität; innere Wesensempfindung im Einklang mit dem Gruppen- oder Gemeinschaftsbewußtsein
Sinnvoll bei: Beeinflußbarkeit durch Gruppen-

oder Familienbande; Unfähigkeit, sich selbst treu zu bleiben; wenn man sich dem Druck der Gleichaltrigen oder allgemein sozialen Erwartungen ausgeliefert fühlt

Hibiscus
Hibiscus rosa-sinensis Hibiskus
Fördert: Herzlichkeit und Reaktionsfähigkeit in der weiblichen Sexualität; Vereinigung von Seelenwärme und körperlicher Leidenschaft
Sinnvoll bei: Unfähigkeit, sich mit der eigenen weiblichen Sexualität zu verbinden; mangelnder Herzlichkeit und Vitalität, oft zurückzuführen auf früheres Ausgenutztwerden oder Mißbrauch

Hound's Tongue
Cynoglossum grande Hundszunge
Fördert: ganzheitliches Denken; die physische Welt und das Leben im Physischen mit spirituell klaren Gedanken wahrnehmen
Sinnvoll bei: Betrachten der Welt aus materialistischer Sicht, für Menschen, die niedergedrückt oder abgestumpft sind durch einen zu weltlichen oder zu wissenschaftlichen Standpunkt

Indian Paintbrush
Castilleja miniata Indianischer Malerpinsel
Fördert: lebendige, tatkräftige Kreativität; sprudelnde künstlerische Aktivität
Sinnvoll bei: geringer Vitalität und Erschöpfung; Mühe, die körperlichen Kräfte aufzubringen, um die Intensität der schöpferischen Arbeit zu ertragen; Unfähigkeit, die schöpferischen Kräfte im Physischen auszudrücken

Indian Pink
Silene californica Kalifornisches Leimkraut
Fördert: zentriert und konzentriert bleiben, auch unter Streß; verschiedene Tätigkeiten meistern und koordinieren
Sinnvoll: wenn die seelisch-geistigen Kräfte leicht durch zuviel Aktivität zerrissen oder erschüttert werden; Unfähigkeit, während intensiver Aktivität zentriert zu bleiben

Iris
Iris douglasiana Schwertlilie
(Blue Flag)
Iris versicolor Schwertlilie
(Von diesen beiden Schwertlilien werden zwei verschiedene Essenzen hergestellt, die ähnliche Eigenschaften haben.)
Fördert: inspirierte künstlerische Leistung; tiefes Seelenempfinden, welches in Verbindung steht mit höheren Bereichen; strahlende, irisierende Sehfähigkeit und Perspektive
Sinnvoll bei: mangelnder Inspiration oder Kreativität; Empfinden, durch die Alltäglichkeit der Welt niedergedrückt zu werden; Abgestumpftheit

Lady's Slipper
Cypripedium calceolus var. Parviflorum/ Cypripedium reginae Frauenschuh
Fördert: Vereinigung des geistigen Ziels mit der täglichen Arbeit, die geistige Kraft in das Wurzel-Chakra bringen; spiritualisierte Sexualität und geerdete Spiritualität
Sinnvoll bei: Entfremdung von der eigenen inneren Autorität; Unfähigkeit, das höhere geistige Ziel mit dem Leben und der Alltagsarbeit zu vereinen; nervöser Erschöpfung, Ausgelaugtheit der sexuellen Kräfte

Larkspur
Delphinium nuttallianum Rittersporn
Fördert: charismatische Führungskraft, ansteckende Begeisterung, freudiges Dienen
Sinnvoll bei: Führungskraft, welche durch Selbstverherrlichung oder belastendes Pflichtbewußtsein gestört ist

Lavender
Lavandula officinalis Echter Lavendel
Fördert: spirituelle Empfindsamkeit, sehr verfeinertes Bewußtsein
Sinnvoll bei: Nervosität, Auslaugen des physischen Körpers durch zu intensive Anregung spiritueller Kräfte

Lotus

Nelumbo nucifera Indischer Lotus
Fördert: offene und umfassende Spiritualität; meditative Einsicht und Synthese
Sinnvoll bei: spirituellem Stolz, übertriebener Spiritualität

Love-Lies-Bleeding

Amarantus caudatus Gartenfuchsschwanz
Fördert: transzendentes Bewußtsein; die Fähigkeit, über persönlichen Schmerz, Leiden oder mentale Qual hinauszugehen durch Erkennen der größeren, überpersönlichen Bedeutung solchen Leidens; mitfühlendes Bewußtsein von Schmerz oder Leiden und Aufmerksamwerden auf deren Bedeutung
Sinnvoll bei: Verstärkung von Schmerz und Leid durch Isolation; tiefe Melancholie durch zu starke Personalisierung des eigenen Schmerzes

Madia

Madia elegans Kalifornische Madie
Fördert: exaktes Denken, diszipliniertes Bündeln und Konzentrieren
Sinnvoll bei: leichter Ablenkbarkeit; Unfähigkeit, sich zu konzentrieren; Dumpfheit oder Lustlosigkeit

Mallow

Sidalcea glaucescens Präriemalve
Fördert: Herzlichkeit und Sympathie, offenherziges Teilen und Freundlichkeit
Sinnvoll bei: sozialer Unsicherheit, Angst, mit anderen Kontakt aufzunehmen; Neigung, Barrieren zu schaffen

Manzanita

Arctostaphylos viscida Klebrige Bärentraube
Fördert: Verkörperung, Vereinigung des spirituellen Selbst mit der physischen Welt
Sinnvoll bei: Entfremdung von der irdischen Welt; Aversion, Ekel oder Abscheu gegen das körperliche Selbst und die physische Welt

Mariposa Lily

Calochortus leichtlinii Mormonentulpe
Fördert: mütterliches Bewußtsein – herzlich, weiblich und nährend; Mutter-Kind-Beziehung, Heilung des inneren Kindes
Sinnvoll bei: Entfremdung von der Mutter oder von der Mutterschaft; Gefühlen der Verlassenheit oder Mißhandlung in der Kindheit

Milkweed

Asclepias cordifolia Herzblättrige Seidenpflanze
Fördert: gesunde Ich-Stärke; Unabhängigkeit und Selbstsicherheit
Sinnvoll bei: extremer Abhängigkeit und emotionaler Rückentwicklung, Abstumpfung des Bewußtseins durch Drogen, Alkohol, Überessen; Wunsch, der Selbstwahrnehmung auszuweichen

Morning Glory

Ipomoea purpurea Purpurprunkwinde
Fördert: sprühende Lebenskraft, sich wach und erfrischt fühlen, verbunden mit dem Leben
Sinnvoll bei: Abgestumpftheit, Belastung durch Giftstoffe, Katergefühl; Unfähigkeit, voll in den Körper zu kommen, besonders am Morgen; Suchtverhalten

Mountain Pennyroyal

Monardella odoratissima Indianernessel
Fördert: Stärke und Gedankenklarheit, mentale Integrität und positive Einstellung
Sinnvoll bei: Absorbieren negativer Gedanken anderer, seelisch-geistiger medialer Vergiftung oder Besessenheit

Mountain Pride

Penstemon newberryi Bartfaden
Fördert: aufrechte männliche Energie; kriegerische Spiritualität, die Konfrontation und Transformation nicht scheut
Sinnvoll bei: Schwanken und Sich-Zurückziehen im Angesicht von Herausforderungen; Mangel an Bestimmtheit; Unfähigkeit, für die eigene Überzeugung einzustehen

Mugwort

Artemisia douglasiana Beifuß

Fördert: Vereinigung von medialen und Traumerlebnissen mit dem täglichen Leben; multidimensionales Bewußtsein

Sinnvoll bei: Unfähigkeit, die seelisch-geistigen Kräfte zu harmonisieren, Neigung zu Hysterie oder Emotionalität; überaktivem Seelenleben ohne Zusammenhang mit der physischen Welt

Mullein

Verbascum thapsus Königskerze

Fördert: starkes Gespür für das innere Gewissen, Wahrheitsliebe, Aufrichtigkeit

Sinnvoll bei: Unfähigkeit, auf die eigene innere Stimme zu hören; Schwäche und Verwirrung, Unentschlossenheit; sich selbst oder andere belügen oder täuschen

Nasturtium

Tropaeolum majus Große Kapuzinerkresse

Fördert: sprühende Vitalität, flammende, strahlende Energie und Wärme

Sinnvoll: wenn man sich übermäßig «trocken» oder intellektuell fühlt; bei Erschöpfung der Lebenskraft und der emotionalen Begeisterung

Nicotiana

Nicotiana alata Ziertabak

Fördert: tief im Herzen verankerten Frieden; Vereinigung von körperlichem und seelischem Wohlbefinden durch harmonische Verbindung mit der Erde

Sinnvoll bei: Betäuben der Emotionen, begleitet von Mechanisierung oder Verhärtung des Körpers; Unfähigkeit, mit tiefen Gefühlen und feineren Empfindungen umzugehen

Oregon Grape

Berberis aquifolium Nadelblättrige Mahonie

Fördert: liebevoll andere einbeziehen; von anderen guten Willen erwarten; Fähigkeit, zu vertrauen

Sinnvoll bei: Gefühl von Paranoia oder Selbstschutz; unfaire Projektion oder Erwartung von Feindseligkeit von anderen

Penstemon

Penstemon davidsonii Bartfaden

Fördert: große innere Tapferkeit trotz äußerer Härten; Durchhaltekraft

Sinnvoll: wenn man sich verfolgt fühlt oder Selbstmitleid empfindet; bei Unfähigkeit, schwierige Lebensumstände zu ertragen

Peppermint

Mentha x piperita Echte Pfefferminze

Fördert: Aufmerksamkeit, wachsame Klarheit, geistige Regsamkeit

Sinnvoll bei: Abgestumpftheit oder Schwerfälligkeit, besonders bei mentaler Trägheit; unausgeglichenen Stoffwechselkräften, welche die Geisteskraft erschöpfen

Pink Monkeyflower

Mimulus lewisii Rosa Gauklerblume

Fördert: emotionale Offenheit und Ehrlichkeit; Mut, mit anderen emotionale Risiken einzugehen

Sinnvoll bei: Scham-, Schuld-, Minderwertigkeitsgefühl; Angst vor Bloßstellung und Zurückweisung; Verstecken des wahres Wesenskerns vor anderen, Verbergen der eigenen Gefühle

Pink Yarrow

Achillea millefolium «Rubra» Rosa Schafgarbe

Fördert: liebevolles Wahrnehmen anderer aus klarem Selbstbewußtsein; angemessene emotionale Grenzen

Sinnvoll bei: unausgewogenen Kräften des Mitleids, übermäßig stark absorbierender Aura, Mangel an emotionaler Klarheit, gestörtem seelischen Verschmelzen mit anderen

Poison Oak

Toxicodendron diversiloba Sumach

Fördert: emotionale Offenheit und Verwundbarkeit; Fähigkeit, anderen nahe zu sein und mit ihnen Kontakt aufzunehmen

Sinnvoll bei: Angst vor intimem Kontakt; ängstlichem Schützen des persönlichen Bereiches; Angst, daß andere die eigenen Grenzen mit Gewalt überschreiten; Feindseligkeit oder Distanziertheit

Pomegranate

Punica granatum Granatapfel

Fördert: warmherzige weibliche Kreativität, aktiv produktiv und nährend im eigenen Haus oder in der Welt sein

Sinnvoll bei: Zwiespalt oder Verwirrung über den Brennpunkt weiblicher Kreativität, besonders Schwanken zwischen den Werten von Karriere und Haushalt, schöpferischen und Fortpflanzungskräften, dem Persönlichen und dem Globalen

Pretty Face

Triteleia ixioides Schöngesicht

Fördert: Schönheit, die aus dem Inneren strahlt; Selbstannahme in bezug auf das eigene Aussehen

Sinnvoll bei: sich aufgrund des eigenen Aussehens häßlich oder abgelehnt fühlen; Überidentifikation mit dem körperlichen Aussehen

Purple Monkeyflower

Mimulus kelloggii Purpur-Gauklerblume

Fördert: innere Ruhe und Klarheit beim Erleben spiritueller oder medialer Phänomene; Mut, in die eigene spirituelle Erfahrung oder Führung zu vertrauen; Spiritualität, die auf Liebe statt auf Angst beruht

Sinnvoll bei: Angst vor dem Okkulten oder vor jeder spirituellen Erfahrung; Angst vor Vergeltung oder Zensur, falls sich aus religiösen Konventionen der Familie oder Gemeinschaft löst

Quaking Grass

Briza maxima Großes Zittergras

Fördert: harmonisches Gemeinschaftsbewußtsein, eine höhere Identität in der Gruppenarbeit finden, Flexibilität

Sinnvoll bei: Funktionsstörungen bei Gruppenzusammenkünften; Unfähigkeit, die individuelle Wahrnehmung von sich selbst und die höheren Bedürfnisse der Gruppe ins Gleichgewicht zu bringen

Queen Anne's Lace

Daucus carota Wilde Möhre

Fördert: spirituelle Einsichten und Visionen; Vereinigung der übersinnlichen Fähigkeiten mit den sexuellen und emotionalen Aspekten des Selbst

Sinnvoll bei: Projektionen und Mangel an Objektivität im übersinnlichen Bewußtsein; Störungen der übersinnlichen Wahrnehmung oder der physischen Sehkraft aufgrund von sexuellem oder emotionalem Ungleichgewicht

Quince

Choenomeles speciosa Zierquitte

Fördert: liebende Stärke, Ausgleich der männlichen initiierenden Kraft und der weiblichen nährenden Kraft

Sinnvoll bei: Unfähigkeit, Empfindungen von Stärke und Macht mit den Wesenseigenschaften des Weiblichen zu katalysieren oder zu versöhnen; verzerrte Verbindung mit dem männlichen Selbst oder Animus

Rabbitbrush

Chrysothamnus nauseosus Hasenbürste

Fördert: aktives und lebhaftes Bewußtsein; wendigen, flexiblen und mobilen Bewußtseinszustand

Sinnvoll bei: Überwältigung durch Einzelheiten; Unfähigkeit, mit gleichzeitigen Ereignissen oder fordernden Situationen umzugehen

Red Clover

Trifolium pratense Wiesenklee

Fördert: selbstbewußtes Verhalten, ruhige und sichere Präsenz besonders in Notfallsituationen

Sinnvoll bei: Anfälligkeit für Massenhysterie und -angst; leichte Beeinflußbarkeit durch Panik oder andere Formen von Gruppengedanken

Rosemary

Rosmarinus officinalis Rosmarin

Fördert: warme physische Präsenz; spannkräftig inkarniert sein

Sinnvoll bei: Vergeßlichkeit, schwach im Körper inkarniert sein, Fehlen physisch-ätherischer

Wärme; wenn die höheren Ichkräfte nicht mit dem physischen Leib verbunden sind

Sage
Salvia officinalis Salbei
Fördert: Weisheit aus den Erfahrungen des Lebens gewinnen; Rückschau und Überblick über Lebensprozesse aus einer höheren Perspektive
Sinnvoll: wenn man sich als vom Unglück verfolgt oder das Leben als unverdientes Schicksal sieht; bei Unfähigkeit, den höheren Lebenssinn und die Bedeutung der Lebensereignisse zu erkennen

Sagebrush
Artemisia tridentata Dreizähniger Beifuß
Fördert: Bewußtsein des Wesentlichen oder der «Leere»; tiefes Wahrnehmen des inneren Wesens, Fähigkeit zu Transformation und Verwandlung
Sinnvoll bei: Überidentifikation mit den illusionären Anteilen von sich selbst; Läuterung und Reinigung des eigenen Wesens, um dysfunktionale Bereiche der eigenen Persönlichkeit oder der Umgebung loszulassen

Saguaro
Carnegiea gigantea Saguaro-Kaktus
Fördert: Bewußtsein dessen, was althergebracht und geheiligt ist, Sinn für Tradition oder Abstammung; Fähigkeit, von den Älteren zu lernen
Sinnvoll bei: Konflikt mit Autoritätsbildern; Gefühl der Abtrennung oder Entfremdung von der Vergangenheit

Saint John's Wort
Hypericum perforatum Johanniskraut
Fördert: erleuchtetes Bewußtsein, lichterfüllte Bewußtheit und Stärke
Sinnvoll bei: übermäßig ausgeweitetem Zustand, der zu seelisch-geistiger und körperlicher Verwundbarkeit führt; tiefen Ängsten, gestörten Träumen

Scarlet Monkeyflower
Mimulus cardinalis Rote Gauklerblume
Fördert: emotionale Ehrlichkeit, direkte und klare Mitteilung tiefer Gefühle, Integration des emotionalen «Schattens»
Sinnvoll bei: Angst vor starken Gefühlen, Verdrängung starker Emotionen; Unfähigkeit, Themen wie Wut oder Machtlosigkeit aufzulösen

Scotch Broom
Cytisus scoparius Besenginster
Fördert: positive und optimistische Gefühle gegenüber der Welt und künftigen Ereignissen; sonnenhafte Kräfte des Umsorgens, der Ermutigung und des Lebenssinns
Sinnvoll: wenn man sich niedergedrückt und deprimiert fühlt; von Pessimismus und Verzweiflung überwältigt fühlt, besonders in der persönlichen Beziehung zu den Weltereignissen

Self-Heal
Prunella vulgaris Gemeine Braunelle
Fördert: gesundes, vitales Selbstempfinden; heilende und wohltuende Kräfte aus dem eigenen Inneren, tiefes Empfinden von Wohlbefinden und Ganzheit
Sinnvoll bei: Unfähigkeit, innere Verantwortung für die eigene Heilung zu übernehmen; Mangel an spiritueller geistiger Motivation zum Gesundwerden; Überabhängigkeit von äußerer Hilfe

Shasta Daisy
Chrysanthemum maximum Margerite
Fördert: mandala-artiges oder ganzheitliches Bewußtsein; Ideen zu einem lebendigen Ganzen zusammenfügen
Sinnvoll bei: übermäßig verstandesmäßigem Erfassen der Realität, besonders wenn Informationen als einzelne Stücke statt als Teile eines Ganzen betrachtet werden

Shooting Star
Dodecatheon hendersonii Götterblume
Fördert: humane Spiritualität; kosmisches Be-

wußtsein, erwärmt von Mitgefühl und Fürsorge für alles Menschliche und Irdische
Sinnvoll bei: tiefem Empfinden von Entfremdung, besonders wenn man sich auf Erden nicht zu Hause fühlt, auch nicht als Teil der Menschheitsfamilie

Snapdragon

Antirrhinum majus Löwenmaul
Fördert: dynamische Energie; gesunde Geschlechtskraft; emotional ausgewogene verbale Kommunikation
Sinnvoll bei: verbaler Aggression und Feindseligkeit; unterdrückter oder fehlgeleiteter Libido; Spannung im Kieferbereich

Star Thistle

Centaurea solstitialis Sonnwend-Flockenblume
Fördert: großzügiges und alles einbeziehendes Verhalten, eine gebende und teilende Natur; inneres Empfinden von Fülle
Sinnvoll bei: Handeln aus Angst, zu kurz zu kommen; Unfähigkeit, frei und offen zu geben; Unfähigkeit, der höheren Fügung zu vertrauen

Star Tulip

Calochortus tolmiei Katzenohr
Fördert: empfindsames und empfangendes Einstimmen; heiteres inneres Lauschen auf andere und auf höhere Welten, besonders in Träumen und Meditation
Sinnvoll bei: Gefühl, verhärtet oder abgeschnitten zu sein; Unfähigkeit, eine stille innere Anwesenheit oder Einstimmung zu empfinden; Unfähigkeit, zu meditieren oder zu beten

Sticky Monkeyflower

Mimulus aurantiacus Orange Gauklerblume
Fördert: ausgeglichene Vereinigung von menschlicher Wärme und sexueller Intimität; Fähigkeit, tiefe Gefühle der Liebe und Verbundenheit auszudrücken, besonders in sexuellen Beziehungen
Sinnvoll bei: unterdrückten sexuellen Gefühlen oder unpassendem Sexualverhalten; Unfähig-

keit, in sexuellen Erfahrungen menschliche Wärme zu erleben; tiefe Angst vor Sexualität und Intimität

Sunflower

Helianthus annuus Sonnenblume
Fördert: ausgeglichenes Gefühl für die Individualität, spiritualisierte Ego-Kräfte; sonnengleich strahlende Persönlichkeit
Sinnvoll bei: verzerrtem Gefühl für das eigene Wesen; Aufblähung oder übertriebener Zurückhaltung, niedriger Selbstachtung oder Arroganz; schwieriger Beziehung zum Vater oder zum männlichen Aspekt des Wesens

Sweet Pea

Lathyrus latifolius Staudenwicke
Fördert: Beteiligung an der Gemeinschaft; soziale Verbundenheit; Gefühl für den eigenen Platz auf Erden
Sinnvoll bei: Unfähigkeit, Verbindung mit einer sozialen Gemeinschaft zu bilden oder den eigenen Platz auf Erden zu finden; für den Wanderer, der stets auf der Suche ist

Tansy

Tanacetum vulgare Rainfarn
Fördert: bestimmtes und zielgerichtetes Verhalten, Überlegtheit und Entschlossenheit im Handeln, Selbstbestimmtheit
Sinnvoll bei: Lethargie, Zögern; Unfähigkeit, zielgerichtet zu handeln; Gewohnheiten, welche die wahren Absichten des Wesens untergraben oder in Frage stellen

Tiger Lily

Lilium humboldtii Tiger-Lilie
Fördert: gemeinschaftliches Dienen mit anderen, Einbringen weiblicher Kräfte in soziale Situationen; inneren Frieden und Harmonie als Grundlage für äußere Beziehungen
Sinnvoll bei: übermäßig aggressiver, wetteifernder, feindseliger Haltung; Übermaß an «Yang»-Kräften, separatistischen Tendenzen

Trillium

Trillium chloropetalum Dreiblatt
Fördert: selbstloses Dienen, uneigennütziges Opfern persönlicher Wünsche für das Allgemeinwohl, innere Reinheit
Sinnvoll bei: Gier und Verlangen nach Besitz und Macht; übertriebenem Ehrgeiz; Fixierung auf persönliche Bedürfnisse und Wünsche; Materialismus und Anhäufung

Trumpet Vine

Campsis x tagliabuana Trompetenblume
Fördert: artikulierte und farbige sprachliche Ausdrucksweise; aktives, dynamisches «Herüberkommen» in sozialen Situationen
Sinnvoll bei: Mangel an Vitalität oder Seelenkraft im Ausdruck; Unfähigkeit, bestimmt oder klar zu sprechen, Sprachbehinderungen

Violet

Viola odorata Duftveilchen
Fördert: zarte, höchst wahrnehmungsfähige Sensibilität, erhobene spirituelle Perspektive; Teilen mit anderen, dabei jedoch sich selbst treu bleiben
Sinnvoll bei: tiefer Schüchternheit, Reserviertheit, Zurückhaltung; Angst, in Gruppen unterdrückt zu werden

Yarrow

Achillea millefolium Weiße Schafgarbe
Fördert: innere Strahlkraft und Stärke der Aura, mitfühlende Bewußtheit, einbeziehende Empfindsamkeit, wohltuende Heilkräfte
Sinnvoll bei: extremer Verletzlichkeit gegenüber anderen und der Umgebung; wenn man leicht erschöpft oder negative Einflüsse zu stark aufnimmt; bei seelisch-geistiger Vergiftung

Yarrow Special Formula

Yarrow (*Achillea millefolium* – weiß) mit Arnica (*Arnica montana* oder *Arnica mollis*) und Echinacea (*Echinacea purpurea*)

Schafgarben-Spezialmischung auf der Basis von Meersalzwasser
Fördert: Stärkung der Integrität des Ätherleibs, der lebendigen formenden Kräfte
Sinnvoll bei: Störungen der Lebenskräfte und der Vitalität durch vergiftende Strahlung, Luftverschmutzung oder anderem geopathischen Streß; Auswirkungen von Rückständen früherer Belastung durch solche Faktoren

Yellow Star Tulip

Calochortus monophyllus Gelbe Mormonentulpe
Fördert: Einfühlungsvermögen, Empfänglichkeit für die Gefühle und Erfahrungen anderer; aus der inneren Wahrheit und Führung heraus handeln
Sinnvoll bei: Unempfindsamkeit gegenüber den Leiden anderer; mangelndem Bewußtsein für die Konsequenzen der eigenen Handlungen

Yerba Santa

Eriodictyon californicum Bergbalsam
Fördert: freies Strömen der Gefühle; Fähigkeit, den Atem mit den Gefühlen zu harmonisieren; Fähigkeit, das volle Spektrum menschlicher Emotionen auszudrücken, besonders Schmerz und Traurigkeit
Sinnvoll bei: beengten Empfindungen, besonders im Brustbereich; verinnerlichter Trauer und Melancholie, tief verdrängten Emotionen

Zinnia

Zinnia elegans Zinnie
Fördert: kindlich-spielerische Haltung dem Leben gegenüber; die Freude des inneren Kindes erleben; Leichtigkeit des Herzens; unvoreingenommene Sichtweise zu sich selbst
Sinnvoll bei: übermäßiger Ernsthaftigkeit, Abgestumpftheit, Schwere, Mangel an Humor; trübem Gefühl, Unterdrückung des inneren Kindes

15

Die niederländischen Blütenessenzen

Diese Essenzen werden seit einigen Jahren von dem niederländischen Blütenessenzforscher Bram Zaalberg hergestellt. Soweit möglich geschieht die Herstellung ohne Schädigung der Pflanzen, indem die Blüten vorsichtig ins Wasser hineingebogen werden, ohne daß die Stengel oder Zweige abbrechen.

Beemdkroon (Field Scabious)
Knautia arvensis Ackerskabiose
Fördert: Transformation und Weisheit; bringt das Denken zur Ruhe und reinigt unnötige Gedanken durch die Erde; positives Denken; besser handeln können; bringt Verbindung zu höheren heiteren Sphären und läßt uns diese auf unsere Umgebung widerspiegeln, so daß wir die Hilfe und Wärme anderer empfangen können

Bosrank (Clematis)
Clematis vitalba Clematis
Fördert: Klärung der Gedankenprozesse, bewußte Einsicht und Fähigkeit, dem noch nicht Geformten Form zu verleihen; mehr Klarheit im Unbewußten; Erdung des Bewußtseins in der physischen Wirklichkeit.

Engelwortel (Angelica)
Angelica archangelica Engelwurz
Fördert: spirituellen Schutz und Entwicklung des Bewußtseins; die Fähigkeit, wohltätige spirituelle Kräfte im Leben und bei der eigenen Arbeit zu empfangen; hilfreich bei Schwellenerfahrungen

Judaspenning (Moneyplant)
Lunaria annua Judassilberling
Fördert: Verständnis für den notwendigen Ausgleich zwischen materiellen und spirituellen Wünschen; Bewußtsein, daß Heilung nicht nur körperlich stattfindet und daß das Erwachen des Geistes wichtiger ist als die bloße körperliche Erholung; sinnvoll bei Sorgen wegen Geld und anderen persönlichen Wünschen; stärkt die Verbindung zum Höheren Selbst und integriert dies mit der Erde

Klaproos (Red Poppy)
Papaver rhoeas Klatschmohn
Fördert: die innere Frau; die Kraft, Verletzlichkeit zu erkennen und zu transformieren und so die inneren Qualitäten der Liebe zu verstärken

Kleine Viltinkszwam (Little Inky Cap)
Coprinus xanthotrix Tintling (Pilz)
Fördert: Loslassen von Gefühlen; emotionale

Stärke und universelles Vertrauen, wenn man sich verletzlich fühlt; sich über die Gefühle erheben; alten Ärger und andere Emotionen rasch und leicht loslassen

Komkommerkruid (Borage)
Borago officinalis Borretsch
Fördert: Stärkung des Herzens in schwierigen Umständen; Freude und Glücksgefühl; sich nicht von Schwierigkeiten blockieren lassen; sich nicht entmutigen lassen, trotz Widrigkeiten weitermachen

Kruidje-Roer-Me-Niet (Sensitive Weed)
Mimosa pudica Schamhafte Sinnpflanze
Fördert: Anregung der Seele, Stabilität, Klarheit und Stärke im Verstand; seinen Weg sicher wählen, ihn sich nicht nehmen lassen; Raum für die eigene Schöpferkraft haben; sich unter allen Bedingungen entwickeln; sich von der Umgebung gestützt fühlen; diese Unterstützung und Liebe annehmen; sich rasch erholen
Sinnvoll: wenn andere Menschen zu nah kommen und man keinen Raum mehr hat

Mycena
Mycena polygramma Helmling (Pilz)
Fördert: Verbindung zur Erde; aus freiem Willen hier sein; durch schwierige Situationen gehen, wenn alles zusammenbricht; Verdauung schwer verdaulicher Erfahrungen; Reinigung des Körpers. In der Natur bauen Pilze Holz und Radioaktivität ab.

Paarse Dovenetel
Lamium purpureum Purpurrote Taubnessel
Fördert: Freude an körperlicher Aktivität; Klarheit, um alles zu ordnen, selbst in chaotischen Situationen; Ordnung schaffen (praktisch und auf der Gefühlsebene); stärkerer Fluß der Lebensenergie durch Körper, Geist und Seele; Selbstausdruck durch stärkere Liebe zur Erde; freudiges Leben

Papagaaieblad
Alternanthera dentata Papageienblatt
Fördert: Zentrierung der Gefühle; angstfreien Gefühlsausdruck; sich von anderen Personen oder Problemen nicht stören lassen; die Arbeit machen, an die man glaubt; die eigene höhere Wahrheit in die Wirklichkeit umsetzen, daran arbeiten und sie erweitern; ausdrücken, was ist; tiefste Liebe zur Erde und zum eigenen tiefsten Kern

Purple Flower
Centratherum punctatum
Fördert: Licht in der Energie im Kopfbereich; Lösung des Denkens; Bewußtheit und Vertrauen bei heilerischer Arbeit; das Licht des eigenen Wesens in verschiedenen Reichen (Tiere, Mineralien, Pflanzen und Menschen) reflektieren; Bewußtsein für unsere Umgebung im Hinblick auf diese verschiedenen Reiche

Reuzenbalsemien (Impatiens)
Impatiensglandulifera Drüsentragendes Springkraut
Fördert: Geduld und Ruhe im Selbst und gegenüber anderen; Verstehen, daß verschiedene Lebensformen verschiedene Zeitrhythmen haben; sich anderen anpassen, ohne den eigenen Rhythmus zu verlieren; sich klar gegenüber anderen ausdrücken

Rode Bosvogeltje (Orchid)
Cephalanthera rubra Rotes Waldvöglein
Fördert: Selbstwertgefühl; Selbstvertrauen, um sicher den eigenen Weg zu verfolgen; sich von anderen Menschen oder schwierigen Umständen nicht beiseite schieben lassen; dem eigenen Weg in Reinheit und Licht folgen; Öffnung für das Höhere Selbst, so daß mehr Energie für die eigene Heilung und die anderer zur Verfügung steht

Sneeuwklokje (Snowdrop)
Galanthus nivalis Schneeglöckchen
Fördert: Lösung tiefer Schmerzen, Tränen und Traumata; insbesondere wenn sie daher rühren, daß man nicht zu sich und den eigenen Gefühlen gestanden hat; seine eigene Schönheit und Wichtigkeit wiederfinden; Dinge tun, die man will, sich frei fühlen; freudige erfrischende

Energie nach dem dunklen Winter der Gefühle
Sinnvoll: wenn man alles für einen anderen getan und dabei sich vergessen hat; wenn man alles macht, was ein anderer sagt, obwohl man
weiß, daß es falsch ist

Terra

Notfallkombination aus Engelwortel, Bosrank,
Mycena, Rode Bosvogeltje, Yellow Star Tulip
Fördert: Ausruhen in angespannter Lage; spiri-
tuellen Schutz; Fähigkeit, fest in der Gegenwart
zu sein, indem der Geist zur Erde kommt und
Spannungen sich lösen; Zugang zur Kraft des
Höheren Selbst; Verbindung mit der inneren
Natur

Teunisbloem (Evening Primrose)

Oenothera lamarckiana Nachtkerze
Fördert: Wiederentdeckung der Quelle von
Selbstvertrauen und dem Wert des inneren
Weiblichen; Einsicht in alte Muster von Inzest,
Vergewaltigung und Sexualität; Stärke und
Hilfe, damit alles ans Licht kommen kann

Yellow Star Tulip

Calochortus monophyllus Gelbe Mormonentulpe
Fördert: dem Herzen folgen und tief im Inneren verborgene Empfindlichkeiten entdecken;
ein klareres Bild davon gewinnen, wie die Gefühle zusammenpassen; Vertrauen in alle Veränderungen; wirkt aktivierend; innere Lebens-
qualitäten herausbringen, um sich selbst und
die eigenen Heilfähigkeiten zu entwickeln

16

Die Orchideenessenzen

Orchideen sind eine Pflanzengruppe, die auf der Erde eine ungeheure Arten- und Formenvielfalt angenommen hat: insgesamt gibt es um die 30 000 Orchideenarten. Viele tausend davon leben im Regenwald des Amazonasgebiets. Durch die Zerstörung des Regenwaldes ist auch ihre Existenz bedroht.

Der deutsche Blütenessenzforscher Andreas Korte hat einen Weg gefunden, die hilfreichen Schwingungen bestimmter Orchideen Menschen in aller Welt zugänglich zu machen, und zwar ohne diese zum Teil sehr seltenen Pflanzen zu beschädigen: mit der «Kristallherstellungsmethode». Dabei wird eine mit Quellwasser gefüllte spezielle Quarzkristall-Struktur eine Zeitlang neben die Blüte gehalten. Das im Quarzgefäß enthaltene Quellwasser ist die Mutteressenz und wird sodann mit Alkohol konserviert. Neben dem Vorteil, daß die Pflanzen nicht beschädigt werden, ergibt sich noch ein weiterer Vorteil gegenüber herkömmlichen Methoden der Blütenessenzherstellung: Die energetische Wirksamkeit der Essenzen ist nach Aussagen von Andreas Korte besonders hoch, da die Schwingung unverletzter, lebendiger Blüten auf das im Kristall befindliche Wasser übergeht, «frei von Schmerzschwingungen abgetrennter Blüten».

Die Essenzen werden seit 1990 hergestellt und haben innerhalb weniger Jahre eine große Popularität in ganz Europa erworben. Andreas Korte schreibt zu diesen Essenzen: «Ihr Herkunftsgebiet, die Amazonasregion, gilt, spirituell gesehen, als das Herz unseres Planeten. Die Orchideen des Amazonasgebiets schwingen energetisch im Engelbereich und stellen die Verbindung Kosmos–Mensch–Erde her.» Tatsächlich sind die Blüten einiger Orchideen engelähnlich geformt. Einen weiteren Hinweis auf die über das Irdische hinausgehenden Qualitäten dieser Blüten leitet Andreas Korte aus ihrem Vorkommen in den lichten Höhen von Regenwaldbäumen ab: «Genauso, wie sie in den Baumkronen wachsen, die energetisch gesehen den Astralkörper darstellen, beginnt ihre Wirkung auch erst in diesem und geht weit darüber hinaus … Sie bringen uns in Kontakt mit den verschiedenen Ebenen der kosmischen Liebe der Engel und lassen uns diese Erfahrung der Liebe an die Erde weitergeben, wodurch sie helfen, uns selbst und den ganzen Planeten zu heilen.» Entsprechend liegt der Schwerpunkt dieser Essenzengruppe auf Themen wie Öffnung für andere Dimensionen, Kommunikation mit Engeln, Harmonie mit Erde und Kosmos und ähnlichem.

Aggression-Orchid

Asinetas superba

Fördert: Freisetzung der Basisenergie; Transformation von Blockaden in den unteren Chakren

Sinnvoll bei: Blockaden in den unteren Chakren; unterdrückter Aggression

Amazonas

Flußwasser des Amazonas

Fördert: Verständnis für den Planeten, Auflösung von Blockaden

Sinnvoll bei: Blockaden, insbesondere im Rückenbereich; Rückenbeschwerden (in diesem Fall mit einem Wattestäbchen in beiden Ohrmuscheln auftragen)

Angel-Orchid

Epidendrum secundum

Fördert: Öffnung für die Kommunikation mit den Engeln. Die Essenz macht uns leicht, und wir steigen auf in höhere Bewußtseinsebenen und steigern unsere körpereigenen Schwingungen

Angel-of-Protection-Orchid

Miltoniopsis phalaenopsis

Fördert: Kommunikation mit Schutzengeln

Sinnvoll: für feine sensible Menschen, die sich in der rauhen Umwelt allerlei Feindseligkeiten ausgesetzt fühlen und dringend einen Schutzschirm um sich herum benötigen.

Channelling-Orchid

Oncidium incurvum

Fördert: Channelling-Fähigkeiten; hilft, direkt mit unseren spirituellen Führern oder mit der Urquelle in Kontakt zu treten und Botschaften von dort zu erhalten, um sie durch uns weiterzuleiten

Sinnvoll bei: Wunsch nach mehr Kontakt zu spiritueller Führung; Erschöpfung bei spiritueller Arbeit

Chocolate-Orchid

Stanhopea wardii

Fördert: Lernen, den Weg der Freude zu gehen

Sinnvoll bei: der Auffassung, daß Spiritualität etwas ausschließlich Ernstes sei; Neigung zur Verbitterung; allzu strengen spirituellen Programmen, Diäten etc.

Colour-Orchid

Oncidium lanceanum

Fördert: Erkenntnis der Tatsache, daß es unsere Gedanken sind, die unsere Lebenserfahrungen bestimmen

Sinnvoll bei: negativer Grundeinstellung; für tendenziell traurige Menschen, die der Meinung sind, daß das Leben einfach grau und trostlos ist

Coordination-Orchid

Cymbidium lowianum

Fördert: bewußten Umgang mit dem Zellbewußtsein auf physischer Ebene; Stimulierung der Selbstheilungskräfte; Verbindung mit dem elften Chakra, dem Zentrum für Koordination und Organisation der Körperstruktur

Deva-Orchid

Epidendrum prismatocarpum

Fördert: Kontakt mit den Devas und Feen der Blumen und Bäume; hilft uns, die Mauern einstürzen zu lassen, die uns von der Welt der Naturkräfte trennen

Sinnvoll bei: wenig entwickelter Beziehung zur Natur

Füllhorn-Cattleya

Cattleya warscewiczii

Fördert: Lernen, wie ein Füllhorn zu werden, zu geben und zu empfangen; Lernen, die All-Liebe des Universums zu erfahren und daß es keine Begrenzung gibt

Fun-Orchid

Vanda tricolor

Fördert: Humor und Lebensfreude. Die Essenz hilft, in höhere Sphären aufzusteigen, wo man seine Probleme aus einer anderen Sicht betrachten kann.

Sinnvoll bei: Traurigkeit und Depressivität; Unterdrückung oder Lähmung des inneren Kindes

Heart-Orchid

Laeliocattleya Hybr.
Fördert: Solarplexus-Energien und deren Transformation in Liebe; Lernen, egoistische Emotionen in Liebe umzuwandeln und mit der Spiritualität zu verbinden
Sinnvoll bei: Egoismus

Higher-Self-Orchid

Laeliocattleya anceps clara
Fördert: Verbindung mit dem Höheren Selbst; Fähigkeit, als Übermittler zu fungieren

Inspiration-Orchid

Cattleya trianaei
Fördert: Kommunikation mit der geistigen Ebene, Fähigkeit, diese Erfahrung über Kreativität bis in die physische Welt hineinzutragen; Stimulation des Dritten Auges. Die Essenz gibt Inspiration für künstlerisches Schaffen.

Love-Orchid

Onicidium abortivum
Fördert: Energie der Liebe durch sich selbst fließen zu lassen. Öffnung des Herzzentrums und Ausströmen der reinen Liebesenergie
Sinnvoll bei: Wunsch, das Herzzentrum zu öffnen und pure Liebe auszusenden; für Heiler, die ihre Arbeit verbessern und zum direkten Kanal kosmischer Heil- und Liebesenergie werden wollen

Past-Life-Orchid

Paphiopedilum harrysianum Venusschuh
Fördert: Bewußtseinszustände, die es erleichtern, mit jenem Raum im eigenen Inneren Kontakt aufzunehmen, in dem alle Erinnerungen und alles Wissen liegen
Sinnvoll: als Begleitung bei Reinkarnationstherapie

Psycho-Orchid

Paphiopedilum insigne Venusschuh
Fördert: Hinabsteigen ins Innere, in das Unterbewußtsein, um Antworten auf die Fragen des Lebens zu finden
Sinnvoll bei: jeder Form von Psychotherapie zur Unterstützung der Selbsterkenntnis

Sun-Orchid

Cymbidium
Fördert: Gleichgewicht des Ego und Öffnung des Solarplexus, indem es beide mit der Sonne verbindet

Venus-Orchid

Anguloa cliftonii
Fördert: weiblichen Teil im Menschen (das Yin); Eigenschaften wie Fruchtbarkeit, Zuhören, Verständnis, Sanftheit und Liebe

Victoria Regia

Victoria amazonica
Diese Essenz birgt in sich eine gewaltige Energie, die die Körpereigenschaften in beachtlichem Maße steigert. Diese Essenz steht in Verbindung mit der Kundalini-Energie und unterstützt Menschen im Sterbeprozeß.
Sinnvoll: als Unterstützung im Sterbeprozeß

17

Die Pazifischen Blütenessenzen

Die 37 Pazifischen Blütenessenzen stammen von der Pazifikküste Kanadas und wurden seit 1983 von der Akupunkteurin und Blütenessenztherapeutin Sabina Pettitt gefunden. Etwas später kam etwas ganz Besonderes hinzu: die Meeresessenzen, hergestellt mit Hilfe von Meerespflanzen und anderen Meereslebewesen. Nach Ansicht von Sabina Pettitt bringen die Meeresessenzen ein völlig neues Schwingungsspektrum in die therapeutische Arbeit mit Essenzen. Sie vermutet, daß dies an der besonderen Qualität des Lebensraums dieser Lebewesen liegt, des Wassers. Wasser ist wesentlicher Bestandteil des menschlichen Körpers. In der chinesischen Medizin steht das Wasser im Zusammenhang mit Fortpflanzung, Wachstum und Reifung. Als negative Eigenschaft wird die Angst mit diesem Element in Verbindung gebracht. Und schließlich ist das Wasser zugleich nachgiebig und stark, da es den stärksten Stein höhlen kann. Sabina Pettitt sagt: «Die Meeresessenzen bringen das Unbewußte an die Oberfläche und stärken das Bewußtsein, so daß es sich auf ganz eigene Weise entfalten kann. Sie sind dynamisch, wirken rasch und helfen uns, mit unserer inneren Stärke und unserem inneren Wissen zu fließen. Vielleicht kann die Erstarrung unserer Ängste und unserer unüberprüften Mythen und Glaubensüberzeugungen nur durch die Yin-Qualität des Wassers transformiert werden, denn es stellt uns vor eine ständige (Heraus-)Forderung, loszulassen in Richtung auf unser eigenes wahres Sein.» Übrigens: Bei der Zubereitung dieser Essenzen droht den Meereslebewesen keine Gefahr; der einzige Eingriff in die Meeresökologie besteht darin, daß Sabina Pettitt gelegentlich einige Blätter von Algen, die schwer zugänglich in der Brandung gedeihen, für die Zubereitung der Essenzen entfernt. Die Beschreibung der Meeresessenzen finden Sie – der alphabetischen Ordnung halber – ab Seite 186 im 20. Abschnitt dieses Teils.

Sabina Pettitt verbindet die Anwendung der Blütenessenzen mit ihrer Arbeit als Akupunkturtherapeutin und bezieht die Grundsätze der chinesischen Medizin in die Blütenessenzdiagnose mit ein: In welchen Meridianen ist der Energiefluß gestört, welches der fünf Elemente ist zu stark oder zu schwach vorhanden?

Alum Root

Heuchera micrantha

Fördert: die Kraft des Kleinen; Manifestation der «Gottheit», Fähigkeit, sich in einem Muster zu bewegen, ohne alles nach den eigenen Vorstellungen zu machen; Bereitschaft «zu sein». Wirkt auf Herzchakra und Herzbeschützer.

Arbutus

Arbutus menziesii Erdbeerbaum

Fördert: Tiefe und Integrität; wirkt als spirituelles Tonikum, wirkt auf Kronen-Chakra, Lungen- und Lebermeridian

Sinnvoll bei: Heimweh (nach der wahren Heimat)

Bluebell

Endymion non scriptus

Fördert: Aufgeben von Beschränkungen; Öffnung für Kommunikationskanäle; Selbstausdruck, wirkt auf Kehlkopf-Chakra; Lungen- und Nierenmeridian

Sinnvoll bei: Selbst-Begrenzung; Schüchternheit; Schwierigkeiten, «den Mund aufzubekommen»

Blue Camas

Camassia quamash Camassie (blau)

Fördert: Akzeptieren und Objektivität; Ausgleich zwischen Intuition und Ratio; Vereinigung von rechter und linker Gehirnhälfte; wirkt auf Solarplexus- und Kehlkopf-Chakra sowie auf Nieren- und Blasenmeridian

Sinnvoll bei: Lernstörungen, Unfähigkeit, aus Erfahrung zu lernen

Blue Lupin

Lupinus rivularis Lupine (blau)

Fördert: klares und präzises Denken; wirkt auf Wurzel-Chakra und Lebermeridian

Sinnvoll bei: Verwirrung, Frustration, Verzweiflung; Kopfschmerzen durch Giftstoffe

Camellia

Camellia sasanqua Kamelie

Fördert: Selbstausdruck; Öffnung für neue Einstellungen, die die eigene wahre innere Natur spiegeln; wirkt auf Solarplexus-Chakra und Dickdarmmeridian

Sinnvoll bei: Schuldgefühlen, Scham

Candystick

Alltropa virgata

Fördert: körperliche Spannkraft; verbesserte Position des Beckens; löst Anspannungen im Beckenbereich; wirkt auf Sakral- und Kehlkopf-Chakra; Nieren- und Blasenmeridian

Sinnvoll bei: Energieblockaden im Zusammenhang mit Abtreibung, Fehlgeburt, Geburt und Sexualität

Chickweed

Stellaria media Vogelmiere

Fördert: Erkennen und Erfahren der Zeitlosigkeit; voll präsent und reaktionsfähig sein; wirkt auf Kehlkopf- und Wurzel-Chakra sowie auf den Gallenmeridian

Sinnvoll bei: Groll; (innerer) Abwesenheit; Übergewicht (sofern auf Feststecken in emotionalen Verletzungen zurückzuführen)

Death Camas

Zygadenus venenosus Lilie

Fördert: spirituelle Wiedergeburt; Bewußtsein der spirituellen Verbindung mit allem Leben; wirkt auf Sakral- und Herz-Chakra sowie auf Lungen- und Nierenmeridian

Sinnvoll bei: Neubeginn, Veränderung, Fasten

Douglas Aster

Aster subspicatus Aster

Fördert: unendliche Ausweitung bei gleichzeitigem Beibehalten der Mitte; die Erfahrungen des Lebens genießen; voll und bewußt leben; Mut und Anpassungsfähigkeit. Wirkt auf Herzchakra, Nierenmeridian und Gouverneursgefäß.

Easter Lily

Erythronium oregonum Hundszahn

Fördert: freien Ausdruck des Selbst; Ablegen von sozialen Masken; wirkt auf Herz-Chakra, Drittes Auge und Kronen-Chakra sowie auf Nieren- und Blasenmeridian

Sinnvoll bei: Unehrlichkeit; Täuschung; Doppelgesichtigkeit; prämenstruellem Syndrom

Fairy Bell
Disporum smithii
Fördert: leichtherziges Loslassen düsterer Gedanken; Bereitschaft, der eigenen Führung zu folgen; lindert Niedergeschlagenheit. Wirkt auf Drittes Auge und Lungenmeridian

Fireweed
Epilobium angustifolium Schmalblättriges Weidenröschen
Fördert: Erkenntnis des Überflusses an Liebe in der Innen- und Außenwelt; Durchblutung; wirkt auf Herz-Chakra und Herzmeridian
Sinnvoll bei: Kälte, Gefühllosigkeit, emotionaler Verwundung; Verhärtungen in Muskeln und Faszien (im Brust- und Rückenbereich)

Forsythia
Forsythia suspensa Forsythie
Fördert: Motivation zur Transformation alter, unnützer Verhaltensmuster: Gewohnheiten, Suchtverhalten, Gedankenmuster; Lösung von Sucht; wirkt auf Kronen-Chakra und Gallenblase
Sinnvoll bei: Suchtverhalten, selbstzerstörerischem Verhalten

Fuchsia
Fuchsia Fuchsie
Fördert: Regeneration; Loslassen dysfunktionaler Muster; selbst die Veränderung sein, die man sich in der Welt wünscht. Wirkt auf Sakralchakra, Nieren- und Blasenmeridian.

Goatsbeard
Aruncus sylvestris Geißbart
Fördert: die Fähigkeit, sich selbst in einem Zustand tiefer Entspannung zu visualisieren; Produktion weißer Blutkörperchen; wirkt auf das Dritte Auge sowie auf Dünndarm- und Milzmeridian
Sinnvoll bei: Anspannung, Festhalten

Grape Hyacinth
Muscari racemosum Traubenhyazinthe
Fördert: innere Distanz zu einer schwierigen Lage, so daß man Kräfte sammeln kann, um sich der Herausforderung zu stellen; wirkt auf Drittes Auge, Magen- und Lungenmeridian
Sinnvoll bei: Schock, Trauma, Verzweiflung

Grass Widow
Sisyrinchium douglasii Binsenlilie
Fördert: Loslassen alter Überzeugungen und begrenzender Muster; wirkt auf Herz-Chakra, Magen- und Dickdarmmeridian
Sinnvoll bei: Angst, von anderen be- oder verurteilt zu werden

Harvest Lily
Brodiaea coronaria
Fördert: Gruppenenergie; Fähigkeit, den Standpunkt des anderen zu sehen, Gleichgewicht im Feuerelement; wirkt auf Solarplexus- und Kronen-Chakra sowie auf den Dreifachen Erwärmer und den Herzbeschützer
Sinnvoll bei: Schwierigkeiten mit sozialer Interaktion

Hooker's Onion
Allium cernuum
Fördert: sich leichtherzig und erfrischt fühlen; nährt die Kreativität; wirkt auf alle sieben Chakren und alle 12 Meridiane
Sinnvoll bei: Frustration, Steckenbleiben; Schreibblockaden (bei Schriftstellern); Geburtstrauma; Depression (der Mutter nach der Geburt)

Indian Pipe
Monotropa uniflora Einblütiger Fichtenspargel
Fördert: Versöhnung mit anderen; Frieden mit sich selbst schließen; Ehrfurcht vor allem Leben. Wirkt auf Wurzel-Chakra, Lungenmeridian und Konzeptionsgefäß.

Lily of the Valley
Convallaria majalis Maiglöckchen
Fördert: Freiheit der Wahl, indem man die einfachste Möglichkeit, sich zu verhalten, findet;

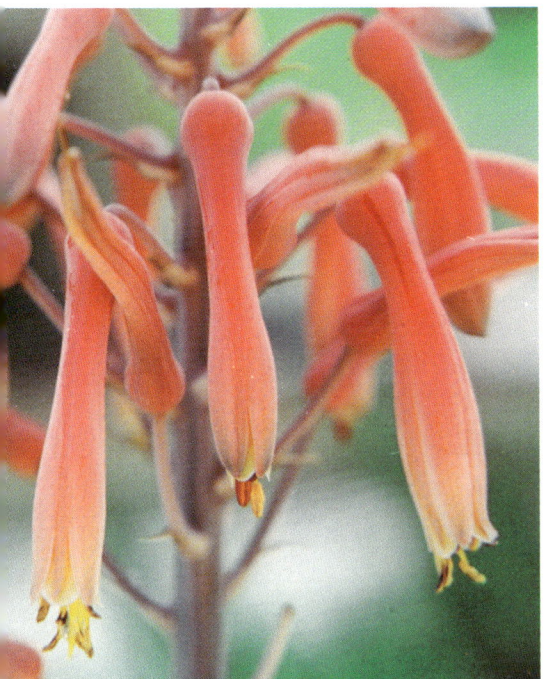

Aloe *Aloe saponaris* Aloe (DA und WI)

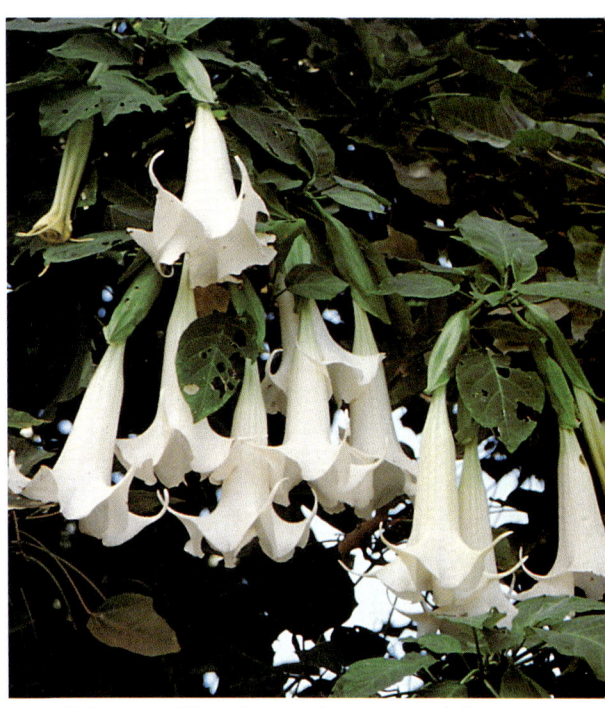

Angel's Trumpet/Nana honua *Datura x candida*
Stechapfel (HA)

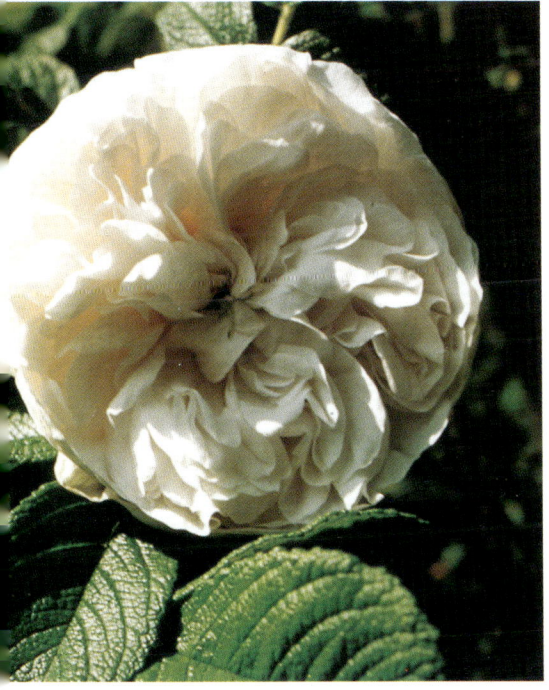

Apfelrosen-Hybride/Souvenir de Philemon Cochet
Rosa rugosa (RO)

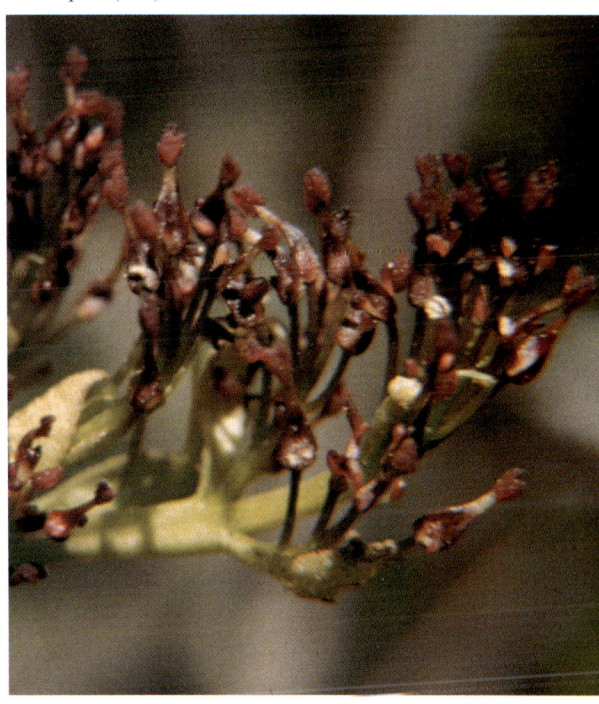

Ash *Fraxinus excelsior* Esche (GM)

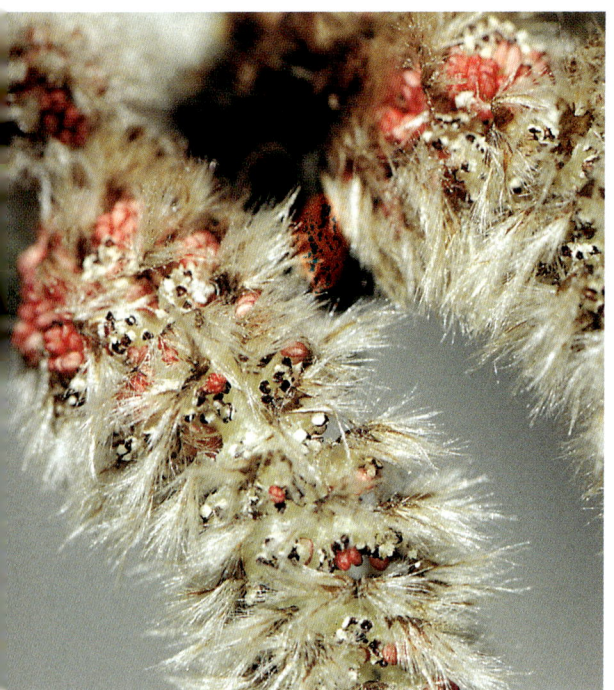

Aspen *Populus tremula* Espe/Zitterpappel (BB)

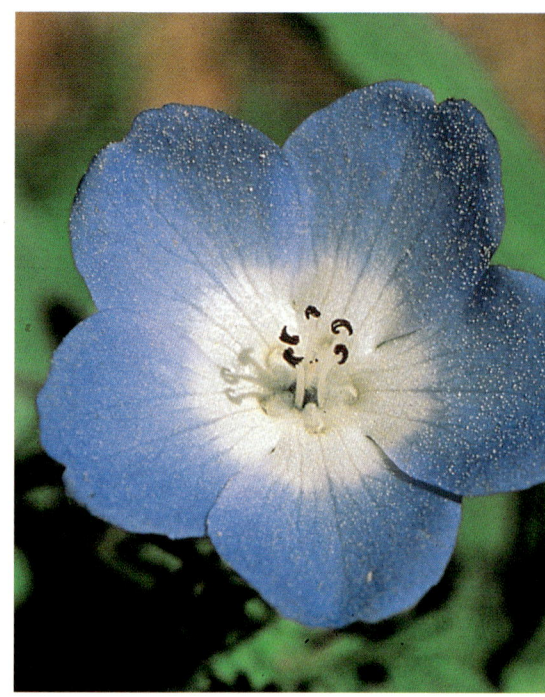

Baby Blue Eyes *Nemophila menziesii* Hainblume (NA)

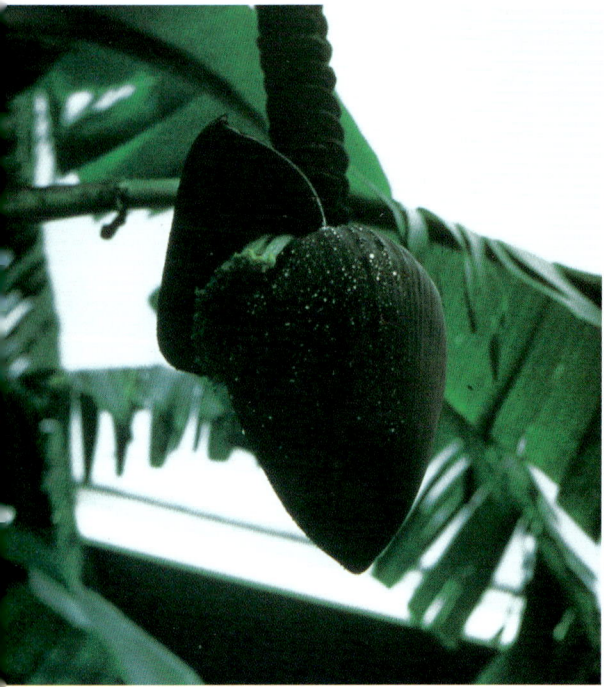

Banana *Musa* Banane (MA)

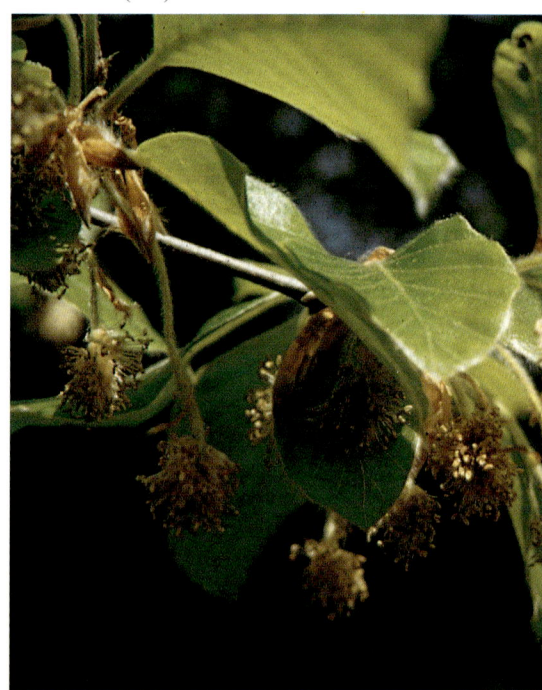

Beech *Fagus sylvatica* Rotbuche (GM)

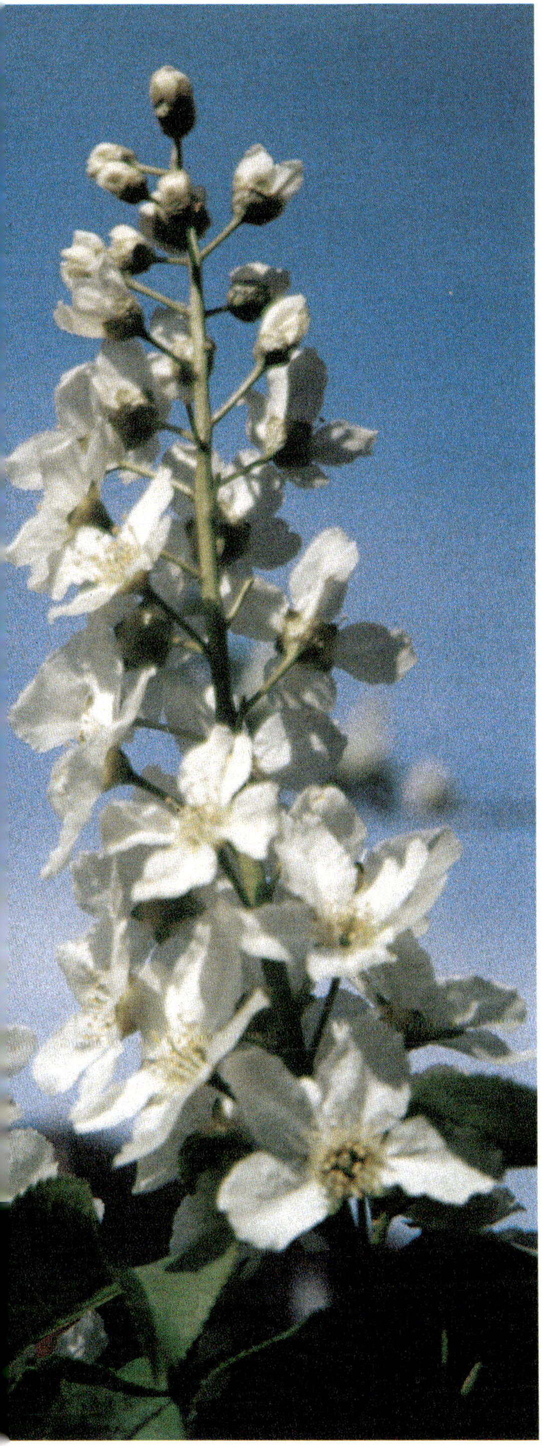

Bird Cherry *Prunus padus* Traubenkirsche (GM)

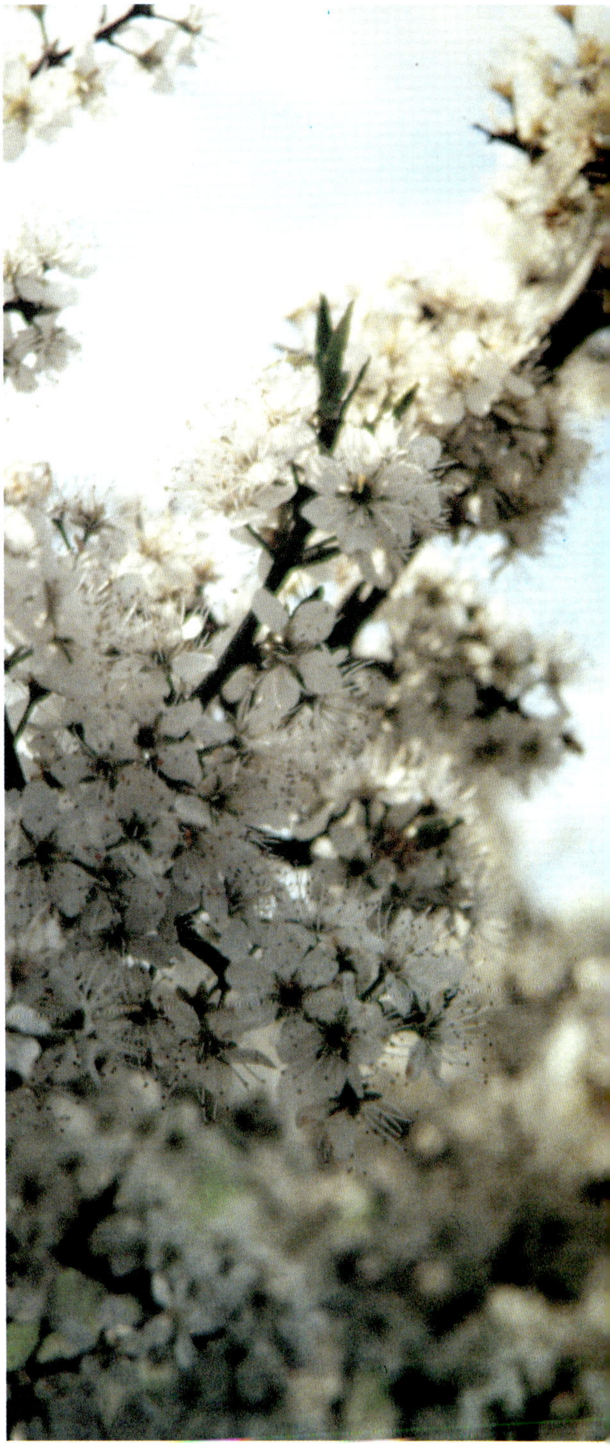

Blackthorn *Prunus spinosa* Schlehe (GM)

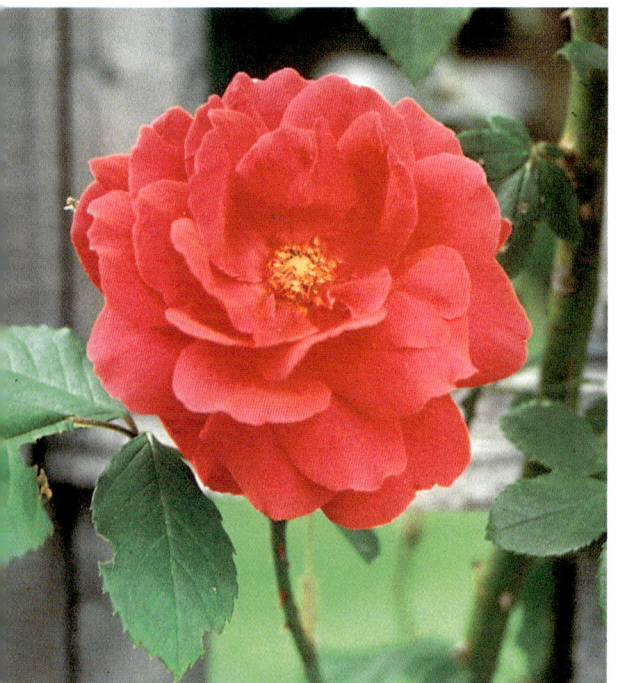

Blaze Improved Rose (PE)

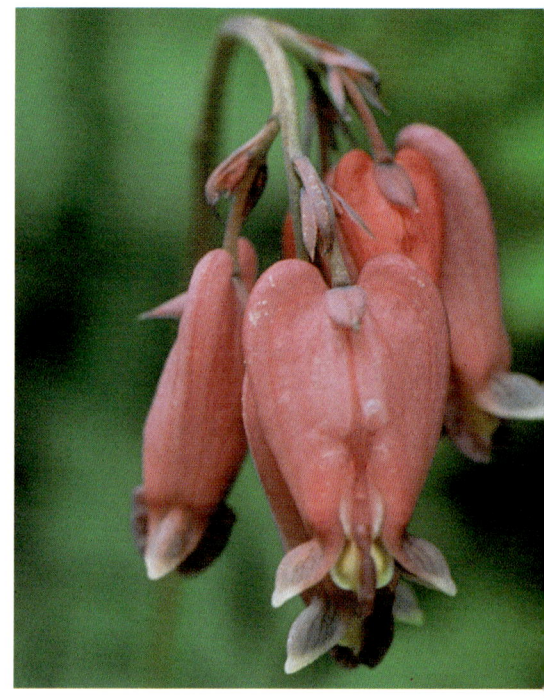

Bleeding Heart *Dicentra formosa*
Flammendes Herz (NA)

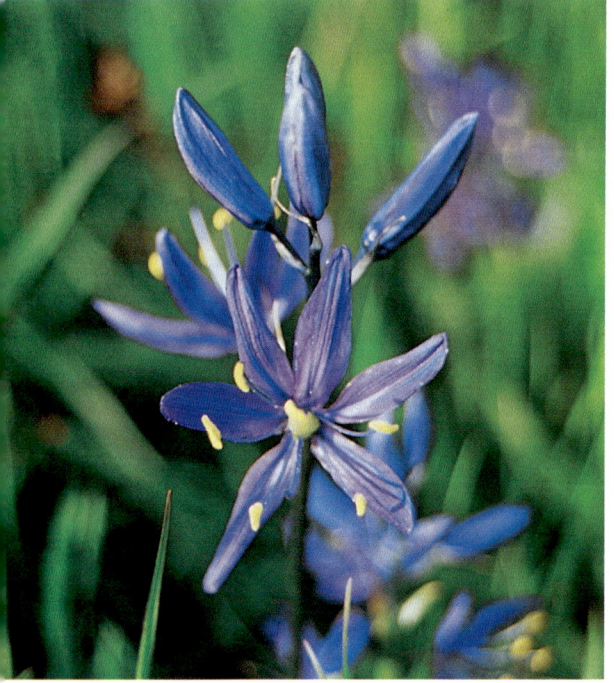

Blue Camas *Camassia quamash* Camassie (blau) (PA)

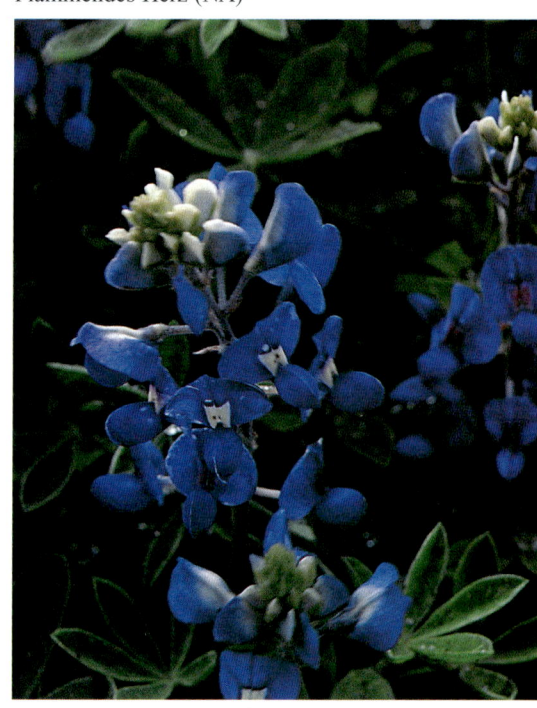

Bluebonnet *Lupinus subcarnosus* Lupine (PF)

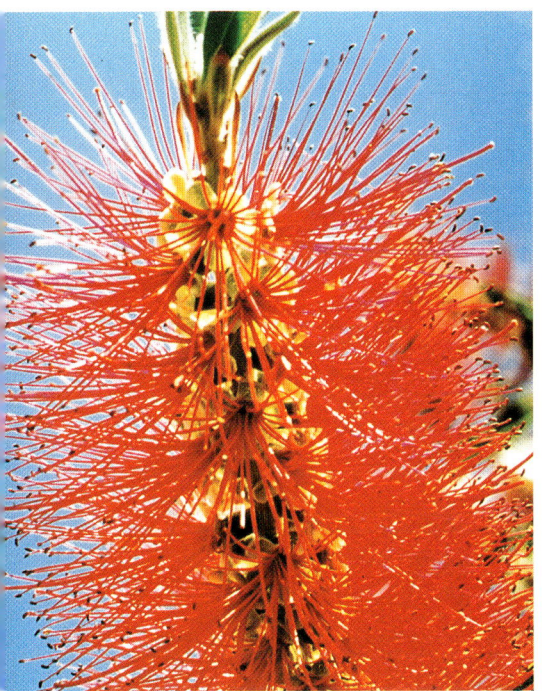

Bottlebrush *Callistemon rigidus*
Australischer Lampenputzerbaum (BU)

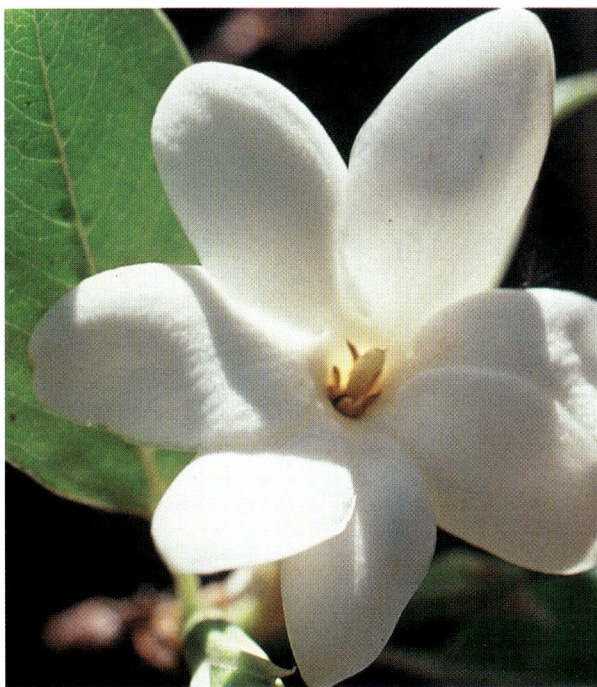

Bush Gardenia *Gardenia megasperma* Gardenie (BU)

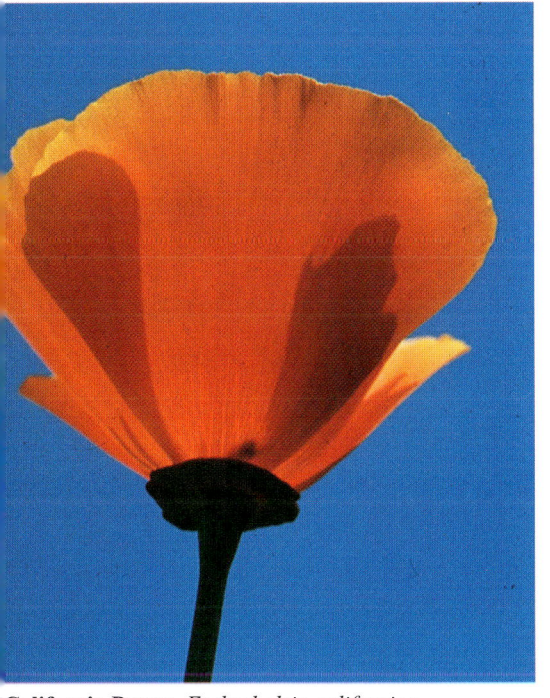

California Poppy *Eschscholzia californica*
Goldmohn (NA)

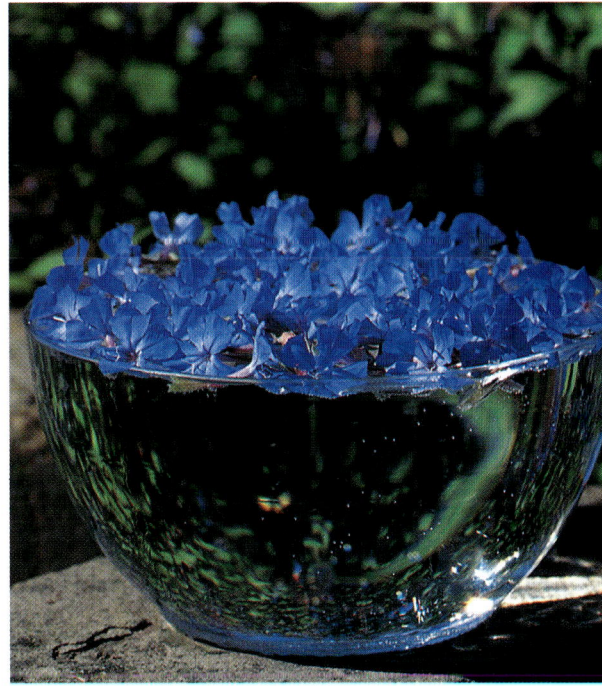

Cerato *Ceratostigma willmottiana*
Bleiwurz/Hornkraut (BB)

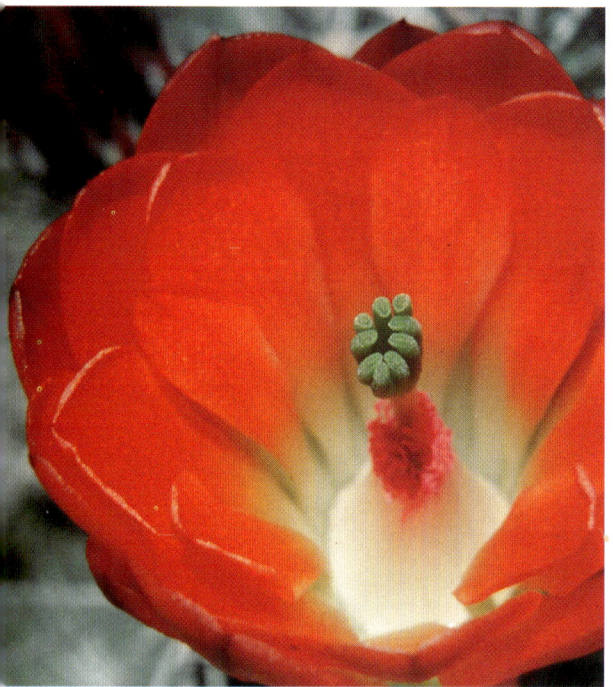

Claret Cup Hedgehog Cactus
Echinocereus triglochidiatus Igelsäulenkaktus (DA)

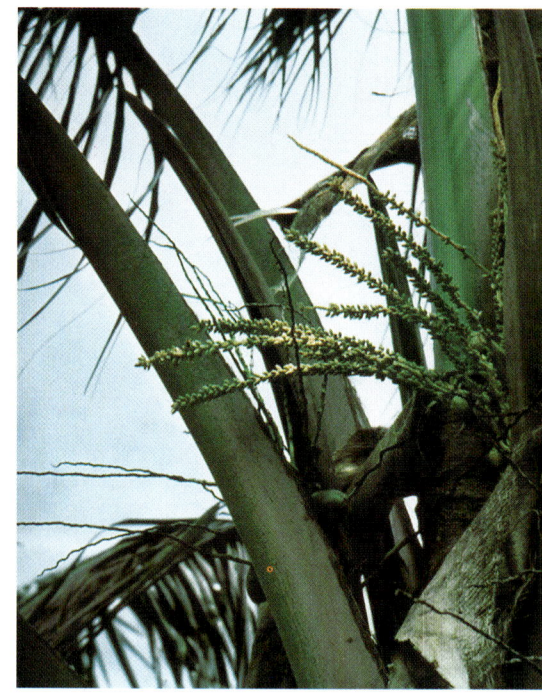

Coconut *Cocos nucifera* Kokospalme (MA)

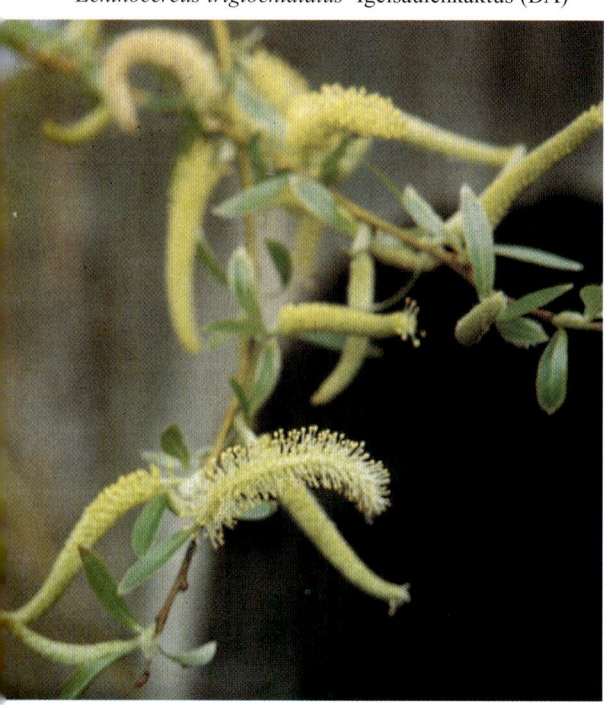

Crack Willow *Salix fragilis* Knackweide (GM)

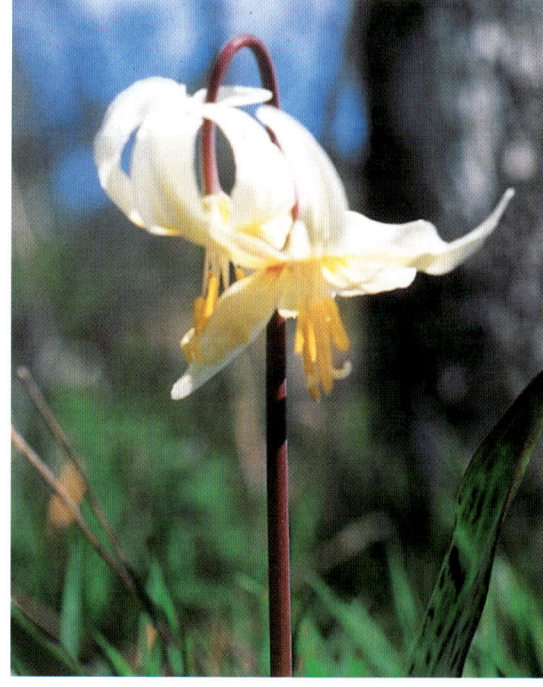

Easter Lily *Erythronium oregonum* Hundszahn (PA)

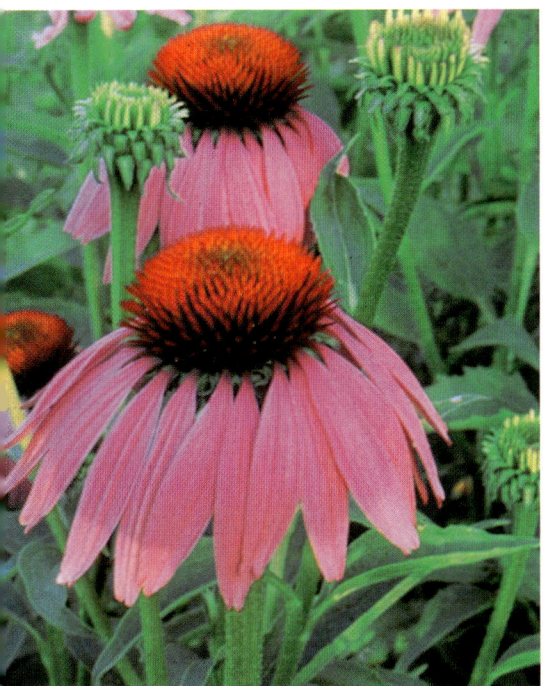

Echinacea *Echinacea purpurea* Roter Sonnenhut (NA)

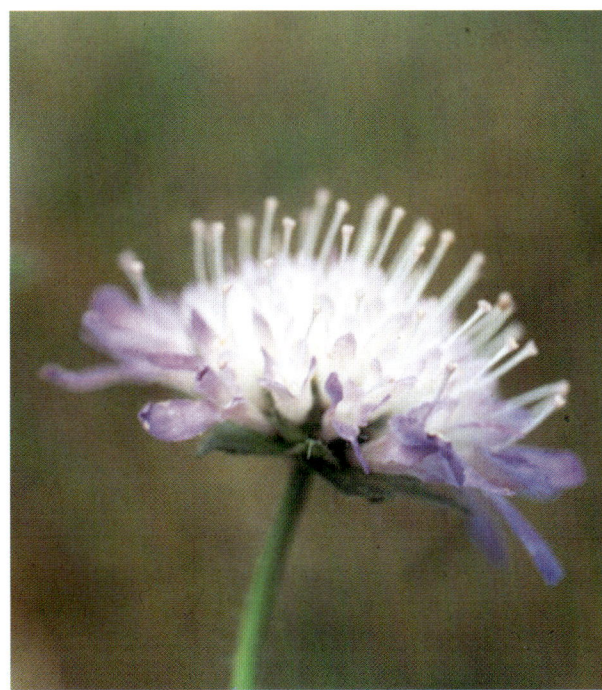

Field Scabious/Beemdkroon *Knautia arvensis* Ackerskabiose (NL)

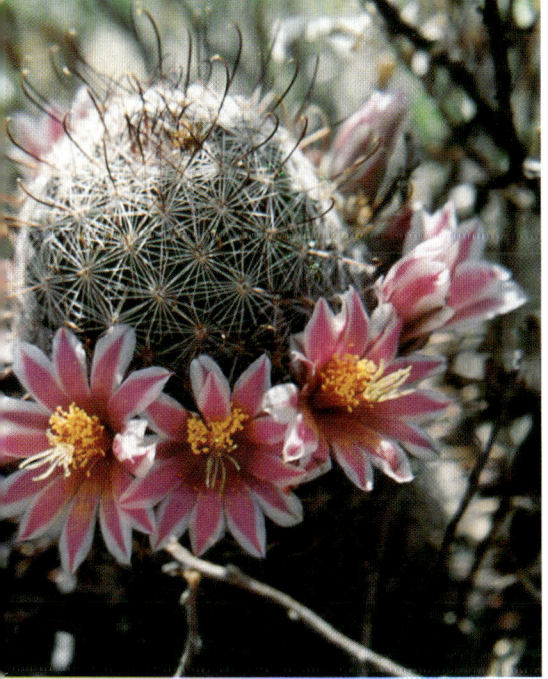

Fishhook Cactus *Mamillaria microcarpa* (DA)

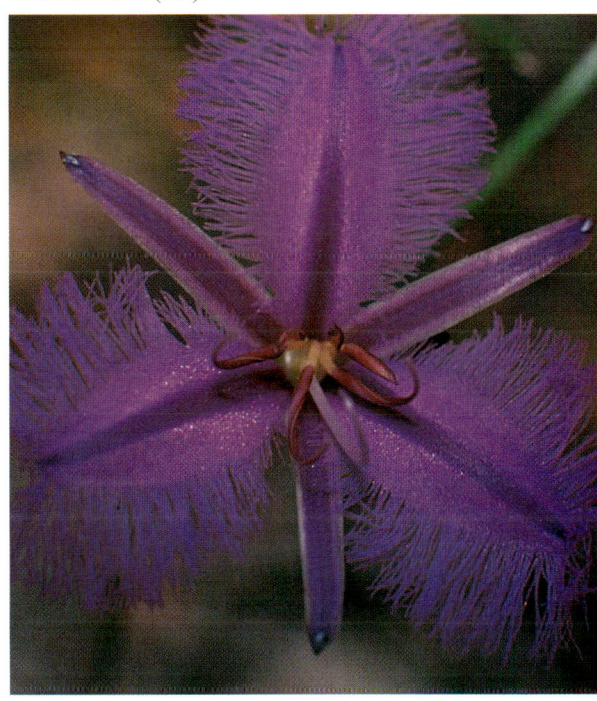

Fringed Violet *Thysanotus tuberosus* (BU)

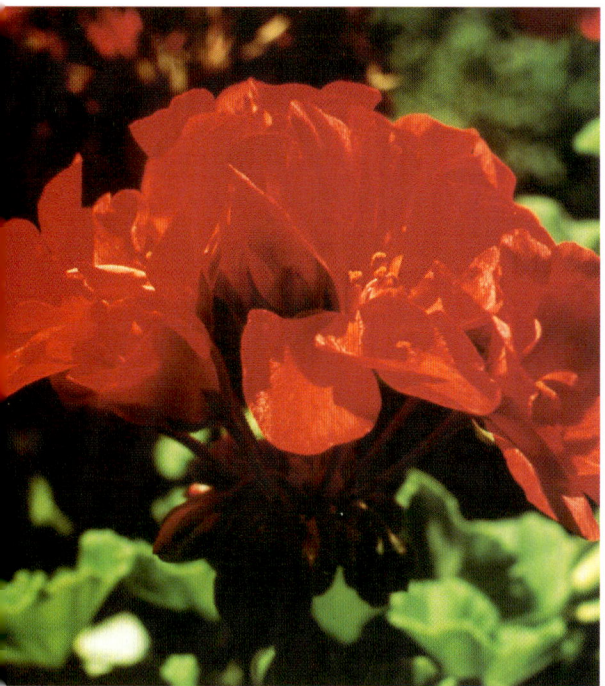

Geranie *Geranium perforatum* (AF)

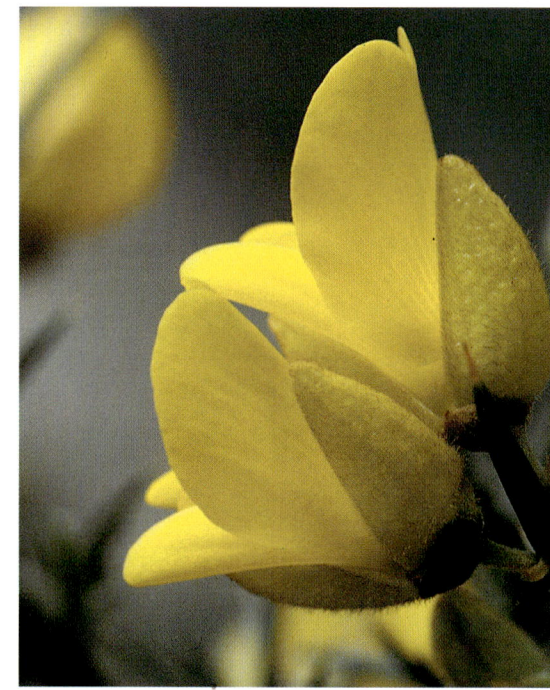

Gorse *Ulex europaeus* Stechginster (BB)

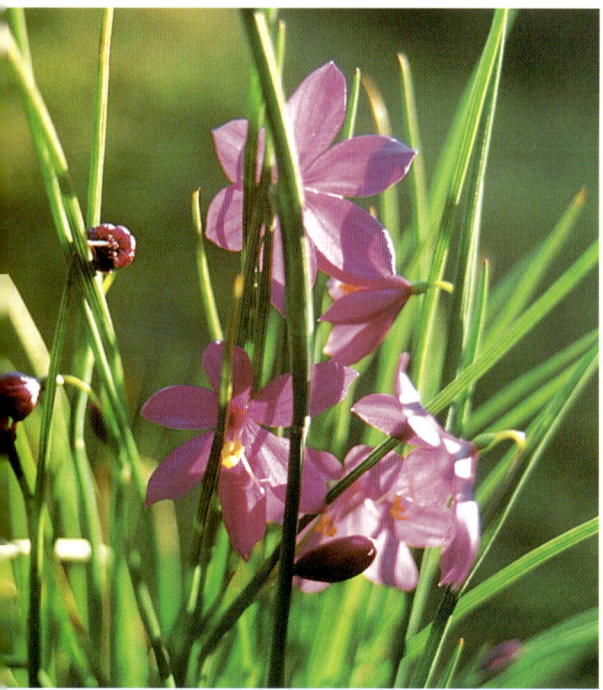

Grass Widow *Sisyrinchium douglasii* Binsenlilie (PA)

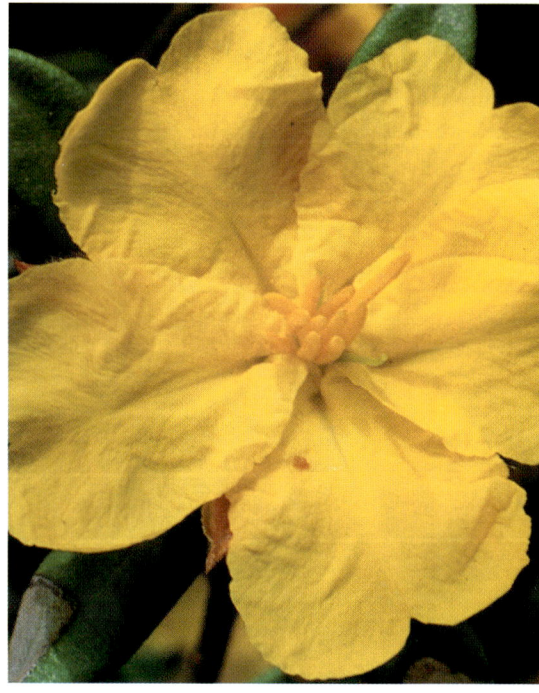

Hibbertia *Hibbertia pendunculata* (BU)

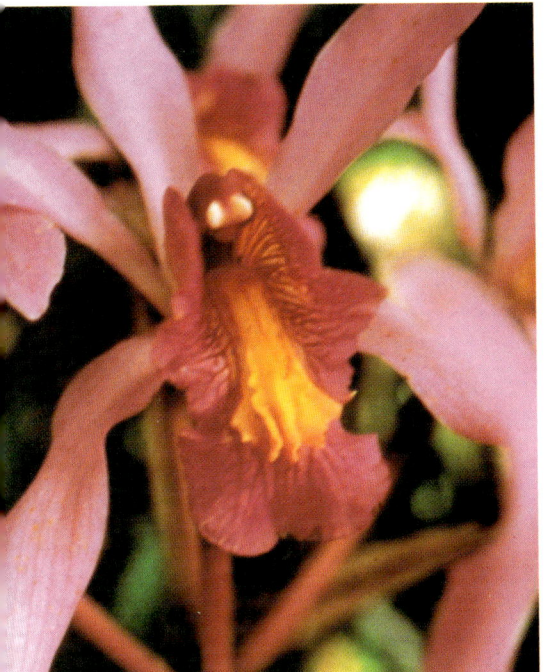

Higher Self Orchid *Laelicattleya anceps clara* (OR)

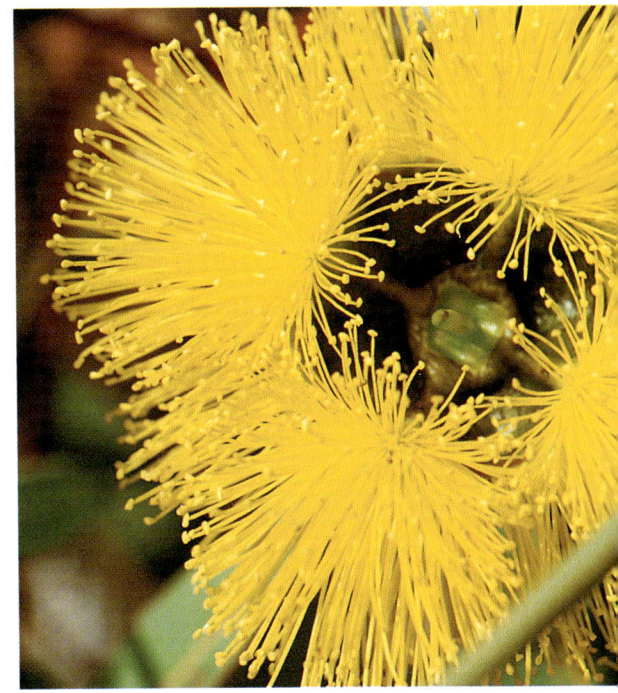

Illyarrie *Eucalyptus erythrocorys* Eukalyptus (LI)

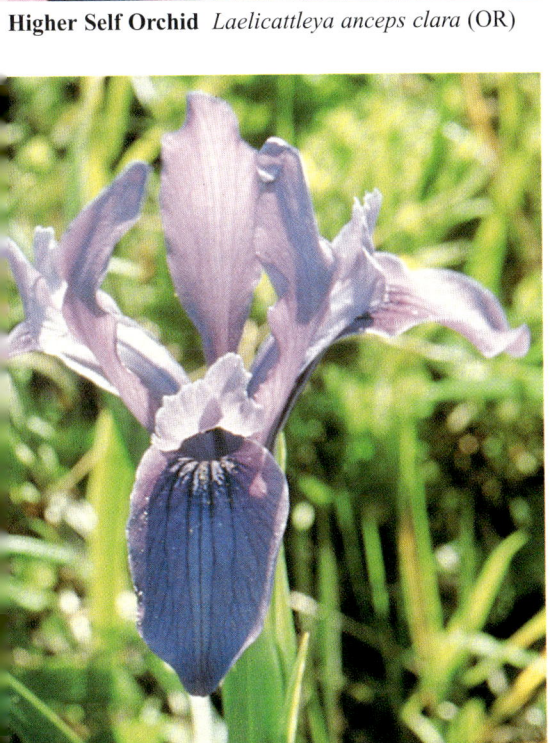

Iris *Iris douglasiana* Schwertlilie (NA)

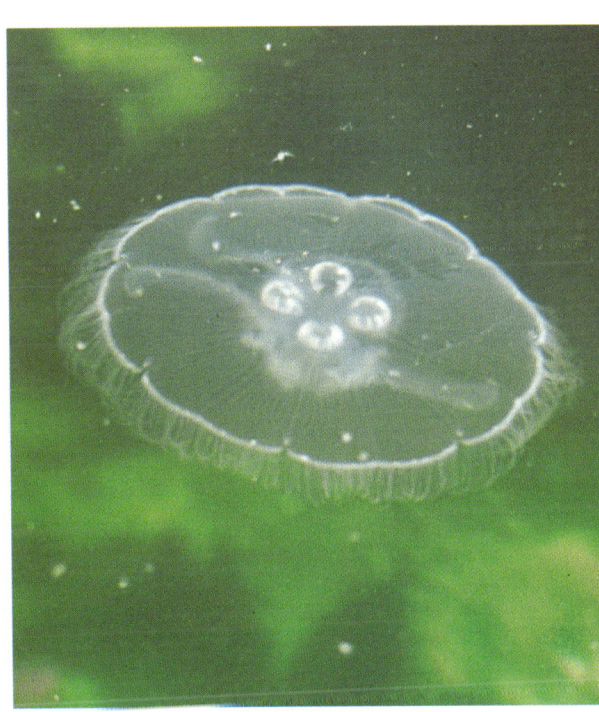

Jellyfish *Aurelia aurita* Qualle (PM)

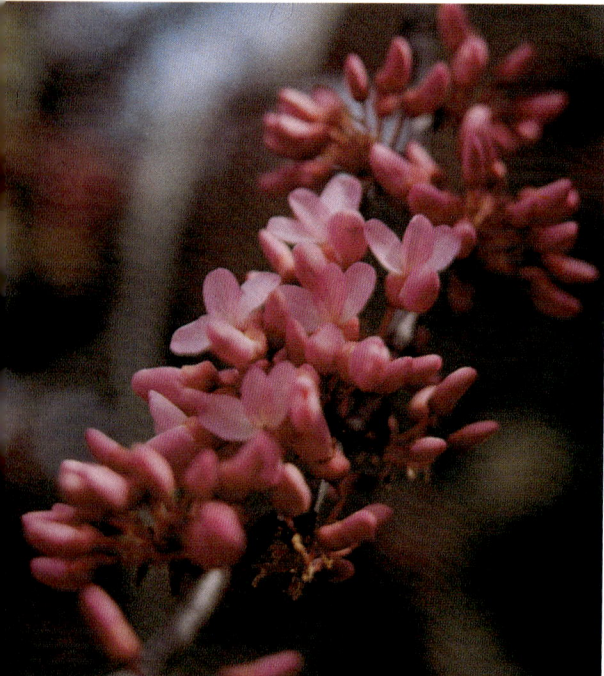

Judas Tree *Cercis siliquastrum* Judasbaum (GM)

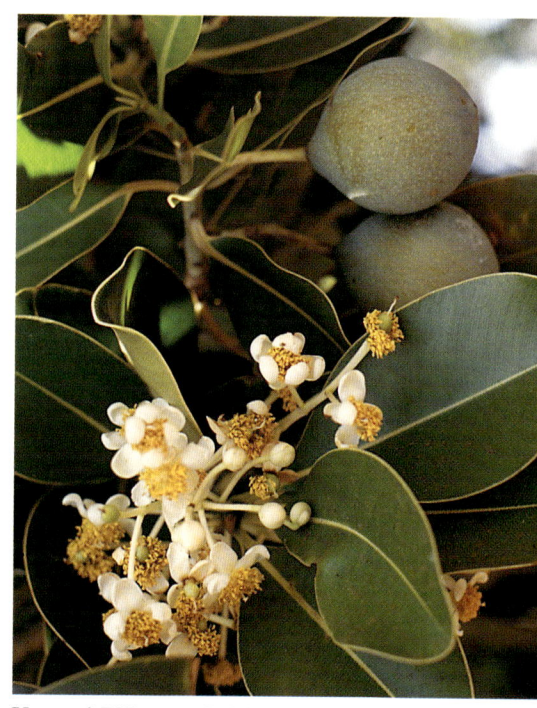

Kamani-Blüten und -Nüsse
Calophyllum inophyllum (HA)

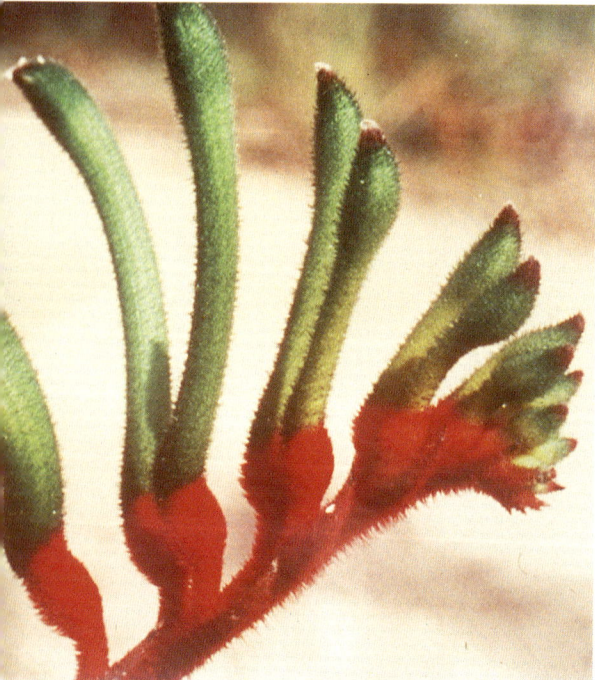

Kangaroo Paw *Anigozanthus manglesii*
Känguruhblume (BU)

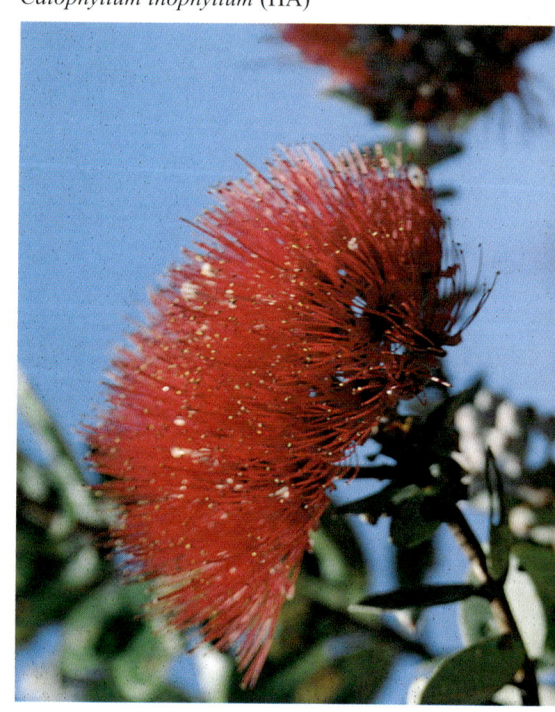

Lehua *Metrosideros collina* (HA)

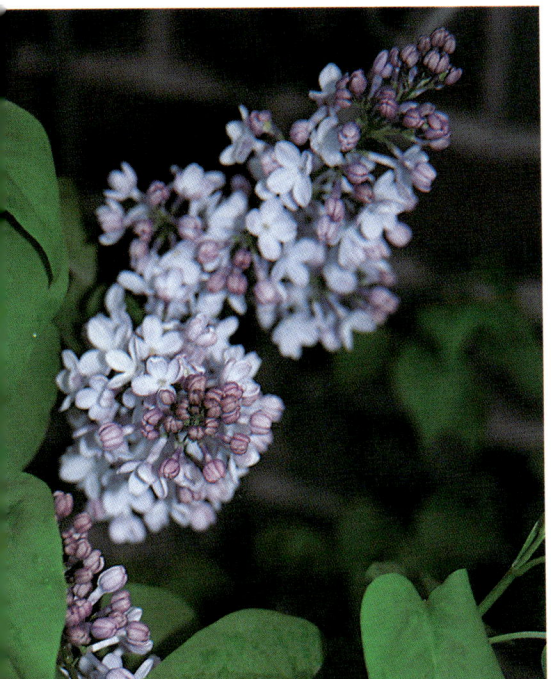

Lilac *Syringa* Flieder (PF)

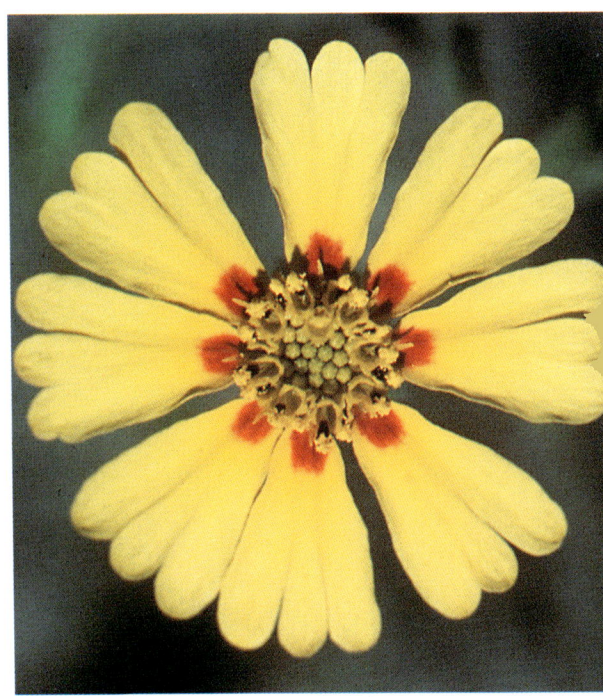

Madia *Madia elegans* Kalifornische Madie (NA)

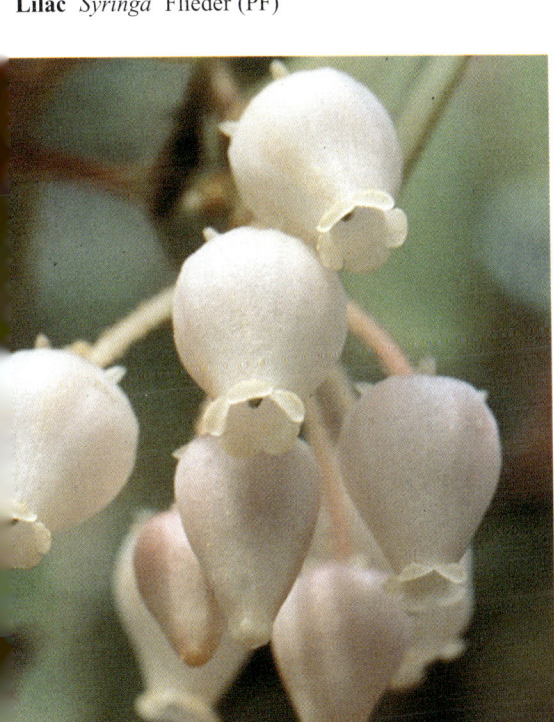

Manzanita *Arctosphaphylos viscida*
Klebrige Bärentraube (NA)

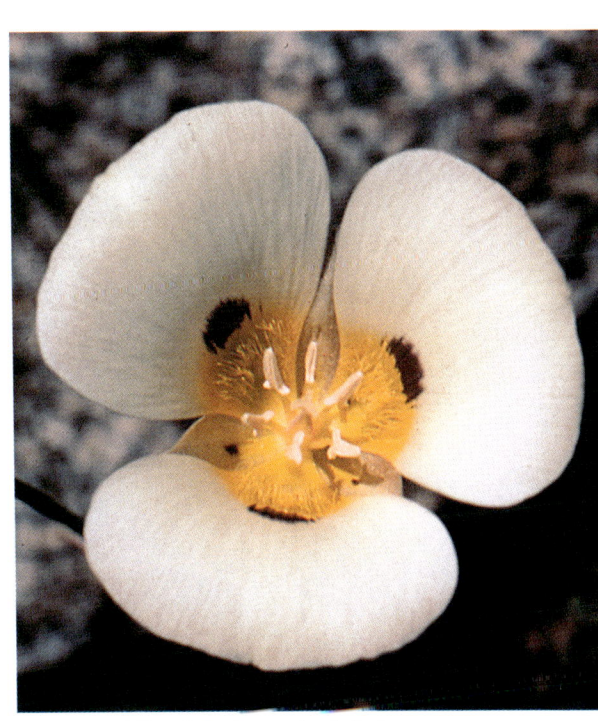

Mariposa Lily *Calochortus leichtlinii*
Mormonentulpe (NA)

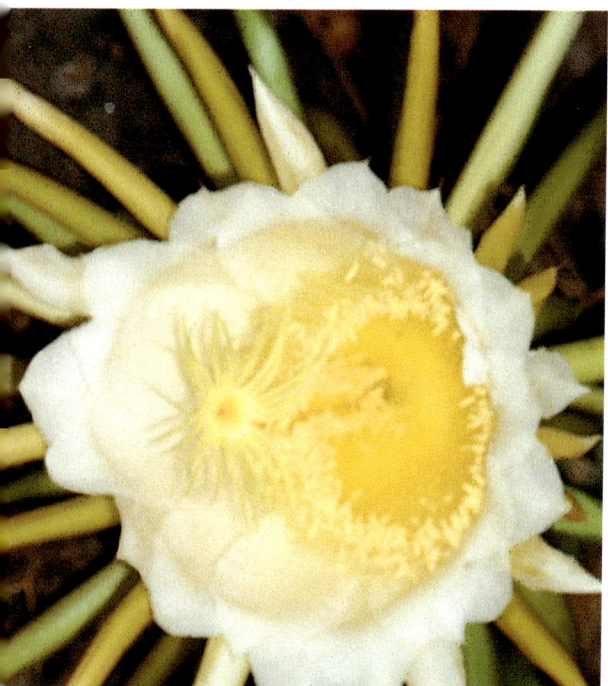

Nightblooming Cereus/Panini Oka
Hylocereus undatus Waldcereus (HA)

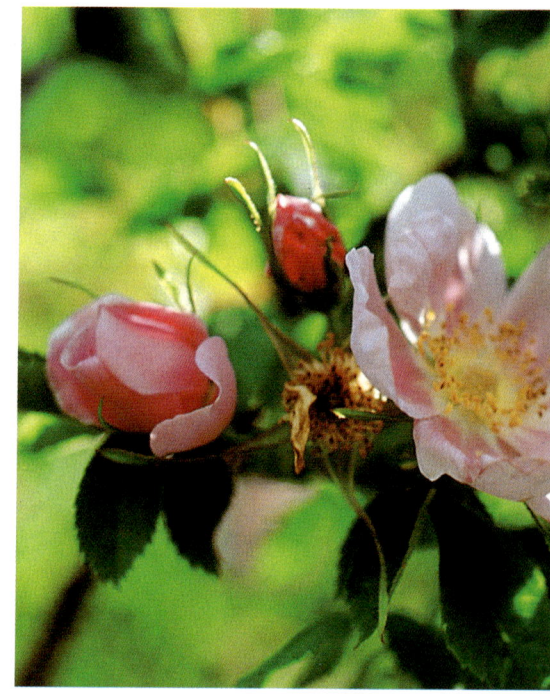

Nootka Rose *Rosa nutkana* (PA)

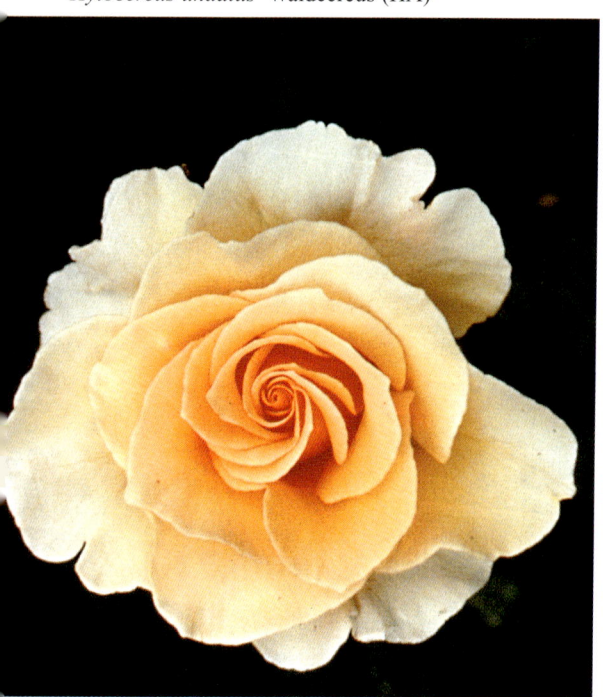

Orange Ruffles Rose (PE)

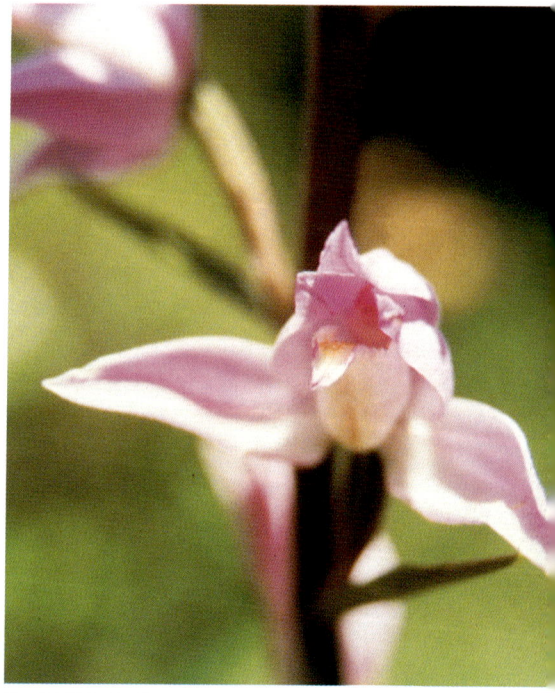

Orchid/Rode Bosvogeltje *Cephalanthera rubra*
Rotes Waldvögelchen (NL)

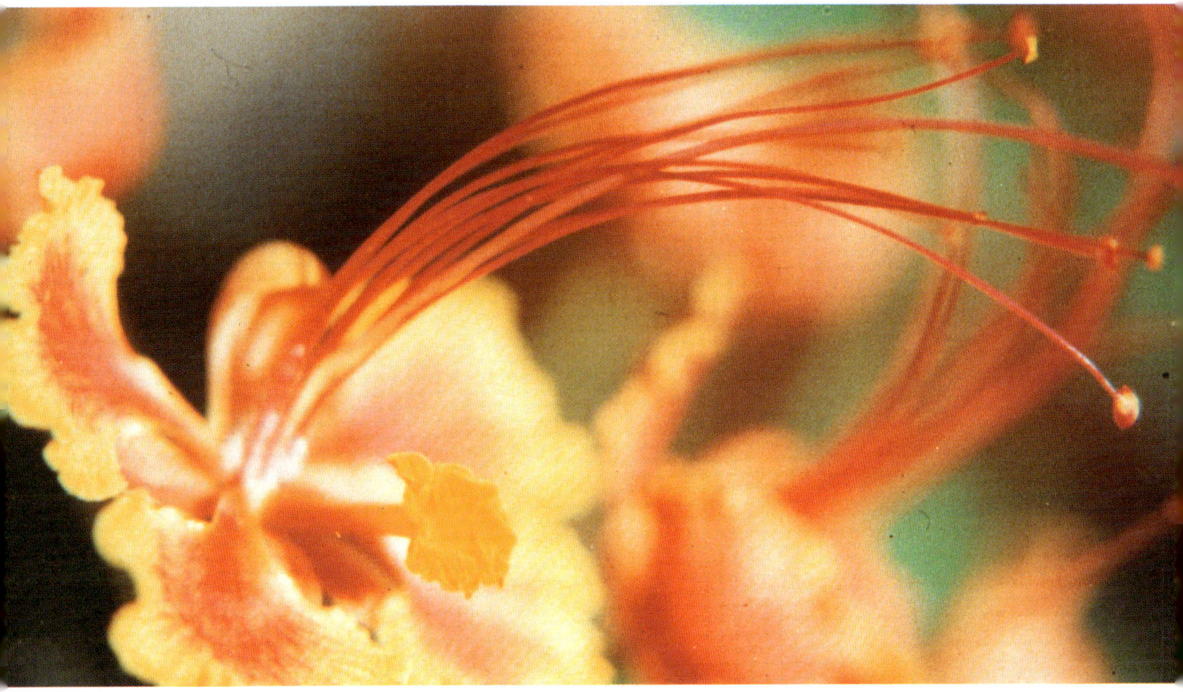

Peacock Flower *Poinciana pulcherrima* (HI)

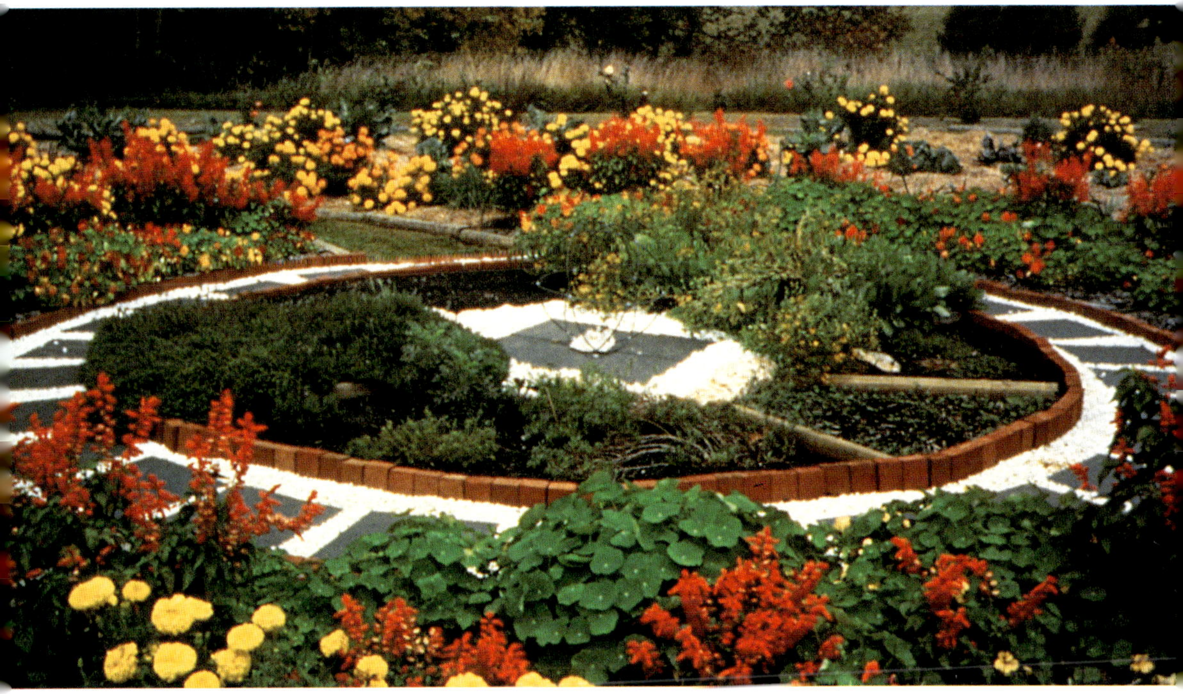

Perelandra Garten

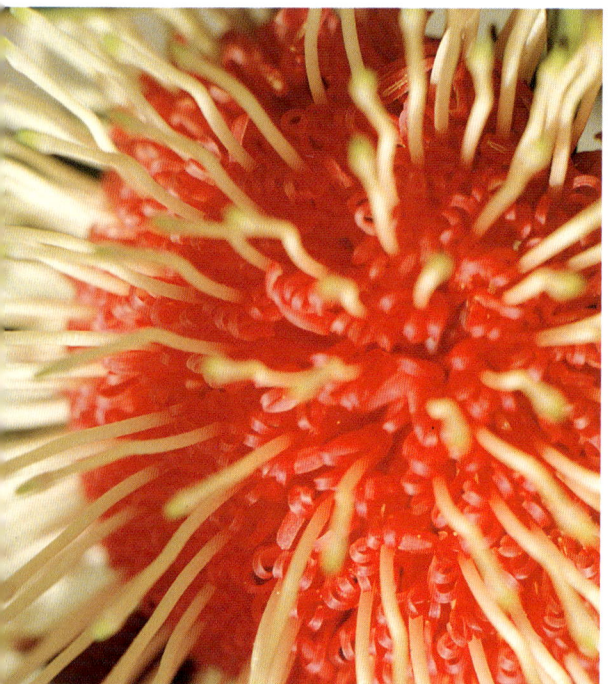

Pin Cushion Hakea *Hakea laurina*
Lorbeerartiger Silberbaum (LI)

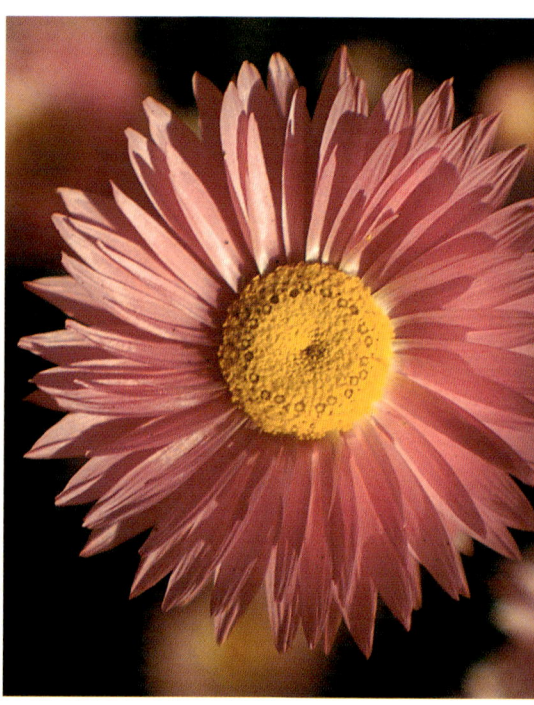

Pink Everlasting/Strawflower *Helipterum roseum*
Sonnenflügel (LI)

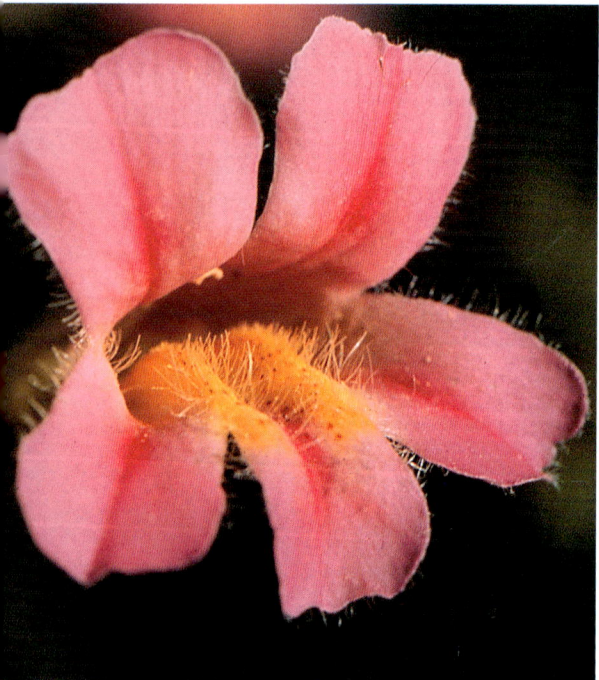

Pink Monkeyflower *Mimulus lewisii*
Rosa Gauklerblume (NA)

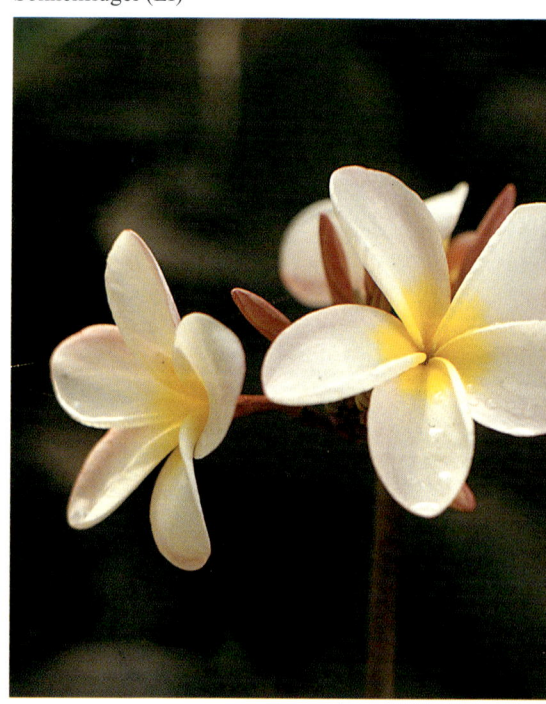

Plumeria/Puamelia *Plumeria acuminata*
Frangipani (HA)

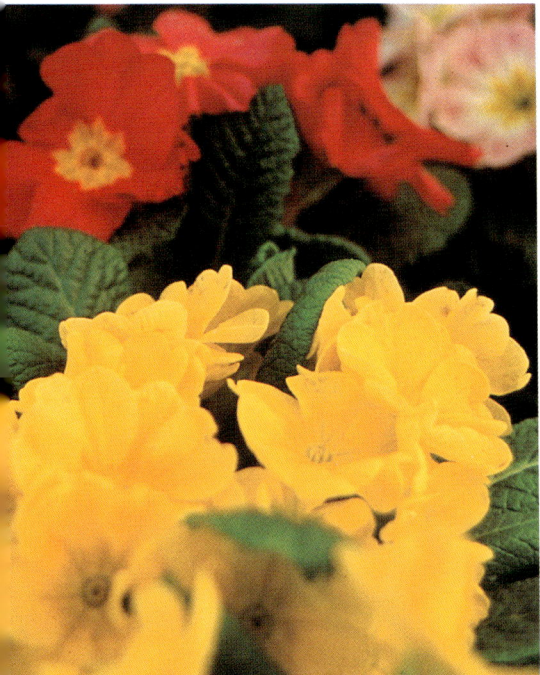

Polyanthus *Polianthes* (PA)

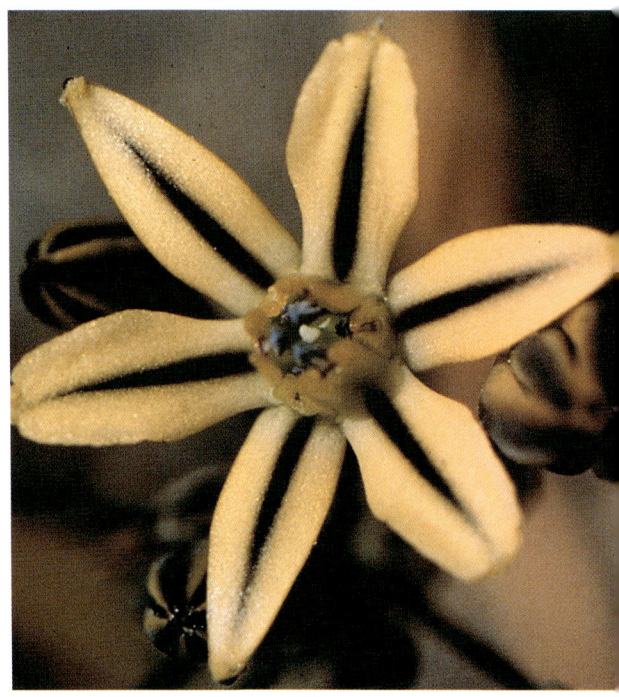

Pretty Face *Triteleia ixioides* Schöngesicht (NA)

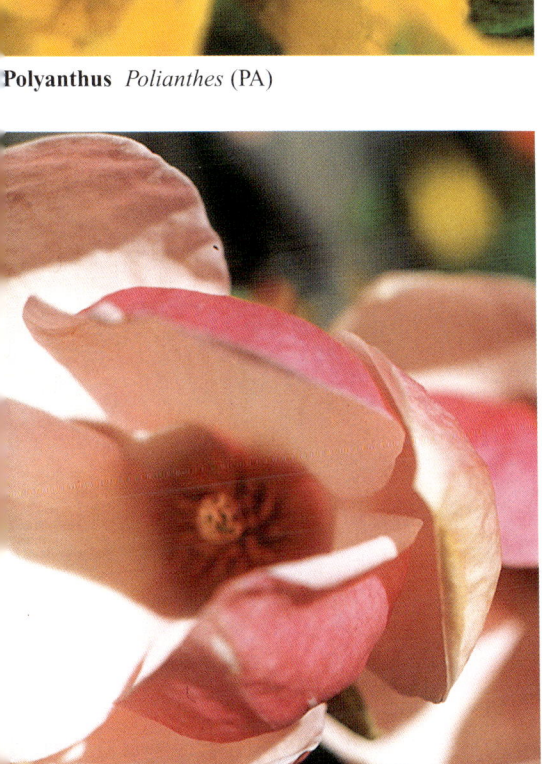

Purple Magnolia *Magnolia soulangiana*
Magnolie (PA)

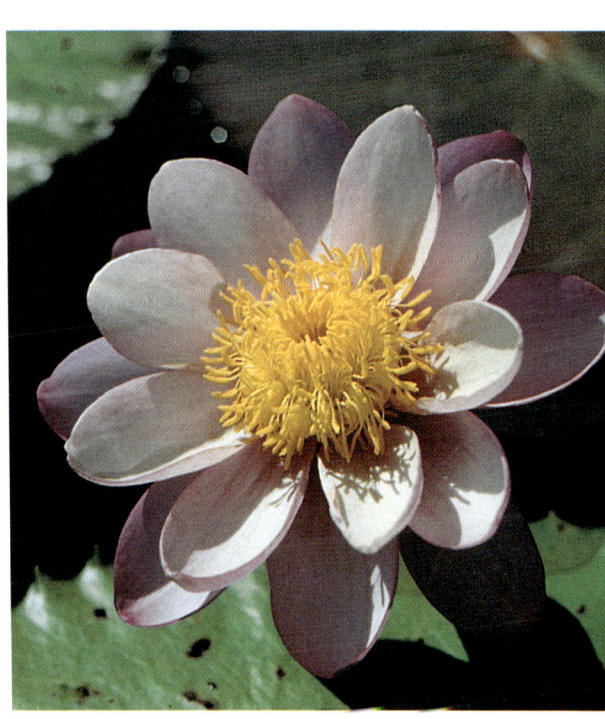

Purple Nymph Water Lily *Nymphaea* Seerose (LI)

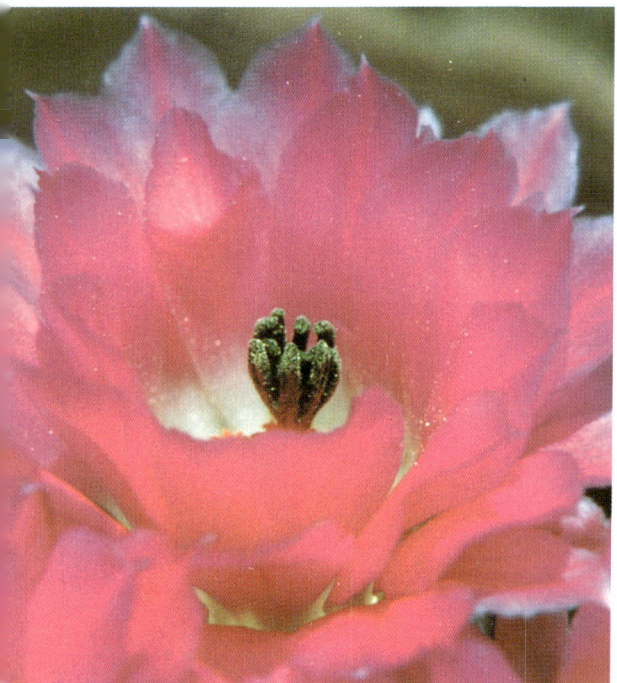

Rainbow Cactus *Echinocereus pectinatus var. rigidissimus* Regenbogenkaktus (DA)

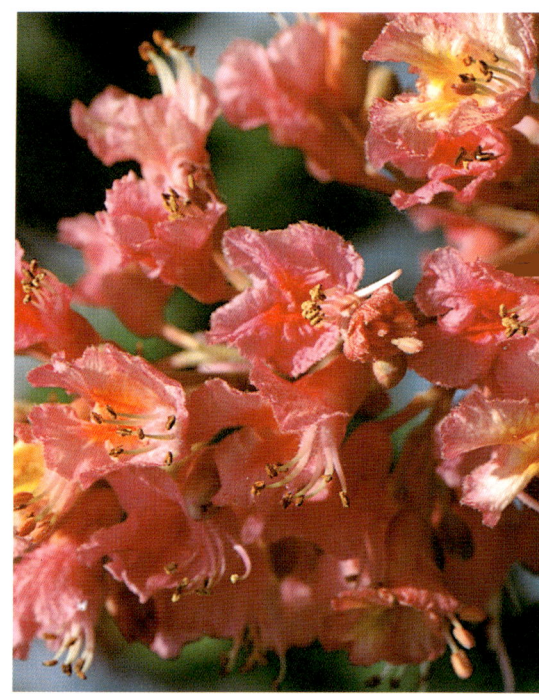

Red Chestnut *Aesculus carnea* Rote Kastanie (BB)

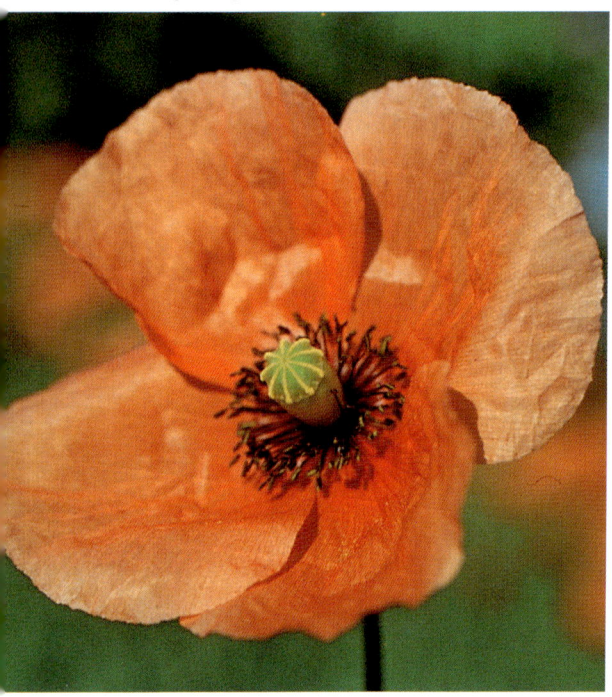

Red Poppy/Klaproos *Papaver rhoeas*
Klatschmohn (NL)

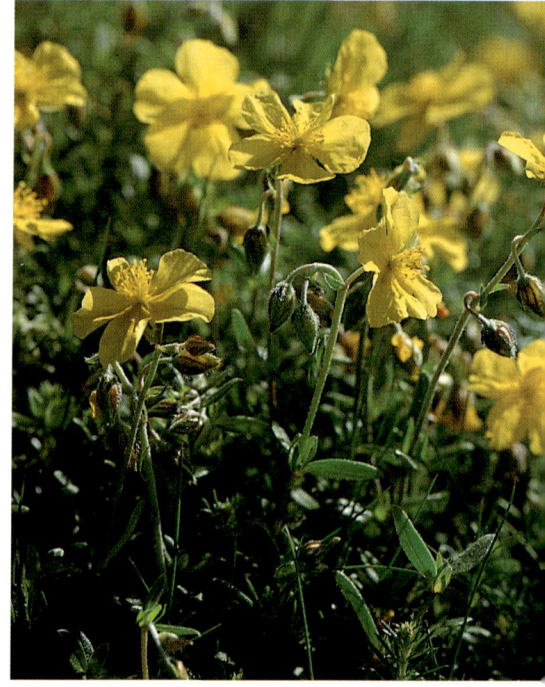

Rock Rose *Helianthemum nummularium*
Gelbes Sonnenröschen (BB)

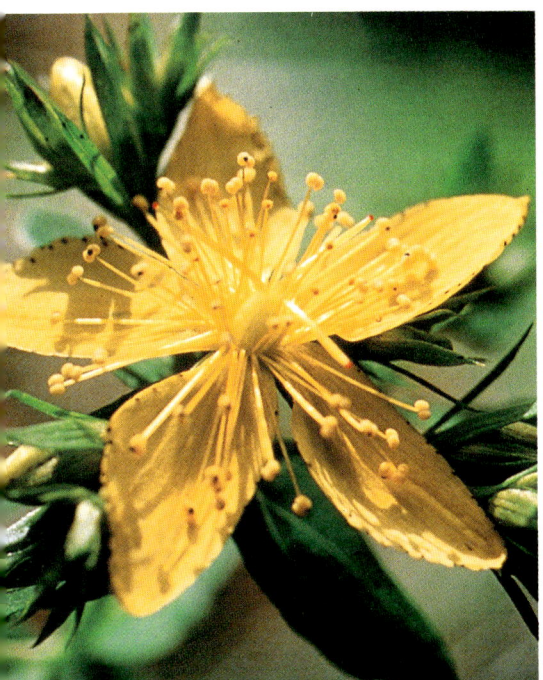

Saint John's Wort *Hypericum perforatum*
Johanniskraut (NA)

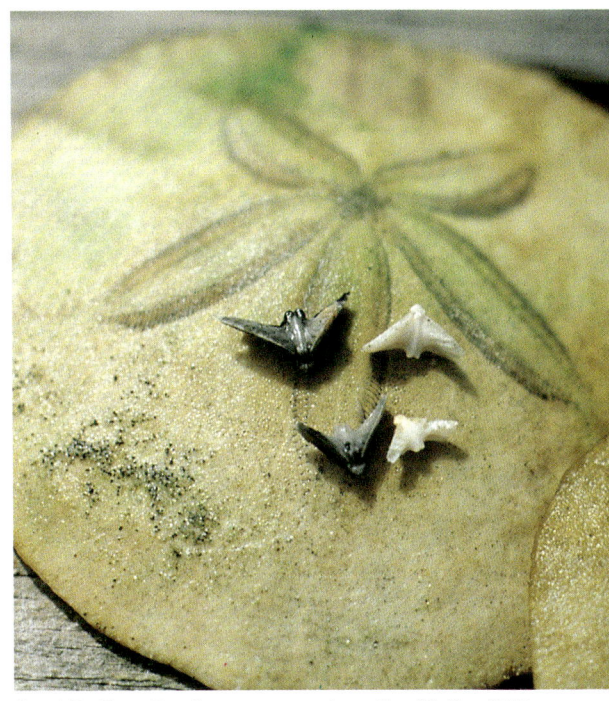

Sand Dollar *Dendraster excentricus* Sanddollar (PM)

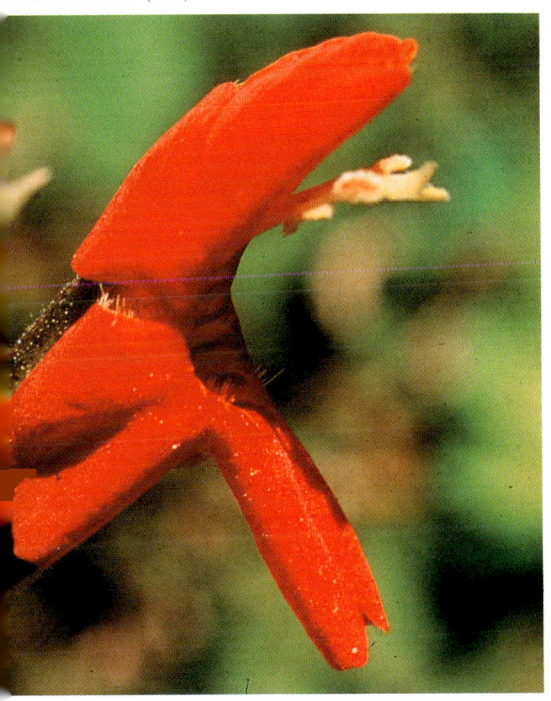

Scarlet Monkeyflower *Mimulus cardinalis*
Rote Gauklerblume (NA)

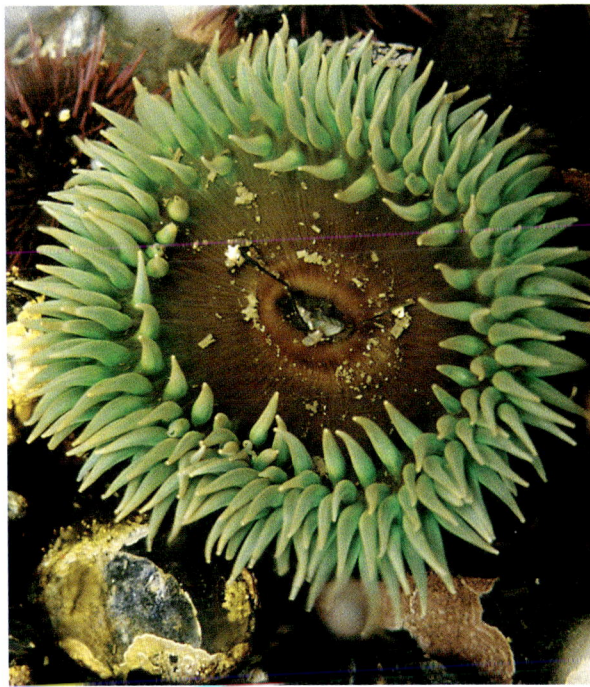

Sea Anemone *Anthopleura elegantissima*
Seeanemone (PM)

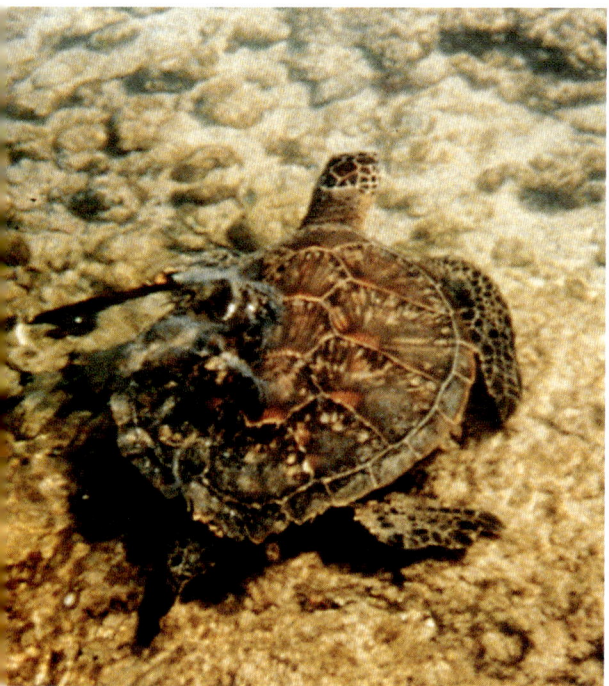

Sea Turtle *Chelonia mydas* Seeschildkröte (PM)

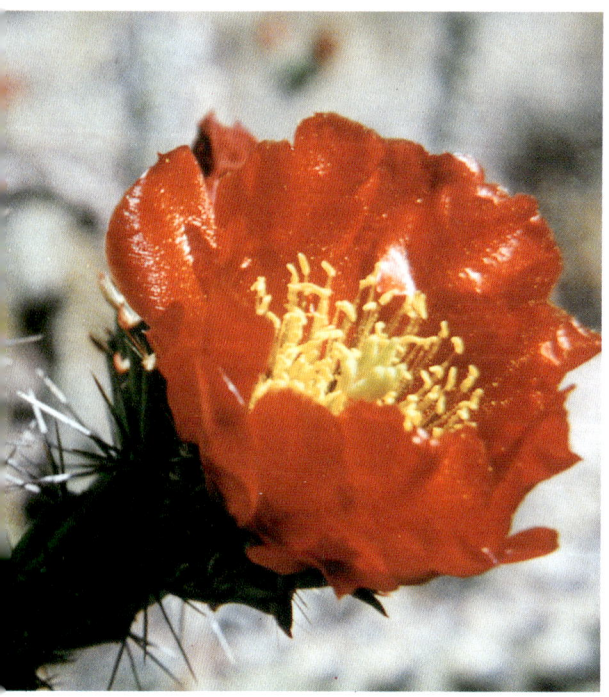

Staghorn Cholla Cactus *Cylindropuntia veriscolor*
Feigenkaktus (DA)

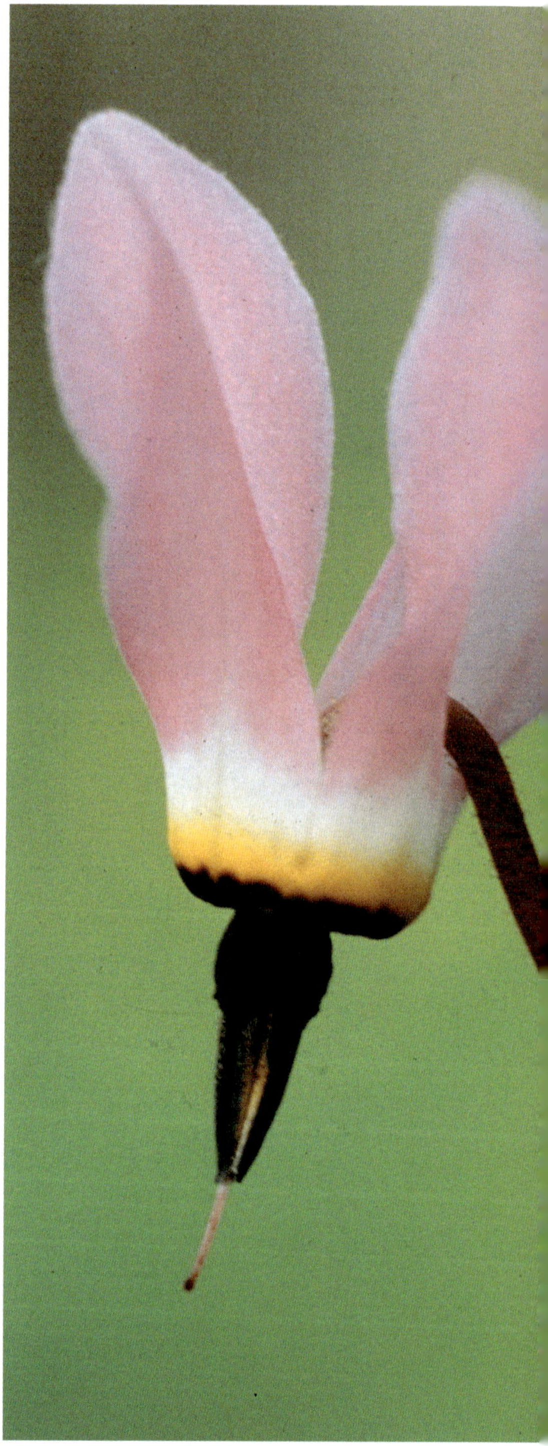

Shooting Star *Dodecatheon hendersonii*
Götterblume (NA)

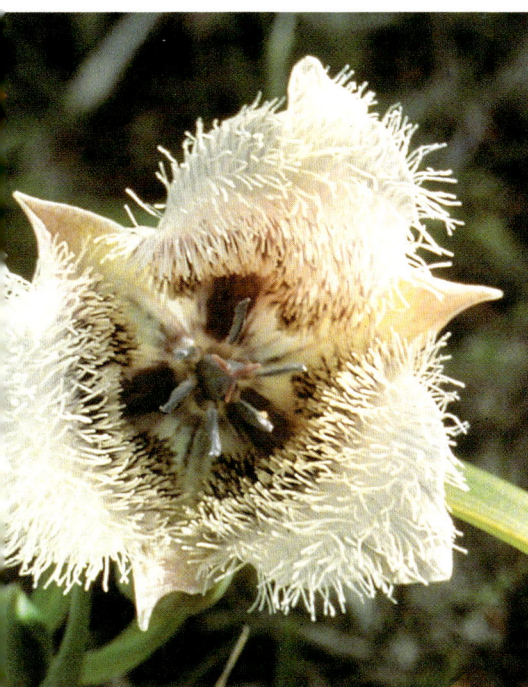

Star Tulip *Calochortus tolmiei* Katzenohr (NA)

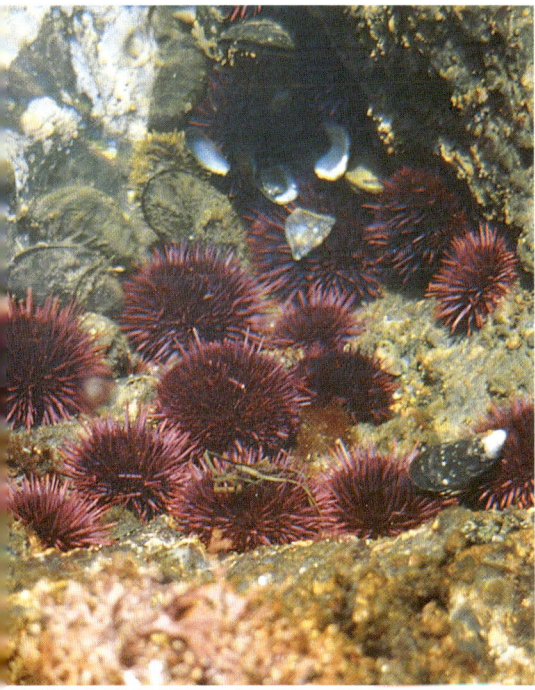

Urchin *Strongylocentrotus purpuratus* Seeigel (PM)

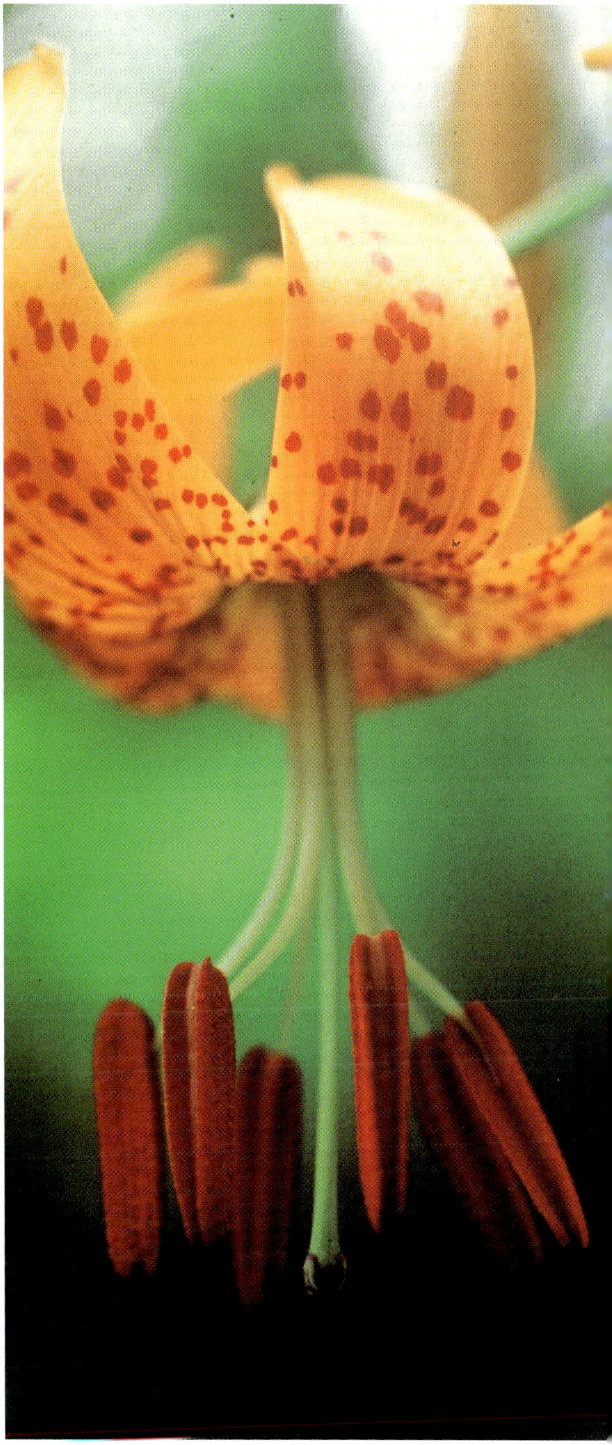

Tiger Lily *Lilium humboldtii* Tiger-Lilie (NA)

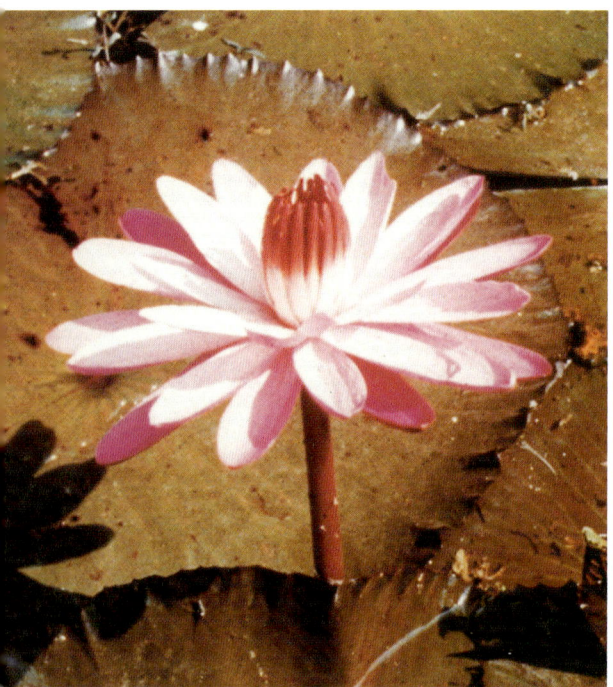

Water Lily *Nymphaea alba* Seerose (weiß) (HI)

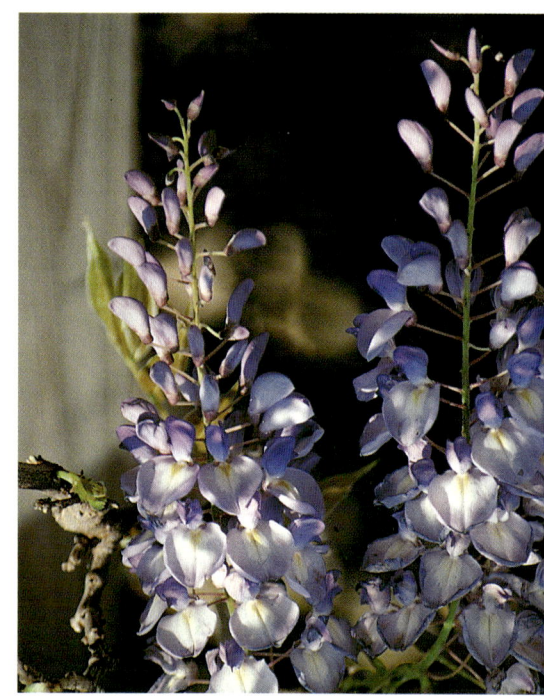

Wisteria *Wisteria* Glyzine (PF)

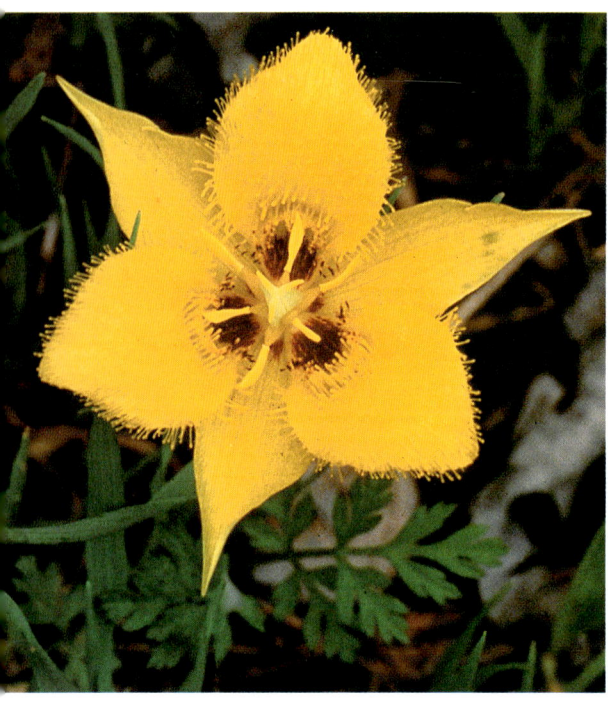

Yellow Star Tulip *Calochortus monophyllus*
Gelbe Mormonentulpe (NA und NL)

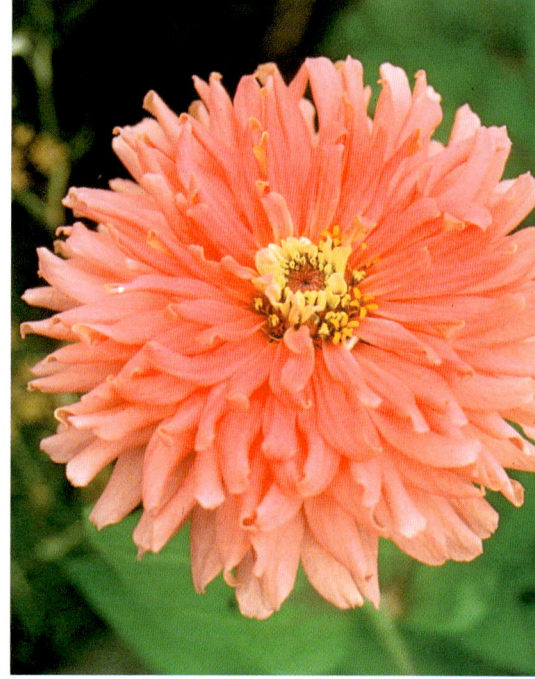

Zinnia *Zinnia* Zinnie (PE)

wirkt auf Kehlkopf-Chakra und Herzmeridian
Sinnvoll bei: Kompliziertheit; übermäßiger
Kontrolle, Starrheit

Narcissus
Narcissus pseudonarcissus Osterglocke
Fördert: Erkennen und Lösen von Konflikten,
indem man zum Zentrum des Problems beziehungsweise der Angst vordringt. Von dort aus
kann man den Problemen ins Auge schauen, indem man entscheidet, was für das Selbst wesentlich und nährend ist; wirkt auf Wurzel- und
Sakral-Chakra sowie auf den Magenmeridian
Sinnvoll bei: Sorgen, Ängsten

Nootka Rose
Rosa nutkana Rose
Fördert: Liebe zum Leben ausdrücken; Lachen
und Freude; wirkt auf alle sieben Chakren und
alle zwölf Meridiane
Sinnvoll bei: Mißbrauch (auch von Drogen-
oder Alkohol); Vernachlässigung

Orange Honeysuckle
Lonicera ciliosa Geißblatt
Fördert: friedliche Kreativität; wirkt auf Sa-
kral- und Solarplexus-Chakra sowie auf den
Dreifachen Erwärmer
Sinnvoll: für Frauen in der Menopause, um
neue Ausdrucksformen zu finden; für Jugendliche, um Pubertätskonflikte in sinnvolle Kreativität zu kanalisieren

Oxeye Daisy
Chrysanthemum leucanthemum Wiesenmarge-
rite
Fördert: umfassende Perspektive; Zentriert-
heit; Vision; wirkt auf Drittes Auge, Herzbe-
schützer und Nierenmeridian
Sinnvoll bei: Detailbesessenheit, wenn man den
Wald vor lauter Bäumen nicht sieht

Pearly Everlasting
Anaphalis margaritacea Silberimmortelle
Fördert: Engagement und dauerhafte Hingabe;
Öffnung für die Mysterien des Lebens, Trans-
formation durch Dienen. Wirkt auf Drittes

Auge und 2. Chakra sowie auf Leber- und Gallenmeridian.

Periwinkle
Vinca major Immergrün
Fördert: Verantwortung für Depressionen
übernehmen und sie dadurch auflösen; klares
Gedächtnis; Traumerinnerung; Rückführungs-
therapie; wirkt auf Sakral- und Kronen-Chakra
sowie auf den Herzmeridian
Sinnvoll bei: Bluthochdruck; Blutungen; nervö-
sen Störungen; Winterdepression (saisonale
Depression); Vergeßlichkeit, Depression

Pipsissewa
Chimaphila umbellata Winterlieb
Fördert: Entscheidungen treffen; wirkt klärend
bei Zwiespältigkeit; wirkt auf Solarplexus und
Kehlkopf-Chakra sowie auf Milz-, Leber- und
Nierenmeridian
Sinnvoll bei: Unentschlossenheit

Plantain
Plantago major Breitwegerich
Fördert: Reinigung; Lösung von mentalen
Blockaden; zieht Negativität heraus, wirkt auf
Sakral- und Kronen-Chakra sowie auf Leber-
und Gallenmeridian
Sinnvoll bei: vergiftenden Gedanken und Ein-
stellungen; Groll; Migräne und Verdauungs-
störungen (sofern im Zusammenhang mit men-
taler und emotionaler Vergiftung)

Poison Hemlock
Conium maculatum Gefleckter Schierling
Fördert: Loslassen; durch Übergangsperioden
ohne Stagnation hindurchgehen; wirkt auf Kro-
nen-Chakra und Gallenmeridian
Sinnvoll bei: Festhalten an alten Strukturen und
Überzeugungen; Verstopfung, Ödemneigung,
Übergewicht

Polyanthus
Polyanthes
Fördert: Auflösung von Blockaden, die ein
Überflußbewußtsein verhindern; transformiert
Knappheits-Einstellungen in Bereitschaft zum

Empfangen und in das Gefühl, es wert zu sein; wirkt auf Wurzel-Chakra, Dickdarm- und Lungenmeridian
Sinnvoll bei: Gefühl, nichts Gutes zu verdienen; Gefühl der Wertlosigkeit

Poplar

Populus tremuloides Zitterpappel
Fördert: Kontakt mit dem Geist aufnehmen; Fähigkeit zur Übertragung heilender Energien; die richtige Wahl treffen; Einstimmung auf die Sanftheit der Natur. Wirkt auf Kehlkopf- und Nacken-Chakra sowie auf den Dreifachen Erwärmer.

Purple Crocus

Crocus tommasinianus Krokus
Fördert: Lösung von Spannungen, ausgelöst durch Trauer oder Verlust; wirkt auf Kehlkopf-Chakra und Lungenmeridian
Sinnvoll bei: tiefer Trauer

Purple Magnolia

Magnolia soulangiana Magnolie
Fördert: Intimität und Überwinden der Getrenntheit; alle Sinne; wirkt auf Solarplexus- und Kronen-Chakra sowie auf den Herzbeschützer
Sinnvoll bei: Frigidität, Gefühlskälte

Red Huckleberry

Vaccinium parvifolium Heidelbeere
Fördert: die Macht der Introspektion erfahren; zulasssen, daß man genährt wird, indem man sich Zeit zum Verdauen nimmt; Speichern von Intelligenz, Unterscheidungsvermögen und spiritueller Weisheit, Regeneration. Wirkt auf Solarplexus-Chakra, Gallen- und Magenmeridian.

Salal

Gaultheria shallon Scheinbeere
Fördert: Bereitschaft, uns und anderen zu vergeben; wirkt auf Herz-Chakra, Herz- und Dünndarmmeridian
Sinnvoll bei: Groll

Salmonberry

Rubus spectabilis Pracht-Brombeere
Fördert: körperliche Spannkraft; Ausrichtung der Wirbelsäule und strukturelles Gleichgewicht; wirkt auf Drittes Auge und Blasenmeridian
Sinnvoll bei: Problemen mit körperlicher, mentaler, emotionaler und spiritueller Ausrichtung

Silver Birch

Betula pendula Weißbirke
Fördert: Fähigkeit zu empfangen und zu begreifen; mildert den Wunsch nach Kontrolle ab; vertreibt Leid; hilft Demut entwickeln. Wirkt auf Herz-Chakra und Milzmeridian

Snowberry

Symphoricarpos albus Schneebeere
Fördert: das Leben so akzeptieren, wie es zur Zeit ist; Enthusiasmus; wirkt auf Kronen- und Herz-Chakra sowie auf Nieren- und Blasenmeridian
Sinnvoll bei: Widerständen; chronischer Müdigkeit; Winterdepression

Snowdrop

Galanthus nivalis Schneeglöckchen
Fördert: Loslassen, Spaßhaben, Aufhellung; Führungskraft; wirkt auf Wurzel-, Solarplexus und Kronen-Chakra sowie auf Nieren- und Blasenmeridian
Sinnvoll bei: Angst, Beschränkung; Bewegungseinschränkungen (durch Krankheiten wie Arthritis, Multiple Sklerose, Poliomyelitis, Gehirnlähmung)

Twin Flower

Linnaea borealis Moosglöckchen
Fördert: nicht-urteilendes Verhalten; wirkt auf Wurzel- und Herz-Chakra sowie auf Leber- und Gallenmeridian
Sinnvoll bei: urteilendem, kritischem Verhalten

Vanilla Leaf

Achlys triphylla
Fördert: Bejahung und Akzeptanz gegenüber sich selbst; wirkt auf Drittes Auge und Kro-

nen-Chakra sowie Lungen- und Dickdarmmeridian

Sinnvoll bei: Selbstablehnung, Hautleiden, die mit Selbstablehnung in Zusammenhang stehen

Viburnum

Viburnum carlesii Schneeball

Fördert: unsere Verbindung mit dem Unterbewußten und mit unseren medialen Fähigkeiten; Hellsehen; die innere Stimme hören; (Zu-)Hörfähigkeit; wirkt auf Drittes Auge, Milzmeridian und Dreifachen Erwärmer

Sinnvoll bei: Selbstzweifeln, Unsicherheit

Wallflower

Cheiranthus Goldlack

Fördert: Hoffnung, Durchhaltevermögen, Bereitschaft, Einstimmung auf die eigenen inneren Rhythmen. Wirkt auf Solarplexus-Chakra, Magen- und Milzmeridian.

Weigela

Weigela florida Weigelie

Fördert: Integration von Erfahrungen der körperlichen und der emotionalen Ebene; sich selbst als Quelle negativer Erfahrungen sehen lernen; in der Folge zunächst das eigene Verhalten und damit auch die Reaktion der anderen darauf ändern; Selbstausdruck; wirkt auf Kehlkopf-Chakra, Drittes Auge, Leber- und Gallenmeridian

Sinnvoll bei: Dissoziation, Sprachlosigkeit

Windflower

Anemone pulsatilla Küchenschelle

Fördert: Erdung und innere Sicherheit, wirkt wie ein spirituelles Tonikum; wirkt auf Kehlkopf- und Herz-Chakra sowie auf den Magenmeridian

Sinnvoll bei: Abgehobenheit; Zersplitterung

Yellow Pond Lily

Nuphar polysepalum Teichrose

Fördert: frei von Emotionen und Bindungen schweben; sich stark und sicher auf dem eigenen Weg fühlen. Ein Segen für Beziehungen. Wirkt auf Kehlkopf-Chakra und Blasenmeridian.

18

Die Perelandra-Essenzen

Die Perelandra-Rosen- und -Gartenessenzen entstanden seit 1984 im Perelandra-Garten in Virginia, einem neun Jahre zuvor von Machaelle Small Wright ins Leben gerufenen Projekt, das der Erforschung der Prinzipien und der Dynamik des gemeinsamen Schaffens und Wachsens («Co-Creation») von Mensch und Natur gewidmet ist. Im Zentrum steht ein «ko-kreativer» Garten, in dem Menschen zusammen mit der Natur schöpferisch tätig werden. Es werden keine chemischen oder organischen Pestizide eingesetzt, Insekten werden auch nicht mit der Hand entfernt. Das Ziel ist ein Garten, der ganz und gar mit der Natur im Gleichgewicht steht, so daß alles, was in ihm lebt, wieder das Leben und die Gesundheit von allem anderen im Garten fördert, seien es Tiere, Mineralien oder Pflanzen.

In einem Prozeß der «Ko-Kreation» von der Intelligenz der Natur und Machaelle Small Wright erzeugt, geben die Perelandra-Essenzen Gelegenheit, auf tiefe Weise an den Wohltaten dieser besonderen ausgeglichenen Naturumgebung teilzuhaben.

Die Blüten werden in den Morgenstunden gesammelt, kurz bevor sie sich voll geöffnet haben, denn zu diesem Zeitpunkt ist ihre Energie am stärksten. Dann werden sie in eine Glasschüssel mit Wasser gelegt, und ihr Energiemuster wird in Zusammenarbeit zwischen Machaelle und der Intelligenz hinter der natürlichen Form aufs Wasser übertragen. Anschließend wird die Wasser-Blüten-Mischung dem vollen Sonnenlicht ausgesetzt. Die Sonne stabilisiert das freigesetzte Energiemuster im Wasser. Danach werden die Blüten aus der Glasschale entfernt, die Muttertinktur zur Konservierung mit Weinbrand versetzt und eine Stunde in einer speziellen Struktur, dem «Genesa»-Kristall, in die Mitte des Gartens gestellt, wo die abschließende Stabilisierung stattfindet.

Da Machaelle Small Wright großen Wert auf eine exakte Wiedergabe der Informationen über die Essenzen legt, habe ich die nun folgenden Erläuterungen praktisch Wort für Wort und ohne Kürzung aus ihrer englischen Beschreibung übersetzt.

Die Perelandra-Rosenessenzen

«Die Perelandra-Rosenessenzen bestehen aus einem Satz von acht Blütenessenzen. Sie werden aus Rosen hergestellt, die im Perelandra-Garten wachsen, und wirken gemeinsam, um den physischen Körper und die Seele des Menschen zu stützen und im Gleichgewicht zu halten, während er Tag für Tag in seinem Evolutionsprozeß fortschreitet. Indem wir Tag für Tag voranschreiten, werden bestimmte Mechanismen in uns in Gang gesetzt, die unsere Wachstumsperioden fördern. Die Perelandra-Rosenessenzen tragen dazu bei, uns selbst und diesen Mechanismus zu stabilisieren und im Gleichgewicht zu halten.

Es folgen Kurzbeschreibungen der Perelandra-Rosenessenzen. Die Namen der einzelnen Essenzen entsprechen denen der Rosen, aus denen sie hergestellt werden.»

Gruß an Aachen

Rosa «Gruss an Aachen» Rose
Fördert: Stabilität; Ausgleich und Stabilität für die Körper-Seele-Einheit auf allen physischen, emotionalen, mentalen und spirituellen Ebenen bei ihrem Fortschreiten in ihrer evolutionären Entwicklung

Peace

Rosa «Peace» Rose
Fördert: Mut. Öffnet den Menschen für die innere Dynamik von Mut, die im Einklang mit dem universellen Mut steht.

Eclipse

Rosa «Eclipse» Rose
Fördert: Akzeptieren und Einsicht; die Wertschätzung und Wahrnehmung des Individuums gegenüber seinem eigenen inneren Wissen. Unterstützt den Mechanismus, der dem Körper erlaubt, die Eingaben und Einsichten der Seele aufzunehmen.

Orange Ruffles

Rosa «Orange Ruffles» Rose
Fördert: Aufnahmefähigkeit. Stabilisiert den Menschen während der Ausweitung seiner Systeme für Sinneswahrnehmung.

Ambassador

Rosa «Ambassador» Rose
Fördert: Erkenntnis der übergeordneten Muster. Hilft dem Menschen, die Beziehung zwischen Teil und Ganzem zu sehen, indem er seine eigenen Muster und seine Aufgaben erkennt.

Nymphenburg

Rosa «Nymphenburg» Rose
Fördert: Stärke. Unterstützt und erhält die durch die ausgewogene Körper-Seele-Verschmelzung geschaffene Stärke. Fördert die Fähigkeit, dieses Gleichgewicht zurückzugewinnen.

White Lightnin'

Rosa «White Lightnin'» Rose
Fördert: synchronisierte Bewegung. Stabilisiert den inneren Rhythmus aller körperlichen, emotionalen, mentalen und spirituellen Ebenen, die sich synchron bewegen. Fördert die Körper-Seele-Verschmelzung.

Royal Highness

Rosa «Royal Highness» Rose
Fördert: abschließende Stabilisierung. Die Essenz, die mit allen etwa noch herumliegenden Kleinigkeiten aufräumt. Eine Essenz, die den Menschen in Zeiten der Veränderung abschirmt, schützt und stabilisiert und die Veränderung im letzten Stadium, wenn man besonders verletzlich ist, absichert.

Die Perelandra-Gartenessenzen

«Dieser aus achtzehn Essenzen bestehende Satz wird aus den Blütenblättern von Gemüsen, Kräutern und Blumen hergestellt, die im Perelandra-Garten angebaut werden. Ihre ausgleichenden und wiederaufbauenden Muster richten sich an körperliche, emotionale, mentale und spirituelle Themen, denen wir in der heutigen Welt gegenüberstehen.»

Broccoli

Brassica oleracea Brokkoli
Fördert: das Gleichgewicht der Kräfte, das erhalten werden muß, wenn man sich unter Belagerung durch äußere Einflüsse fühlt. Stabilisiert die Einheit von Körper und Seele, so daß der Betroffene nicht «zumacht», sich nicht distanziert oder zerfließt.

Cauliflower

Brassica oleracea Blumenkohl
Wirkt während des Geburtsprozesses stabilisierend und ausgleichend auf das Kind. Stabilisiert das Gleichgewicht von Körper und Seele bei Erwachsenen.

Celery

Apium graveolens Sellerie
Stellt während langwieriger viraler oder bakterieller Infektionen oder in Zeiten von Streß und Überlastung das Gleichgewicht des Immunsystems wieder her.

Chives

Allium schoenoprasum Schnittlauch
Stellt die Kraft wieder her, die einen Menschen auszeichnet, dessen innere Dynamik zwischen Weiblichem und Männlichem in der Balance ist und der bewußt aus diesem Gleichgewicht heraus handelt.

Comfrey

Symphytum Beinwell
Repariert in gegenwärtigen oder vergangenen Leben aufgetretene Seelenschäden auf höheren Schwingungsebenen.

Corn

Zea mays Mais
Fördert: Stabilisierung in Zeiten universeller/spiritueller Ausweitung. Unterstützt die Übersetzung von Erfahrungen in nutzbringende bleibende Erkenntnis und Handeln.

Cucumber

Cucumis sativus Gurke
Stellt bei Depression das Gleichgewicht wieder her, schafft die lebenswichtige Rückverbindung zum Leben.

Dill

Anethum graveolens Dill
Hilft dem Menschen, das Kräftegleichgewicht wieder für sich zu beanspruchen, das er an andere abgegeben hat. Befreit von Opferhaltung.

Nasturtium

Nasturtium Brunnenkresse
Stellt in Zeiten intensiver geistiger Konzentration die physische Lebensenergie wieder her.

Okra

Abelmoschus Okra
Stellt die Fähigkeit wieder her, das Positive im eigenen Leben und in der Umgebung zu sehen.

Salvia

Salvia Salbei
Sorgt in Zeiten extremer Belastung wieder für emotionale Stabilität.

Snap Pea

Fördert: Gleichgewicht für Kinder und Erwachsene nach Alpträumen. Unterstützt die Fähigkeit, Alltagserfahrungen in einen positiven, verständlichen Lernprozeß umzusetzen.

Summer Squash

Kürbis (buschiger früher)
Fördert: neuen Mut für Menschen, die Angst oder Widerstände erleben, wenn sie sich alltäglichen Routinetätigkeiten widmen müssen. Sinnvoll bei Schüchternheit und Phobien.

Sweet Bell Pepper

Fördert: inneren Frieden, Klarheit und Ruhe im Angesicht von streßbeladenen Zeiten. Stabilisiert das Körper-Seele-Gleichgewicht in Zeiten großer Belastung.

Tomato

Lycopersicon esculentum Tomate
Fördert: Reinigung. Hilft dem Körper, alles

aufzulösen oder abzuwerfen, was Infektion oder Krankheit verursacht.

Yellow Yarrow
Achillea millefolium Schafgarbe (gelb)
Gibt emotionalen Schutz in Zeiten der Verletzlichkeit. Weicht Widerstände auf und unterstützt den Integrationsprozeß.

Zinnia
Zinnia Zinnie
Stellt die Verbindung zum inneren Kind wiedern her. Bringt Spiel, Lachen, Freude und einen gesunden Sinn für aktuelle Prioritäten.

Zucchini
Cucurbita pepo Zucchini
Fördert: die Wiederherstellung der Körperkraft während der Rekonvaleszenz

Die Perelandra-Rosenessenzen II

«Dieser Satz aus den Perelandra-Blütenessenzen wurde 1992 entwickelt. Die acht Essenzen werden aus Rosen hergestellt, die im Perelandra-Garten wachsen, und wenden sich an die spezifischen Funktionen im Körper, die während einer *tiefen Expansionserfahrung* im Körper aktiviert werden und/oder auf ihn eindringen. Hier geht es nicht um die Verarbeitung normaler alltäglicher Erfahrungen, sondern um Erfahrungen, die neu und herausfordernd für das gegenwärtige Gleichgewicht und die gegenwärtigen Funktionen des Körpers sind. Wenn der Körper derartigen Expansionen gegenübersteht, muß er auf neuartige Weise funktionieren und nach Mustern und Rhythmen arbeiten, die er erst noch erfahren soll. Die Rosenessenzen II richten sich auf dieses Expansionsphänomen, indem sie die spezifischen Schritte, die man im Expansionsprozeß durchlaufen muß, fein abstimmen, balancieren und stabilisieren.
Ich wünschte, ich könnte hier spezifische Erfahrungen auflisten, um Ihnen zu verdeutlichen, was mit tiefen Expansionserfahrungen gemeint ist; aber was für den einen ein tiefer

Expansionsprozeß ist, ist für den anderen ganz alltäglich. Eines allerdings kann ich sagen: Wenn Sie Interesse daran haben, in Ihrem Leben für Perelandra und die Blütenessenzen einen Platz zu finden, dann sind Sie ein Mensch, der nicht vor Expansionserfahrungen zurückschreckt. Es kann nur nützlich sein, wenn sie dabei einen Satz Rosenessenzen II zur Hand haben.
Es folgen Kurzbeschreibungen der Perelandra-Rosenessenzen II. Die Namen der einzelnen Essenzen entsprechen denen der Rosen, aus denen sie hergestellt werden.»

Blaze Improved
Rosa «Blaze Improved» Rose
Macht zunächst das Zentralnervensystem und dann den gesamten Körper weicher und entspannter, so daß Einflüsse aus einer Expansionserfahrung angemessen im Körper eingeordnet, verschoben und integriert werden können.

Maybelle Stearns
Rosa «Maybelle Stearns» Rose
Stabilisiert das Kreuzbein (Sacrum) während Expansionserfahrungen.

Mr. Lincoln
Rosa «Mr. Lincoln» Rose
Balanciert und stabilisiert den Puls der Zerebrospinalflüssigkeit, während er seinen Rhythmus und sein Muster verändert, um sich einer Expansion anzupassen.

Sonia
Rosa «Sonia» Rose
Stabilisiert und unterstützt die Bewegung der Zerebrospinalflüssigkeit, nachdem sie ihre Verschiebung hin zur Expansion vollendet hat.

Chicago Peace
Rosa «Chicago Peace» Rose
Stabilisiert die Bewegung und Interaktion zwischen Schädelknochen, Zerebrospinalflüssigkeit und Kreuzbein während einer Expansionserfahrung.

Betty Prior

Rosa «Betty Prior» Rose
Stabilisiert und balanciert den feinen Rhythmus von Ausdehnung und Kontraktion der Schädelknochen während einer Expansionserfahrung.

Tiffany

Rosa «Tiffany» Rose
Stabilisiert die Schädelknochen, während sie ihre Ausrichtung verändern, um die Einflüsse und Impulse einer Expansion zu verarbeiten.

Oregold

Rosa «Oregold» Rose
Bringt Stabilität und Gleichgewicht für Schädelknochen, Zentralnervensystem, Zerebrospinalflüssigkeit und Kreuzbein, nachdem der Expansionsprozeß abgeschlossen ist.

Die Perelandra Nature-Program-Essenzen

«Die Perelandra Nature-Program-Essenzen sind der nächste Entwicklungsschritt im Verstehen der menschlichen Gesundheit und des Ausgleichs im elektrischen Energiesystem des Menschen. Diese Essenzen sind bahnbrechend, da die als Grundlage dieser Neuschöpfung verwendeten und in Partnerschaft mit der Natur herausgearbeiteten Elemente buchstäblich den ganzen Erdball umspannen.
Ebenfalls bahnbrechend ist, daß die ausgleichenden Muster der jeweiligen Essenzen nicht in irgendeinem einzelnen Element oder einer Elementkombination auf diesem Planeten vorhanden sind. Es handelt sich vielmehr um neue, devisch geschaffene Muster, die der Komplexität der heutigen Gesundheitsthemen entsprechen. Obwohl jede Essenz auf einer Kombination von Mustern auf dem Erdball existierender Elemente basiert, entsteht durch den speziellen Herstellungsprozeß der Essenzen, nämlich ihrer Kombination auf der devischen Ebene, etwas Neues: vergleichbar einer chemischen Explosion, aus der ein einzigartiges, völlig neues Muster hervorgeht, das nirgendwo sonst auf dem Planeten vorhanden ist. Für die Nature-

Program-Essenzen wurden neue ausgleichende Muster entwickelt, ohne daß neue Pflanzenarten oder andere natürliche Elemente geschaffen werden mußten, um diese Muster zu erhalten.
Im Mittelpunkt der Dynamik dieser Essenzen steht das Konzept der Ausgewogenheit. In der Ausgewogenheit liegt automatische Heilung. Ein Organismus kann nicht gleichzeitig ausgewogen sein und der Heilung bedürfen. Folglich ist die zentrale Aufgabe dieser Essenzen eine Verschiebung der Innenwelt lebender Organismen (etwa des menschlichen Körpers) hin zu einer ihnen entsprechenden Ausgewogenheit in sich selbst und einer Ausgewogenheit in der Beziehung zur weiteren Umwelt. Bei den sechs V-, F- und B-Essenzen steht das Erreichen eines angemessenen inneren Gleichgewichts im Vordergrund, das dann automatisch bestehende Unausgewogenheiten im Verhältnis zu Viren, Pilzen (Fungi) oder Bakterien reguliert. Die Essenzen Sobopla, Moon und Bowl zielen auf das Gleichgewicht eines lebenden Organismus innerhalb einer größeren Perspektive.
Alle lebenden Organismen stehen in Beziehung und Interaktion mit Viren, Pilzen und Bakterien – sowohl in der Innenwelt des Organismus (dem Körper) als auch mit der größeren äußeren Umgebung. Der Begriff Ausgewogenheit impliziert, daß ihre Gegenwart eine harmonisierende Wirkung auf den Organismus hat. Probleme entstehen immer dann, wenn innerhalb des Organismus Unausgewogenheiten auftreten, die dann wieder ein Ungleichgewicht mit den jeweilig vorhandenen Kombinationen von Viren, Pilzen oder Bakterien nach sich ziehen. In der Folge entwickelt der Organismus Gesundheitsprobleme, an deren Wurzel ein Pilz-, Viren- oder Bakterien-Ungleichgewicht steht.
Die V-, F- und B-Essenzen gehen an eine unausgewogene problematische Situation nicht mit dem Ziel der Ausrottung von Viren, Pilzen und/oder Bakterien heran. Sie stellen vielmehr das Gleichgewicht der Innenwelt sowie das ausgewogene Existieren der in dieser Innenwelt jeweils vorkommenden Viren, Pilzen und/oder Bakterien wieder her. Das Ergebnis ist ein spannkräftiger, ausgeglichener lebendiger

Organismus, der in angemessener Beziehung und Interaktion mit den in seiner Umwelt vorhandenen Viren, Pilzen und Bakterien steht. Wenn man an Gesundheitsfragen mit der Perspektive des Ausgleichs all der verschiedenen beteiligten Elemente herangeht, wird man die Gesundheit in einem lebenden Organismus (Mensch, Pflanze oder Tier) wiederherstellen, und zwar schneller, als es bisher vorstellbar war.

Der Satz der Nature-Program-Essenzen ist wirksam, wenn er allein oder parallel zu anderen Perelandra-Essenzen eingesetzt wird. Die Essenzen haben eine unbegrenzte Haltbarkeit. Es ist wichtig, daß jeder, der diese Essenzen verwendet, den ganzen Satz zur Hand hat.»

V-1, F-1, B-1

Stellen in der Innenwelt und der Umwelt des Körpers das Gleichgewicht wieder her, sofern deren Ungleichgewicht ein damit in Beziehung stehendes virales, pilzbezogenes oder bakterielles Ungleichgewicht erzeugt. Stellen außerdem das Gleichgewicht in der Innen- und Umwelt des Körpers wieder her, sofern ein existierendes virales, pilzbezogenes oder bakterielles Ungleichgewicht auf den Körper einwirkt.

V-2, F-2, B-2

Stellen in lebenden Virus-, Pilz- oder Bakterien-Organismen einen Zustand angemessenen Gleichgewichts wieder her, so daß sie wieder mit dem größeren Wirtsorganismus (bzw. -körper) in entsprechend ausgewogener und ökologisch gesunder Art und Weise interagieren können.

Bringt Gleichgewicht und Stabilisation für das Dreieck, das durch die Interaktion und gegenseitige Beziehung von Seele (englisch: **Soul**), dem physischen Körper (englisch: **Bo**dy) und dem **Pla**neten, auf dem der Körper wohnt, entsteht. Dadurch werden Seele, Körper und Planet zu einer einzigen starken, voll funktionsfähigen, dreieckähnlichen Einheit. Sobopla bringt außerdem Ausgleich und Stabilität für den physischen Sitz der Körper-Seele-Einheit auf dem Planeten.

Moon Mond

Wirkt ausgleichend, stabilisierend und folglich auch stärkend auf die Verbindungen und Glieder zwischen den spezifischen Elementen im jeweiligen lebendigen Organismus auf diesem Planeten und den entsprechenden Elementen auf dem Mond.

Bowl

Verbindet Menschen und alle anderen lebenden Organismen mit den Herzens- und Seelenimpulsen des Planeten: synchronisiert den menschlichen beziehungsweise lebenden Organismus mit den Herzens- und Seelenimpulsen des Planeten und des Universums. Unterstützt auf diese Weise das evolutionäre Fortschreiten des menschlichen oder lebenden Organismus ins Wassermann-Zeitalter im Gleichschritt mit dem Universum

Die Soul-Ray-Essenzen

Der nun folgende Text ist die Wiedergabe einer Sitzung, (englisch: Coning), in der Machaelle Small Wright von verschiedenen Instanzen der Natur Informationen erhielt:

«Jedes Leben beziehungsweise jeder Seelenstrahl (englisch: soul ray) hat einen Körper, durch den die Seele operiert und Erfahrungen macht. Auf der irdischen Ebene nimmt man gemeinhin an, daß ein Leben mit der Zeugung oder mit der Geburt beginnt und mit dem Tode endet. Die Lebenszeit des Seelenstrahls aber umfaßt weit mehr. Der Zyklus von Geburt bis Tod auf der Erde ist nur ein kleiner Teil der gesamten Spanne von Erfahrungen, die innerhalb des Lebens eines Seelenstrahls geschehen. Es können dazu viele verschiedene Erfahrungen in vielen Dimensionen und Ebenen gehören, wobei die Erde nur eine von vielen Ebenen ist.

Der Seelenstrahl-Körper verfügt über Funktionen, die weit über das hinausgehen, was für einen Geburt-Tod-Zyklus auf der Erde erforderlich ist. Er operiert in einem übergreifenden Bereich, der alle Aktivitäten umfaßt, aus denen die volle Seelenstrahl-Erfahrung besteht. Für alle auf der irdischen Ebene ist es wichtig zu begreifen, daß diese gewaltige Bandbreite von Funktionen innerhalb eines Seelenstrahls jeden Tag auf komplexe und in hohem Maße synchronisierte Weise abläuft. Die Tatsache, daß der Mensch sich auf der irdischen Ebene dieser erweiterten Aktivität nicht bewußt ist, hängt mit der einzigartigen Entwicklung und Expansion des Bewußtseins zusammen, die Teil der Erd-Erfahrung sind.

Um zu verstehen, wie ein Körper simultan auf verschiedenen Ebenen und Dimensionen funktionieren kann, muß man wissen, daß der Körper eine weitaus ausgedehntere Wirklichkeit besitzt als die, die man aus irdischer Perspektive kennt. Das System der Wahrnehmungsorgane zum Beispiel läßt sich aus irdischer Perspektive wissenschaftlich im Hinblick auf seine Eigenschaften, Charakteristika und Operationsradien definieren. Damit ist aber nur das System der Sinneswahrnehmungen erfaßt, so wie es aus irdischer Perspektive erscheint. Aus einer anderen Perspektive im Rahmen der Erfahrungen des Seelenstrahls umfaßt dasselbe Wahrnehmungssystem andersartige Eigenschaften, Charakteristika und Operationsradien.

Vielleicht ist es leichter, dies zu begreifen, wenn man das System der Sinneswahrnehmung als eine gewaltige, weit ausgedehnte Einheit sieht, die auf vielen verschiedenen Ebenen funktionieren kann. In jeder getrennten Ebene operiert das System der Wahrnehmung nur mit jenen Eigenschaften und Charakteristika, die für ein Funktionieren in einer der jeweiligen Ebene angepaßten Weise erforderlich sind.

Die Perelandra-Soul-Ray-Essenzen wurden in Kooperation mit der Natur und mit der Weißen Bruderschaft [einer Gruppe nicht inkarnierter, hochentwickelter Seelen, die den Menschen auf der Erde bei ihrer Entwicklung helfen wollen und mit denen Machaelle Small Wright in Kontakt steht] entwickelt, um den Körper – aus irdischer Perspektive gesehen – ins Gleichgewicht zu bringen und zu stabilisieren, während ein Mensch sein Bewußtsein entwickelt und erweitert, um die verschiedenen Ebenen zu erfassen, die seine refraktierte Seele erfährt. Ohne diese

Unterstützung können die Systeme des irdischen Körpers überlastet und überwältigt werden. Dies führt dann zu körperlichem, emotionalem, mentalem und seelischem Mißbefinden, Desorientierung, Schmerzen und Unordnung. Aufgrund der komplexen Zeit-, Raum- und Bewußtseinsstruktur, die so sehr Teil der irdischen Erfahrung ist, muß jede Bewußtseinserweiterung im gesamten Körper auf fein abgestimmte Weise identifiziert, verarbeitet und integriert werden. Man kann nicht davon ausgehen, daß der Körper, nur weil sich das Bewußtsein erweitert, dies automatisch in vollkommen angemessener Weise identifizieren, verarbeiten und integrieren kann. Wenn man nach und nach mit den Perelandra-Seelenstrahl-Essenzen vertraut wird, wird man zutiefst von der Bandbreite von Unausgewogenheiten überrascht sein, die aus dieser schwierigen Expansion des Seelenstrahl-Bewußtseins resultieren.

Der Satz der Soul-Ray-Essenzen ist wirksam, wenn er allein oder parallel zu anderen Perelandra-Essenzen eingesetzt wird. Die Essenzen haben eine unbegrenzte Haltbarkeit. Es ist wichtig, daß jeder, der diese Essenzen verwendet, den ganzen Satz zur Hand hat.»

Nr. 1

Bringt Gleichgewicht und Stabilisierung für den gesamten Körper, während er seine Fähigkeit, in einem breiteren und erweiterten Spektrum zu funktionieren, erkennt, verarbeitet und integriert

Nr. 2

Bringt Gleichgewicht für das System der Sinneswahrnehmungen auf jeder Ebene, für die der Mensch sich öffnet, stabilisiert es auf diesen Ebenen und unterstützt das gesamte erweiterte System in seiner Funktion als Einheit.

Nr. 3

Bringt Gleichgewicht und Stabilisierung für das Zusammenspiel und die gegenseitige Beziehung zwischen den verschiedenen einschlägigen Ebenen des Zentralnervensystems.

Nr. 4

Stellt Gleichgewicht und Stabilität des elektrischen Systems wieder her, und zwar auf jeder Ebene, für die der Mensch sich öffnet. Richtet sich auf jeder dieser Ebenen an das elektrische System als unabhängig funktionierendes System.

Nr. 5

Bringt Gleichgewicht und Stabilisierung für das Zusammenspiel und die Interaktion zwischen den verschiedenen relevanten Ebenen des elektrischen Systems.

Nr. 6

Unterstützt, stabilisiert und bringt Gleichgewicht für das Zusammenspiel und die gegenseitige Beziehung zwischen den relevanten Ebenen des Gehirns: Fördert den nutzbringenden Austausch von Erfahrungen und Informationen zwischen den jeweiligen Ebenen des Gehirns sowie die entsprechenden Veränderungen des physischen Körpers, die zur Unterstützung stattfinden müssen.

Nr. 7

Bringt Gleichgewicht und Stabilisierung für die Herzverbindung des Seelenstrahlanteils, den wir auf der Erde leben, gibt dadurch ein solideres Gefühl, von der Heimat aus zu operieren.

Nr. 8

Schafft die Unterstützung, die man braucht, um zu verstehen, wer man ist und welche Beziehung man zu den vielen verschiedenen Ebenen und Aktivitäten hat, an denen man teilnimmt. Liefert die innere Unterstützung, um dieses Gleichgewicht aufrechtzuerhalten.

19

Die Petite-Fleur-Essenzen aus Texas

Die meisten dieser Essenzen werden schon seit etwa 17 Jahren von der Kräuterkundlerin Dr. Judy Griffin in Texas hergestellt, manche sind erst später hinzugekommen. Sie zeichnen sich dadurch aus, daß Judy Griffin die Essenzen nicht zu Stock bottles verdünnt, sondern die konzentrierte Mutteressenz abfüllt – ohne weitere Verdünnung. Bei der Herstellung arbeitet Judy Griffin mit Verfahren, die sich deutlich von denen anderer Essenzenhersteller unterscheiden: Sie legt die Blüten in vielen Fällen nicht einfach in Wasser, sondern arbeitet mit Alkoholextraktion und Destillation.

Judy Griffin betont, daß ihre Essenzen aufgrund der besonderen Herstellungsmethoden auch Pflanzenhormone enthalten, insbesondere diejenigen, die das Blütenwachstum aktivieren. Sie schrieb mir dazu: «Die Petite-Fleur-Essenzen sind Katalysatoren für das Höhere Gute in uns. Da wir bereits alles haben, was wir brauchen, können sie niemanden einfach in Ordnung bringen oder retten. Ihre einzigartige Herstellungsmethode ermöglicht eine Erweiterung der bewußten Wahrnehmung, indem die Essenzen überall im Nervensystem als Katalysator für neue Rezeptoren dienen. Ich extrahiere das Hormon, das die Pflanzen blühen läßt.» Angewendet werden die Blüten-Essenzen ähnlich wie die Bach-Blüten, also in Einnahmefläschchen verdünnt, oder auch direkt auf die Haut aufgetragen.

Die Petite-Fleur-Essenzen wenden sich mit einer ganz besonderen Aussage an die Menschen. Sie sagen uns nämlich, daß derjenige, der im Leben in einem bestimmten Bereich leidet, eingeschränkt oder schwach entwickelt ist, genau in diesem Bereich über ein sehr großes Potential verfügt: daß zum Beispiel der Schüchterne ein besonderes Potential in sich birgt, mutig in der Öffentlichkeit seine Meinung zu vertreten und Kontakte aufzubauen; oder daß der Depressive in besonderen Maße prädestiniert ist, Freude zu erfahren, wenn er an sich arbeitet und sich mit Hilfe der Blütenessenzen weiterentwickelt. Im folgenden ist deshalb zu den meisten Blüten auch das Potential angegeben, das ein bestimmter Persönlichkeitstyp erreichen kann, wenn er sich zu seinen vollen positiven Möglichkeiten entfaltet.

African Violet
Saintpaulia Usambaraveilchen
Fördert: Freisetzung von Endorphinen aus dem feinstofflichen Körper, wodurch die Sehnsucht nach Liebe erfüllt wird, die nur von innen kommen kann
Potential: Wohlbefinden; positive Schwingungen und Begabungen, die den Menschen zum höchsten Guten tragen

Alfredo de Damas
Rosa «Alfredo de Damas» Rose
Fördert: Beherrschung von Körper und Geist, um konstruktive Gewohnheiten aufzubauen
Sinnvoll: bei Gedächtnisstörungen, Desorientierung, Alkoholproblemen; Polyneuropathie; mangelhafter Koordination von Hand und Auge; Abgehobenheit
Potential: Visionen durch die Hände manifestieren: Schreiben, Heilen, Gärtnern, Bauen …

Amaryllis
Hippeastrum Amaryllis
Fördert: Erhöhung der Schwingungen des Menschen, so daß er Zukunftsängste überwinden kann; Klarheit über den zukünftigen Weg
Sinnvoll bei: «Nicht-sehen-Wollen»
Potential: Entfaltung natürlicher Intuition, während der Mensch sich öffnet und sein wahres Selbst hervortreten läßt

Anemone
Anemone Anemone
Fördert: Freude im Leben erfahren
Sinnvoll: für Menschen, die das Leben als beschwerlich und als Kampf auffassen und glauben, nichts Gutes verdient zu haben; für Menschen, denen als Kind die Erfüllung ihrer Wünsche verweigert wurde; bei Neigung zu schlechter Wundheilung
Potential: geschickter Umgang mit Kindern; sportliche Leistungen; Arbeit in der Werbung für Freizeitaktivitäten (etwas Mitreißendes in einer ansonsten öden Umgebung schaffen)

Anise Hyssop
Hyssopus anisum Ysop
Fördert: öffentliches Sprechen und Lehren
Sinnvoll: bei Lampenfieber, chronischen Kopfschmerzen, Schwindel, Sprachstörungen

Archduke Charles
Rosa «Archduke Charles» Rose
Fördert: Intimität, sich berühren lassen; strukturelle Stabilität von Haut, Arterien- und Magenwänden
Sinnvoll: bei Angst vor Nähe

Aster
Asteraceae Aster
Fördert: das Bewußtsein, innen stark und doch sanft zu anderen zu sein; Produktion monoklonaler Antikörper; im Geschäftsleben: Loyalität durch Ermutigung statt durch Einschüchterung erzeugen

Autumn Damask
Rosa «Autumn Damask» Rose
Fördert: Zuversicht; Vertrauen; aus vergangenen Enttäuschungen lernen und persönliche Beziehungen klüger wählen; Nährstoffaufnahme der Zellen

Azalea
Rhododendron Azalee
Fördert: kreative Phantasie, Ausgleich der Chakren; Gefühl persönlicher Macht und Stärke
Sinnvoll: für Menschen, die an Statistiken und Logik festkleben und linkshirnig denken
Potential: über das Kleben an Fakten hinweg zu tieferer Weisheit finden; einfache Lösungen für die komplexen Situationen finden, denen sich die Menschheit heute gegenübersieht

Baby's Breath
Gypsophila elegans Schleierkraut
Fördert: unschuldige Offenheit für Neues
Sinnvoll: für Menschen mit Anfälligkeit für Lungenkrankheiten (wie Brustfellentzündung, Angina, Asthma); bei Widerstand gegenüber Veränderungen

Potential: kindliche Unschuld bringt neues Leben in praktisch jede Situation oder Karriere. Solche Menschen werden sehr gern zu Parties eingeladen und als wahrer Freund im Gedächtnis behalten

Bachelor Button

Centaurea Flockenblume
Fördert: Loslassen der Vergangenheit; Korrektur von Flüssigkeitsungleichgewicht
Sinnvoll: bei Verhaftung in der Vergangenheit; Unfähigkeit, Zukunftspläne zu machen. Oft fühlen sich solche Menschen in einer unangenehmen Gefühlslage gefangen; nicht selten leiden sie unter Ödemen.
Potential: Wünsche in die Wirklichkeit umsetzen; Glück bei neuen Vorhaben; Talent, Geld für sich und andere arbeiten zu lassen

Bamboo

Bambusa Bambus
Fördert: Führung innen suchen
Sinnvoll: für Menschen, die im Leben geführt oder an die Hand genommen werden wollen. Solche Menschen leiden oft unter Blähungen und neigen zu basischem Milieu im Dickdarm
Potential: Wenn sie das Leben freudig erleben, können solche Menschen bedeutende Führer werden und sich aktiv für gemeinnützige und soziale Projekte einsetzen.

Basil

Ocimum basilicum Basilikum
Fördert: Selbstliebe und Selbstachtung durch Loslassen negativer vergangener Erfahrungen; Planungs- und Organisationsvermögen
Sinnvoll: bei Minderwertigkeitskomplexen; Perfektionismus; Typ-A-Persönlichkeit; für Hochleister, die ihren Selbstwert am materiellen Erfolg messen
Potential: Organisation und Planung größerer Projekte; Entwicklung von Geschäftsvorhaben, Ordnung in chaotische Umstände bringen

Begonia

Begonia Begonie
Fördert: Vertrauen ins Leben; Angst als abenteuerliche Erfahrung annehmen
Sinnvoll: bei starker Anspannung; Blasenbeschwerden (durch Verkrampfung der Blase oder Festhalten von Flüssigkeit)
Potential: große Aufgaben übernehmen wie: Maßnahmen gegen Nahrungsmittelknappheit ergreifen; den Weltraum erobern, die Geheimnisse des Universums entdecken

Black Mushroom

Fungi Pilz
Fördert: Offenheit für Veränderungen; die beste Möglichkeit erkennen
Sinnvoll: für Menschen, die sich Veränderungen und dem Fluß des Lebens widersetzen. Möglicherweise leiden sie unter körperlichen Symptomen an Füßen, Unterschenkeln, Fußgelenken, Wirbelsäule und Hals
Potential: anderen durch das eigene Beispiel zeigen, wie leicht man sich Veränderungen anpassen kann, ohne eine vorteilhafte Gelegenheit zu verpassen

Bluebonnet

Lupinus subcarnosus Lupine
Fördert: Erwachen für den Ruf des Schicksals; sich von einer höheren Kraft leiten lassen; auf den inneren Ruf zur Veränderung von Beruf, Beziehungen und Gesundheitszustand hören. Bei diesem Ruf geht es auch um den Dienst an anderen. Man hat keine andere Wahl, als ihm zu folgen.
(Die Essenz gehört zu den vier «Meisteressenzen» aus dem Programm der Petite-Fleur-Blüten, die sich besonders an das erwachte Bewußtsein richten.)

Borage

Borago officinalis Borretsch
Fördert: Freiberufler und andere, die in Beruf und Privatleben allein auf sich gestellt sind
Sinnvoll: bei strukturellen Problemen an Füßen, Fußgelenken und Hüften

Bougainvillea
Bougainvillea Bougainvillie
Fördert: die Freuden des Lebens genießen
Sinnvoll bei: Angst vor Bestrafung (auch als Kindheitserfahrung); Schuldgefühlen
Potential: anderen helfen, sich selbst in den schwierigsten Situationen willkommen und wohl zu fühlen; natürliche Begabung als Politiker; wahrer Repräsentant des Volkes

Bouquet of Harmony (Kombination verschiedener Blüten)
Fördert: Einstimmung des Geistes auf das Hier und Jetzt und auf den Allmächtigen Unendlichen Ursprung; Voranschreiten zur Wahrheit

Bronze Fennel
Foeniculum Fenchel
Fördert: Überwindung von Beschränktheit in den Vorstellungs- und Planungszentren des Gehirns; Schaffung einer größeren Wirklichkeit durch Visualisation; mentale und mediale Fähigkeiten; Klarheit und Zielgerichtetheit

Carrot
Daucus carota Möhre
Fördert: Funktion der Flimmerhärchen auf den Schleimhäuten der Atmungs- und Fortpflanzungsorgane; Organisation; Prioriäten setzen; Rhythmus finden

Catnip
Nepeta cataria Echte Katzenminze
Fördert: Annäherung zwischen Menschen; Gefühl der Sicherheit in der Nähe anderer Menschen
Sinnvoll: für Menschen, die sich in Gesellschaft gehemmt fühlen oder in ungewohnte gesellschaftliche Situationen kommen

Cécil Brünner
Rosa «Cécil Brünner» Rose
Fördert: Grenzen setzen, sich realistische Ziele in Beziehungen setzen
Sinnvoll: für Menschen, die Angst vor Beeinflussung und Überredung haben

Chamomile
Anthemis nobilis Kamille
Fördert: Selbstvertrauen in Beziehungen
Sinnvoll: für Menschen, die Verletzungen herunterschlucken und ihre wahren Gefühle unterdrücken
Potential: kann ein hervorragender Eheberater werden; hat die Fähigkeit, andere zu harmonischer Zusammenarbeit zu ermutigen, selbst unter sehr widrigen Umständen

Champney's Pink Cluster
Rosa «Champney's Pink Cluster» Rose
Fördert: Integrität; Liebe durch Achtung anstatt nur durch Leidenschaft; Verbindung zum Göttlichen durch Erkenntnis der Liebe, die alle Menschen erschuf; sich selbst und andere annehmen, wie sie sind; Entspannung von Muskeln und Nerven

Cherokee Rose
Fördert: Geistige Ausweitung durch Öffnung des Kronen-Chakras, Stimulation kreativer Ideen für Aktivitäten des Alltagslebens; Einstimmung von Bewußtheit und Wahrnehmung auf intuitiver Ebene, so daß die innere Führung gestärkt wird

Christmas Cactus
Schlumbergera bridgesi
Fördert: sich auf das konzentrieren, was an uns und anderen richtig ist; die Stärken anstatt der Schwächen sehen
Sinnvoll: bei Charakterschwäche

Cinnamon Basil
Ocimum basilicum «cinnamon» Basilikum
Fördert: Stärke in schwierigen Situationen
Sinnvoll: bei Knieschwäche, Rückenschmerzen (im unteren Bereich)

Columbine
Aquilegia Akelei
Fördert: unabhängig von anderen denken und handeln; die Rolle ablegen, die andere für einen gewählt haben; Komplementsystem

175

Country Marilou
Rosa «Country Marilou» Rose
Fördert: Befreiung innerer Freude; Vitalität, Regeneration
Sinnvoll: bei Störungen des Nervengewebes

Crepe Myrtle
Lagerstroemia indica
Fördert: verbalen Ausdruck; Wut loslassen
Sinnvoll bei: Problemen mit sprachlichem Ausdruck; Angst, sich falsch auszudrücken oder lächerlich zu machen (oft aufgrund von aufgestauter Wut)
Potential: nur freundliche Worte sprechen

Crossandra
Crossandra infundibuliformis
Fördert: Einlassen auf das Leben und auf Veränderungen
Sinnvoll bei: Unsicherheit und Angst vor neuen Ideen und Veränderungen (bei sich selbst und Mitmenschen); Magen-Darm-Stagnation und -Vergiftung
Potential: Lösung ökonomischer und sozialer Probleme, unter denen die Gesellschaft leidet

Curry
Helichrysum italicum Strohblume
Fördert: Befreiung von linearen Denkmustern
Sinnvoll: bei Migräne wegen Anspannung oder schlechter Durchblutung; für Menschen, die rasch entscheiden müssen und keine Zeit zum ruhigen Überlegen haben

Daffodil
Naegelia
Fördert: Loslassen unterdrückter Wut
Sinnvoll: für zurückgezogene Menschen, die direkte Konfrontationen scheuen (oft weil sie durch explosive oder gewalttätige Eltern eingeschüchtert wurden); für Menschen, die alle glücklich machen wollen; bei Herzflattern infolge des ständigen angespannten Harmoniebedürfnisses
Potential: natürliches Talent, die Außenseiter und Ausgestoßenen der Gesellschaft zu heilen; kann gestörten Familien helfen

Daililly
Hemerocallis Taglilie
Fördert: Planung größerer Veränderungen in Beruf oder Privatleben; «Brainstorming» zur Überwindung sozialer, politischer oder wirtschaftlicher Probleme
Sinnvoll: für Menschen in Positionen, auf denen sie die Zukunft vieler Menschen beeinflussen können; bei Belastung durch Umweltverschmutzung

Dandelion
Taraxacum officinale Löwenzahn
Fördert: Traumerinnerung; Antworten in Träumen bekommen
Sinnvoll: für Menschen, die beim Aufwachen das Gefühl haben, aus dem Traum in ihren Körper zu «fallen»

Delphinium
Delphinium Rittersporn
Sinnvoll: für Menschen, die sich nicht konzentrieren und Projekte abschließen können; bei Vergeßlichkeit, Aufmerksamkeitsdefiziten, niedrigem Blutzucker; in Kombination mit Amaryllis bei Parasiteninfektionen

Dianthus
Dianthus Nelke
Fördert: Überwindung von Apathie und des Gefühls der Sinnlosigkeit
Sinnvoll: bei Apathie
Potential: das Leben heller sehen; entdecken, daß alle Liebe, die man für sich selbst hat, durch andere widergespiegelt wird

Dill
Anethum graveolens Dill
Fördert: Auflösung der Angst vor Verlassenheit und von Todesangst; Autonomie durch tiefere Verbindung mit dem Körper; Produktion von Immunglobulin A (IgA)

Echinacea
Echinacea purpurea Roter Sonnenhut
Fördert: Reinigung der Gedanken; Abwehrkraft gegen Infektionen; verfeinertes Urteil

Fairy Rose
Rosa Rose («Feenrose»)
Fördert: leidenschaftliche Verbindung zu jeder Lebensform; Verbindung zwischen erstem und siebtem Chakra. Dies ist eine transpersonale, traumähnliche Erfahrung. Der Mensch sieht dabei zum Beispiel Naturgeister und verläßt die Sicherheit des Alltagslebens, um zu lernen, so zu denken, zu fühlen und zu sehen, wie eine Fee es tut. Man blüht mit der Rose oder fliegt wie ein Engel, und das eigene Leben ist niemals mehr, wie es war.
Sinnvoll: für Menschen, die die Kraft von Mutter Natur nutzen, um andere zu heilen

Fimbriata
Rosa «Fimbriata» Rose
Fördert: Leidenschaft fürs Leben; Loslassen unproduktiver Beziehungen; Anziehungskraft für neue Freundschaften mit ähnlich gesinnten Menschen, synergistische Funktion der Organe

Fortune's Double Yellow
Rosa «Fortune's Double Yellow» Rose
Fördert: Besänftigung übertriebener Wünsche. Double Yellow erinnert uns sanft daran, daß wir bereits haben, was wir brauchen.
Sinnvoll: bei dem Gefühl, man bekäme vom Leben nicht, was man will; bei Neigung zu Bluthochdruck und Hochdruckkopfschmerz; als Trost für Menschen, die weit entfernt von ihren Lieben sind

Fortuniana
Rose
Fördert: Erkenntnis und Vordringen in die universalen Wahrheiten der Menschheit; Integration der Wünsche der universellen Seele mit den persönlichen Wünschen; sechsten Sinn, der über Intuition hinausgeht; Verstehen des Aurabereichs
Sinnvoll: bei symmetrischen Dysfunktionen der motorischen und sensorischen Nerven, Polyneuropathie

Foxglove
Digitalis Fingerhut
Fördert: Erfüllung in persönlichen Beziehungen; Mitgefühl und Empfindungsvermögen für andere
Sinnvoll: bei Herzrhythmusstörungen; schlechter Durchblutung

French Lavender
Lavandula hybrida var. Recherchon Lavendel
Fördert: die Segnungen im eigenen Leben würdigen; das Bedürfnis nach «Größer und Mehr» loslassen

Gaillardia
Gaillardia pulchella Kokardenblume
Fördert: Entschlossenheit, trotz Hindernissen zum Erfolg zu gelangen; Makrophagenaktivität

Garden Mum
Chrysanthemum Chrysantheme
Fördert: andere akzeptieren
Sinnvoll bei: überkritischer Haltung; Bitterkeit; daraus resultierenden Gallen- und Leberbeschwerden; Neigung zur Suche nach Sündenböcken
Potential: Liebe zur Menschheit; jeden so zu akzeptieren, wie er ist; Menschen zu ermutigen, sich zu ihrem wahren menschlichen Potential zu entwickeln

Gardenia
Gardenia Gardenie
Fördert: Integration des persönlichen Lebens mit zukünftigen Zielen; gesunde Lebensgewohnheiten; hilfreiche Beziehungen; Freiheit von emotionalen Komplikationen: Eine machtvolle spirituelle Kraft erweckt tiefere Werte, die zum Wohle vieler eingesetzt werden können. Der Wunsch, die Menschheit zu erheben, bringt Talente des Lehrens, Schreibens und Sprechens hervor. Fördert auch eine liebevolle Atmosphäre in der Familie und die Zuwendung zur Familie. Visionen in konstruktive Handlungen umsetzen.
(Die Essenz gehört zu den vier «Meisteressenzen» aus dem Programm der Petite-Fleur Blü-

ten, die sich besonders an das erwachte Bewußtsein richten.)

Gruß an Aachen
Rosa «Gruß an Aachen» Rose
Fördert: Loslassen von Partnerschaften und Beziehungen, in denen wir uns mit weniger begnügen müssen, als wir in unserem Herzen als Bestes erkannt haben. Qualität, nicht Quantität öffnet das Herz für Erfüllung.

Iberis Candytuft
Iberis sempervirens Schleifenblume
Fördert: Selbstheilung durch Aktivierung des Lichts in den Körperzellen; ausgeglichene Nährstoffversorgung der Zellen

Indian Hawthorne
Raphiolepis Rosengewächs
Fördert: Liebe zu allem Lebendigen; Anziehungskraft für Menschen, die für uns beruflich, im Familienleben oder in der Gemeinschaft förderlich sind; wirkt auf das Gruppenkarma

Indian Paintbrush
Castelleja Indianischer Malerpinsel
Fördert: das Licht des Unbewußten ins Alltagsleben bringen; das ewige Selbst und die Persönlichkeit vereinigen sich, um das Göttliche im Gewöhnlichen zu feiern; mit Erfolgsbewußtsein an alle Herausforderungen herangehen; ein Wunder aus jedem Tag machen.
(Die Essenz gehört zu den vier «Meisteressenzen» aus dem Programm der Petite-Fleur-Blüten, die sich besonders an das erwachte Bewußtsein richten.)

Iris
Iris pallida Bleiche Schwertlilie
Fördert: regt das Lustzentrum im Hypothalamus an; gleicht die Energie im hinteren Hypothalamus aus, so daß gewalttätiges Verhalten reduziert, Blutdruck, Temperatur und Atmung reguliert werden
Sinnvoll bei: unkorrektem kreativen Ausdruck; vorwiegend linkshirnigem Verhalten; über-

mäßig logischer und analytischer Haltung
Potential: Freisetzung latenter kreativer Energien; zu einem humorvollen und sorglosen (und durchaus auch berühmten) Unterhalter anderer Menschen werden

Japanese Magnolia
Magnolia verbanica Magnolie
Fördert: weibliche Unabhängigkeit und Selbstsicherheit
Sinnvoll bei: prämenstruellem Syndrom; Angst vor Abhängigkeit von Männern; damit zusammenhängenden Kopfschmerzen und Flüssigkeitsstaus

Jasmine
Jasminum nudiflorum Jasmin
Fördert: Überwindung von Entfremdung
Sinnvoll für: Einzelgänger, schwarze Schafe; bei Entfremdung und rebellischem Verhalten. Mitunter leiden solche Menschen unter Symptomen wie Unfallneigung, Tumoren, Osteoporose und Nährstoffmangel (u. a. Vitamin D und Calcium).
Potential: die Perspektive des Weisen entwickeln; Frieden in der eigenen Umgebung finden, indem die Spannung von Isolation und Opposition durch diplomatisches Verhalten ersetzt wird

Knotted Marjoram
Majorana hortensis Echter Majoran
Fördert: Produktion von Interleukin; klares Vorausdenken und Planen bei Veränderungen

Kolanchoe
Kalanchoë blossfeldiana Flammendes Käthchen
Fördert: Berichtigung des uns eingeprägten Bildes der Dualität, das die Illusion der Gegensätze erzeugt; Überwindung von Schwarz-Weiß-Denken und der Unterteilung in Gut und Böse. Solch aufgespaltenes Bewußtsein erzeugt ein Selbst und daneben ein weniger gutes Selbst (bzw. ein Nicht-Selbst). Die Persönlichkeit kompensiert das durch Flucht oder Kontrolle und akzeptiert oft nur die Seite des Le-

bens, die den eigenen Idealen oder Wünschen entspricht.

Lady Eubanksia
Rosa «Lady Eubanksia» Rose
Fördert: natürliche Anziehung zu Menschen, die uns bei der Verwirklichung unserer Ziele helfen
Sinnvoll: bei motorischen oder sensorischen Störungen; bei Nervendegeneration; für zurückgezogene Einzelgänger
Potential: Lehrer der Weisheit und des Verstehens

Lantana
Lantana camara Wandelröschen
Sinnvoll bei: Schüchternheit und Verletzlichkeit; Allergien; für Kinder, die von Mutterliebe erdrückt wurden und von der Mutter zu künstlerischer Betätigung gelenkt wurden; bei Schleimhautproblemen
Potential: die eigenen Meinungen werden von anderen geachtet; hinter Allergien und ständigem Niesen verborgene Wut hört auf

Lemon Grass
Cymbopogon citratus Zitronellgras
Fördert: für sich selbst sorgen; echte Liebe wahrnehmen
Sinnvoll für: Menschen, die sich von den Eltern abgelehnt fühlen
Potential: die Wahl der Menschen, die man tief liebt, wird klarer entwickelt; lernen zu vertrauen und darauf aufbauend auch die ganze Menschheit lieben

Ligustrum
Ligustrum vulgare Liguster
Fördert: spontanen und konstruktiven Ausdruck von Wut und anderen Emotionen; Optimismus
Sinnvoll bei: Unfähigkeit, für sich einzustehen und Wut auszudrücken. Die tiefe Trauer, die mit solchen Gefühlen einhergeht, führt zu einem Aussickern der Lebenskraft, Erschöpfung und Mangel an Spontaneität
Potential: spontaner Ausdruck (anstatt erst

Stunden später auf die richtige Antwort kommen); natürlicher Optimismus; andere in Zeiten der Bedürftigkeit ermutigen

Lilac
Syringa Flieder
Fördert: Vergeben; die Vergangenheit loslassen, Selbst-Liebe
Sinnvoll bei: Groll, Unfähigkeit zu vergeben
Potential: das Leben konstruktiv sehen, die ganze Menschheit als Spiegel von sich selbst sehen

Lily
Lilium Lilie
Fördert: Immunabwehr; Überwindung von Selbstvergiftung
Sinnvoll bei: Nägelkauen; Flucht vor der Zukunft; Immunproblemen

Lobelia
Lobelia inflata Lobelie
Fördert: Grenzen setzen
Sinnvoll: bei Schwierigkeit, nein zu sagen

Louis Philippe
Rosa «Louis Philippe» Rose
Fördert: Hoffnung für Menschen, die meinen, die Liebe sei an ihnen vorbeigegangen; Durchblutung und Wärme im Herzen. Hoffnunglosigkeit kann nur überwunden werden, indem man sich der Liebe im eigenen Inneren unterwirft
Sinnvoll: bei Hoffnungslosigkeit

Madame Louis Levique
Rosa «Madame Louis Levique» Rose
Fördert: Wunsch nach Dienen und Hingabe, indem man das Bedürfnis nach Kontrolle losläßt. Wenn wir Menschen nicht lernen, Teil der Natur zu sein, werden wir unser Leben nie unter Kontrolle bekommen. Hingabe an den gegenwärtigen Augenblick ist Gnade.

Madame Alfred Carrière
Rosa «Madame Alfred Carrière» Rose
Fördert: prophetische Träume; Antworten in der Traumzeit suchen; Parasympathikus-Akti-

vität. Da wir in der Traumzeit die Illusion der Gegensätze verlassen, kann der feinstoffliche Körper ohne inneren Konflikt funktionieren.

Maggie
Rosa «Maggie» Rose
Fördert: Wahrheit erkennen, bevor sie offensichtlich wird; verborgene Aspekte vom Herzen spüren; durch Masken der Persönlichkeit bis zur Seelenebene sehen

Magnolia
Magnolia grandiflora Magnolie
Fördert: selbstbewußte Wendung nach außen; angenehmes Auftreten
Sinnvoll bei: niedrigem Selbstwertgefühl; Störungen der Nährstoffaufnahme im Dünndarm
Potential: Das Leben wird zu einem Spiel, das man geschickt spielt; alles was man tut, wird anderen zum Guten gereichen.

Marie Pavié
Rosa «Marie Pavié» Rose
Fördert: der Sehnsucht des Herzens in Liebesbeziehungen folgen; Wiederentfachung der Liebe in ausgebrannten Beziehungen; Regeneration nach Enttäuschungen und Viruserkrankungen
Sinnvoll: wenn unser Denken leugnet, was das Herz als richtig erkennt

Marigold
Tagetes patula Studentenblume
Fördert: Ausgleich von männlichen und weiblichen Aspekten
Sinnvoll bei: Schuldgefühlen wegen sexueller Freizügigkeit; damit zusammenhängender Frigidität oder Impotenz; Verwirrung über Geschlechteridentität
Potential: Männer und Frauen können einander als Gleiche akzeptieren, ohne sich bedroht zu fühlen.

Marquis Boccella
Rosa «Marquis Boccella» Rose
Fördert: ständiges Blühen ewiger Liebe; langfristige Beziehungen

Sinnvoll: für Menschen, deren Liebe keine Gegenliebe findet; für Menschen mit übervollem Terminkalender

Meadow Sage
Salvia clevelandi Wiesensalbei
Fördert: Aktivität von Enzymen, die die Eiweißhülle von Bakterien aufbrechen; Ausdruck starker Gefühle (wie Wut), ohne ausfallend oder rachsüchtig zu sein
Potential: ohne Angst Gefühle ausdrücken und mit den Sinnen fühlen, sich aber nicht zu Extremen hinreißen lassen.

Mexican Bush Sage
Salvia leucantha Salbei
Fördert: unsere Fähigkeit, einzigartig zu sein
Sinnvoll: für Menschen, die sich durch Gruppendruck beeinflussen lassen

Mexican Hat
Ratibida columnaria
Fördert: Wohlstand; in Kombination mit Indian Paintbrush: Erfolgsbewußtsein

Mexican Oregano
Poliomentha longiflora
Fördert: Produktion von Substanzen, die die Haut gegen Bakterien schützen; in neuen Situationen rasch begreifen und reagieren
Potential: anderen ein Vorbild sein; viele Erfahrungen anziehen, um den eigenen Charakter zu entwickeln

Morning Glory
Ipomoea Prunkwinde
Fördert: selbstbewußt auf die Zukunft zugehen; die Vergangenheit loslassen; Blutzirkulation
Sinnvoll bei: Nostalgie; Verklärung der Vergangenheit

Moss Rose
Portulaca Portulak
Fördert: Großzügigkeit
Sinnvoll: für Menschen, die nie genug kriegen können: Geld, Liebe, Besitztümer; bei Mangel-

bewußtsein; bei Übergewicht aus Angst vor Mangel; gestörtem Glukosehaushalt; gestörter Verdauung von Stärke und Fett
Potential: natürliches Talent zum Sammeln von Spendengeldern für gute Zwecke; Helfer der Schwachen; dank Großzügigkeit ist so ein Mensch ein erfreulicher Gefährte und Liebespartner

Narcissus
Narcissus Narzisse
Fördert: Ausgleich der Energie im limbischen System, so daß mehr Energie zum Kleinhirn freigesetzt wird und mehr Wärme und Freude erfahren werden kann
Sinnvoll: für zurückgezogene und introvertierte Menschen, die ihre kreative Begabung nicht mit anderen teilen wollen

Old Blush
Rosa «Old Blush» Rose
Fördert: Durchhaltevermögen; Muskelkraft; Willenskraft

Onion
Allium cepa Zwiebel
Fördert: Toleranz und Einfühlungsvermögen
Sinnvoll bei: Engstirnigkeit, Selbsteinschränkung durch Vorurteile
Potential: Die mitteilsame Natur solcher Menschen kann zu natürlicher Führungskraft reifen.

Orchid
Orchidaceae Orchidee
Fördert: Fehler eingestehen
Sinnvoll: bei Selbstbestrafung wegen vergangener Fehler, die aber nicht eingestanden werden; wenn jemand das Urteil anderer über sich ohne weiteres akzeptiert; bei Nervenbeschwerden und Taubheitsgefühlen, die mit diesen Problemen zusammenhängen; bei Workaholismus
Potential: mehr Interesse für geliebte Menschen und die Gemeinschaft, so daß andere das hohe Energieniveau solcher Menschen genießen können

Pansy
Viola tricolor Stiefmütterchen
Fördert: Überwindung von Trauer
Sinnvoll: bei tiefer Trauer über den Verlust geliebter Menschen (was oft die Nieren- und Nebennierenfunktion und die Ausscheidung von Schlacken beeinträchtigt)

Penta
Pentas lanceolata
Fördert: Linderung der Schmerzen aus vergangenen negativen Erfahrungen; Liebe zu sich selbst
Sinnvoll: für Menschen, die ihre Liebe zurückhalten und deshalb oft als rücksichtslos und selbstsüchtig gelten (meist aufgrund vergangener schmerzlicher Erfahrungen). Oft leiden solche Menschen unter niedrigem Blutdruck, Schwindel oder Sauerstoffmangel.
Potential: gutes Beispiel für andere, wie man sich mehr aus sich selbst heraus nähren kann und dazu nicht die Energie von nahestehenden Menschen absaugen muß

Peppermint
Mentha x piperita Echte Pfefferminze
Fördert: Kontrolle über das eigene Leben
Sinnvoll: für Menschen, die immer Verluste befürchten (von geliebten Menschen, Besitztümern, Gesundheit und Sicherheit, gewöhnlich als Folge einer gestörter Beziehung zur Mutter; für Menschen, die das Gefühl haben, keine Kontrolle über ihr Leben zu haben; bei Störungen der Eiweiß-Verdauung
Potential: sich sicher im Leben fühlen; eine Zukunft ohne Mangel und Begrenzung planen

Periwinkle
Vinca rosea Immergrün
Fördert: Klärung vergangener Erfahrungen; Lösung blockierter Energien
Sinnvoll: für Menschen, die viele unverarbeitete Erfahrungen aus der Vergangenheit mit sich herumtragen
Potential: mehr Vertrauen in Intuition

Pine

Pinus sylvestris Kiefer
Fördert: sich selbst Fehler aus der Vergangenheit vergeben
Sinnvoll: bei Schuldgefühlen und Selbstbestrafung und daraus resultierenden Problemen: Streß im gesamten Körper, Nebennierenunterfunktion, Erschöpfung, Schmerzen, Nervosität, Stimmungsschwankungen
Potential: aus eigener Erfahrung wissen, wie man anderen am besten hilft; andere ermutigen, ihre Begrenzungen zu überwinden

Pink Geranium

Geranium Geranie (rosa)
Fördert: Loslassen und Bewußtwerdung unterdrückter Wut
Sinnvoll: bei Angespanntheit aufgrund von unbewußter unterdrückter Wut, oft verbunden mit Leber- und Gallenbeschwerden
Potential: Führungs- und Organisationstalent; Ehrlichkeit; Projekte zuverlässig zu Ende führen

Pink Rose

Rosa «Souvenir de la Malmaison» Rose
Fördert: bewußten Umgang mit Gewichtsproblemen
Sinnvoll: für Menschen, die ständig neue Diäten probieren und ständig zwischen Abnehmen und Zunehmen schwanken; bei Zellulitis; bei Menschen, die orale Befriedigung als Liebesersatz wählen

Poppy

Papaver Mohn
Fördert: das Leben als Fenster anstatt als Spiegel sehen
Sinnvoll: für selbstsüchtig fordernde und besitzergreifend hortende Menschen
Potential: anderen in der Gemeinschaft dienen; so ein Mensch kann genauso großzügig werden, wie er vordem besitzgierig war

Primrose

Primula Primel
Fördert: Liebe zu sich selbst, Liebe anderer würdigen

Sinnvoll: für Menschen, die sich selbst nicht lieben und nicht die «richtige» Liebe finden können, die ihren Idealen entspricht (oft als Folge mangelnder Elternliebe in der Kindheit)
Potential: Erfolg in allen Projekten, Berufswegen oder Beziehungen, in die man Energie einbringt

Purple Garden Sage

Salvia officinalis purpurascens Gartensalbei
Fördert: Konzentration auf den echten, wertvollen Kern einer Liebesbeziehung
Sinnvoll: wenn Liebe durch äußere Umstände auf dem Prüfstand steht; bei Hitzewallungen, Schweißausbrüchen, Viruserkrankungen, Nebenhöhlenproblemen

Rain Lily

Cooperia pedunculata
Fördert: Versöhnung zwischen Liebenden und Freunden

Ranunculus

Ranunculus asiaticus Ranunkel
Fördert: Energieausgleich zwischen Gehirn und Zentralnervensystem
Sinnvoll: bei Energieungleichgewicht im Gehirn (im Zusammenhang mit Problemen wie Psychose, Schizophrenie, Gewalttätigkeit, Wutattacken, Epilepsie und Krämpfen)

Red Carnation

Dianthus carophyllus Gartennelke (rot)
Fördert: die Erkenntnis, daß man von der Welt bekommt, wessen man sich für würdig hält
Sinnvoll: bei Gefühl der Wertlosigkeit; für Menschen, die von niemandem richtig ernstgenommen werden; für einsame Menschen, die sich höhere Ziele setzen, als sie erreichen können; bei Stauungen im Lymphsystem, die zu Haarausfall, Giftbelastung im Blut und Störungen im elektrischen System führen. Stagnation führt zu Infektionen und unerwünschtem Gewebewachstum.
Potential: Verstehen, daß man alles haben kann, dessen man sich selbst für wert hält

Red Malva
Malva mauritiana Algiermalve
Fördert: Zentriertheit; Führung empfangen; Channeling

Red Rose
Rosa «American Beauty and Dortmund» Rose
Sinnvoll: bei negativen Gedanken, Depressionen
Potential: Enthusiasmus und Freude am Leben; Freude nicht aus äußerlichen Situationen, sondern aus der inneren Quelle der Freude beziehen, die in jedem von uns wohnt

Rose Campion
Verbascum thapsus rosa Königskerze
Fördert: Stabilisierung des Körpers; natürliche Körperabwehr; Überwindung alter Muster, die den Menschen zurückhalten
Sinnvoll: für Menschen mit angeborenen Schwachpunkten

Rose of Sharon
Hibiscus syriacus Roseneibisch
Fördert: Hingezogensein und Einsatz für eine wichtige Sache, Nutzung des eigenen Genies, um den Himmel auf Erden zu verwirklichen, bevor man weiterschreitet auf der endlosen Reise zu höheren Ebenen
Sinnvoll: für sehr kreative und erfolgreiche Menschen, denen es schwerfällt, auf diesem Planeten zu bleiben, weil sie eigentlich zu einer höheren Ebene fortschreiten wollen; Anfälligkeit für Herzkrankheiten

Rosemary
Rosmarinus officinalis Rosmarin
Fördert: Endorphin-Freisetzung im Zusammenhang mit angenehmen Erinnerungen
Sinnvoll: wenn man sich mißverstanden fühlt

Salad Burnet
Poterium sanguisorba Pimpernell
Fördert: Überwindung von Depressionen aufgrund unerfüllter Wünsche in Beziehungen

Salvia
Salvia Salbei
Fördert: sich selbst als wertvollen Menschen sehen
Sinnvoll: für Menschen, die sich selbst so sehr ablehnen, daß dies sich physisch manifestiert (etwa durch Akne, Warzen, Leberflecke)

Shrimp
Beleperone
Fördert: Funktion der Nebennierenrinde; Veränderung
Sinnvoll bei: Unzufriedenheit mit sich selbst; Unkenntnis, daß man sein Leben verändern kann; bei gestörten Immun-, Heilungs- und Alterungsprozessen (aufgrund von Ungleichgewicht der Nebennierenrinde)

Silver Lace
Polygonum aubertii Knöterich
Fördert: Interferonproduktion; Kontemplation; aus Rückschlägen lernen; auf der wechselnden Welle von Vorstoß und Rückzug reiten

Silver Moon
Rosa Rose
Fördert: Besänftigung und Zentriertheit bei unruhigem Verstand, zwanghaften Gedanken, Alpträumen oder ständigen inneren Gesprächen
Sinnvoll: bei Bedürfnis nach Bewunderung; Stottern

Snapdragon
Antirrhinum Löwenmaul
Fördert: Unterscheidungsvermögen (auch des Immunsystems); Produktion der passenden T-Zellen
Sinnvoll: bei Autoimmunerkrankungen

Soapwort
Saponaria officinalis Seifenkraut
Fördert: innere Stimme hören; Abbau von Fettablagerungen; Lymphdrainage, Herz-Kreislauf-System

Spike Lavender

Lavandula latifolia Lavendel

Fördert: Kooperation statt Dominieren

Sinnvoll: bei Lungenverschleimung und Bronchialkrämpfen; häufigem Seufzen; Gefühl der Schwere in der Brust

Stock

Malcolmia maritima

Fördert: Verlangsamung statt Hast, so daß man Dinge näher berühren und genießen kann; sich Zeit zur Entspannung nehmen

Sinnvoll: bei Anspannung, Nervosität, Hyperaktivität;

Potential: Projekte vollenden, die einen erfüllen

Sunflower

Helianthus annuus Sonnenblume

Fördert: Verantwortung für die eigenen Handlungen übernehmen; den freien Willen nutzen; Öffnung für den inneren Christus

Sinnvoll: für Menschen, die sich getrennt von Gott fühlen und meinen, wenn ihnen etwas mißlingt, sei es Gottes Fehler

Potential: Jede physische Illusion von Krankheit oder Mangel schwindet.

Sweet Annie

Artemesia annua Wermut

Fördert: schöne Entfaltung und Fließen von Energie

Sinnvoll: bei nervösen Ticks und Zittern

Tansy

Tanacetum vulgare Rainfarn

Fördert: Schutz der Aura des spirituellen Kriegers

Sinnvoll: bei Umweltverschmutzung

Thyme

Thymus vulgaris Gartenthymian

Fördert: Anziehung auf Menschen, die uns zu höchsten Leistungen inspirieren und ermutigen; Anziehung auf Greifen, Devas, Nymphen, Feen

Tiger's Jaw Cactus

Saucaria

Fördert: Linderung von Ängsten, kreative Gedanken umsetzen

Sinnvoll: für Menschen, die gerne sitzen und anderen bei der Arbeit oder beim Spielen zuschauen. Dahinter steckt zu Apathie und Faulheit gesteigerte Versagensangst.

Vanilla

Vanilla Vanille

Fördert: Schutz gegen Einflüsse zerstreuter oder negativer Energie, die von uns oder anderen kommt. Da jeder Gedanke lebendig ist, brauchen wir Schutz, damit unsere Schaltkreise nicht überladen werden und keine Energie abfließt, die auch kreativ genutzt werden könnte. Vanilla ermöglicht uns, unsere persönliche Innen- und Umwelt unter Kontrolle zu behalten und vor unnötigen Eingriffen von außen zu schützen

Sinnvoll: bei Müdigkeit, Depression oder Reizbarkeit infolge negativer Energien

Verbena

Verbena Verbene

Fördert: den meditativen Zustand, der das friedliche Spüren der spirituellen Wirklichkeit begleitet; innere Ausrichtung statt innerem Aufruhr; wahren Lebenssinn erkennen; selbstsüchtige Motive schwinden, indem die wahre Wirklichkeit des Geistes in Einklang mit der Menschheitsfamilie gelangt

Viridoflora

Rosa Rose

Fördert: Ausrichtung aller Chakren; Erdung der Sinneswahrnehmung; Zentriertheit

Sinnvoll: für empfindliche Menschen

Wandering Jew

Tradescantia Dreimasterblume

Fördert: Selbstdisziplin; Geduld; Toleranz

Sinnvoll: für Menschen, die leicht zu entmutigen sind, leicht aufgeben; bei Mangel an Disziplin und niedriger Frustrationstoleranzschwelle; Nervenentzündung (Neuritis)

Potential: Kombination von kreativem und

analytischem Denken zu logischem und wohl-
ausgeführtem Handeln

White Carnation

Dianthus Nelke (weiß)
Sinnvoll: bei Dickköpfigkeit; Versagensangst;
Anspannung; Nebennierenerschöpfung
Potential: alles manifestieren, was man sich
vorstellt; Energie auf das konzentrieren, was
man wünscht; andere dasselbe lehren

White Hyacinth

Hyacinthus Hyazinthe (weiß)
Fördert: Lösung des Geburtstraumas; Selbst-
vertrauen
Sinnvoll: bei Geburtstrauma; Angst (vor dem
Tode); Unsicherheit (auch nach Verlust der
Mutter); Schock durch Unfall, Operation oder
Gewalttaten

White Petunia

Petunia Petunie (weiß)
Fördert: Harmonisierung der kreativen Energie
in Geist, Gehirn und Körper; Synergie zwischen linker und rechter Gehirnhälfte; konstruktives Denken, Heilung, Koordination
Sinnvoll bei: Koordinationsstörungen von Gedanken, Konzentration und Körperbewegun-
gen («der Geist ist willig, doch das Fleisch ist
schwach»); Entscheidungs- und Handlungs-
schwäche; Stottern

White Rose

Rosa «Clotilde Soupert» Rose (weiß)
Fördert: Schutz vor negativen Gedanken anderer
Potential: ausreichend positive Energie anziehen und erzeugen, so daß man sich mit allen
Menschen im Ausgleich fühlt; die eigene unbegrenzte Freiheit erkennen; Menschen mit ähnlichen Interessen und positiver Einstellung anziehen, sich selbst objektiv sehen; im Augenblick vollkommener Bewußtheit leben

Wild Oat

Avena fatua Wind-/Flughafer
Fördert: Humor; Loslassen und Lachen

Sinnvoll: bei schlechter Stimmung; für schmol-
lende Kinder

Wisteria

Wisteria Glyzine
Fördert: Öffnung der Menschheit für die spirituelle, schöpferische Energie, die uns alle in
überpersönlicher Liebe verbindet; zieht feinstoffliche Energie zum Herz-Chakra; hilft dem
Menschen, der Liebe und liebevolle Gefühle
nicht spürt
Sinnvoll: für alle Menschen, die mit Naturheilverfahren arbeiten
Potential: jeden Menschen genießen

Yarrow

Achillea millefolium Schafgarbe
Fördert: alle anderen Petite-Fleur-Essenzen
Sinnvoll: bei Autoimmunreaktionen und ent-
zündlichen Reaktionen, die negativ auf das Immunsystem und das Zentralnervensystem wirken

Yellow Rose

Rosa «Peace» Rose (gelb)
Fördert: sich der Gesellschaft mit selbstloser
Hingabe widmen; Intuition für die gegenwärtigen Zeiten und Bedingungen; der etablierten
Ordnung dienen, indem man für ihre Verbesserung arbeitet; Reformen. «Liebe wird erst dann
Liebe, wenn man sie anderen gibt.»
(Die Essenz gehört zu den vier «Meisteressenzen» aus dem Programm der Petite-Fleur-Blüten, die sich besonders an das erwachte Bewußtsein richten.)

Zinnia

Zinnia Zinnie
Fördert: für sich selbst sorgen
Sinnvoll: für Menschen, die sich ungeliebt
fühlen und die daraus entstehende Verletztheit
und Wut in Kritik an sich und anderen umsetzen. Oft leiden solche Menschen unter arthriti-
schen Schmerzen.
Potential: andere zu ihrem höchsten Guten leiten, indem man Individuen objektiv sieht und
sie großzügig mit Rat und Führung bedenkt

20

Die Pazifischen Meeresessenzen

Eine kurze Einführung zu diesen Essenzen finden Sie zu Beginn des Abschnitts über Pazifische Blütenessenzen (siehe Seite 158). Die Meeresessenzen werden ebenso wie diese Blütenessenzen von Sabina Pettitt auf der Insel Vancouver hergestellt, die vor der Westküste Kanadas gegenüber der gleichnamigen Stadt liegt. Im folgenden finden Sie zunächst Beschreibungen von 12 Meeresessenzen, die sich seit vielen Jahren bewährt haben. In einem zweiten Teil folgen dann sehr kurze Darstellungen von 12 neuen Essenzen, über die Sabina Pettitt zur Zeit noch keine weiteren Erkenntnisse veröffentlicht hat.

Die ersten 12 Meeresessenzen

Anemone (Sea)
Anthopleura elegantissima Seeanemone
Fördert: sich selbst und andere akzeptieren, indem man Verantwortung für die eigene Wirklichkeit übernimmt; zulassen, daß man vom Universum geführt wird; wirkt auf Solarplexus-Chakra und Lebermeridian
Sinnvoll bei: Augenbeschwerden; Unfähigkeit, die Botschaften des Körpers zu hören (insbesondere für Leistungssportler und sonstige «Hochleister»); Opferbewußtsein, Gefühl der Machtlosigkeit, Schuldzuweisungen

Barnacle
Balanus glandula Entenmuschel
Fördert: Einstimmung auf den weiblichen Aspekt des Selbst; rückhaltloses Vertrauen entwickeln; innere Mutter finden; wirkt auf Herz-Chakra und Dünndarmmeridian

Sinnvoll bei: Energiemustern, die Fibrome und Zysten erzeugen; Hormonungleichgewicht; Unfähigkeit, Nährstoffe zu resorbieren, Verdauungsbeschwerden; Trotz

Brown Kelp
Nereocystis luetkeana Riementang
Fördert: Wahrnehmungsverschiebungen, die zur Klarheit führen; wirkt auf Wurzel- und Kronen-Chakra sowie auf den Blasenmeridian
Sinnvoll bei: Verwirrung, Fixierung

Jellyfish
Aurelia aurita Qualle
Fördert: Fließen; sich der Erfahrung überlassen; wirkt auf Kehlkopf-Chakra, Herzmeridian und Herzbeschützer
Sinnvoll bei: Starrheit; Feststecken; energetischem Zustand, der zur Bildung von Arterienablagerungen führt

Moon Snail
Policines lewisii
Fördert: Reinigung des Geistes, so daß Licht hineinscheinen kann; wirkt auf Sakral-Chakra und Dreifachen Erwärmer
Sinnvoll bei: Giftstoffbelastung; Starrheit

Mussel
Mytilus edulis Miesmuschel
Fördert: Loslassen unterdrückter Wut; Aufrechtstehen; wirkt auf Sakral-Chakra und Gallenmeridian
Sinnvoll bei: Reizbarkeit; Frustration; Opferbewußtsein; unterdrücktem Ärger; Verspannungen in Schulter und Nacken, Kopfschmerzen; Schleudertrauma

Pink Seaweed
Corallina vancouveriensis Rosa Seegras
Fördert: Erdung; Geduld vor Neuanfängen; Harmonisierung der Gedanken, bevor man handelt; wirkt auf Sakral- und Solarplexus-Chakra sowie auf den Herzbeschützer; stärkt Knochen und Zähne
Sinnvoll bei: Unbeweglichkeit

Sand Dollar
Dendraster excentricus Sanddollar
Fördert: Auflösung von Illusionen, Klarheit der Sinne; Selbstausdruck; wirkt auf Kehlkopf-Chakra und Lungenmeridian
Sinnvoll bei: Täuschung, Begrenzung, Bronchitis, Asthma, Kehlkopfproblemen

Sea Palm
Postelsia palmaeformis Braunalge
Fördert: Durchbruch des Bewußtseins; Fließen, Zulassen, Sein; wirkt auf Herz-Chakra und Magenmeridian
Sinnvoll bei: übermäßiger Geschäftigkeit, die tiefere Einsichten verhindert; Weitermachen (ohne Rücksicht auf sich und andere)

Starfish
Pisaster ochraceus Seestern
Fördert: das Alte bereitwillig aufgeben und die Erfahrung des Leerseins zulassen; Trauerarbeit; wirkt auf Kronen-Chakra und Dickdarm
Sinnvoll bei: Festhalten

Surfgrass
Phyllospadix
Fördert: Mut, Stärke und Macht auf der Basis von Stabilität und Flexibilität; wirkt auf Herz-Chakra und Nierenmeridian
Sinnvoll bei: Stolz, Egoproblemen; für Sportler, die eine höhere göttliche Motivation suchen

Urchin
Strongylocentrotus purpuratus Seeigel
Fördert: Sicherheit und medialen Schutz, wirkt auf Kronen- und Solarplexus-Chakra sowie auf den Milzmeridian
Sinnvoll bei: Angst vor dem Unbekannten, Panik, Atembeschwerden

Die neuen 12 Meeresessenzen

Chiton
Mopalia muscosa Chiton (Käferschnecke)
Fördert: Sanftheit, die beim Aufbrechen und Auflösen von Blockaden und Anspannung hilft

Coral
Pocillopora meandrina Koralle
Fördert: das Leben in der Gemeinschaft, Achtung vor sich und anderen

Diatoms
Amphipleura pellucida Kieselalge
Fördert: Neustrukturierung des Zellgedächtnisses; das Licht hereinlassen

Dolphin
Stenella longirostris Delphin
Fördert: Würdigung von allem, was ist; spielerische Einstellung; Leichtigkeit des Herzens; Kommunikation zwischen verschiedenen Arten

Hermit Crab
Pagurus granosimanus Einsiedlerkrebs
Fördert: die Fähigkeit, das Alleinsein zu genießen; Zufriedenheit und Sensitivität

Rainbow Kelp
Iridaea cordata Braunalge
Fördert: Harmonisierung des vorderen und hinteren Hirnbereichs (also von Reaktionsfähigkeit und Sensibilität); alchemische Transformation

Sea Horse
Hippocampus Seepferdchen
Fördert: energetische Aufladung von Wirbelsäule und Zentralnervensystem; Zugang zur inneren Wildheit

Sea Lettuce
Ulva lactuca Meersalat
Fördert: Annehmen und Heilung des Schattens; Auflösung und Ausscheidung von Toxinen

Sea Turtle
Chelonia mydas Seeschildkröte
Fördert: Durchhaltevermögen, Anmut und Engagement

Sponge
Myxilla incrustans Schwamm
Fördert: die Entfaltung des Lebens in vollkommener Weise (nichts wird mir geschehen ohne meine Zustimmung)

Staghorn Algae
Lessoniopsis littoralis Alge
Fördert: seine Position halten inmitten von Turbulenzen und Verwirrung; Zugang zu Höherem Bewußtsein

Whale
Globicephala macrocephalus Wal
Fördert: die Fähigkeit, durch Schwingungen und Laute zu kommunizieren; Erweiterung des menschlichen Bewußtseins; Fähigkeit zum Kontakt mit denen, die die Chroniken führen

Die Rosenessenzen von Andreas Korte

Diese Essenzen werden von Andreas Korte ebenso wie die Orchideenessenzen nach der Kristallherstellungsmethode zubereitet, bei der die Blüten nicht gepflückt oder beschädigt werden.

Japanische Rose
Rosa roxburghi
Fördert: Bescheidenheit, Demut und Hoffnung. Hoffnung ist der Urquell für die Lebensenergie, und Liebe ist das Lebenselixier.
Sinnvoll: für Menschen, die das Prinzip der Hoffnung auf die Liebe im Leben lernen müssen

Zimtrose
Rosa majalis
Fördert: das Prinzip der Hoffnung, wenn in der Seele «tiefstes Mittelalter» herrscht.
Sinnvoll: wenn man keinen Ausweg mehr sieht

Frühlingsgold
Rosa spinosissima
Fördert: Verbindung des Solarplexus mit dem Herzzentrum. Hilft, sich selbst zu akzeptieren, wie man ist, zu lieben und die Liebe aus dem Bauch zu spüren

Wildrosen-Hybride
Rosa x pruhoniciana
Fördert: Integration aufgenommener Energien; die allumfassende Liebe des ganzen Seins zurück in die Erde fließen lassen

Apfelrosen-Hybride «Sarah von Flett»
Rosa rugosa
Fördert: Öffnung des Herzzentrums für die tiefe Erfahrung der Liebe; Liebe ausströmen lassen; Liebe geben, ohne eine Erwartungshaltung daran zu knüpfen

Apfelrosen-Hybride «Souvenir de Philemon Cochet»
Rosa rugosa
Fördert: Einheit von Herz und Kopf, Liebe durch das ganze Wesen strahlen lassen, hinauf zum Kopf und zu den höheren Chakren. Liebe geht durch die Einheit von Körper, Geist und Seele

Die Brasilianischen Ararêtama-Regenwaldessenzen

Diese Essenzen werden seit 1990 von Sandra Epstein erforscht und aus Lianen, Bromelien, Pilzen und anderen Regenwaldpflanzen hergestellt – weitgehend ohne die Pflanzen zu verletzen. Sandra Epstein betrachtet es als ihre Aufgabe, diese Essenzen den Menschen in aller Welt zugänglich zu machen, um sie durch diese Verbindung mit den feinen Energien der Regenwaldpflanzen sensibler zu machen für das Schicksal der Lebewesen in dieser Region. Die Essenzen zielen in besonderem Maße auf spirituelle Entwicklung. Der Begriff Ararêtama stammt aus einer Eingeborenen-Sprache und bedeutet: Der Ort, von dem das Lied kommt.

Imbe
Philodendron imbe Luftwurzel-Pflanze
Fördert: Hingabe, Auflösung von Blockaden von Kronen- bis Wurzel-Chakra; starke Verbindung zwischen zweitem Chakra und den Energiepunkten der Handgelenke; Energiefluß; Öffnung für inneres Sehen, Schutz und Heilungsenergie, Zugang zu heiligen Räumen, Auflösung von Muskel- und Nervenanspannung
Sinnvoll bei: Paniksyndrom

Die folgenden Essenzen sind absichtlich nicht in alphabetischer Reihenfolge wiedergegeben, da die Themen, auf die sie wirken, einer spirituellen Abfolge oder Reise entsprechen.

Jumping Child
Clavulina cristata Pilzessenz
Fördert: Transformation der Energie; unangenehme Erfahrungen nicht anziehen; Kontakt mit dem wahren Kern innerer Be-Geisterung; dankbare Freude des inneren Kindes am Leben; hohe Schwingungsenergie des vierten Chakras breitet sich über den ganzen Körper aus; Freude, Strahlen, Humor, Glück, spontaner Selbstausdruck
Sinnvoll bei: Depression, Einsamkeit, Melancholie

Bromelia
Tuesnelia testudo lind
Diese heilige Pflanze ist ein Symbol für gegenseitige Hilfe in der Natur: Sie speichert Wasser für einige Tierarten, und kleine Frösche legen in ihrem Schutz ihre Nester an. Sie wirkt auf die archetypischen weiblichen Energien. Sandra Epstein hat daraus zwei verschiedene Essenzen hergestellt:

Bromelia 1

Tuesnelia testudo lind
Fördert: Reinigung und Öffnung der Chakren; energetische Verbindung zwischen erstem und siebtem Chakra; tiefe emotionale und körperliche Entspannung; Kraft, die tiefsten Widerstände der Seele zu durchbrechen; ruhiges, tiefes Atmen; reguliert die Adrenalinausschüttung
Sinnvoll: bei drohendem Nervenzusammenbruch, Übererregung

Bromelia 2

Tuesnelia testudo lind
Fördert: Erwachen der Kundalini, Frieden, Erleichterung und Demut; Reinigung der Seele; Verbindung von Instinkt-, Emotional- und Mentalkörper, so daß uralte Informationen über den Weg der Seele erreicht werden können; letztes Trauern der Seele; Öffnung der Tür zu Höherem

Celebration

Nidularium seidellii L.B. Smith
Fördert: Wachsen und Sich-Verändern ohne Angst; klarere Wahrnehmung; Klärung negativer Denkmuster; Selbstvertrauen und Freude bei der Arbeit am 3., 5. und 7. Chakra; das Leben freudig feiern; Frieden im hyperaktiven Verstand

Embó Rudá

Philodendron imbe Luftwurzel-Pflanze
Fördert: Erwachen der Sinneskanäle; flüssige und vertrauensvolle Inkarnation, Teilen mit der Erde; Festigung des Männlichen und Weiblichen; Freude am Wachsen und Geben; Sexualität und Fruchtbarkeit; Massage innerer Organe im Bereich des 2. Chakras

Obaiti

Fördert: Finden; Veränderung, wenn das eigene Karma zum «Nichtfinden» tendiert; in chaotischen Zeiten das eigene innere Wesen finden.

Pyata

Philodendron imbe + Ybyapó (indianische Bezeichnung eines Regenwaldbaums)
Fördert: Befreiung und Reinigung von Blockaden der Lebensenergie; Sexualität und Fruchtbarkeit; Fortpflanzungsorgane; vertrauensvolle Zentrierung und Inkarnation; Lebenskraft; aufrechte Haltung und Willen; Wiedergeburt
Sinnvoll: bei Depression und Melancholie

Assá

Philodendron imbe + Ybyapó
Fördert: Reinigung und Regeneration des Ursprungs von Verhaltensproblemen, die dem Wachstum entgegenstehen; Licht, Liebe und Stärke; bedingungslose Hingabe an die Heilbehandlung

Moara

Coegonium s.p. Moos
Fördert: Lösung starrer Verhaltensmuster; bringt den Verstand ohne Angst in den gegenwärtigen Augenblick; stoppt die Beschleunigung des Verstandes; wirkt auf den wunden Punkt, ausgehend von einem Gefühl von Selbstwert und Wohlstand; Weiterschreiten von persönlicher zu bedingungsloser Liebe

Juice (Peach)

Prunus persica Pfirsich (Saft)
Fördert: Befreiung von Seelenanspannung; Öffnung der Tore des Herzens, so daß sich Spiritualität im ganzen Körper ausbreiten kann; freudig und ohne Opfer geben; Heilung von emotionalem Trauma, Liebe zum Leben; Selbstwertgefühl, Liebe zu sich selbst und in der Folge auch für andere entdecken; Überfluß der Liebe, Kreativität und Fruchtbarkeit

Ybá

Aechmea carvalhoi Bromelie
Fördert: das primitive und schöpferische Feuer; Freude innen; Verbindung zwischen 1. Chakra des Menschen und 1. Chakra des Universums; Willen; Orgasmuspotential; Lösung von psychischem und körperlichem Streß

Araybá

Araucaria angustifolia + Aechmea carvalhoi
Fördert: Erwachen des höheren Verstandes; Verbindung zum Höheren Selbst, so daß die Mission der spirituellen Sehnsüchte ins Bewußtsein kommt; Organisation der Gedanken; Inspiration auf der körperlichen Ebene; Sensibilität und Telepathie; Offenwerden für Geben und Empfangen (Gefäß für das Göttliche)

Die drei folgenden Essenzen wurden erst kürzlich dem Programm hinzugefügt:

Revelation

Ipomoea (Familie: *Convolvulaceae*) Prunkwinde
Fördert: Lösung der Blockaden, die die Manifestation des Selbst behindern; Stärke, neue Energie; flüssige Kommunikation zwischen Seele und Selbst, Heilungsenergie auf der tiefsten Ebene des Unbewußten (ohne unausgewogene Heilkrisen); wirkt als Diuretikum und stabilisiert die Menstruationsfunktion, aktiviert Träume, fördert den Selbstausdruck, gibt die Macht des Okkulten, fördert Selbstannahme

Reborn

Tillandsia stricta (Familie: *Bromeliaceae*)
Fördert: Vereinigung von Verstand und Herz in sich ergänzendem Rhythmus; als Lebensweg die Einheit des gesamten Seins wählen; Öffnung für den Lichtweg aus der Einheit und dem Ausdruck des Selbst; Auflösung der Schale und Öffnung für das eigene Licht; Öffnung für Neues; wiedergeboren werden; erweckt die Einheit des Verlangens, des Pulsierens der Gefühle und des Gespürs für das Richtige

Obaiti

Fördert: Finden; Veränderung, wenn das eigene Karma zum «Nichtfinden» tendiert; in chaotischen Zeiten das eigene innere Wesen finden.

Die Wildpflanzenessenzen von Andreas Korte

Diese Essenzen werden nach denselben Methoden wie die Orchideenessenzen hergestellt (siehe Seite 155).

Aloe vera *Aloë vera*
Fördert: inneres Gleichgewicht zwischen Feuer und Wasser
Sinnvoll bei: Erschöpfungszuständen, Auslaugung der Feuerkräfte

Arnika
Arnica montana
Fördert: Wiederherstellung der Verbindung zum Höheren Selbst, Harmonisierung nach Narkosen oder Schocks. Ein Basismittel für die therapeutische Arbeit.
Sinnvoll bei: Schocks und nach Narkosen, allgemein zur Unterstützung der Heilung

Baldrian
Valeriana officinalis
Fördert: Ruhe in Streßsituationen, gesunden Schlaf
Sinnvoll bei: Streßsituationen, Schlafstörungen

Basilikum
Ocimum basilicum
Fördert: Integration von Sexualität als natürlichen Bestandteil des Lebens; hilft, wenn Sexualität zu Konfliktsituationen führt
Sinnvoll bei: Angst vor Sexualität

Borretsch
Borago officinalis
Fördert: fröhlichen Mut, Zufriedenheit und Freude im Herzen wiederfinden
Sinnvoll bei: Dunkelheit der Seele, Entmutigung, Bedrücktheit

Braunelle
Prunella vulgaris
Fördert: Stimulation der Selbstheilungskräfte, Mut zum Gesundsein

Brombeere
Rubus fruticosus
Fördert: Verwirklichung der Schöpferkraft in der physischen Welt; Projekte bis zum Schluß durchführen
Sinnvoll bei: mangelnder Startenergie und mangelndem Durchhaltevermögen

Calla
Zantedeschia aethiopica
Fördert: Annehmen des männlichen und weiblichen Teils – so wie die Pflanze männliche und weibliche Potentiale in sich vereint
Sinnvoll bei: Zwiespalt der sexuellen Identität

Dill
Anethum graveolens
Fördert: Verarbeiten von großen Mengen verschiedener Eindrücke und Erfahrungen
Sinnvoll bei: Ansturm verschiedener Eindrücke; für überforderte Kinder; auf Reisen

Feuerlilie
Lilium bulbiferum
Fördert: Verbindung des Sexual-Chakras mit dem Herz-Chakra; richtige Einstellung zur Sexualität gewinnen und Energien zum Herzen hin steigern

Gänseblümchen
Bellis perennis
Fördert: Synthese der Gedanken finden, etwa wenn verschiedene Gedanken unter einen Hut zu bringen sind
Sinnvoll: zum Beispiel für Kinder im Lernprozeß

Hahnenfuß
Ranunculus acris
Fördert: Stärkung von Selbstvertrauen und Selbstwertgefühl
Sinnvoll: für Menschen, die sich von vornherein schwächer und unterlegen fühlen

Iris
Iris germanica
Fördert: Verbindung zum schöpferischen Potential; Empfangsbereitschaft für Impulse des kreativen Schaffens

Johanniskraut
Hypericum perforatum
Fördert: Fähigkeit, das innere Licht als Führung des Bewußtseins zu erfahren und auf den Schutz der göttlichen Führung zu vertrauen

Sinnvoll bei: «kindlichen Ängsten» und Angstträumen

Kamille
Matricaria chamomilla
Fördert: Beruhigung und Besänftigung
Sinnvoll: für Menschen, die schnell in Rage geraten und dann Probleme haben, sich wieder zu beruhigen

Knöterich
Polygonum bistorta
Fördert: Zentrierung und volle Anwesenheit
Sinnvoll: für Menschen, die die Tendenz haben, in Gedanken stets an mehreren Orten gleichzeitig zu sein

Königskerze
Verbascum thapsus
Fördert: auf die innere Stimme und das Gewissen hören; Zusammenarbeit in Gruppen

Kürbis
Cucurbita pepo
Fördert: Integration des weiblichen Teils in uns; Harmonie in der Schwangerschaft; Kommunikation zwischen Mutter und Kind

Lavendel
Lavandula officinalis
Fördert: Besänftigung und Beruhigung bei Überreizung. Hilft, sich für die Spiritualität zu öffnen und sie ins tägliche Leben zu integrieren. Fördert die die Verarbeitung von spirituellen Erfahrungen.

Löwenzahn
Taraxacum officinale
Fördert: Entspannung
Sinnvoll bei: emotionalen Spannungen und Verkrampfungen, die sich auch in den Muskeln festsetzen. Ideal geeignet als Zugabe zum Massageöl.

Lotus
Nelumbo nucifera
Fördert: Harmonie in allen Bereichen, Öffnung

des Scheitel-Chakras für die Kommunikation mit den höheren Chakren. Eine Universalblüte.

Mandelbaum
Prunus amygdalus
Sinnvoll: für Menschen, die Angst haben vor einem beschleunigten Alterungsprozeß

Mais
Zea mays
Fördert: Erdverbundenheit, verbindet das vertikale mit dem horizontalen Denken
Sinnvoll: für Stadtmenschen, die den Kontakt zur Erde suchen, um sich zu zentrieren

Mistel
Viscum album
Fördert: Fähigkeit, Transformationen auf physischer und psychischer Ebene bewußt zu unterstützen
Sinnvoll: für Menschen, die sich in einem radikalen Veränderungsprozeß befinden

Passionsblume
Passiflora bryonioides
Fördert: Anhebung der Energie, so daß man sich der Spiritualität öffnen kann; Fähigkeit, Spiritualität als lebendigen Bestandteil ins Leben zu integrieren

Prunkwinde
Ipomoea purpurea
Fördert: Bewußtmachung von negativen Lebensgewohnheiten und Süchten; Unterstützung des Ablösungs- und Entwöhnungsprozesses
Sinnvoll bei: Suchtverhalten

Rosa Schafgarbe
Achillea millefolium
Fördert: Schutz auf dem Herz- und Gefühlsniveau; sich nicht mehr so leicht von den Emotionen anderer beeinflussen lassen

Rosmarin
Rosmarinus officinalis
Fördert: bewußter im physischen Körper anwesend sein, Steigerung der «Ich-bin-Kraft»
Sinnvoll bei: Neigung zur Vergeßlichkeit

Rotklee
Trifolium pratense
Fördert: Zentrierung und bei sich selbst bleiben
Sinnvoll bei: Panik, kollektiver Angst

Salbei
Salvia officinalis
Fördert: Reinigung, Bewußtwerdung und Integration von Lebenserfahrungen
Sinnvoll bei: Zeitverschiebungen

Schafgarbe
Achillea millefolium
Fördert: Stärkung der Aura, unseres Schutzschildes
Sinnvoll: für sensible Menschen, die negativen Umwelteinflüssen ausgesetzt sind

Sonnenblume
Helianthus annuus
Fördert: Ausgleich der Wirkung der Ich-Kräfte im Solarplexus-Bereich
Sinnvoll bei: Konflikten mit dem Vaterprinzip – sowohl mit dem leiblichen als auch mit dem kosmischen Vater

Staudenfeuerkraut
Epilobium angustifolium
Fördert: psychische Verarbeitung von Schocksituationen und Traumata, etwa nach Unfällen – wie diese Pflanze, die an Stellen wächst, wo die Erde einen Schock erlitten hat
Sinnvoll bei: Schock, Notfall

Tränendes Herz
Dicentra spectabilis
Fördert: sich und anderen in Liebe zugestehen, in Freiheit zu existieren.
Sinnvoll bei: allen Arten von «Herzensangelegenheiten», bei Verlust eines lieben Menschen oder beim Zerbrechen einer Beziehung

Veilchen
Viola hirta
Fördert: Öffnung gegenüber anderen, Entwicklung von Wärme und Vertrauen
Sinnvoll: für Menschen, die sich in der Gruppe einsam fühlen

Vergißmeinnicht
Myosotis sylvatica
Fördert: Stimulation des Unterbewußtseins und der Träume; Erinnerung an Freunde, die nicht mehr unter uns sind

Weiße Lilie
Paradisea liliastrum
Fördert: das Christusbewußtsein in uns; Öffnung des siebten Chakras zu den höheren Chakren; Erfüllung mit weißem Licht

Wilder Knoblauch
Allium angulosum
Fördert: psychische Abwehrkraft; Beruhigung und Besänftigung bei Ängsten
Sinnvoll bei: seelisch-psychischer Beeinflußbarkeit; Ängsten

Wilde Möhre
Daucus carota
Fördert: das Sehvermögen; beruhigt den mentalen Körper
Sinnvoll: für Menschen, denen unentwegt die gleichen Gedanken durch den Kopf schwirren, die nicht abschalten können

Zinnie
Zinnia elegans
Fördert: kindlichen Humor, Entspannung, emotionale Entkrampfung, Lachen, die Dinge nicht zu tragisch sehen
Sinnvoll bei: Ernsthaftigkeit, emotionaler Verkrampfung

TEIL 3

Welche Blüte paßt zu Ihrem Zustand:
Stichwortverzeichnisse für körperliche, psychische, spirituelle und andere Themen und Probleme

Der nun folgende Teil des Buches hilft Ihnen, die richtigen Essenzen für sich zu identifizieren – ausgehend von Ihrer Lebenssituation, Ihrer körperlichen, psychischen oder seelischen Befindlichkeit und Ihren persönlichen Bestrebungen.

Sie finden hier verschiedene Stichwortverzeichnisse zu verschiedenen Lebensbereichen:

● körperliche Themen
● mental/psychische/psychologische Themen
● zwischenmenschliche Beziehungen
● Arbeit und Beruf
● Themen von Kindern und Jugendlichen
● spirituelle Entwicklung
● Beziehung zur Natur
● Blütenessenzen zur Unterstützung anderer Therapieformen
● Blütenessenzen und Chakren, Meridiane, feinstoffliche Körper
● Blütenessenzen für Therapeut(inn)en

So nutzen Sie die Stichwortverzeichnisse

● Sie bestimmen zunächst, welche Themen in Ihrem Leben besonders wichtig sind (Seite 33 ff.) und notieren sich diese Themen. Dann schlagen Sie in den Stichwortverzeichnissen unter den entsprechenden Begriffen nach, welche Blütenessenzen dazu empfohlen werden.
● Sie blättern durch die Stichwortverzeich-

nisse, bis Ihnen ein Thema auffällt, das Sie interessiert. Vermutlich ist es in Ihrem Leben von Bedeutung, und die passenden Blütenessenzen können für Sie hilfreich sein.

● Falls Sie von einem Zustand ausgehen, den Sie überwinden wollen, können Sie auch unter der positiven Qualität nachschlagen, die dabei hilft. Beispiel: Sie wollen Angst überwinden und schlagen folglich nicht nur unter «Angst», sondern auch unter «Mut» nach.

● Bitte beachten Sie, daß es zwischen den verschiedenen Stichwortverzeichnissen nicht selten Überschneidungen gibt. Wenn Sie einen Begriff im Verzeichnis «zwischenmenschliche Beziehungen» nicht finden, könnte er unter «spirituelle Entwicklung» oder unter «**mental/psychisch/psychologischen** Themen» aufgeführt sein.

● Falls Sie von einem allgemeinen Begriff wie Liebe, Angst oder Selbstvertrauen ausgehen, sollten Sie ein bißchen in den verschiedenen Stichwortverzeichnissen hin und her blättern, da diese Begriffe in vielen Zusammenhängen auftauchen.

● Haben Sie Blütenessenzen gefunden, die Ihnen in Frage zu kommen scheinen, blättern Sie auf jeden Fall auch zu den Kurzbeschreibungen der Essenzen in Teil 2, um zu überprüfen, wieweit diese Essenzen Ihnen insgesamt gerecht werden

● Ebenso sollten Sie verfahren, wenn Sie feststellen, daß zu dem Stichwort, das Sie nachschlagen wollen, sehr viele Blütenessenzen genannt sind. Die Kurzbeschreibungen der Essenzen in Teil 2 helfen Ihnen, die Essenzen klarer zu unterscheiden.

● Wenn Sie dennoch nicht wissen, für welche Blüten aus einer größeren Anzahl Sie sich entscheiden sollen, richten Sie sich nach Verfügbarkeit der Essenzen und nach Ihrer Intuition.

● Zu welchem Blütenessenz-Programm und zu welchem Bereich von Teil 2 dieses Buches die im folgenden gelisteten Essenzen gehören, erkennen Sie an den Kürzeln hinter den Blütenessenzbezeichnungen. Sie haben folgende Bedeutungen:

AF Afrikanische Forschungsessenzen
AL Alaska-Blütenessenzen
BB Bach-Blüten
BY Bailey-Blütenessenzen

BU australische Bush-Blütenessenzen
DA Desert-Alchemy-Blütenessenzen
FI Findhorn-Blütenessenzen
GM Green-Man-Baumblütenessenzen
HA Aloha-Essenzen aus Hawaii
HI AUM-Himalaya-Sanjeevini-Essenzen
KA Kakteen-Essenzen
LI australische Living-Blütenessenzen
MA Master's-Essenzen
NA nordamerikanische FES-Essenzen
NL niederländische Blütenessenzen
OR Orchideen-Essenzen
PA Pazifische Blütenessenzen
PE Perelandra-Essenzen
PF Petite-Fleur-Essenzen
PM Pazifische Meeresessenzen
RO Rosenessenzen
RW Brasilianische Ararêtama-Regenwaldessenzen
WI Wildpflanzenessenzen

1

Blütenessenzen und körperliche Themen

Im folgenden Stichwortverzeichnis finden Sie eine Liste von körperlichen Themen, bei denen die Anwendung bestimmter Blütenessenzen nach Angaben der Entwickler oder Hersteller unter gewissen Umständen sinnvoll sein kann. Dabei sind die Zustände, die man überwinden will (die «Beschwerden» oder «Probleme») in derselben Liste wie die erwünschten positiven oder ausgewogenen Zustände alphabetisch aufgeführt.

Bitte beachten Sie, daß die Blütenessenzen nicht direkt auf den Körper wirken, sondern eher auf psychisch-seelische Themen, die körperlichen Beschwerden zugrunde liegen. Bei manchen körperlichen Problemen, die direkt mit einem psychisch/seelischen Zustand zusammenhängen können (etwa Atembeschwerden, nervöse Hautreizungen, Kopfschmerzen oder beschleunigter Puls durch Übererregung), können sie mitunter sehr rasch Erleichterung bringen; bei anderen chronischen körperlichen Problemen werden sich die Beschwerden wahrscheinlich erst nach einiger Zeit bessern, obwohl mitunter schon sofort nach Einnahme der Essenzen eine Besserung festzustellen ist. Bitte bedenken sie auch, daß viele körperliche Beschwerden uns erst durch unsere Wahrnehmung und Einstellung ihnen gegenüber leiden lassen. Eine schmerzhafte Wunde zum Beispiel wird manche Menschen kaum belasten, weil sie gewiß sind, daß die Wunde heilen wird; andere werden ständig über den Schmerz stöhnen. Die Einnahme der richtigen Blütenessenzen kann hier helfen, von der einen jammervollen Einstellung zur anderen akzeptierend zuversichtlichen Einstellung ausmachen.

Abtreibung	Candystick PA
Adrenalinregulierung	Bromelia 1 RW
Akne	Salvia PF
Alkoholismus	Kou HA, Nootka Rose, Alfredo de Damas PF
Allergien	Lantana PF
Angina	Baby's Breath PF
Arterienablagerungen	Jellyfish PM
Arthritis	Snowdrop PA
Asthma	Baby's Breath PF, Sand Dollar PM
Atmung	Bougainvillea DA, Yerba Santa NA, Urchin PM

Aufwachschwierigkeiten	Tulip Tree HI
Augenbeschwerden	Anemone PM
Auslaugung der Vitalkraft	Pink Fountain Trigger Plant LI
Ausleitung	Mamillaria rubrograndis KA,
	Stopelia gigantea KA,
Autoimmunerkrankungen	Snapdragon PF, Yarrow PF
bakterielle Infekte	Celery PE
bakterielles Ungleichgewicht	B-1 PE, B-2 PE
Beckenverspannung	Candystick PA
Bettnässen	Saint John's Wort NA
Bewußtlosigkeit	Arnica NA
Bindegewebe	Fireweed PA
Blähungen	Bamboo PF
Blasenbeschwerden	Begonia PF
Blutdruck (niedriger)	Penta PF
Bluthochdruck	Periwinkle PA, Fortune's Double Yellow PF
Blutkörperchen (weiße)	Goatsbeard PA
Blutungen	Periwinkle PA
Blutzucker (niedriger)	Delphinium PF
Bronchitis	Drumstick HI, Sand Dollar PM
Brustfellentzündung	Baby's Breath PF
chronische Beschwerden	Spinifex BU
chronische Müdigkeit	Snowberry PA
Craniosakralrhythmus	Chicago Peace PE, Betty Prior PE
Depression der Mutter nach der Geburt	Hooker's Onion PA
Diät (ständig neue Diäten probieren)	Pink Rose PF
Dickdarmmilieu	Bamboo PF
Diuretikum	Revelation RW
Drogenabhängigkeit	Pua-Kenikeni HA, Nootka Rose
Drogeneinnahme (Schäden durch)	Panini-awa'awa HA
Durchblutung	Ragged Robin FI, Blackthorn GM,
	Fireweed PA, Foxglove PF, Louis Philippe PF,
	Morning Glory PF
Eiweiß-Verdauung	Peppermint PF
elektrisches System	Soulray-Essenz 4 PE, Soulray-Essenz 5 PE
(Gleichgewicht und Stabilisierung)	
Endorphine	African Violet PF, Rosemary PF
Entgiftung	Apple GM, Laburnum GM, Sea Lettuce PM
Entschlackung	Tamarisk GM
Entspannung	Bougainvillea DA, Stock PF
Entzugssymptome	Morning Glory HI
Epilepsie	Ranunculus PF
Ernährung (ausgeglichene)	Curry Leaf HI
Eßsucht	Naio HA
Fasten	Death Camas PA
Fehlgeburt	Candystick PA
Fettabbau	Soapwort PF

Fibrom	Barnacle PM
Fleischkonsum	Mango HA
Folteropfer	Peacock Flower HI
Fortpflanzungsorgane	Pyata RW
Fruchtbarkeit	Embó Rudá RW
Füße	Black Mushroom PF, Borage PF
Fußgelenke	Black Mushroom PF, Borage PF
Galle	Garden Mum PF
Geburt (Trauma für die Mutter)	Candystick PA
Gehirn (Stabilisierung während Expansionserfahrungen)	Soulray-Essenz 6 PE
Gehirn (Synchronisierung von hinterem und vorderem Teil)	Rainbow Kelp PM
Gehirnhälften-Synchronisation	Blue Camas PA, White Petunia PF
Gehör	Yellow Ginger HA
Gesundheit	Apple MA
Gewebe	Mammillaria rubrograndis KA, Archduke Charles PF
Giftbelastungen	Lotus HI, Moon Snail PM
Haarausfall	Red Carnation PF
Haut	Pilosocereus pachycladus KA
Hautleiden (im Zusammenhang mit Selbstablehnung)	Vanilla Leaf PA
Hautprobleme (durch Büroarbeit)	Office Flower HI
Heilkraft der Liebe	Hawthorn GM
Heilkrisen	Aloe DA
Heilung (allgemein)	Bog Rosemary AL, Cotton Grass AL, Northern Lady's Slipper AL, Lotus HA
Heilungsprozeß akzeptieren	Aloe DA, Golden Waitsia LI
Herz (Spannungen im Herzbereich)	Foxglove AL
Herz-Kreislauf-System	Soapwort PF
Herzflattern	Daffodil PF
Herzkrankheiten	Rose of Sharon PF
Herzrhythmusstörungen	Foxglove PF
Hitzewallungen	Purple Garden Sage PF
Hormonungleichgewicht	Macrozamia LI, Barnacle PM
Hüftgelenke	Borage PF
Immunabwehr	Gorse FI, Life-Force FI, Ohi'a-'ai HA
Immunprobleme	Lily PF
Immunstimulation	K9 AF
Immunsystem	Echinacea PF, Rose Campion PF
Immunsystem (Enzymaktivität)	Meadow Sage PF
Immunsystem (Flimmerhärchen)	Carrot PF
Immunsystem (Gleichgewicht)	Celery PE
Immunsystem (IgA)	Dill PF
Immunsystem (Interferon)	Silver Lace PF
Immunsystem (Interleukin)	Knotted Marjoram PF

Immunsystem (Komplementsystem)	Columbine PF
Immunsystem (Makrophagen)	Gaillardia PF
Immunsystem (monoklonale Antikörper)	Aster PF
Immunsystem (T-Zellen)	Snapdragon PF
Infektion	Tomato PE
innere Organe	Mammillaria rubrograndis KA
Jet-lag	Salbei WI
Kehlkopfbereich	Sand Dollar PM
Kieferverspannungen	Snapdragon NA
Kniebeschwerden	Cinnamon Basil PF
Knochen	Red Oak GM, Pink Seaweed PM
Knochenbau-Probleme	Ohai-Ali'i HA
Koffeinabhängigkeit	Coffee HA
Koordinationsstörungen	Alfredo de Damas PF, White Petunia PF
Kopfschmerzen	Japanese Magnolia PF, Mussel PM
Kopfschmerzen (durch Giftstoffe)	Blue Lupin PA
Körper (Botschaft des Körpers hören)	Anemone PM
Körperbehinderung	Dayblooming Jessamine HI
Krämpfe	Ranunculus PF
Krankheit	Tomato PE
Krankheit (Sinn der K. begreifen)	Spinifex BU
Kreuzbein	Maybelle Stearn PE, Oregold PE
kritische Haltung gegenüber eigener Heilung	Sphagnum Moss AL
Leber	Garden Mum PF
Leiden	Dayblooming Jessamine HI, Love-Lies-Bleeding NA
Leistungssport	Anemone PM
limbisches System	Narcissus PF
Linkshirndominanz	Iris PF
Lungenprobleme	Spike Lavender PF
Lymphstau	Red Carnation PF
Magen-Darm-Stagnation	Crossandra PF
Magengeschwüre	Curry Leaf HI
Magenprobleme	Nani-ahiahi HA
Menopause	Orange Honeysuckle PA
Menstruation	Revelation RW
Migräne	Plantain PA, Curry PF
Multiple Sklerose	Snowdrop PA
Muskeln	Champney's Pink Cluster PF, Old Blush PF
Muskelverhärtungen	Fireweed PA
Muskelverspannungen	Dandelion AL
Muskelverspannungen (Becken/Unterleib)	Giant Redwood GM
Nacken	Black Mushroom PF
Nägelkauen	Lily PF
Nährstoffaufnahme	Autumn Damask PF, Magnolia PF
Nährstoffversorgung	Iberis Candytuft PF
Narkose	West Australian Smoke Bush LI, Arnika WI

Nebenhöhlenprobleme	Purple Garden Sage PF
Nebenniere	Pansy PF, Pine PF, Shrimp PF
Nerven	Champney's Pink Cluster PF
Nervenentzündung	Wandering Jew PF
Nervenerkrankungen	Alfredo de Damas PF
Nervenstörungen	Periwinkle PA, Country Marilou PF, Fortuniana PF, Lady Eubanksia PF, Sweet Annie PF
Nervenzusammenbruch (drohender)	Bromelia 1 RW
Niere	Pansy PF
Nikotinabhängigkeit	Drumstick HI
Ödeme	Poison Hemlock PA, Bachelor Button PF, Japanese Magnolia PF
Ohnmacht	West Australian Smoke Bush LI
Organe (innere Organe im Bereich des Sexual-Chakras)	Embó Rudá RW
Osteoporose	Jasmine PF
Parasiteninfektionen	Delphinium PF
pilzbezogenes Ungleichgewicht	F-1 PE, F-2 PE
Poliomyelitis	Snowdrop PA
Prämenstruelles Syndrom	Hybrid Pink Fairy LI, Easter Lily PA, Japanese Magnolia PF
psychosomatische Beschwerden	Fuchsia NA
Regeneration	Staghorn Cholla Cactus DA, Melastoma HA
Regeneration nach Trauma	Cowkicks LI
Rehabilitation	Peacock Flower HI
Reinigung	Tomato PE
Reisen	Dill WI
Rekonvaleszenz	Kanarischer Wermut AF, Lotus HI, Peacock Flower HI, Pear MA, Zucchini PE, Arnika WI
Rückenbeschwerden	Amazonas OR
Rückenschmerzen	Cinnamon Basil PF
Rückenverspannungen	Lilac GM
Säureschutzmantel der Haut	Mexican Oregano PF
Schädelknochen	Betty Prior PE, Tiffany PE, Oregold PE
Schlaflosigkeit durch Sorgen	Brown Boronia LI
Schlafstörungen	Swallow Wart HI, Hops Bush LI, Baldrian WI
Schleimhautprobleme	Lantana PF
Schleudertrauma	Mussel PM
Schmerzen	Cotton Grass AL, Gean GM
Schock	Notfallmittel BB, Arnika WI
Schwangerschaft (Empfindlichkeit während der)	Hybrid Pink Fairy LI
Schweißausbrüche	Purple Garden Sage PF
Schwindel	Anise Hyssop PF, Penta PF

Schwitzen (nächtliches)	Saint John's Wort NA
Sehen	Cotton HA, Yellow Ginger HA, Wilde Möhre WI
Sehstörungen	Birch FI
Selbstheilung	Gean GM, Coordination-Orchid OR, Iberis Candytuft PF, Braunelle WI
Senilität	Teakwood Flower HI
Seufzen	Spike Lavender PF
Sonnenbrand	Mulla Mulla BU
Spannkraft (körperliche)	Salmonberry PA
Sport	Surfgrass PM
Sprachbehinderungen	Trumpet Vine NA, Anise Hyssop PF
Stottern	Silver Moon PF
Strahlenbelastung	Yarrow Special Formula NA
Tastsinn	Yellow Ginger HA
Übergewicht	Chickweed PA, Poison Hemlock PA, Moss Rose PF, Pink Rose PF
Übergewicht (durch Trägheit)	Pua-Pilo HA
Umweltbelastung	Sycamore FI, Yarrow Special Formula NA, Dailily PF, Tansy PF
Umweltgifte	Ragged Robin FI
Unfälle	Grape Hyacinth PA
Unfallneigung	Jasmine PF
Unfruchtbarkeit	She Oak BU
Unterschenkel	Black Mushroom PF
Verantwortung für die eigene Gesundheit	Peach-flowered Tea Tree BU
Verbrennungen	Mulla Mulla BU
Verdauung von Stärke und Fett	Moss Rose PF
Verdauungsstörungen	Plantain PA, Barnacle PM
Vergiftung (innere)	Ragged Robin FI
Verhaltensstörungen	Stenogyne caliminthoides HA
Verletzungen (körperlich)	Cotton Grass AL, Northern Lady's Slipper AL, Grape Hyacinth PA
Verspanntheit	Hops Bush LI
Verspannungen	Mussel PM, Löwenzahn WI
Verstopfung	Poison Hemlock PA
virales Ungleichgewicht	V-1 PE, V-2 PE
Viren	Purple Garden Sage PF
Virusinfekte	Celery PE, Marie Pavié PF
Warzen	Salvia PF
Winterdepression	Snowdrop FI, Saint John's Wort NA, Periwinkle PA, Snowdrop PA
Wirbelsäule	Lilac GM, Stenocereus marginatus KA, Salmonberry PA, Black Mushroom PF, Sea Horse PM
Wundheilung	Anemone PF
Zähne	Pink Seaweed PM

Zellulitis	Pink Rose PF
Zentralnervensystem (Energie für das Z.)	Sea Horse PM
Zentralnervensystem (Entspannung des)	Blaze Improved PE
Zentralnervensystem (Stabilisierung des)	Soulray-Essenz 3 PE
Zerebrospinalflüssigkeit	Mr. Lincoln PE, Sonia PE, Chicago Peace PE, Oregold PE
Zysten	Barnacle PM

2

Blütenessenzen und mental/psychisch/psychologische Themen

Im folgenden Verzeichnis finden Sie sowohl Hinweise auf Themen und Zustände, die seit alters als Gemütsprobleme, Mißstimmungen oder hinderliche Zustände von Seele und Verstand aufgefaßt werden wie auch als Ausdruck von deren harmonischer Ausgewogenheit gelten. Zustände, die man überwinden will (die «Beschwerden» oder «Probleme»), sind in derselben Liste wie die erwünschten positiven oder ausgewogenen Zustände alphabetisch aufgeführt.

Themen und Zustände, die insbesondere im Zusammenhang mit spiritueller Weiterentwicklung als Hindernis auftauchen oder sich positiv abzeichnen, sind in einer weiteren Stichwortliste erfaßt.

Aberglaube	Red Root DA
Abgehobenheit	Coral Bean DA, Windflower PA
Abgelehntwerden (Gefühl des A.)	Illawara Flame Tree BU
abgeschalteter Zustand	Bush Fuchsia BU
Abgestumpftheit	Morning Glory NA
Abhängigkeit	Evening Star DA, Fairy Lantern NA
Abkapselung	Chaparral DA, Mexican Shell Flower DA
Ablehnung seitens der Eltern	Lemon Grass PF
Ablenkbarkeit	Bunchberry AL, Pencil Cholla Cactus DA, Daisy FI, Yellow Boronia LI, Madia NA
Abschalten (nicht abschalten können)	Wilde Möhre WI
Abstand (von Sorgen)	Copper Beech GM
abstoßendes Verhalten	Golden Rod HI
Abwehrbereitschaft	Thistle DA
Abwehrhaltung	Rowan FI
Aggressivität	Snapdragon NA
Akzeptieren	Snowberry PA
Akzeptieren der eigenen Situation	Eukalyptus AF
Akzeptieren des Unvermeidlichen	Yew BY
Alleinsein genießen	Hermit Crab PM

Alltagsleben (erfülltes)	Indian Paintbrush PF
Alpträume	Green Spider Orchid BU,
	Grey Spider Flower BU, Swallow Wart HI,
	Saint John's Wort NA, Snap Pea PE,
	Silver Moon PF, Johanniskraut WI
alte Gefühle loslassen	Kleine Viltinkszwam NL
alte Gewohnheiten überwinden	Rose Campion PF
alte Probleme überwinden	Monk's Hood BY
Alter (für Frauen, die früherer Schönheit nachtrauern)	Ukshi HI
Alter und Altern	Elder FI, Chrysanthemum NA
Alternativen finden	Fire Prickly Pear Cactus DA
Altersstarrheit	Bauhinia BU
Angst	Ivy GM, Cotton HA, Wilder Knoblauch WI
Angst (sich der Angst stellen)	Narcissus PA, Begonia PF
Angst (unbestimmte)	Aspen BB
Angst vor Abhängigkeit von Männern	Japanese Magnolia PF (für Frauen)
Angst vor Alpträumen	Nightblooming Cereus HA
Angst vor anderen	Red Chestnut GM
Angst vor Beeinflussung	Cécil Brünner PF
Angst vor bekannten Dingen	Mimulus BB
Angst vor Bestrafung	Bougainvillea PF
Angst vor Beurteilung durch andere	Grass Widow PA
Angst vor der Zukunft	Amaryllis PF
Angst vor erneuter Verletzung	Menzies Banksia LI
Angst vor Feuer	Mulla Mulla BU
Angst vor Freiheit	Moss BY
Angst vor frühzeitigem Altern	Mandelbaum WI
Angst vor Gefühlen	Red Clover BY, Scarlet Monkeyflower NA
Angst vor Kontrollverlust	Cherry Plum BB,
	Dog Rose of the Wild Forces BU
Angst vor Niederlage	Fishhook Cactus DA
Angst vor Selbstmord	Leopard's Bane BY
Angst vor Sexualität	Basilikum WI
Angst vor Verantwortung	Illawara Flame Tree BU
Angst vor Verlust	Peppermint PF
Angst vor Vernichtung	Ribbon Pea LI
Angst vor Wahnsinn	Leopard's Bane BY
Angst vor dem «Bösen» im Inneren	Moss BY
Angst vor dem Alleinsein	Leyland Cypress GM
Angst vor dem Altern	Peach-flowered Tea Tree BU
Angst vor dem Sterben	Bush Iris BU, White Hyacinth PF
Angst vor dem Unbekannten	Urchin PM
Angst vor Veränderung	Nasturtium BY
Angst vor dem Verlust der alten Identität	Sumach BY
Angst wegen Kleinigkeiten	Dog Rose BB
Ängste («kindische»)	Johanniskraut WI

Ängste (bei Frauen)	Castor Bean HA
Ängstlichkeit	Garlic NA
Anmut	Dogwood NA
Annehmen (bedingungsloses)	Sphagnum Moss AL
Annehmenkönnen (Lob, Liebe,	Philotheca BU, Mauve Melaleuca LI
Anerkennung)	
Anpassungsfähigkeit	Prickly Pear Cactus DA
Anspannung	Purple Flag Flower LI, Chiton PM
Apathie	Wild Rose BB, Kapok Bush BU,
	California Wild Rose NA, Dianthus PF
Argwohn	Holly BB
Armutsbewußtsein	Southern Cross BU, Harebell FI
Arroganz	Sunflower NA
Askese	Crown of Thorns DA
Atheismus	Bush Iris BU
aufbrausendes Temperament	Kamille WI
Auffassungsgabe	Mexican Oregano PF
Aufmerksamkeit	Peppermint NA
Aufmerksamkeit (negative)	Golden Rod HI
Aufmerksamkeit (volle)	Yellow Leschenaultia LI
Aufmerksamkeitsstörungen	Delphinium PF
aufopferndes Verhalten	Witch Hazel BY
Aufrichtigkeit	Deerbrush NA, Mullein NA,
	Scarlet Monkeyflower NA
Aufschwung	Coconut MA
Auraschutz	Cleistocactus strausii KA
Ausdauer (heitere)	Oak BB
Ausdruck (männlicher Energie)	Sunflower AL
Ausdruck (Wille zum)	Larch GM
Ausdruck durch die Hände	Alfredo de Damas PF
Ausdruck durch Handeln	White Spruce AL
Ausdrucksvermögen	Yerba Santa NA
Ausgebranntheit	Alpine Mint Bush BU,
	Banksia Robur BU, Macrocarpa BU,
	Gorse FI, Sea Pink FI, Life-Force FI,
	Aloe Vera NA
Ausgeglichenheit (innere)	Almond MA, Chamomile NA
Ausgelaugtheit	Olive BB, Pink Everlasting LI
Ausgenutztwerden (Gefühl des)	Pin Cushion Hakea LI
Ausgleich Handeln – Sein	Opium Poppy AL
Ausgleich Herz – Verstand	Lamb's Quarters AL
Ausgleich Intuition – Denken – Gefühle	White Spruce AL
Ausgleich Materielles – Spirituelles	Judaspenning NL
Ausgleich Ratio – Intuition	Bush Fuchsia BU
Ausgleich Stärke – Sanftheit	Sitka Spruce Pollen AL
Außenorientierung	Witch Hazel BY
Aussichtslosigkeit (Gefühl der)	Oxalis BY

208

Ausstrahlung	Sunflower AL, Sunflower NA, Trumpet Vine NA, Yarrow NA
Ausweglosigkeit	Star of Bethlehem LI
Autonomie	Mexican Star DA, Milky Nipple Cactus DA, Dill PF
Autoritätsprobleme	Black Kangaroo Paw LI
Bedrohung	Thistle FI
Bedürfnisse (eigene übersehen)	Bog Asphodel BY
Bedürftigkeit	Blue Bell BU, Damiana DA, Spineless Prickly Pear Cactus DA, Snake Bush LI, Star Thistle NA
Bedürftigkeit (nach Anerkennung)	Green Spider Orchid BU, Cowslip Orchid LI
Beeinflußbarkeit	Agrimony BB, Beargrass DA, Soaptree Yucca DA, Echinocactus grusonii KA, Geraldton Wax LI, Garlic NA, Golden Yarrow NA, Goldenrod NA, Mountain Pride NA, Red Clover NA, Yarrow NA, Rosa Schafgarbe WI, Wilder Knoblauch WI
Befreiung	Chaparral DA
Begeisterungsfähigkeit	Banksia Robur BU
Beherrschbarkeit	Centaury BB
Bemühen um das Wohlergehen anderer	Peach MA
Bemühtheit	Indian Root DA
Benommenheit	Coral Bean DA
Beruhigung	Viburnum GM, Baldrian WI, Kamille WI
Bescheidenheit	Banana MA
Besessenheit	Lesser Stitchwort BY, Mountain Pride NA,
besitzergreifendes Verhalten	Chicory BB, Bleeding Heart NA, Poppy PF
Besitzgier	Blue Leschenaultia LI, Star Thistle NA, Trillium NA
Besitzverhaftung	Harebell FI
Bestimmtheit	Mountain Pride NA
Betäubung der Gefühle	Nicotiana NA
Bewunderung (Bedürfnis nach)	Silver Moon PF
Bewußtheit	Black-Eyed Susan NA, Chaparral NA
Beziehung Gefühle – Körper	Melon Loco DA
Boshaftigkeit	Rough Bluebell BU
Böswilligkeit anderer	Snake Vine LI
bürokratisches Verhalten	Yellow Cowslip Orchid BU
Chaos bewältigen	White Eremophila LI
Dahintreiben	Wild Oat BB
Dankbarkeit	Valerian FI
Dazugehörigkeit	Persian Ironwood GM
Defensivhaltung	Pin Cushion Hakea LI
Demut	Gymnea Lily BU, Scottish Primrose FI, Woolly Smokebush LI, Japanische Rose RO

Depression	Bluebell BY, Inmortal DA, Copper Beech GM, Cucumber PE, Red Rose PF
Desillusionierung	Sacred Datura DA
Desorientierung	Staghorn Cholla Cactus DA
destruktives Verhalten	Macadamia HA
Detailbesessenheit	Oxeye-Daisy PA
Dickköpfigkeit	White Carnation PF
Dienen	Tiger Lily NA, Pearly Everlasting PA, Madame Louis Levique PF
Dienen (unabhängiges)	Centaury BB
Dienen (weises)	Water Violet BB
Diktator	Butterfly Lily HI
Direktheit	Pink Trumpet Flower LI
Disharmonie (im Herzen)	Comandra AL
Dissoziation	Weigela PA
Distanz	Solomon's Seal BY
Disziplin	Jacob's Ladder AL, Green Rose LI, Wandering Jew PF
Disziplin (übermäßige)	Hibbertia BU
Dogmatismus	Pink Purslane BY, Pin Cushion Hakea LIL
dominantes Verhalten	Gymnea Lily BU, Sow Thistle DA
Durchhaltevermögen	Kolokoltchik LI, Penstemon NA, Old Blush PF, Brombeere WI, Sea Turtle PM
Ego	Round-leaved Sundew AL, Weeping Willow GM, Surfgrass PM
egozentrisches Verhalten	Water Poppy HA
Ehrlichkeit	Mariola DA, Jade Vine HA, Fuchsia NA
Ehrlichkeit zu sich selbst	Manna Ash GM
einfache Lösungen für komplexe Probleme finden	Azalea PF
Einfachheit	Beargrass DA, Indian Root DA, Scottish Primrose FI, Pear GM, Spinach MA, Lily of the Valley PA
Einfühlsamkeit	Yarrow NA, Yellow Star Tulip NA
Eingestehen von Fehlern	Orchid PF
Einlassen aufs Leben	Prickly Wild Rose AL
Einsamkeit	Ashoka Flower HI, Mesquite DA, Veronica LI, Fawn Lily NA, Sweet Pea NA
Einzigartigkeit (eigene E. erkennen)	White Desert Primrose DA, Mexican Bush Sage PF
Ekel	Billy Goat Plum BU
Eltern, dominante	Lilac BY
Empathie	Hedgehog Cactus DA
Empfindlichkeit	Kokospalme AF, Viridoflora PF
Empfindlichkeit gegenüber Chaos, Geräuschen, starken Emotionen	Pink Fairy Orchid LI
Empfindungsvermögen für andere	Foxglove PF

Energie	Bay GM
Energieblockaden durch ungeklärte Erfahrungen aus der Vergangenheit	Periwinkle PF
Energieüberschuß abgeben	Horse Chestnut GM
Energieverschwendung	Claret Cup Hedgehog Cactus DA, Leafless Orchid LI, Purple Enamel Orchid LI
Engagement	Pearly Everlasting PA
Engagement (volles)	Wedding Bush BU, Sea Turtle PM
Entfremdung	Persian Ironwood GM, Shooting Star NA
Enthusiasmus (erneuerter)	Macrocarpa BU
Enthusiasmus (gelassener)	Vervain BB
Enthusiasmus (um fortzuschreiten)	English Elm GM
Entmutigung	Tachinaste weiß AF, Kapok Bush BU, Borage NA, Borretsch WI
Entscheidungsfähigkeit	Scleranthus BB, Paw Paw BU, Pipsissewa PA
Entschlossenheit	Tansy NA, Gaillardia PF
Entschuldigen (ständiges)	Pine BB
Entspannung	Gänsedistel AF
Enttäuschungen (aus E. lernen)	Autumn Damask PF
Enttäuschungen (Regeneration nach)	Marie Pavié PF
Erdung	Clematis BB, Red Lily BU, Opuntia KA, Bosrank NL
Erfahrungen verarbeiten	Snap Pea PE
Erfolg (mangelnder Wille dazu)	Larch BB
Erfolg aus dem Gleichgewicht von Handeln und Weisheit	Indian Paintbrush PF
Erinnerung	Avocado MA
Erlösung	Christ's Thorn HI
Ernst (übermäßiger)	Zinnia NA, Chocolate-Orchid OR, Zinnia WI
Ernstgenommenwerden	Red Carnation PF
Erregung	Horse Chestnut GM
Erschöpfung	Hornbeam BB, Morning Glory NA, Nasturtium NA, Ligustrum PF, Aloe vera WI, Olive BB
Erschöpfung durch Dauerbelastung	Sycamore FI
Erwachsenwerden	Fairy Lantern NA
Familientradition (Fixierung auf)	Morning Glory Tree DA
fanatischer Drang nach Selbstverbesserung	Hibbertia BU
Fanatismus	Lesser Stitchwort BY, Parval HI
Fassaden	Rabbit Orchid LI
Fassung bewahren	Dog Rose of the Wild Forces BU
Fatalismus	Wild Violet LI
Faulheit	Red Feather Flower LI, Tiger's Jaw Cactus PF
Festgehaltenwerden durch alte Muster	Single Snowdrop BY
Festigkeit	Black Poplar GM
Flexibilität	Wild Rhubarb AL, Fig MA, Rabbitbrush NA, Jellyfish PM

Fließen	Jellyfish PM
Fließen der Energie	Sweet Annie PF
Fließen der Gefühle	Yerba Santa NA
Flucht in Vergnügungen	Blue-topped Cow Weed LI
Flucht vor der Zukunft	Lily PF
Fluchtverhalten	Mexican Shell Flower DA,
	Many-headed Dryandra LI
Fluß des Lebens (sich ihm hingeben)	Arizona White Oak DA
forderndes Verhalten	Poppy PF
Formgeben (dem Ungeformten)	Bosrank NL
Fortpflanzung	Pomegranate DA
Frau (innere)	Klaproos NL
Freigebigkeit	Chicory BB
Freiheit vom Urteil anderer	Golden Glory Grevillea LI
Freude	Chiming Bells AL, Catalpa GM,
	Opuntia cardiosperma KA, Cape Bluebell LI,
	Orange MA, Snowdrop PA
Freude (innere)	Country Marilou PF
Frieden	Pear MA
Frieden (fröhlicher)	Agrimony BB
Fröhlichkeit (mitfühlende)	Heather BB
frühkindliche Prägungen und Traumata	Evening Primrose NA
Frustration	Blue Elf Viola (AL)
Frustrationstoleranzschwelle (niedrige)	Wandering Jew PF
furchtlose Standfestigkeit	Mimulus BB
Furchtlosigkeit	Aspen BB, Cherry Plum BB
Furchtlosigkeit (fürsorgliche)	Red Chestnut BB
Fürsorge	Pomegranate DA
Fürsorge für sich selbst	Hedgehog Cactus DA, Mariposa Lily DA,
	Mullein DA, Theresa Cactus DA,
	Lemon Grass PF, Zinnia PF
Ganzheit	Echinacea NA, Self-Heal NA
Geben	Blue Leschenaultia LI, Fringed Lily Twiner LI
Geben (Freude am)	West Australian Christmas Tree LI,
	Embó Rudá RW
Geben (nicht mehr g. können)	Pink Everlasting LI
Geben und Nehmen	Deva-Orchid OR
Gedächtnis	Avocado MA
Gedächtnisschwäche	Hairy Sedge BY
Gedächtnisstörungen	Alfredo de Damas PF
Gedankenstille	White Chestnut BB, Foxglove BY,
	Solomon's Seal BY
Geduld	Brown Boronia LI, Russian Centaurea LI,
	Reuzenbalsemien NL
Geduld vor Neuanfängen	Pink Seaweed PM
geduldige Stärke	Impatiens BB
Gefahr (klare Willenskraft in G.)	Coral Bean DA

Gefallenwollen	Charlock BY
Gefangenheit	Pine Cones BY
Gefängnis	Milo HA
Gefühl für den richtigen Augenblick	Russian Centaurea LI
Gefühle ausdrücken	Violet Curis DA, Amazon Swordplant HA,
	Fuchsia NA
Gefühle ausdrücken (verbal)	Weihnachtsstern AF
Gefühle ausdrücken, ohne ausfallend zu werden	Meadow Sage PF
Gefühle unterdrücken	Nani-ahiahi HA, Chamomile PF
Gefühle verbergen	Pink Monkeyflower NA
Gefühlsaufruhr	Red Suva Frangipani BU
Gefühlsausbrüche	Ocotillo DA
Gefühlskälte	Red Clover BY, Fireweed PA,
	Purple Magnolia PA
Gegenwartsbewußtsein	Clematis BB
Geist-Körper-Kommunikation	Dandelion AL
Geistesabwesenheit	Clematis BB, Hairy Sedge BY,
	Red and Green Kangaroo Paw LI,
	Knöterich WI
Geistesgegenwart	Red Clover NA
Geldsorgen	Judaspenning NL
Genährtwerden	Red Huckleberry PA
Genährtwerden (zulassen)	Spiraea AL
genetisch bedingte Probleme	Wood Anemone BY
Genießen	Bougainvillea PF
Geschäftigkeit (übermäßige)	Sea Palm PM
Gewalt (mit G. etwas durchsetzen wollen)	Rhododendron BY, Mountain Mahogany DA,
	Prickly Pear Cactus DA
Gewaltreaktionen	Orange-Spiked Pea Flower LI
Gewissen	Pale Sundew LI, Mullein NA, Königskerze WI
Gleichgewicht	Buffalo Gourd DA
Gleichgewicht (bei Druck von außen)	Broccoli PE
Gleichmut trotz Provokation	Orange-Spiked Pea Flower LI
Grenzen eingestehen	Oak BB
Groll	Mountain Wormwood AL, Willow BB,
	Mountain Devil BU, Arroyo Willow DA,
	Rowan FI, Wallflower Donkey Orchid LI,
	Plantain PA, Salal PA
Groll (gegen nahestehende Menschen)	Dagger Hakea BU
Großeltern-Perspektive	Senita DA
Großzügigkeit	Star Thistle NA, Moss Rose PF
Großzügigkeit (übermäßige)	Philotheca BU
Grübeln	White Chestnut BB, Wilde Möhre WI
Gutherzigkeit	Raspberry MA
Halbherzigkeit	Kapok Bush BU
Handeln	Blackberry NA
Handeln (richtig)	Hornbeam GM

Handlungsfähigkeit	Thistle FI
Harmoniebedürfnis	Daffodil PF
Hartherzigkeit	Parval HI
Haß	Mountain Devil BU
Häßlichkeit	Paradiesvogelblume AF
Hast	Black-Eyed Susan BB
Heilung	Lotus HA, Self-Heal NA, Revelation RW
Heilung der Vergangenheit	Sitka Burnet AL, Privet GM
Heilung durch Liebe des Herzens	Tundra Twayblade AL
Heiterkeit	Mustard BB, Pear GM, Cherry MA
Hektik	Jumping Cholla Cactus DA, Whitethorn DA
Helfersyndrom	Bog Asphodel BY
Herz (auf sein Herz hören)	Strawberry Cactus DA, Neem HI, Yellow Star Tulip NL
Herz (Einheit von H. und Verstand)	Reborn RW
Herz (gebrochenes)	Boronia BU
Herzenergie	Beargrass DA
Herzschmerz	Field Maple GM
Hilfe annehmen	Spiraea AL
Hilfsbedürftigkeit	Self-Heal NA
Hilfsbereitschaft	Water Violet BB, Pixie Mops LI
Hindernisse überwinden	Pencil Cholla Cactus DA, Scorpion Weed DA
Hingabe	Grape MA
Hitzköpfigkeit	Red Helmet BU
Hoffnung	Gorse BB, Selenicereus grandiflorus KA, Wallflower PA, Japanische Rose RO, Zimtrose RO
Hoffnungslosigkeit	Waratah BU, Louis Philippe PF
Hörigkeit	Lesser Stitchwort BY, Scarlet Pimpernel BY
Humor	Valerian FI, Pittespora GM, Fun-Orchid OR, Iris PF, Wild Oat PF, Jumping Child RW, Zinnia WI
Humorlosigkeit	Natternkopf AF
Hyperaktivität	Water Poppy HA, Stock PF
Hypochonder	Peach-Flowered Tea Tree BU
Ich-Stärke	Milkweed NA, Purple Monkeyflower NA, Sunflower NA
Ideale (falsche)	White Desert Primrose DA
Ideale (Stehen zu den eigenen)	Pink Impatiens LI
innere Führung	Cherokee Rose PF
inneres Kind	Little Flannel Flower BU, Baby Blue Eyes NA, Golden Ear Drops NA, Mariposa Lily NA, Zinnia NA, Fun-Orchid OR, Zinnia PE, Zinnia WI
Inspiration	Tundra Rose AL, Bougainvillea HA, Iris/Blue Flag NA, Mugwort NA, Inspiration-Orchid OR, Iris WI

Integrität	Sturt Desert Rose BU, Mountain Pride NA
Intellektualismus	Hound's Tongue NA, Nasturtium NA, Shasta Daisy NA
Introvertiertheit	Fringed Lily Twiner LI, Narcissus PF
Intuition	Cerato BB
Irregeführtwerden	Cerato BB
Isolation	Single Delight AL
Jähzorn	Orange-spiked Pea Flower LI
Jammern und Klagen	Saguaro DA
Jugendlichkeitskult	Elder FI
Kampf (das Leben als K. sehen)	Arizona White Oak DA
Kindheitstrauma	Golden Ear Drops NA
kindliche Freude	Zinnia NA, Jumping Child RW
kindliche Rolle	Bracken alk. BY
Klarheit	Broom FI, Box GM, Glastonbury Thorn GM, Magnolia GM, Echinopsis oxygona KA, Cosmos NA, Deerbrush NA, Rabbitbrush NA
Klarheit (der Gefühle)	Bunchberry AL
Klarheit der Wahrnehmung	Mustard BB, Mamaki HA
Klarheit in allen Lebensbereichen	Gardenia PF
Klaustrophobie	Glastonbury Thorn GM, Fuchsia Gum LI
Ko-Abhängigkeit	Black Cohosh NA, Bleeding Heart NA
Kommunikation durch Schwingungen und Laute	Whale PM
Kommunikation Herz-Verstand	Wild Rhubarb AL
Komplexität bewältigen	White Eremophilia LI
Kompliziertheit	Lily of the Valley PA
Konfrontation	Bouvardia DA, Scorpion Weed DA
Konkurrenzverhalten	Cowslip Orchid LI
konstruktives Handeln	Gardenia PF
Kontrolle (übermäßige Bemühung um K.)	Hoptree DA
Kontrolle durch Verstand	Jacob's Ladder AL
Kontrolle über das eigene Leben	Peppermint PF
Kontrollverlust	Holly GM
Körper (Beziehung zum)	Alpine Lily NA, California Pitcher Plant NA, Hibiscus NA, Manzanita NA, Coordination-Orchid OR, Basilikum WI
Körperliche Betätigung (Freude an)	Paarse Dovenetel NL
Kraft (in sich ruhende)	Olive BB
Kraft der Gedanken	Corn MA
Krankenhaus	Milo HA
kreatives Selbstvertrauen	Larch BB
Kreativität	Holy-Thorn FI, Lucombe Oak GM, Aloe Vera NA, Cherokee Rose PF, Iris WI
Kreativität (fokussierte)	Wild Iris AL
kriminelle Neigungen	Macadamia HA
Kritikempfindlichkeit	Red Grevillea BU, Golden Glory Grevillea LI

Kritiksucht	Beech BB
kritische Haltung gegenüber anderen	Garden Mum PF
Kühnheit (gottanvertrauende)	Rock Rose BB
Lachen	Zinnia NA, Chocolate-Orchid OR, Zinnia WI
Lampenfieber	Bush Fuchsia BU, Anise Hyssop PF
Langsamkeit (gesunde)	Black-Eyed Susan BB, Stock PF
Lebensfluß	Desert Willow DA
Lebensfreude	Tundra Rose AL, Geranie AF, Fun-Orchid OR, Red Rose PF
Lebensgefahr (Beruhigung nach)	Viburnum GM
Lebenskraft (geistige)	Corn MA
Lebenslust (harmonische)	Wild Rose BB
Lebenssinn	Silver Princess BU, Psycho-Orchid OR
Lehren (liebevolles)	Vine BB
Leichtigkeit	Cane Cholla Cactus DA, Desert Christmas Cholla Cactus DA
Leichtigkeit in Streßsituationen	Yellow Flag Flower LI
Lernen aus Erfahrungen	Isopogon BU, Sage NA
Lernen aus Fehlern	Correa LI
Lernen von Älteren	Saguaro NA
Lernfähigkeit	Chestnut Bud BB
Lethargie	Pua-Pilo HA, Tansy NA
Licht (in der dunklen Nacht der Seele)	Reifrocknarzisse AF, Sweet Chestnut BB
Liebe	Grape MA
Liebe (bedingungslose)	Chicory BB, Night-Blooming Waterlily HA, Apfelrosenhybride «Sarah von Flett» RO
Liebe wahrnehmen	Lemon Grass PF
Liebe zu sich selbst	Milk Thistle BY, Lilac PF
Liebe zum Leben	Shooting Star NA, Chocolate-Orchid OR
Liebe zum Schicksal	Willow BB
Liebenswürdigkeit	Date MA
Lieblosigkeit	Kamani HA
Lockerheit	Beech GM
Loslassen	Bleiwurz AF, Alder GM, Dampiera LI
Loslassen (alte Begrenzungen)	Grass Widow PA
Loslassen (Altes)	Cape Bluebell LI
Loslassen (Angst)	Forget-Me-Not AL
Loslassen (düsterer Gedanken)	Fairy Bell PA
Loslassen (Schmerz)	Forget-Me-Not AL
Lösungen (für Probleme finden)	Paw Paw BU
Luftschlösser	Fairy Duster DA
Lügen	Honesty BY, Syrian Rue DA, Mullein NA
Macht (positiv)	Spineless Prickly Pear Cactus DA, Plum GM
Macht richtig anwenden	Weeping Willow GM
Machtausübung (negative)	Butterfly Lily HI
Machtlosigkeit	Thistle FI, Pill-Bearing Spurge HI, Shy Blue Orchid LI

216

Machtspiele	Pale Sundew LI
Machtstreben	Trillium NA
Mangel an Liebe in der Kindheit	Valerian BY
Mangel an männlicher Energie	Siberian Spruce BY
Mangelbewußtsein	Blue Bell BU, Desert Willow DA,
	Polyanthus PA, Moss Rose PF
Manichäismus	Kolanchoe PF
Manipulation	Honesty BY, Rough Bluebell BU,
	Devil's Claw DA, Purple Mat DA
Männerherrschaft	Hinahina-ku-kahakai HA, Spider Lily HA
Männlichkeit	Mountain Pride NA, Quince NA,
	Sunflower NA
Märtyrertum	Southern Cross BU
Maske tragen	Easter Lily PA
Masken durchschauen	Maggie PF
Massenhysterie	Red Clover NA
Mäßigung	Scottish Primrose FI
Maßlosigkeit	Hedgehog Cactus DA, Scottish Primrose FI
Materialismus	Marigold BY, Bush Iris BU,
	Hound's Tongue NA, Sagebrush NA,
	Star Thistle NA, Trillium NA
mechanisches Verhalten	Red Clover BY, Jumping Cholla Cactus DA
Melancholie	Jumping Child RW, Pyata RW
Melancholie ohne erkennbaren Grund	Mustard BB
mentale Belastungen	Nasturtium
Midlife-Crisis	Chrysanthemum NA
Minderwertigkeitsgefühle	Spindle GM, Urchin Dryandra LI, Basil PF
Mißbrauch	Fringed Violet BU, Black Cohosh NA,
	Hibiscus NA
Mißbrauch (für Männer, die sexuell	Prickly Poppy HI
mißbrauchen)	
Mißbrauch (für sexuell mißbrauchte Frauen)	Old Maid (rosa) HI
Mißbrauch (sexueller M. in vergangenen	Gulmohar HI (für Täter),
Leben)	Red Hot Cattail HI (für Opfer)
Mißbrauch (sexueller)	Big Root Jatropha DA,
	Bisbee Beehive Cactus DA, Macrozamia LI,
	Teunisbloem NL
Mißerfolg	Ashoka Flower HI
Mißtrauen	Buttercup BY, Baby Blue Eyes NA
mißtrauische Wachsamkeit	Pink Mulla Mulla BU
Mißverstanden (sich m. fühlen)	Rosemary PF
Mitleid	Pink Yarrow NA
Mitte finden	Buffalo Gourd DA
Moral	Basil NA
Moralvorstellungen (Stehen zu den eigenen)	Pink Impatiens LI
Motivation	Silver Princess BU, Gorse FI, Lani ali'i HA
Mühelosigkeit	Dandelion NA

Munterkeit (zuversichtliche)	Hornbeam BB
Mut	Thistle FI, Wiliwili HA, Tomato MA, Peace PE, Surfgrass PM
Mut in Notsituationen	Rock Rose BB
Mut zum Neubeginn	Italian Alder GM
Mutlosigkeit	Gentian BB, Old Man Banksia BU, Flowering Currant BY, Woolly Banksia LI
Nachtrauern (zwanghaft)	Boronia BU
Nähren	Spiraea AL
Nationalismus	Lime FI
negative Einstellung	Colour-Orchid OR
negative Energien	Snake Vine LI
negative Gedanken	Red Rose PF
negative Gefühle lösen	Holm Oak GM
negative Gewohnheiten überwinden	Prunkwinde WI
Negativität (von Vorfahren übernommen)	Boab BU
Negativität loslassen	Caralluma russeliana KA
Neid	Holly BB
Nervenbelastung	Hau HA
Nettsein, um anderen zu gefallen	Milk Thistle BY
Neuanfang	River Beauty AL, Christ's Thorn HI, White Poplar GM, Death Camas PA
Neubewertung	Wiliwili HA
Neutralität	Green Bog Orchid AL, Twinflower AL
Nichtsehenwollen	Amaryllis PF
Nostalgie	Marsh Thistle BY, Mexican Oregano PF
Notfälle	Notfallmittel BB, First-Aid FI, Pear MA, Arnica NA, Echinacea NA, Red Clover NA, Terra NL, Staudenfeuerkraut WI
Notfälle (äußerliche Anwendung)	Notfallmittel BB, Notfallcreme BB
Oberflächlichkeit überwinden	Rabbit Orchid LI
Objektivität	Woolly Smokebush LI
Objektivität gegenüber sich selbst	Purple and Red Kangaroo Paw LI
Offenheit	Green Bog Orchid AL, Fuchsia grevillea LI
Öffnung für Neues	Bauhinia BU
Opferbewußtsein	Southern Cross BU, Desert Marigold DA, Inmortal DA, Woven Spine Pineapple Cactus DA, Sage NA, Mussel PM
Opferrolle	Urchin Dryandra LI, Dill PE
Optimismus	Sunshine Wattle BU, Whitethorn DA, Spotted Orchid FI, Laburnum GM, Borage NA, Scarlet Monkeyflower NA, Okra PE
orale Persönlichkeit	Pink Rose PF
Ordnung	Crab Apple BB, Paarse Dovenetel NL
Panik	Rock Rose BB, Holly GM, Swallow Wart HI, Fuchsia Gum LI, Urchin PM, Imbe RW, Rotklee WI

Parasiten (energetische)	Cleistocactus strausii KA
Patriotismus (negativer)	Indian Mulberry HI
Pech (wiederholtes)	Pill-Bearing Spurge HI
Perfektionismus	Rock Water BB, Desert Willow DA, Golden Waitsia LI, Pretty Face NA, Basil PF
Perspektive (übergreifende)	Pink Purslane BY, Cane Cholla Cactus DA
Perversion	Karvi HI, Pagoda Flower HI
Perversion (für Opfer)	Rippy Hillox HI
Pessimismus	Flowering Currant BY, Indian Tobacco DA, Strawberry Cactus, Spotted Orchid FI, Scarlet Monkeyflower NA, Colour-Orchid OR
Peter-Pan-Syndrom	Charlock BY
Pflichtgefühl	Valerian FI
Phantasie	Goatsbeard PA
phlegmatisches Verhalten	Old Man Banksia BU
Phobien	Green Spider Orchid BU, Red Chestnut GM, Summer Squash PE
Phobien (bei Frauen)	Castor Bean HA
Platz (seinen P. finden)	Sweet Pea NA
Pornographie	Karvi HI
Position (die eigene P. halten)	Staghorn Algae PM
positive Weltsicht	Okra PE
positives Denken	Willow AL
Positivität	Pleomele fragrans
Potential entfalten	Echinocereus scheeri KA, Myrtillocactus geometrizans KA
Potential entwickeln	Cereus peruvianus KA
Präsenz	Daisy FI, Rosemary NA, Chickweed PA, Knöterich WI
Präsenz im Augenblick	Jumping Cholla Cactus DA
Prioritäten setzen	Zinnia PE, Carrot PF
Psychiatrische Anstalt	Milo HA
Psychose	Ranunculus PF
Purismus	Rock Water BB
Rachsucht	Holly BB, Wallflower Donkey Orchid LI
Rassismus	Slender Rice Flower BU, Malabar Nut Flower HI
Reaktion (rasche)	Mexican Oregano PF
rebellisches Verhalten	Red Helmet BU, Jasmine PF
Reden (freies)	Bush Fuchsia BU
Redseligkeit	Heather BB
Regeneration	Fireweed AL, Fuchsia PA
Regression	Milkweed NA
Reinheit des Gedankens	Blackberry MA
Reinigung	Crab Apple BB, Salbei WI
Reinigung der Gedanken	Echinacea PF
Reinigung von negativen Energien	Antiseptic Bush LI

Reizbarkeit	Chamomile NA
Reizüberflutung	Dill NA
Reserviertheit	Water Violet BB, Violet NA
Resignation	Gorse BB, Kapok Bush BU, Ephedra DA, Zimtrose RO
Reue	Field Maple GM
Rhythmus	Carrot PF
Riskieren	Fishhook Cactus DA
Rolle (unechte)	Mariola DA, Columbine PF
Rückgrat	Zistrose AF
Rückschläge	White Poplar GM, Silver Lace PF
Rücksichtnahme (fehlende)	Rough Bluebell BU
Ruhe (innere)	Banana MA, Lettuce MA
Ruhe des Denkens	Beemdkron NL
Ruhelosigkeit	Magnolia GM
Sanftheit	Northern Lady's Slipper AL, Red Leschenaultia LI, Chiton PM
Sanftheit aus innerer Stärke	Aster PF
Sanftheit gegenüber sich selbst	Whitethorn DA
schädigende Situationen	Ephedra DA
Scham	Billy Goat Plum BU, Cardon DA, Foothills Paloverde DA, Pink Monkeyflower NA, Camellia PA
Schatten	Spindle GM, Ceropegia fusca KA, Scarlet Monkeyflower NA
Schatten annehmen	Cardon DA, Sea Lettuce PM
Schatten integrieren	Caralluma russeliana KA
Schattenseite sehen	Mullein DA
Schizophrenie	Ranunculus PF
Schlucken von Verletzungen	Chamomile PF
Schmerzen aus vergangenen Erfahrungen	Penta PF
Schmollen	Wild Oat PF
Schock	Star of Bethlehem BB, Staudenfeuerkraut WI
Schönheit	Crab Apple BB, Silver Birch GM
Schönheit (eigene S. akzeptieren)	Columbine AL
Schönheit (innere)	Paradiesvogelblume AF, Elder FI, Pretty Face NA
Schönheitskult	Elder FI, Pretty Face NA
Schroffheit	Red Leschenaultia LI
Schüchternheit	Dog Rose BU, Philotheca BU, Violet NA, Summer Squash PE
Schuldgefühle	Sturt Desert Rose BU, Red Root DA, Pink Monkeyflower NA, Camellia PA, Bougainvillea PF
Schuldzuweisungen	Arroyo Willow DA, Star Primrose DA, Correa LI
Schutz	Yarrow AL, Bistort BY, Daisy FI, Cherry

	Laurel GM, Italian Alder GM, Yew GM, Cereus peruvianus KA, Purple and Red Kangaroo Paw LI, Shy Blue Orchid LI, Yarrow Special Formula NA, Schafgarbe WI
Schutz vor negativen Energien	Antiseptic Bush LI
Schutz vor negativen Gedanken anderer	White Rose PF
Schutzpanzer	Blue Elf Viola AL
Schwäche	Centaury BB, Damiana DA
Schwangerschaft (Selbstzweifel werdender Mütter)	Bottlebrush BU
Schwanken	Ratany DA
Schwankungen der Energie	Fairy Duster DA, Purple Enamel Orchid LI
Schwankungen der Gefühle	Chamomile NA
Schwarzweiß-Denken	Kolanchoe PF
Schwerfälligkeit	Old Man Banksia BU
Schwierigkeiten (Stärkung des Herzens in S.)	Komkommerkruid NL
Schwierigkeiten überwinden	Mycena NL
Sehnsucht nach Gesellschaft	Heather BB
Sehnsucht nach Unerreichbarem	Lily of the Valley BY
Sekte (Versklavung durch)	Rangoon Creeper HI
Sektenzugehörigkeit	Chinese Violet HA
Selbstablehnung	Salvia PF
Selbständigkeit	Borage PF
Selbstannahme	Alpine Azalea AL, Five Corners BU, Purple Mat DA, Myrtillocactus geometrizans KA, Vanilla Leaf PA, Frühlingsgold RO
Selbstausdruck	Star Leaf DA, Weigela PA, Revelation RW
Selbstbestrafung	Crown of Thorns DA, Orchid PF, Pine PF
Selbstekel	Crab Apple BB
Selbstgenügsamkeit	Mexican Star DA
Selbstkontrolle	Almond MA
Selbstkritik	Oregon Grape DA,
Selbstlosigkeit	Peach MA, Trillium NA
Selbstmitleid	Chicory BB, Penstemon NA
Selbstmordgedanken	Waratah BU
Selbstsicherheit	Pineapple MA, Yellow Pond Lily PA
Selbstsucht	Fringed Lily Twiner LI, Heart-Orchid OR
Selbstunterschätzung	Sumach BY, Candy Barrel Cactus DA
Selbstverachtung	Cardon DA
Selbstverherrlichung	Larkspur NA
Selbstvertrauen	Evening Star DA, Bell Heather FI, Ferocactus schwarzii KA, Buttercup NA, Hahnenfuß WI
Selbstverurteilung	Foothills Paloverde DA
Selbstverwirklichung	Fuchsia PA

Selbstvorwürfe	Pine BB
Selbstwertgefühl	Lace Flower AL, Correa LI, Yellow Boronia LI, Magnolia PF
Selbstwürdigung	Columbine AL, Butterbur BY
Selbstzerstörung	Bistort BY, Elder GM, Forsythia PA
Selbstzweifel	Alpine Azalea AL, Star Leaf DA, Buttercup NA
Sensibilität	Angel-of-Protection-Orchid OR
Separatismus	Lime FI
Sicherheit (Gefühl fehlender)	Tall Mulla Mulla BU
Sichzurechtfinden	Wild Oat BB
Sinnlichkeit (unterdrückte)	Star Primrose DA, Bird Cherry GM
Sinnlosigkeit	Wild Rose BB
Snobismus	Malabar Nut Flower HI
Sorgen	Brown Boronia LI
Sorgen (hinter sorgloser Maske)	Agrimony BB
Sorgen (übermäßige S. um andere)	Red Chestnut BB, Dog Rose BU
Sorgen (zwanghafte)	Crowea BU
souveränes Auftreten	Kangaroo Paw BU
Spätentwickler	Agave DA
Spiel	Zinnia PE, Dolphin PM
Spontaneität	Parval HI, Golden Waitsia LI, Curry PF, Ligustrum PF
Sprachlosigkeit	Weigela PA
Sprechen	Calendula NA, Cosmos NA
Sprechen (klares)	Beech GM
Sprödigkeit	Yew BY
Stabilität, geistige	Bunchberry AL
Stadtleben	Dill NA
Stagnation	Sticky Geranium AL, Cayenne NA, Sea Pink FI, Green Rose LI
Stärke	Hornbeam BB, Ash GM, Tomato MA, Mountain Pride NA, Cinnamon Basil PF
Stärke (freudige)	Sweet Chestnut BB
Stärke (friedliche)	Holly GM
Stärke (zur Pflichterfüllung)	Elm BB
Stärken anderer sehen	Christmas Cactus PF
Starrheit	Double Snowdrop BY, Ohai Ali'i HA, Dampiera LI
Starrköpfigkeit	Tarbush DA
Status (Streben nach S.)	Gymnea Lily BU
Staunen	Bougainvillea HA
Sterben	Snowdrop FI, Angel's Trumpet NA, Angelica NA, Chrysanthemum NA, Victoria Regia OR
Stimmungsschwankungen	Silver Maple GM
Stolz	Water Violet BB

Streß	Bell Heather FI, Sycamore FI, Purple Flag Flower LI, Sweet Bell Pepper PE
Streß (extremer)	Salvia PE
Suchen	Sweet Pea NA
Sucht	Milky Nipple Cactus DA, Morning Glory Tree DA, Tarbush DA, Tulip Tree GM, Morning Glory HI, Blue China Orchid LI, Silver Princess Gum LI, Black Cohosh NA, California Poppy NA, Chaparral NA, Milkweed NA, Morning Glory NA, Forsythia PA, Prunkwinde WI
Sündenbocksuche	Garden Mum PF
Tagträumen	Welsh Poppy BY, Red Lily BU, Sundew BU
Tapferkeit	Red Grevillea BU, Penstemon NA
Täuschung	Honesty BY, Mullein NA
Teilen	Cup of Gold HA, Blue Leschenaultia LI, Fawn Lily NA, Star Thistle NA
Todesfall	Ashoka Flower HI, Radish HI,
Toleranz	Silver Birch GM, Weeping Willow GM, Yellow and Green Kangaroo Paw LI, Onion PF
Toleranz (absolute)	Beech BB
Traditionsbewußtsein	Saguaro NA
Trägheit	Red Feather Flower LI
Trägheit (geistige)	Peppermint NA
Trauer	Grief BY, Sturt Desert Pea BU, Hackberry DA, Wolfberry DA, Purple Crocus PA, Starfish PM
Trauer (unterdrückte)	Yerba Santa NA
Trauer um einen geliebten Menschen	Pansy PF
Trauma	Tundra Twayblade AL, White Fireweed AL, Bell Heather FI
Träume im Übermaß	Tulip Tree HI
Träumen	Revelation RW
Traurigkeit	Geranie AF
Trennung	Red Suva Frangipani BU
Trennung (Trost bei räumlicher T.)	Fortune's Double Yellow PF
Treue	Grape MA
Treue zu sich selbst	Sturt Desert Rose BU
Trost	Star of Bethlehem BB, Organ Pipe Cactus DA
tyrannisches Verhalten	Vine BB
überaktiver Verstand	Tranquility BY
überbeschützende Mutter (Belastung durch)	Lantana PF
überbeschützendes Verhalten	Thistle DA
Überblick	Filaree NA
Überempfindlichkeit	Jojoba DA, Daisy FI
Übererregbarkeit	Fairy Duster DA

Überflußbewußtsein	Blue Bell BU, Crown of Thorns DA, Desert Willow DA, Mesquite DA, Polyanthus PA
Überforderung	Oak BB, Desert Christmas Cholla Cactus DA, Whitethorn DA
Überforderung (bei hoher Verantwortung)	Elm BB
Überforderung (geistige)	Rabbitbrush NA, Dill WI
überholte Denk- und Verhaltensmuster	Marsh Thistle BY
Überleben	Waratah BU, Yew GM
Überlegenheitsgefühle	Hibbertia BU, Spindle GM
Überwältigung durch Autorität	Pine Cones BY
Unabhängigkeit	Red Grevillea BU, Columbine PF
Unabhängigkeit von Männern (weibliche)	Japanese Magnolia PF
Unbeeinflußbarkeit	Walnut BB
Unbeholfenheit	Kangaroo Paw BU, Dogwood NA
Underdog-Rolle	Urchin Dryandra LI
Unempfindsamkeit	Yellow Star Tulip NA
Unentschlossenheit	Scleranthus BB, Soaptree Yucca DA, Mullein NA, Pipsissewa PA
Unerfülltsein	Wild Oat BB
Ungeduld	Impatiens BB, Black-Eyed Susan BU, Impatiens HA
Unglück erwarten	Red Chestnut BB
unparteiisches Verhalten	Yellow Cowslip Orchid BU
Unreinheit (Gefühl der)	Crab Apple BB
Unschuld	Red Root DA
Unselbständigkeit	Russian Foget-Me-Not LI
Unsicherheit	Cow Parsnip DA
Unsicherheit (über eigene Gefühle)	Crowea BU
Unterbewußtsein	Vergißmeinnicht WI
Unterordnung wider besseres Wissen	Sneeuwklokje NL
Unterscheidungsvermögen	Pink Fairy Orchid LI
Unterscheidungsvermögen (auch des Immunsystems)	Snapdragon PF
Unzufriedenheit (mit der «Ungerechtigkeit» des Lebens)	Willow BB
Urteilen	Twin Flower PA
Urteilsvermögen	Plane Tree GM, Echinacea PF
Veränderung	Shrimp PF
Veränderung annehmen	Cow Parsnip AL, Crossandra infundibuliformis PF
Veränderungen im Leben bewältigen	Bottlebrush BU
Verantwortung	Pomegranate DA, Giant Redwood GM, Blue-Topped Cow Weed LI, Many-Headed Dryandra LI, Fairy Lantern NA
Verantwortung (schwere)	Alpine Mint Bush BU
Verantwortung für das eigene Handeln	Southern Cross BU, Sunflower PF

Verantwortung für die eigenen Emotionen	Melon Loco DA
Verantwortung für sich selbst übernehmen	Agave DA, Desert Marigold DA, Self-Heal NA
Verantwortungskraft (zuversichtliche)	Elm BB
Verarbeiten vieler Eindrücke	Dill WI
Verbohrtheit	Fire Prickly Pear Cactus DA
Verborgenes vom Herzen aus erspüren	Maggie PF
Verdauen (sich Zeit dafür nehmen)	Red Huckleberry PA
Verdienen (etwas Gutes verdient haben)	Polyanthus PA, Anemone PF
Verdrängung	Bisbee Beehive Cactus DA, Black-Eyed Susan NA, Fuchsia NA
Verfolgungswahn	Oregon Grape DA, Oregon Grape NA
Vergangenheit (in der V. leben)	Honeysuckle BB
Vergangenheit (Verhaftung in)	Bachelor Button PF
Vergangenheitsbewußtsein (freies)	Honeysuckle BB
Vergebung	Mountain Wormwood AL, Dagger Hakea BU, Mountain Devil BU, Salal PA, Lilac PF
Vergeßlichkeit	Rosemary NA, Periwinkle PA, Delphinium PF, Rosmarin WI
Vergewaltigung (für Opfer)	Rippy Hillox HI
Vergleich mit anderen	Slender Rice Flower BU
Verhärtung	Pixie Mops LI, Nicotiana NA
Verkrampfung	Dandelion NA
Verkriechen (sich v.)	Mexican Shell Flower DA
Verkrüppelung des eigenen Potentials	Lilac BY
Verlegenheit	Dogwood NA
Verletzlichkeit	Monkshood AL, Early Purple Orchid BY, Viburnum GM, Klaproos NL, Lantana PF
Verletzlichkeit zulassen	Pink Monkeyflower NA, Poison Oak NA
Verletzung als Chance	Menzies Banksia LI
Verletzung, tiefe	Pink Mulla Mulla BU
Verleugnung (der wahren Gefühle)	Sneeuwklokje NL
Verlust	Red Suva Frangipani BU
Verlust geliebter Menschen	Tränendes Herz WI
Vermeiden von Kommunikation	Fishhook Cactus DA
Vermeidung	Bouvardia DA
Vernetztheit allen Lebens erkennen	Lime FI
Vernunft in turbulenten Situationen	Dog Rose of the Wild Forces BU
Versagensängste	Tiger's Jaw Cactus PF, White Carnation PF
Verstand (Gleichgewicht des)	Cherry Laurel GM
Verstandesbetontheit	Indigo Bush DA, Strawberry Cactus DA, Neem HI
Verständnis für andere	Southern Cross LI
Verstorbene (Erinnerung an)	Vergißmeinnicht WI
Vertrauen	Baby Blue Eyes NA, Oregon Grape NA
Vertrauen in die Berechtigung der eigenen Wünsche	Bright Star DA
Vertrauen ins Leben	Prickly Pear Cactus DA

Vertrauen ins Unbekannte	Aspen BB
Verträumtheit	Clematis BB
Verwirrung	Foxglove BY, Soapwort BY, Camphorweed DA, Jumping Cholla Cactus DA, Broom FI, Deerbrush NA
Verzeihen (sich selbst)	Pine BB, Pine PF
Verzweiflung	Sweet Chestnut BB, Blackthorn BY, Waratah BU
Vitalität	Damiana DA, Gorse FI, Morning Glory NA
Vitalität (während geistiger Anstrengung)	Nasturtium PE
Vollkommenheit (eigene spüren)	Foothills Paloverde DA
Vorahnungen	Aspen BB, Ribbon Pea LI
Vorfahren (Befreiung von negativen Gedankenmustern der V.)	Boab BU
Vorsicht	Russian Centaurea LI
Vorurteile	Bauhinia BU, Fresh Water Mangrove BU, Slender Rice Flower BU, Lime FI, Malabar Nut Flower HI, Southern Cross LI, Colour-Orchid OR, Onion PF
Wachheit	Morning Glory NA, Peppermint NA
Wagemut (ins Unbekannte)	Yellow Dryas AL
Wagen (etwas Neues)	Spring Squill BY
Wahlmöglichkeiten erkennen	Star of Bethlehem LI
Wahrheit (der eigenen W. vertrauen)	Syrian Rue DA
Wahrheit (eigene W. anderen vermitteln)	Ratany DA
Wahrheit (eigene W. leben)	Papagaaieblad NL
Wahrheit ausdrücken	Fuchsia grevillea LI
Wahrheitsserum	Syrian Rue DA
Wankelmut	Jacaranda BU
weibliche Lebensbestimmung	Hinahina-ku-kahakai HA
weiblicher Teil	Kürbis WI
weibliches Prinzip (Störung des)	Queen of the Night DA
Weiblichkeit	Lehua HA, Goddess Grasstree LI, Alpine Lily NA, Pomegranate NA, Quince NA, Venus-Orchid OR
Weiblichkeit positiv ausdrücken	Mala Mujer DA
Weichwerden	Orange Leschenaultia LI
Weisheit	Senita DA
Weisheit (innere)	Candy Barrel Cactus DA
Weltliches (Verhältnis zum W.)	Jojoba DA
Wesentliche (das W. sehen)	Foxglove AL, Sagebrush NA
Wesentliches (Konzentration auf W.)	Hoptree DA
Wichtignehmen (sich)	Woolly Smokebush LI
Widerstand auflösen	Cane Cholla Cactus DA, Snowberry PA, Yellow Yarrow PE
Widerstand gegen Alltagsroutine	Summer Squash PE

Widerstand gegen Veränderung	Bauhinia BU, Black Mushroom PF
Widrigkeiten	River Beauty AL
Wiedergutmachung (früherer negativer Taten)	Butterfly Lily HI
Wiederholen von Fehlern	Chestnut Bud BB, Green Rose LI
Wildheit (Zugang zur inneren W.)	Sea Horse PM
Wille (bewußter)	Arroyo Willow DA, Cliff Rose DA
Wille (Aktivierung des)	Ephedra DA
Willenskraft	Akia HA, China Orchid LI, Old Blush PF
Willensstärke (sanftmütige)	Vine BB
Wissen um die eigenen Fähigkeiten	Tamarack AL
Wohlbefinden	African Violet PF
Wohlstand	Mexican Hat PF
Wünsche (übertriebene)	Fortune's Double Yellow PF
Würde	Strawberry MA
Würgegriff	Oxalis BY
Wut	Blue Elf Viola AL
Wut (aufgestaute W. loslassen)	Crepe Myrtle PF
Wut (unterdrückte W. ausdrücken)	Ligustrum PF, Pink Geranium PF
Wutanfälle	Scarlet Monkeyflower NA, Ranunculus PF
zänkisches Verhalten	Mala Mujer DA
Zeitrhythmen anderer akzeptieren	Reuzenbalsemien NL
Zentrierung	Knöterich WI
Zerbrechlichkeit	Bell Heather FI
zerdrückte Persönlichkeit	Five Corners BU
Zersplitterung	Windflower PA
Zerstörung des Alten	Sacred Datura DA
Zerstreutheit	Jacaranda BU
Zielgerichtetheit	Silver Princess BU, Cliff Rose DA, Soaptree Yucca DA, Pink Trumpet Flower LI, Tansy NA
Zielstrebigkeit	Blackberry NA
Zögern	Spanish Bayonet Yucca DA, Tansy NA
Zorn	Mulberry GM
Zufriedenheit	Cow Parsnip AL, Manna Ash GM
Zufriedenheit mit dem eigenen Wissen	Hibbertia BU
Zufriedenheit mit dem, was man hat	French Lavender PF
Zuhören	Twinflower AL
Zuversicht	Gentian BB, Saguaro DA, Woven Spine Pineapple Cactus DA, Cherry Plum GM, Opuntia cardiosperma KA, Wild Violet LI
zwanghafte Gedanken	Obsession BY, Silver Moon PF
Zweifel	Gentian BB, Evening Star DA
Zweifel seitens der Außenwelt	Snake Vine LI
Zwiespalt	Pittespora GM
Zynismus	Spotted Orchid FI, Mulberry GM

3

Blütenessenzen und zwischenmenschliche Beziehungen

Im folgenden finden Sie Querverweise auf Blütenessenzen, die insbesondere für zwischenmenschliche Beziehungen förderlich sein können. Von zentraler Bedeutung ist hier natürlich der Bereich der Sexualität.

Abgelenktheit durch menschliche Gesellschaft	Rose Cone Flower LI
Achtung (gegenseitige)	Brachycome LI
Achtung vor sich und anderen	Coral PM
Alleinerziehen (Überforderung durch)	One-sided Bottlebrush LI
Angst vor Berührung	Avocado HA
Angst vor Nähe	Teddy Bear Cholla Cactus DA, Poison Oak NA, Sticky Monkeyflower NA, Archduke Charles PF
Angst, in Gruppen unterdrückt zu werden	Violet NA
anstößiges Sozialverhalten	Sow Thistle DA
Anpassungsfähigkeit	Douglas Aster PA
Aphrodisiaka	Night Jasmine HI, Water Lily HI
Ausgenutztwerden	Cat's Paw LI
Ausgleich der Dualität	Spiritual Marriage FI
Ausgleich männlicher und weiblicher Energien	Coconut HA
Barrieren	Mallow NA
Berührung (Abneigung gegen)	Flannel Flower BU
Beziehungen (langfristige)	Marquis Boccella PF
Dazugehörigkeit	Tall Yellow Top BU
Depression aufgrund von Beziehungsproblemen	Salad Burnet PF
Dominanz und Abhängigkeit in Beziehungen	Geraldton Wax LI
Ehrlichkeit	Streptocarpus HA
Eifersucht	Holly BB, Mountain Devil BU, Gorse GM
Einklang von Einzel und Gruppenwille	Pua-hoku HA
Einsamkeit	Desert Sumac DA

228

Einsamkeit in der Gruppe	Veilchen WI
Ekel vor Sexualität	Billy Goat Plum BU
Eltern (abgelenkt durch zu viel Arbeit)	Red and Green Kangaroo Paw LI
Eltern (die mehr Gleichmut brauchen)	Rose Cone Flower LI
Engagement (volles)	Wedding Bush BU, Slow Match HI
Entfremdung	Tall Yellow Top BU, Jasmine PF
familiäre Lasten gemeinsam tragen	Red Feather Flower LI
familiäre Pflichten	Red Beak Orchid LI
Familie (Gespür füreinander)	Bush Gardenia BU
Familie (Zeit für die)	Red Helmet BU
Familie (Zuwendung zur)	Gardenia PF
Familienbande (zerstörte)	Chinese Violet HA
Familiensinn	Balga LI
Fehler (den Sinn von Fehlern anderer verstehen)	Yellow and Green Kangaroo Paw LI
Freude am Zusammensein mit anderen	Kangaroo Paw BU
Freude über den Erfolg anderer	Cowslip Orchid LI
Freundschaft	Catnip PF
Freundschaften (neue)	Fimbriata PF
Frigidität	Cannon Ball Flower HI, Ixora HI, Purple Magnolia PA, Marigold PF
Führungsposition	Lani ali'i HA
gelöstes Sozialverhalten	Queensland Bottlebrush LI
Gemeinschaftsleben	Quaking Grass NA, Sweet Pea NA
Genießen des Zusammenlebens	Red and Green Kangaroo Paw LI
Geschlechteridentität	Calla Lily NA, Quince NA, Marigold PF, Calla WI
Gleichberechtigung Mann – Frau	Spider Lily HA
Gleichgewicht weiblich – männlich	Chive PE
Grenzen (die eigenen anderen erklären)	Desert Christmas Cholla Cactus DA
Grenzen setzen	One-Sided Wintergreen AL, White Violet AL, Mountain Devil BU, Bright Star DA, Thistle DA, Cleistocactus strausii KA, Pink Yarrow NA, Cécil Brünner PF, Lobelia PF
Gruppenarbeit	Sow Thistle DA, Königskerze WI
Gruppenarbeit (mit negativen Elementen umgehen)	Ursinia LI
Gruppendruck	Mexican Bush Sage PF
Gruppendruck (der Peergroup)	Geraldton Wax LI
Gruppenharmonie	Slender Rice Flower BU
Gruppenhysterie	Rotklee WI
Gruppenidentität (höhere)	Quaking Grass NA
Gruppenintegration	Ackergauchheil AF, Zistrose AF
Harmonie in Zweierbeziehungen	Red Hibiscus HI
Hemmungen in Gesellschaft	Queensland Bottlebrush LI
Herz (in Liebesdingen der Stimme des Herzens folgen)	Marie Pavié PF

Herzensmitte	Desert Holly DA
Herzenswärme	Echinocereus scheeri KA
Herzlichkeit	Mallow NA
Identität in der Gruppe bewahren	Golden Yarrow NA, Goldenrod NA, Violet NA
Intimität	Poison Oak NA, Sticky Monkeyflower NA
Klatsch und Tratsch	Fringed Lily Twiner LI
Klaustrophobie in Gruppensituationen	West Australian Christmas Tree LI
Kommunikation (tiefe)	Jade Vine HA
Konflikte	Prickly Wild Rose AL, Purple Eremophilia LI
Konflikte Eltern-Kind	Tassel Flower HI
Kontaktschwierigkeiten	Mallow NA
Leben bewußt genießen	Douglas Aster PA
leichtes Strömen der Liebe	Desert Holly DA, Love-Orchid OR
Leidenschaft	Bush Gardenia BU
Liebe	Sticky Monkeyflower NA, Heart-Orchid OR, Love-Orchid OR, Frühlingsgold RO
Liebe (bedingungslose)	Night-Blooming Waterlily HA, Bleeding Heart NA, Moara RW
Liebe (dauerhafte)	Marquis Boccella PF
Liebe (unerwiderte)	Snake Bush LI, Marquis Boccella PF
Liebe als Mühe empfinden	Desert Holly DA
Liebe anderer würdigen	Primrose PF
Liebe auf dem Prüfstand	Purple Garden Sage PF
Liebe durch Achtung statt nur durch Leidenschaft	Champney's Pink Cluster PF
Loslassen von Beziehungen, die nicht unseren besten Möglichkeiten entsprechen	Gruß an Aachen PF
Machos	Wisteria BU
Manipulation in Beziehungen	Isopogon BU
Mann-Frau-Beziehung	Sweetgale AL
männliche Sexualität	Mai'a HA
männliches Prinzip	Balga LI
Mutter-Kind-Beziehung	Grove Sandwort AL, Pineapple Weed AL, Mariposa Lily NA, Kürbis WI
Mütterlichkeit	Mariposa Lily DA, Mariposa Lily NA
Muttersein	Noni HA, Pomegranate NA
Neid zwischen engen Freunden oder Familienmitgliedern	Vilayati amli HI
Nein sagen können	Bright Star DA, Lobelia PF
neues Interesse am Partner	Bush Gardenia BU
Normen (soziale)	Goldenrod NA
Öffnung für andere Menschen	Veilchen WI
Organismus	Ybá RW
Polarität männlich – weiblich	Spiritual Marriage FI
Potentiale entfalten	Echinocereus scheeri KA
Potenzstörungen	Ixora HI, Marigold PF
Promiskuität	Pua-Kenikeni HA

Promiskuität bei Frauen	Old Maid (rosa) HI
Promiskuität bei Männern	Old Maid (weiß) HI
Prostituierte	Old Maid (rosa) HI
realistisches Erkennen von	Cat's Paw LI
Beziehungssituationen	
romantisches Liebesideal	Primrose PF
Sanftheit der Berührung	Flannel Flower BU
Sarkasmus	Port St. John's Vine HA
Schuldgefühle in bezug auf Sexualität	Meenalih HI
Schwangerschaft	Noni HA, Pomegranate NA, Kürbis WI
Seelenbeziehungen	Desert Sumac DA, Forget-Me-Not NA
Selbstverwirklichung (durch andere)	Baumerika AF
Sexualität (allgemein)	Seticereus icosagonus KA, Alpine Lily NA,
	Basil NA, California Pitcher Plant NA,
	Easter Lily NA, Manzanita NA,
	Sticky Monkeyflower NA
Sexualität (negative Einstellung zu)	Day-Blooming Waterlily HA
Sexualität (Sorge um die Gefühle des Partners)	Old Maid (weiß) HI
Sexualität (weibliche)	Kanarische Kletterglockenblume AF,
	Roseneibisch AF, Hibiscus NA
Sexualität als Machtspiel	Pagoda Flower HI
Sexualität und Herz	Feuerlilie WI
Sexualität und planetarische Kreisläufe	Balsam Poplar AL
Sexualkraft (männliche)	Banane AF, Fensterblatt AF
Sexualobjekt (für Männer, die Frauen nur	Prickly Poppy HI
als S. sehen)	
sexuelle Erfüllung	Day-Blooming Water Lily HA, Mai'a HA
sexuelle Erschöpfung	Lady's Slipper NA
sexuelle Genußfähigkeit	Wisteria BU
sexuelle Harmonie	Red Hibiscus HI
sexuelle Schwierigkeiten durch	Tufted Vetch BY
Kindheitskonditionierung	
sich zu Hause fühlen	Tall Yellow Top BU
Sicherheit in der Nähe anderer	Catnip PF
Sinnlichkeit	Lehua HA, Purple Magnolia PA,
	Embó Rudá RW
soziale Konflikte	Indian Mulberry HI
spirituelle Liebe	Papaya HA
Stagnation in Beziehungen	Klein's Pencil Cholla Cactus DA
Stillen	Coconut HA
Trauma in Beziehungen	Violet Butterfly LI
Trennung	Black Kangaroo Paw LI, Violet Butterfly LI,
	Tränendes Herz WI
Unehrlichkeit	Streptocarpus HA
unproduktive Beziehungen loslassen	Fimbriata PF
Vater-Kind-Bindung	Red Helmet BU
Vaterbeziehung	Sunflower NA, Sonnenblume WI

Verantwortung in Beziehungen	Evening Primrose NA
verbale Schärfe	Calendula NA, Snapdragon NA
Verbindung (gefühlsmäßige)	Tall Mulla Mulla BU
Vergebung	Black Kangaroo Paw LI
Verletztheit ausdrücken	Cat's Paw LI
Versöhnung	Ulei HA, Indian Pipe PA, Rain Lily PF
Versöhnung in der Familie	Plumbago HA
Zärtlichkeit	Date MA
Zuhören	Yellow Leschenaultia LI, Venus-Orchid OR, Viburnum PA

4

Blütenessenzen für Arbeit und Beruf

Im folgenden finden Sie Querverweise auf Blütenessenzen, die besonders für Situationen im Arbeits- und Berufsleben empfohlen werden.

allein etwas leisten	Happy Wanderer LI
Ausdrucksfähigkeit (sprachliche)	Parrot HI, Trumpet Vine NA, Bluebell PA, Crepe Myrtle PF
Autonomie	Canyon Grapevine DA
autoritäres Verhalten	Willowherb FI
Autoritätspersonen (Probleme mit)	Red Helmet BU, Saguaro NA
Berufung und Beruf	Lady's Slipper NA, Pomegranate NA (für Frauen)
Bildschirmarbeit	Office Flower HI
Brainstorming	Dailily PF
Büroarbeit	Office Flower HI
Bürokraten	Indian Coral III
Charisma	Devil's Claw DA, Canyon Dudleya NA, Larkspur NA
Dienst für die Gesellschaft	Yellow Rose PF
ehrenamtliches Helfen	Common White Spider Orchid LI
Engagement (volles)	Wedding Bush BU
Entertainer	Iris PF
Fähigkeiten entwickeln	Hazel GM
Führen (liebevolles)	Vine BB
Führungskraft	Willowherb FI, Echinocactus grusonii KA, Larkspur NA, Sunflower NA, Trumpet Vine NA, Snowdrop PA
Führungsverhalten (ermutigendes)	Aster PF
helfende Berufe	Leafless Orchid LI
Geld (ganzheitlicher Umgang mit)	Papala Kepau HA

intellektuelle Überlastung	Nasturtium NA, Peppermint NA
Kommunikation	Bluebell PA
Komplexität bewältigen	Laurel FI
Kompromißbereitschaft	Veronica LI
Konkurrenzverhalten	Canyon Grapevine DA, Tiger Lily NA
Konzentration	Broom FI, Yellow Boronia LI, Indian Pink NA, Madia NA
Konzentrationsschwäche	West Australian Smoke Bush LI
Kooperation	Purple Mat DA, Willowherb FI, Tiger Lily NA, Harvest Lily PA, Spike Lavender PF
Kooperationsfähigkeit	Alum Root PA
Kreativitätsblockade	Turkey Bush BU
Künstler (Anfänger und professionelle)	Turkey Bush BU
künstlerische Kreativität	Indian Paintbrush NA, Inspiration-Orchid OR
Lampenfieber	Hybrid Pink Fairy LI
Lehrer (strenge)	Nilgiri Longy
Organisationsfähigkeit	Laurel FI, Basil PF
Pflegeberufe	Common White Spider Orchid LI
Pflichterfüllung (übertriebene)	Larkspur NA
Planen	Bronze Fennel PF, Knotted Marjoram PF
Politiker	Indian Coral HI, Spotted Gliricidia HI
Präzision des Denkens	Blue Lupin PA
Projekte zu Ende bringen	Peach-Flowered Tea Tree BU
Reden (öffentlich)	Parrot HI
Reformpolitik	Yellow Rose PF
Schreibblockade	Hooker's Onion PA
Selbstsucht im Geschäftsleben	Sithihea HI
Streß	Indian Pink NA
Studium	English Elm, Hazel GM
Typ-A-Persönlichkeit	Basil PF
Überforderung bei freiberuflicher oder selbständiger Tätigkeit	One-Sided Bottlebrush LI
Überforderung durch Führungsposition	One-Sided Bottlebrush LI
Überforderung durch schöpferische Arbeit	Indian Paintbrush NA
Verantwortung allein tragen	Happy Wanderer LI
verantwortungsvolle Position	Daililly PF
Verhandeln	Purple Mat DA
Wesentliches (Blick für)	Echinocactus grusonii KA
Workaholismus	Tranquility BY, Orchid PF

5

Blütenessenzen für Kinder und Jugendliche

Im folgenden finden Sie Querverweise auf Blütenessenzen, die insbesondere für typische Situationen von Kindern und Jugendlichen hilfreich sein können. Natürlich können auch viele andere Essenzen aus den anderen Stichwortlisten für junge Menschen in diesem Lebensstadium sinnvoll sein.

Bettnässen	Saint John's Wort NA
Eifersucht unter Kindern	Holly BB, Vilayati amli HI
Geburt	Angelica NA
Geburt (Stabilisierung des Gleichgewichts)	Cauliflower PE
Geburtstrauma	Hooker's Onion PA, White Hyacinth PF
Kinder (Kontakt mit ihren Geistführern aufbauen)	Little Flannel Flower BU
Kinder, die zu früh erwachsen geworden sind	Little Flannel Flower BU
Konflikte Eltern – Kind	Tassel Flower HI
Lernblockaden	Silver Princess Gum LI
Lernen	Hazel GM
Lernstörungen	Blue Camas PA
Lernstörungen (aufgrund von Beziehungsstörungen)	Poha HA
Mutter-Kind-Beziehung	Mariposa Lily NA
Pubertät	Orange Honeysuckle PA
rebellisches Verhalten bei Jugendlichen	Red Beak Orchid LI
Schockerlebnisse (Ausdrucksfähigkeit danach wiederherstellen)	Uala HA
schulisches Lernen	Gänseblümchen WI
Wachstumsschmerzen bei Jugendlichen	Silver Princess Gum LI

6

Blütenessenzen und spirituelle Entwicklung

Im folgenden finden Sie eine Liste von Themen, die insbesondere im Zusammenhang mit spiritueller Weiterentwicklung als Hindernis auftauchen können beziehungsweise als Potential des Menschen erreichbar sind. Bitte bedenken Sie, daß auch viele Begriffe aus dem Stichwortverzeichnis für mental/psychisch/psychologische Themen im Zusammenhang mit spiritueller Weiterentwicklung wichtig sein können.

Akasha-Chronik	Whale PM
alchimistische Transformation	Rainbow Kelp PM
alte Muster loslassen	Camphorweed DA, Ceropegia fusca KA
alte Weisheit (Zugang zu)	Tree Lichen GM
Anerkennung (mangelnde)	Parakeelya LI
Angst vor niederen Astralwesen	Nightblooming Cereus HA
Angst vor Spiritualität	Purple Monkeyflower NA
Annehmen	Silver Birch PA
Annehmen von Wachstumsprozessen	Indian Tobacco DA
Astralreisen (im Übermaß)	Tulip Tree HI
Atheismus	Temple HI
Aufgabe (höhere A. erkennen)	Blueberry Pollen AL
Ausgleich der Energien von Tag und Nacht	Nightblooming Cereus HA
Ausrichtung (innere)	Verbena PF
Ausstrahlung (spiritueller Energie)	Icelandic Poppy AL
Begrenzungen loslassen	Blueberry Pollen AL, Bog Blueberry AL
Besessenheit (astrale)	Kou HA, Ti HA
Besessenheit (spirituelle)	Angelsword BU
Bestimmung (individuelle)	Cattail Pollen AL
Bewußtseinsebene wechseln	Lime GM
Bewußtseinserweiterung	Horsetail AL
Blendwerk (Beeindruckbarkeit durch spirituelles B.)	California Poppy NA, Canyon Dudleya NA

Channelling	Judas Tree GM, Channelling-Orchid OR, Higher-Self-Orchid OR, Red Malva PF
Christus-Bewußtsein	Holy-Thorn FI, Sunflower PF, Weiße Lilie WI
Dankbarkeit	Blueberry Pollen AL
Dankbarkeit gegenüber dem Leben	Desert Sumac DA
Demut	Silver Birch PA
Dienen	Theresa Cactus DA, Apple FI
Dienen (überpersönliches)	Purple Nymph Water Lily LI
Dienen und Geben als Maske	Theresa Cactus DA
Dimensionen (andere)	Mugwort NA
Dogmatismus (religiöser)	White Coral HI
Dualität (zwischen Männlichem und Weiblichem)	Green Fairy Orchid AL
Dunkle Kräfte (Schutz vor d. K.)	Pa'u-o-hi'iaka HA
Einschüchterung durch Ansichten anderer	Pin Cushion Hakea LI
Engel (Kontakt zu E.)	Angel's Trumpet HA, Pa'u-o-hi'iaka HA, Angel-Orchid OR, Angel-of-Protection-Orchid OR
Entwicklung	Lotus HA
Erdung	Camphorweed DA, Jojoba DA, Canyon Dudleya NA
Erkenntnis	Alder AL
Erschöpfung durch übermäßige Öffnung für Spiritualität	Lavender NA
Erweiterung der Sinneswahrnehmung	Orange Ruffles PE
Expansion	Sonia PE
Expansionserfahrung verarbeiten	Blaze Improved PE, Maybelle Stearn PE, Mr. Lincoln PE, Chicago Peace PE, Tiffany PE, Oregold PE, Soulray-Essenz 1 PE, Soulray-Essenz 8 PE
Extreme erfahren	Labrador Tea AL
Familie und spirituelle Entwicklung	Yellow Dryas AL
fehlgeleitete spirituelle oder religiöse Überzeugungen	Mamane HA
feinstoffliche Energien (spüren)	Comandra AL, Lady's Slipper AL
Festhalten	Compass Barrel Cactus DA, Starfish PM
finden (sich)	Obaiti RW
Fluch	Ti HA
Freiheit	Leyland Cypress GM, Anemone PM
Freiheit der Wahl	Lily of the Valley PA
Frequenzen (Öffnung für höhere)	Mango HA
Führer (religiöse)	Red Silk Cotton HI
Führung	Hairy Butterwort AL, Channelling-Orchid OR, Red Malva PF
Führung (göttliche)	Johanniskraut WI
Führung (innere)	Shooting Star AL, Mountain Mahogany DA, Scots Pine FI, Yellow Star Tulip NA, Bamboo PF

Geben	Theresa Cactus DA
Gebet	Star Tulip NA
Geduld mit dem eigenen Wachstum	Teddy Bear Cholla Cactus DA
Gefäß für das Göttliche werden	Ararybá RW
geistige Offenheit	Pua kala HA
Gelassenheit (höchste spirituelle)	Rock Water BB
Glück	Norway Maple GM, Jumping Child RW
Glückseligkeit	Ili'Ahi HA
Gnade auf der Zellebene	Bisbee Beehive Cactus DA
Gott (Trennung von)	Sunflower PF
Gott (Verbindung zu)	Red Lily BU
Gott erkennen	Ilima HA
Göttin	Red-Orange Epiphyllum DA
Göttliche Wahrheit erkennen	Mamane HA
Göttlicher Wille	Round-Leaved Sundew AL
Göttlichkeit (eigene)	Monkshood AL
Grenzen überwinden	Harebell AL
Guru (Versklavung durch)	Rangoon Creeper HI
Heilige (Sinn für das)	Bougainvillea HI
Heilige Orte	Kamani HA
Heimat finden auf der Erde	Soulray-Essenz 7 PE
Heimweh (nach der wahren Heimat)	Arbutus PA
Hellsehen	Kou HA, Queen Anne's Lace NA, Viburnum PA
Hier und Jetzt	Labrador Tea AL, Opium Poppy AL, Red Lily BU, Sundew BU, Indian Tobacco DA, Sweet Chestnut GM
Himmel auf Erden	Tree of Heaven GM
höhere Bestimmung	Akia HA, Bamboo Orchid HA
Höheres Selbst (Kontakt zum)	Osier GM, Higher-Self-Orchid OR, Ararybá RW
Illusionen	Bladderwort AL, Ilima HA, Sand Dollar PM
Initiation/Einweihung (Vorbereitung für)	Mint Bush BU
Inkarniertsein	Blueberry Pollen AL, Rosemary NA
Integration neuer Energien und neuen Wissens	Gorse GM, Wildrosen-Hybride RO
Integration spiritueller Erfahrungen	Lavendel WI
irdische Aufgabe	Shooting Star AL
Karma	Karma-Clear FI, Kukui HA, Forget-Me-Not NA
Karma (Erkenntnis der Realität des Karma)	Pale Sundew LI
Karma (Gruppenkarma)	Indian Hawthorne PF
Karma auflösen	Rowan FI
karmisch bedingte Probleme	Wood Anemone BY
karmische Blockaden	Bamboo Orchid HA
Klarheit	Claret Cup Hedgehog Cactus DA, Echinopsis oxygona KA
Kontakt Höheres Selbst – physischer Körper	White Violet AL

Kontakt zum Kosmos	Birch FI, Sun-Orchid OR
Kontakt zur Erde	Hylocereus undatus KA
Kopf (Licht im Kopfbereich)	Purple Flower NL
Körper (Gefühl der Belastung und	Wild Potato Bush BU
Begrenzung durch den physischen K.)	
kosmischer Ursprung	Shooting Star AL
Krieger (spiritueller)	Mountain Pride NA, Tansy PF
Krisen annehmen	Bougainvillea DA
Lähmung (geistige L. während	Poison Hemlock PA
schwieriger Übergänge)	
Lebensaufgabe	Paper Birch AL, Apple FI
Lebenssinn erkennen	Clear Light FI, Sage NA
Leere	Osier GM
Leichtgläubigkeit (spirituelle)	Angelsword BU
Leichtigkeit	Hairy Butterwort AL, Sycamore GM
Leiden (daraus lernen)	Love-Lies-Bleeding NA
Licht (inneres)	Buttercup NA
Licht (Öffnung für das)	Grass of Parnassus AL
Liebe (allumfassende)	Holly BB, Holy-Thorn FI
Liebe (bedingungslose)	Harebell AL, Passion Flower HA
Liebe (heilende)	Norway Maple GM
Liebe (überpersönliche)	Wisteria PF
Loslassen	Compass Barrel Cactus DA
Machtgier (spirituelle)	Red Silk Cotton HI, Yellow Silk Cotton HI
Manifestation	Laurel FI, Oak GM, Brombeere WI
mediale Fähigkeiten	Papaya HA, Mugwort NA, Bronze Fennel PF
Medialität (blockierte)	Bracken wäßr. BY
Menschheit (Beziehung zur)	Shooting Star NA
Mondenergie	Queen of the Night DA
Muster (eigene Muster erkennen)	Ambassador PE
Nährkraft (spirituelle)	Tulip Tree GM
Neptun	Red-Orange Epiphyllum DA
Öffnung	Mimose AF, White Hibiscus HI,
	Angel's Trumpet NA, Passionsblume WI
Öffnung der Tore des Herzens	Juice (Peach) RW
Öffnung für das eigene Licht	Reborn RW
Öffnung fürs Unbekannte	Round-Leaved Sundew AL
Okkultismus	Star Primrose DA
Parasiten (spirituelle)	Garlic NA
praktische Spiritualität	Tree of Heaven GM
praktische Unterstützung auf dem	Red Oak GM
spirituellen Weg	
Prophetie	Madame Alfred Carrière PF
Prüfung (spirituelle)	Mint Bush BU
Reichtum (innerer)	Mimose AF
Reinigung	Fireweed AL, White Willow GM,
	Easter Lily NA

Reintegration (nach Transformation)	Golden Corydalis AL
Religiosität (Ablehnung von)	Temple HI
Ruf (innerer)	Bluebonnet PF
Ruf des Schicksals	Bluebonnet PF
Schutz	Engelwortel NL, Yellow Yarrow PE
Schutz durch geistige Wesen	Angelica NA, Angel of Protection-Orchid OR
Schutz gegen negative Energien	Kamani HA, Vanilla PF
Schutz vor energetischen Parasiten	Orbea variegata KA
Schutz während Entwicklungsprozessen	Walnut BB
Schutzlosigkeit	Angelica NA
Schwarze Magie (Schäden durch Ausübung s. M.)	Ohelo HA
Schwellenerfahrungen	Engelwortel NL
Seele (alte Informationen über den Weg der Seele)	Bromelia 2 RW
Seele (Anregung der)	Kruidje-Roer-Me-Niet NL
Seele (Öffnung für die Eingaben der)	Eclipse PE
Seele (Tanz der)	Windflower PA
Seele (Verbindung zur)	Great Sallow GM, White Nymph Water Lily LI
Seelenanspannung	Juice (Peach) RW
Seelenaufgabe	Ladies' Tresses AL
Seelenfamilie	Single Delight AL
Sehen (inneres)	Indigo Bush DA
Sehen (wirklich s.)	Birch FI
Sehnsucht nach höheren Ebenen	Rose of Sharon PF
Sensitivität	Green Bog Orchid AL, Bracken wäßr. BY, Mimosa GM, Lavender NA
Sensitivität zusammen mit Erdung	Thrift BY
Sicherheit	Big Root Jatropha DA
Sinneswahrnehmung (Stabilisierung erweiterter Wahrnehmung)	Soulray-Essenz 2 PE
Sinnlosigkeit (Phasen scheinbarer)	Woolly Banksia LI
Sonne (Verbindung zu ihrer Energie)	Crack Willow GM
Spiritualität (im Alltag)	Ackergauchheil AF
Spiritualität-Alltag	Indigo Bush DA
Stabilisierung (im Endstadium spiritueller Entwicklungsprozesse)	Royal Highness PE
Stabilisierung (während Expansion)	Corn PE
Stabilisierung des Gleichgewichts von Körper und Seele	Cauliflower PE
Stabilität (während spiritueller Entwicklung)	Gruß an Aachen PE
Stärke (durch Verschmelzung von Körper und Seele)	Nymphenburg PE
Stille	Strawberry Tree GM
Stille des Geistes	Cassandra AL
Stimme (innere)	Viburnum PA, Soapwort PF, Königskerze WI
Stolz (spiritueller)	Lotus NA

240

Strahlkraft	Nasturtium NA
strenge spirituelle Programme	Chocolate-Orchid OR
Synchronisation (von Körper, Gefühlen,	White Lightnin' PE
Geist und Seele)	
Synthese	Lotus NA, Shasta Daisy NA,
	Gänseblümchen WI
Telepathie	Green Spider Orchid BU, Pua kala HA,
	Ararybá RW
Tor zu Höherem	Bromelia 2 RW
traditionelle spirituelle Praktiken	Plumeria HA
wiederbeleben	
Transformation	Tamarisk GM, Mistel WI
Transformation (sanfte)	Camphorweed DA
Transzendenz	Chrysanthemum NA, Love-Lies-Bleeding NA
Träumen	Mugwort NA, Star Tulip NA
Träumen (Antworten aus T. bekommen)	Dandelion PF
Traumerinnerung	Periwinkle PA, Dandelion PF
Traumleben	Vergißmeinnicht WI
Traumzeit	Madame Alfred Carrière PF
Trennung von Geist und Körper	West Australian Smoke Bush LI
Überfluß (wahrnehmen)	Blueberry Pollen AL
Übergänge	Hairy Butterwort AL
Übergangszustand	Thurber's Gilia DA
übersinnliche mediale Angriffe	Grey Spider Flower BU
Unschuld (ursprüngliche)	Forget-Me-Not AL
Unsterblichkeit der Seele	Snowdrop FI
Unterscheidungsvermögen	Judas Tree GM
Unterwerfung unter den göttlichen Willen	Cow Parsnip DA
Ursprung (Kontakt zum)	Bouquet of Harmony PF
Verankerung spiritueller Energien	Red-Orange Epiphyllum DA
Verantwortung für irdisches Handeln	Naupaka-kahakai HA
Verbundenheit mit allem	Monterey Pine GM
vergangene Erfahrungen integrieren	Black Spruce (AL)
vergangene Erfahrungen loslassen	Grass of Parnassus AL
vergangene Leben (Beziehungen aus)	Kukui LE
vergangene Leben (Erinnerung an)	Ulei HA, Past-Life-Orchid OR
vergangene Leben (Informationen aus)	Monterey Pine GM, Ilima HA
vergangene Leben (Materialismus in)	Naupaka-kahakai HA
vergangene Leben (Probleme aus)	Be Still HA
vergangene Leben (sexueller Mißbrauch	Gulmohar HI (für Täter), Red Hot Cattail
in v. L.)	(für Opfer)
Verletzlichkeit (seelisch/mediale)	Saint John's Wort NA, Yarrow NA
Vertrauen	Bog Rosemary AL
Verwünschung	Ti HA
verzerrte übersinnliche Wahrnehmung	Queen Anne's Lace NA
Wachstumsprozesse ohne Angst erleben	Celebration RW
Wachstumsschübe	Big Root Jatropha DA, Wolfberry DA

Wahres Selbst	Monkshood AL, Paper Birch AL, White Willow GM
Wahrheit (eigene)	Alder AL, Cattail Pollen AL
Wahrheit (innere)	Scots Pine FI, Yellow Star Tulip NA
Wahrheit (universelle)	Bouquet of Harmony PF, Fortuniana PF
Wahrnehmung (Verschiebung der)	Brown Kelp PM
Wassermannzeitalter	Bowl PE
Weg (den eigenen W. gehen)	Kruidje-Roer-Me-Niet NL, Rode Bosvogeltje NL
Weg (den richtigen W. gehen)	Lawson Cypress GM
Weg des Lichts	Shy Blue Orchid LI
Weisheit (innerer W. vertrauen)	Compass Barrel Cactus DA
Widerstand gegen Veränderung	Stonecrop FI
Wiedergeburt	Pyata RW, Reborn RW
Wille zum Guten	Apple FI
Wissen (inneres)	Bladderwort AL, California Poppy NA
Zeitlosigkeit	Chickweed PA
Zellbewußtsein	Ceropegia fusca KA, Coordination-Orchid OR
Zellgedächtnis	Diatoms PM
Zugang zu Höherem Bewußtsein	Staghorn Algae PM

7

Blütenessenzen für eine bessere Beziehung zur Natur

Im folgenden finden Sie Hinweise auf Blüten-essenzen, die unsere Beziehung zur Natur all-gemein, zu Naturgeistern und zu Pflanzen und Tieren verbessern können.

Angst vor der Natur	Soapberry AL
Beziehung zur Erde	Chiming Bells AL, Grove Sandwort AL, Pineapple Weed AL, Ferocactus schwarzii KA, Corn NA, Manzanita NA, Nicotiana NA, Scarlet Monkeyflower NA, Shooting Star NA, Sweet Pea NA, Amazonas OR, Mais WI
Beziehung zur Natur	Green Bells of Ireland AL, Northern Twayblade AL, Sitka Spruce Pollen, Rowan GM
Devas (Kontakt zu)	Yellow Buckeye GM, Deva-Orchid OR
Erde (Liebe zur)	Papagaaieblad NL, Wildrosen-Hybride RO
ganzheitliches Denken	Hound's Tongue NA, Shasta Daisy NA
Geburt	Green Bells of Ireland AL
Göttliche Mutter	Chiming Bells AL
Kommunikation mit anderen Arten	Dolphin PM
Liebe zu allem Lebendigen	Indian Hawthorne PF
Mineralien (Verbindung zu)	Purple Flower NL
Mond (Beziehung zu dessen Bestandteilen)	Moon PE
Natur (Teil der Natur sein)	Madame Louis Levique PF
Naturgeister (Kontakt zu)	Lilac GM, Yellow Buckeye GM, Fairy Rose PF, Thyme PF
Pflanzen (für P.)	Lotus HI
Pflanzen (Verbindung zu)	Purple Flower NL
Pflanzenreich verstehen	Whitebeam GM
Planet (Beziehung von Körper und Seele zum P.)	Sobopla PE

Planet (Verbindung zu dessen Herz- und Seelenimpulsen)	Bowl PE
Sensitivität für das Pflanzenreich	Moschatel AL
Stadtleben	Corn NA, Mais WI
Tiere (Verbindung zu)	Purple Flower NL, Lotus HI
Tierreich verstehen	Whitebeam GM
Umweltbewußtsein	Torroyia HI
Universum (Verbindung zu dessen Herz- und Seelenimpulsen)	Bowl PE
Verantwortung für die Umwelt	Pukiawe HA
Vernetztheit allen Lebens erkennen	Pukiawe HA
Verwandtschaft mit allem Leben	Heather BB
Weisheit der Natur erkennen	Black Spruce AL

8

Blütenessenzen als Unterstützung für andere Therapieformen

Im folgenden finden Sie Hinweise auf Blüten-essenzen, die besonders als begleitende Unter-stützung für andere Therapieformen geeignet sind.

Aromatherapie	Ili-Ahi HA, Lotus HI
Astrologie	Lotus HI
Berührungstherapie	Narcissus PF
Bewegungstherapie	Narcissus PF
Blütenessenztherapie	Lotus HI
Diagnose (klarere)	Lotus HI
Hingabe an die Heilbehandlung	Assá RW
Homöopathie	Lotus HI
Kinesiologie	Lotus HI
Kristalltherapie	Lotus HI
Lymphdrainage	Soapwort PF
Massage	Gänsedistel AF, Löwenzahn WI
Meditation	Lotus HI, Bougainvillea HI, Claret Cup Hedgehog Cactus DA, Rainbow Cactus DA, Clear Light FI, Stags Horn Sumach GM, Strawberry Tree GM, Koa HA, White Nymph Water Lily LI, Star Tulip NA
Meditation (für Anfänger)	Bush Iris BU
Numerologie	Illawara Flame Tree BU
Petite-Fleur-Essenzen (Unterstützung für andere Petite-Fleur-Essenzen)	Yarrow PF
Psychotherapie	Illyarrie LI, Psycho-Orchid OR
Rebirthing	Illyarrie LI
Rückführungen	Rainbow Cactus DA, Amazon Swordplant HA, Illyarrie LI, Past-Life-Orchid OR, Periwinkle PA
Visualisieren	Boronia BU, Goatsbeard PA, Bronze Fennel PF
Zellsalztherapie	Lotus HI

9

Blütenessenzen für Chakren, Meridiane, feinstoffliche Körper, Aura und Elemente

Im folgenden finden Sie Querverweise auf Blütenessenzen, die zur Verwendung in der energetischen Arbeit mit den Chakren, feinstofflichen Körpern und der Aura besonders empfohlen werden, außerdem auf Essenzen, die sinnvoll sind für die Verwendung in der energetischen Arbeit an den Akupunktur-Meridianen und an den Elementen Wasser, Luft, Holz, Metall und Feuer, wie sie aus der alchimistischen Tradition und der traditionellen chinesischen Medizin bekannt sind.

Besonders intensiv erforscht wurde der Zusammenhang zwischen traditioneller fernöstlicher Energiemedizin und Blütenessenzen von Sabina Pettitt, der Entdeckerin der pazifischen Blüten- und Meeresessenzen, aber auch von Vasudeva und Kadambii Barnao, den Entdeckern der australischen Living-Essenzen. Sabina Pettitt macht exakte Angaben zur Anwendung der Essenzen bei energetischen Störungen in bestimmten Meridianen, die Barnaos haben ihre Empfehlungen zur Anwendung der Essenzen auf bestimmte Akupunkturpunkte in ihrem «Walkabout Healing Handbook» (siehe Literaturliste) festgehalten, das bisher leider nicht auf Deutsch vorliegt. Wer regelmäßig mit Blütenessenzen arbeitet und diese Zusammenhänge nachvollziehen will, wird bei diesen beiden Essenzprogrammen Material finden, auf dem er aufbauen kann.

Ätherleib	Sweetgrass AL
Ätherleib (Löcher im)	Panini awa'awa HA
Aura	Lotus HI
Auraschutz	Fringed Violet BU, Cleistocactus ritteri KA, Tansy PF
Aurastärkung	Schafgarbe WI
Blockade der Energiezentren	Early Purple Orchid BY
Blockaden in unteren Chakren	Aggression Orchid OR
Chakra – elftes	Coordination-Orchid OR
Chakra – erstes Chakra des Universums	Stopelia gigantea KA, Ybá RW
Chakra – Herz	Weihnachtsstern AF, Field Maple GM, Ivy GM, Stenocereus marginatus KA, Love-Orchid OR, Alum Root PA, Death Camas PA,

	Douglas Aster PA, Easter Lily PA,
	Fireweed PA, Grass Widow PA, Salal PA,
	Silver Birch PA, Snowberry PA,
	Twin Flower PA, Windflower PA, Wisteria PF,
	Barnacle PM, Sea Palm PM, Surfgrass PM,
	Frühlingsgold RO, Apfelrosenhybride «Sarah
	von Flett» RO, Apfelrosenhybride «Souvenir
	de Philemon Cochet» RO, Feuerlilie WI
Chakra – Kehle	Weihnachtsstern AF, Oxalis BY, Bluebell PA,
	Blue Camas PA, Chickweed PA,
	Pipsissewa PA, Poplar PA, Purple Crocus PA,
	Windflower PA, Yellow Pond Lily PA,
	Celebration RW
Chakra – Kronen	Spring Squill BY, Cliff Rose DA,
	Strawberry Tree GM, Koa HA,
	Lady's Slipper NA, Arbutus PA,
	Easter Lily PA, Forsythia PA, Harvest Lily PA,
	Plantain PA, Poison Hemlock PA,
	Purple Magnolia PA, Snowberry PA,
	Snowdrop PA, Vanilla Leaf PA,
	Brown Kelp PM, Starfish PM, Urchin PM,
	Celebration RW, Lotus WI, Weiße Lilie WI
Chakra – Sakral	Fuchsia PA
Chakra – Sexual	Lehua HA, Macrozamia LI, Imbe RW,
	Feuerlilie WI
Chakra – Solarplexus	Desert Marigold DA, Heart-Orchid OR,
	Sun-Orchid OR, Blue Camas PA, Camellia PA,
	Harvest Lily PA, Orange Honeysuckle PA,
	Pipsissewa PA, Purple Magnolia PA,
	Red Huckleberry PA, Snowdrop PA,
	Wallflower PA, Anemone PM,
	Pink Seaweed PM, Urchin PM,
	Frühlingsgold RO, Celebration RW,
	Sonnenblume WI
Chakra – Wurzel	Opuntia KA, Lady's Slipper NA,
	Aggression Orchid OR, Blue Lupin PA,
	Chickweed PA, Death Camas PA,
	Indian Pipe PA, Narcissus PA,
	Orange Honeysuckle PA, Plantain PA,
	Polyanthus PA, Snowdrop PA,
	Twin Flower PA, Moon Snail PM, Mussel PM,
	Pink Seaweed PM, Ybá RW
Chakra – zehntes	Coordination-Orchid OR
Chakra – zweites	Fuchsia PA, Pearly Everlasting PA
Chakren (höhere)	Apfelrosenhybride «Souvenir de Philemon
	Cochet» RO, Lotus WI, Weiße Lilie WI
Chakren (Verbindung zwischen 1. und 7. C.)	Fairy Rose PF, Bromelia 1 RW

Chakren – Drittes Auge (Brauenchakra)	Pine GM, Stags Horn Sumach GM, Echinopsis oxygona KA, Angel-Orchid OR, Inspiration-Orchid OR, Easter Lily PA, Fairy Bell PA, Goatsbeard PA, Grape Hyacinth PA, Oxeye-Daisy PA, Pearly Everlasting PA, Salmonberry PA, Vanilla Leaf PA, Viburnum PA
Chakren, alle	Lotus HI, Sea Pink FI, Lilac GM, Hooker's Onion PA, Nootka Rose, Azalea PF, Viridoflora PF, Imbe RW
Dreifacher Erwärmer	Poplar PA
Emotionalkörper	Violet Curis DA, Kukui HA
Energiefeld (Reparatur des gesamten)	Angelsword BU
feinstoffliche Körper (Trennung von)	Pink Fountain Trigger Plant LI
Feuer	Ybá RW
Feuer (Verlust des)	Welsh Poppy BY
Feuer der Erde (Herdfeuer)	Pomegranate DA
Feuer-Energie (Ausgleich)	Firethorn BY, Harvest Lily PA, Aloe vera WI
Gouverneursgefäß	Douglas Aster PA
Integrität des eigenen Energiefelds	Yarrow AL
Konzeptionsgefäß	Indian Pipe PA
Kopfchakren	Apfelrosenhybride «Souvenir de Philemon Cochet» RO
Kundalini-Energie	Sea Pink FI, Victoria Regia OR, Bromelia 2 RW
Lichtkörper (Bewußtsein d. L.)	Hylocereus undatus KA
Mentalkörper	Pleomele fragrans HA, Port St. John's Vine HA, Stenogyne caliminthoides HA, Wilde Möhre WI
Meridian – Blase	Blue Camas PA, Easter Lily PA, Fuchsia PA, Salmonberry PA, Snowberry PA, Snowdrop PA, Yellow Pond Lily PA, Brown Kelp PM
Meridian – Dickdarm	Camellia PA, Grass Widow PA, Polyanthus PA, Vanilla Leaf PA, Starfish PM
Meridian – Dreifacher Erwärmer	Harvest Lily PA, Orange Honeysuckle PA, Viburnum PA, Moon Snail PM
Meridian – Dünndarm	Goatsbeard PA, Salal PA, Barnacle PM
Meridian – Galle	Chickweed PA, Forsythia PA, Pearly Everlasting PA, Plantain PA, Poison Hemlock PA, Red Huckleberry PA, Twin Flower PA, Mussel PM
Meridian – Herz	Fireweed PA
Meridian – Herzbeschützer	Harvest Lily PA, Oxeye-Daisy PA, Purple Magnolia PA, Pink Seaweed PM
Meridian – Leber	Arbutus PA, Blue Lupin PA,

	Pearly Everlasting PA, Pipsissewa PA, Plantain PA, Twin Flower PA, Anemone PM
Meridian – Lunge	Arbutus PA, Bluebell PA, Death Camas PA, Fairy Bell PA, Grape Hyacinth PA, Indian Pipe PA, Polyanthus PA, Purple Crocus PA, Vanilla Leaf PA
Meridian – Magen	Grape Hyacinth PA, Grass Widow PA, Narcissus PA, Red Huckleberry PA, Wallflower PA, Windflower PA, Sea Palm PM
Meridian – Milz	Goatsbeard PA, Pipsissewa PA, Silver Birch PA, Viburnum PA, Wallflower PA, Urchin PM
Meridian – Niere	Bluebell PA, Blue Camas PA, Death Camas PA, Douglas Aster PA, Easter Lily PA, Fuchsia PA, Oxeye-Daisy PA, Pipsissewa PA, Snowberry PA, Snowdrop PA, Surfgrass PM
Meridiane (alle)	Silver Maple GM, Hooker's Onion PA, Nootka Rose
Seelenkörper (Klärung des)	Pakalana HA
Wasserelement (Ausgleich)	Macrozamia LI
Yin-Eigenschaften	Venus-Orchid OR
Yin-Yang-Ausgleich	Macrozamia LI

10

Blütenessenzen für Therapeutinnen und Therapeuten

Im folgenden finden Sie Blütenessenzen, die insbesondere Therapeut(inn)en helfen können, an den vielfältigen Beanspruchungen und Aufgaben ihres Berufes zu wachsen.

Abstrahlen von Heilenergie — Lady's Slipper AL
Bewußtheit und Vertrauen in die heilerische Arbeit — Purple Flower NL

Erschöpfung (durch ständiges Helfen) — Alpine Mint Bush BU, Leafless Orchid LI
Heilen durch die Kraft der Natur — Fairy Rose PF, Wisteria PF
Heilenergie übertragen — Poplar PA
Heilfähigkeit — Maricia iris HA
Heilkräfte — Yarrow NA
Schutz bei medialer Arbeit — Fringed Violet BU
Wählen (richtig) — Poplar PA
Zweifel des Heilers an seinen Fähigkeiten — Lime GM

TEIL 4

Register

Register der Original-Hersteller-Bezeichnungen

Im folgenden Register finden Sie die Originalbezeichnungen aller in diesem Buch vorgestellten Blütenessenzen, also in der Regel die englische Bezeichnung, mit der die Essenzen etikettiert sind und weltweit und meist auch in deutschsprachigen Ländern zu beziehen sind. Das Register verweist außerdem auf die botanischen Bezeichnungen in lateinischer Sprache (soweit vorhanden) und auf die deutschen Pflanzennamen (soweit vorhanden). Das Register hilft Ihnen immer dann, wenn Sie die englische Bezeichnung einer Essenz kennen und wissen möchten, zu welchem Essenzenprogramm sie gehört und in welchen Situationen ihr Einsatz sinnvoll ist. Hierzu suchen Sie in diesem Register nach der Essenz, überprüfen anhand des in Klammern angegebenen Kürzels, zu welchem Essenzenprogramm sie gehört, und schlagen dann in diesem Programm die Beschreibung der Blütenessenz auf. In manchen Fällen werden die Pflanzen von verschiedenen Blütenessenzherstellern gleichzeitig verwendet. Es sind dann mehrere Kürzel angegeben. Das Register hilft außerdem, wenn Ihnen die internationale Bezeichnung geläufig ist, Sie aber die deutsche oder lateinische Bezeichnung suchen. Bitte beachten Sie, daß Rosenneuzüchtungen nur eine international gültige Bezeichnung haben und keine lateinischen bzw. landessprachlichen Entsprechungen. Die Essenzen der Rosenneuzüchtungen («Hybriden») werden deshalb im Register der botanischen Bezeichnungen unter «Rosa» und im deutschen Register unter «Rose» aufgeführt, in beiden Fällen folgt darauf der Hybridname.

Liste der verwendeten Kürzel

AF Afrikanische Forschungsessenzen
AL Alaska-Blütenessenzen
BB Bach-Blüten
BU australische Bush-Blütenessenzen
BY Bailey-Blütenessenzen
DA Desert-Alchemy-Blütenessenzen
FI Findhorn-Blütenessenzen
GM Green-Man-Baumblütenessenzen
HA Aloha-Essenzen aus Hawaii
HI AUM-Himalaya-Sanjeevini-Essenzen
KA Kakteen-Essenzen
LI australische Living-Blütenessenzen
MA Master's-Essenzen
NA nordamerikanische FES-Essenzen
NL niederländische Essenzen
OR Orchideen-Essenzen
PA Pazifische Blütenessenzen
PE Perelandra-Essenzen
PF Petite-Fleur-Essenzen
PM Pazifische Meeresessenzen
RO Rosenessenzen
RW Brasilianische Ararêtama-Regenwaldessenzen
WI Wildpflanzenessenzen

Ackergauchheil AF	*Anagallis arvensis*	
African Violet PF	*Saintpaulia*	Usambara-Veilchen
Agave DA	*Agave palmeri*	Agave
Aggression Orchid OR	*Asinetas superba*	
Agrimony BB	*Agrimonia eupatoria*	Odermennig
Akia HA	*Thymelaeaceae*	
Alder AL	*Alnus crispa*	Erle
Alder GM	*Alnus glutinosa*	Schwarzerle
Alfredo de Damas PF	*Rosa «Alfredo de Damas»*	Rose «Alfredo de Damas»
Almond MA	*Prunus amygdalus*	Mandelbaum
Aloe DA	*Aloe saponaris*	Aloe
Aloe vera NA	*Aloe vera*	Echte Aloe
Aloe vera WI	*Aloe vera*	Echte Aloe
Alpine Azalea	*Loiseleuria procumbens AL*	Alpen-Azalee
Alpine Lily NA	*Lilium parvum*	Kleine Gebirgs-Lilie
Alpine Mint Bush BU	*Prostanthera cuneata*	
Alum Root PA	*Heuchera micrantha*	
Amaryllis PF	*Hippeastrum*	Amaryllis
Amazon Swordplant HA	*Echinodorus tenellus*	
Amazonas		Flußwasser des Amazonas
Ambassador PE-Rosen 1	*Rosa «Ambassador»*	Rose «Ambassador»
Anemone PF	*Anemone*	Anemone
Anemone PM	*Anthopleura elegantissima*	Seeanemone
Angel-of-Protection-Orchid OR	*Miltoniopsis phalaenopsis*	
Angel-Orchid OR	*Epidendrum secundum*	
Angelica NA	*Angelica archangelica*	Engelwurz
Angelsword BU	*Lobelia gibbosa*	
Angel's Trumpet NA	*Datura x candida*	Stechapfel
Angel's Trumpet/	*Datura x candida*	Stechapfel
Nana honua HA		
Anise Hyssop PF	*Hyssopus anisum*	Ysop
Antiseptic Bush LI		
Apfelrosen-Hybride	*Rosa rugosa*	Apfelrosen-Hybride
«Sarah von Flett» RO		«Sarah von Flett»
Apfelrosen-Hybride «Souvenir	*Rosa rugosa*	Apfelrosen-Hybride
de Philemon Cochet» RO		«Souvenir de Philemon Cochet»
Apple FI	*Malus sylvestris*	Apfelbaum
Apple GM	*Malus domestica*	Apfelbaum
Apple MA	*Malus domestica*	Apfelbaum
Aquilegia Columbine PF	*Aquilegia*	
Ararybá RW	*Araucaria angustifolia +*	
	Aechmea carvalhoi	
Arbutus PA	*Arbutus menziesii*	Erdbeerbaum
Archduke Charles PF	*Rosa «Archduke Charles»*	Rose «Archduke Charles»
Arizona White Oak DA	*Quercus arizonica*	Eiche
Arnica NA	*Arnica mollis*	Behaarte Arnika
Arnika WI	*Arnica montana*	Arnika
Arroyo Willow DA	*Salix lasiolepis*	Weide
Ash GM	*Fraxinus excelsior*	Esche
Ashoka Flower HI	*Saraca incica*	
Aspen BB	*Populus tremula*	Espe/Zitterpappel
Assá RW	*Philodendron imbe + Ybyapó*	
Aster PF	*Asteraceae*	Aster
Autumn Damask PF	*Rosa «Autumn Damask»*	Rose «Autumn Damask»
Avocado HA	*Persea americana*	Avocadobirne

Avocado MA	*Persea americana*	Avocadobirne
Azalea PF	*Rhododendron*	Azalee
B-1 PE-Nature Program		B-1
B-2 PE-Nature Program		B-2
Baby Blue Eyes NA	*Nemophila menziesii*	Hainblume
Baby's Breath PF	*Gypsophila elegans*	Schleierkraut
Bachelor Button PF	*Centaurea*	Flockenblume
Baldrian WI	*Valeriana officinalis*	Echter Baldrian
Balga/Blackboy LI	*Xanthorroea preissii*	Grasbaum
Balsam Poplar AL	*Populus balsamifera*	Balsampappel
Bamboo Orchid HA	*Arundina bambusifolia*	
Bamboo PF	*Bambusa*	Bambus
Banana MA	*Musa*	Banane
Banane AF	*Musa paradisiaca L. «nana»*	
Banksia Robur BU	*Banksia robur*	
Barnacle PM	*Balanus glandula*	Entenmuschel
Basil NA	*Ocimum basilicum*	Basilikum
Basil PF	*Ocimum basilicum*	Basilikum
Basilikum WI	*Ocimum basilicum*	Basilikum
Bauhinia BU	*Lysiphyllum cunninghamii*	
Baumerika AF	*Erica arborea*	
Bay GM	*Laurus nobilis*	Lorbeerbaum
Be still/Noho malie HA	*Thevetia peruviana*	
Beargrass DA	*Nolina microcarpa*	
Beech BB	*Fagus sylvatica*	Rotbuche
Beech GM	*Fagus sylvatica*	Rotbuche
Beemdkroon NL – Field Scabious	*Knautia arvensis*	Ackerskabiose
Begonia PF	*Begonia*	Begonie
Bell Heather FI	*Erica cinerea*	Grauheide
Betty Prior PE-Rosen 2	*Rosa «Betty Prior»*	Rose «Betty Prior»
Big Root Jatropha DA	*Jatropha macrorhiza*	
Billy Goat Plum BU	*Planchonya careya*	
Birch GM	*Betula pendula*	Weißbirke
Birch FI	*Betula pendula*	Weißbirke
Bird Cherry GM	*Prunus padus*	Traubenkirsche
Bisbee Beehive Cactus DA	*Coryphanta vivipara*	
Bistort BY	*Polygonum bistorta*	Wiesenknöterich
Black Cohosh NA	*Cimicifuga racemosa*	Trauben-Silberkerze
Black Kangaroo Paw LI	*Macropidia fuliginosa*	
Black Mushroom PF	*Fungi*	Pilz
Black Poplar GM	*Populus nigra var. betulifolia*	Schwarzpappel
Black Spruce AL	*Picea mariana*	Nordamerikanische Schwarzfichte
Black-Eyed Susan BU	*Tetratheca ericifolia*	
Black-Eyed Susan NA	*Rudbeckia hirta*	Rauher Sonnenhut
Blackberry MA	*Rubus allegheniensis*	Brombeere
Blackberry NA	*Rubus ursinus*	Brombeere
Blackthorn GM	*Prunus spinosa*	Schlehe
Blackthorn BY	*Prunus spinosa*	Schlehe
Bladderwort AL	*Utricularis vulgaris*	Wasserschlauch
Blaze Improved PE-Rosen 2	*Rosa «Blaze Improved»*	Rose «Blaze Improved»
Bleeding Heart NA	*Dicentra formosa*	Flammendes Herz
Bleiwurz AF	*Plumbago auriculata*	Bleiwurz
Blue Bell BU	*Wahlenbergia species*	Wahlenbergie

254

Blue Berry Cactus KA	*Myrtillocactus geometrizans*	
Blue Camas PA	*Camassia quamash*	Camassie (blau)
Blue China Orchid LI	*Caladenia gemmata*	
Blue Danube Aster PF		
Blue Elf Viola AL	*Viola sp.*	Veilchenart
Blue Flag NA	*Iris versicolor*	Schwertlilie
Blue Leschenaultia LI	*Leschenaultia biloba*	
Blue Lupin PA	*Lupinus rivularis*	Lupine (blau)
Blue-topped Cow Weed LI	*Melampyrum*	Wachtelweizen
Bluebell BY	*Hyacinthoides non-scripta*	Hasenglöckchen
Bluebell PA	*Endymion non scriptus*	
Blueberry Pollen AL	*Vaccinium uliginosum*	
Bluebonnet PF	*Lupinus subcarnosus*	Lupine
Boab BU	*Adansonia gregorii*	
Bog Asphodel BY	*Narthecium ossifragum*	Beinbrech
Bog Blueberry AL	*Vaccinium uliginosum*	Moosbeere
Bog Rosemary AL	*Andromeda polifolia*	Lavendelheide
Borage NA	*Borago officinalis*	Borretsch
Borage PF	*Borago officinalis*	Borretsch
Boronia BU	*Boronia ledifolia*	Korallenraute
Borretsch WI	*Borago officinalis*	Borretsch
Bosrank NL – Clematis	*Clematis vitalba*	Clematis
Bottlebrush BU	*Callistemon rigidus*	australischer Lampenputzerbaum
Bougainvillea DA	*Bougainvillea*	Bougainvillie
Bougainvillea HA	*Bougainvillea spectabilis*	Bougainvillie
Bougainvillea HI	*Bougainvillea*	Bougainvillie
Bougainvillea PF	*Bougainvillea*	Bougainvillie
Bouquet of Harmony PF		
Bouvardia DA	*Bouvardia glaberrima*	Bouvardie
Bowl PE-Nature Program		
Box GM	*Buxus sempervirens*	Buchsbaum
Bracken BY	*Pteridium aquilinum*	Adlerfarn
Braunelle WI	*Prunella vulgaris*	Braunelle
Bright Star DA	*Echinacea purpurea*	Roter Sonnenhut
Broccoli PE-Garten	*Brassica oleracea*	Brokkoli
Brombeere WI	*Rubus fruticosus*	Brombeere
Bromelia RW	*Tuesnelia testudo lind*	
Bronze Fennel PF	*Foeniculum*	Fenchel
Broom FI	*Cytisus scoparius*	Besenginster
Brown Boronia LI	*Boronia megastigma*	Korallenraute
Brown Kelp PM	*Nereocystis leutkeana*	Riementang
Buffalo Gourd DA	*Cucurbita foetidissima*	Kürbis
Bunchberry AL	*Cornus canadensis*	Kanadischer Hartriegel
Bush Fuchsia BU	*Epacris longiflora*	Australheide
Bush Gardenia BU	*Gardenia megasperma*	Gardenie
Bush Iris BU	*Patersonia longifolia*	
Butterbur BY	*Petasites hybrides*	Pestwurz
Buttercup BY	*Ranunculus acris*	Butterblume
Buttercup NA	*Ranunculus occidentalis*	Hahnenfuß
Butterfly Lily HI	*Hedychium coronarium König*	
Calendula NA	*Calendula officinalis*	Ringelblume
California Pitcher Plant NA	*Darlingtonia californica*	Kobrapflanze
California Poppy NA	*Eschscholzia californica*	Goldmohn
California Wild Rose NA	*Rosa californica*	Kalifornische Heckenrose
Calla Lily NA	*Zantedeschia aethiopica*	Calla

Calla WI	*Zantedeschia aethiopica*	Calla
Camellia PA	*Camellia sasanqua*	Kamelie
Camphorweed DA	*Heterotheca subaxillaris*	
Candy Barrel Cactus DA	*Ferocactus wislizeni*	
Candystick PA	*Alltropa virgata*	
Cane Cholla Cactus DA	*Cylindropuntia spinosior*	
Cannon Ball Flower HI	*Couroupita guyanensis*	
Canyon Dudleya NA	*Dudleya cymosa*	Dudleya
Canyon Grapevine DA	*Vitis arizonica*	Weinrebe
Cape Bluebell LI	*Wahlenbergia capensis*	Wahlenbergie
Caralluma russeliana KA	*Caralluma russelina*	Fliegenblume
Cardon DA	*Pachycereus pringlei*	
Carrot PF	*Daucus carota*	Möhre
Cassandra AL	*Chamaedaphne calyculata*	
Castor Bean/La-au-aila HA	*Ricinus communis*	Rizinusbaum
Catalpa GM	*Catalpa x erubescens*	Trompetenbaum
Catnip PF	*Nepeta cataria*	Echte Katzenminze
Cattail Pollen AL	*Typha latifolia*	Rohrkolben
Cat's Paw LI	*Anigozanthos humilis*	Känguruhblume
Cauliflower PE-Garten	*Brassica oleracea*	Blumenkohl
Cayenne NA	*Capsicum annuum*	Paprika
Cécil Brünner PF		
Celebration RW	*Nidularium seidelii L.B. Smith*	
Celery PE-Garten	*Apium graveolens*	Sellerie
Centaury BB	*Centaurium umbellatum*	Tausendgüldenkraut
Cerato BB	*Ceratostigma willmottiana*	Bleiwurz/Hornkraut
Cereus peruvianus KA	*Cereus peruvianus*	Säulenkaktus
Ceropegia fusca KA	*Ceropegia fusca*	Leuchterblume
Chamomile NA	*Matricaria recutita*	Echte Kamille
Chamomile PF	*Anthemis nobilis*	Kamille
Champney's Pink Cluster PF	*Rosa «Champney's Pink Cluster»*	Rose «Champney's Pink Cluster»
Channeling-Orchid OR	*Oncidium incurvum*	
Chaparral DA	*Larrea tridentata*	
Chaparral NA	*Larrea tridentata*	Kreosotenbusch
Charlock BY	*Sinapis arvensis*	Ackersenf
Cherokee Rose PF		
Cherry Laurel GM	*Prunus laurocerasus*	Kirschlorbeer
Cherry MA	*Prunus avium*	Süßkirsche/Vogelkirsche
Cherry Plum GM	*Prunus cerasifera*	Kirschpflaume
Cherry Plum BB	*Prunus cerasifera*	Kirschpflaume
Chestnut Bud BB	*Aesculus hippocastanum*	Knospe der Roßkastanie
Chicago Peace PE-Rosen 2	*Rosa «Chicago Peace»*	Rose «Chicago Peace»
Chickweed PA	*Stellaria media*	Vogelmiere
Chicory BB	*Cichorium intybus*	Wegwarte
Chiming Bells AL	*Mertensia paniculata*	
Chinese Violet HA	*Asystasia gangetica*	
Chiton PM	*Mopalia muscosa*	Chiton (Käferschnecke)
Chive PE-Garten	*Allium schoenoprasum*	Schnittlauch
Chocolate Orchid OR	*Stanhopea wardii*	
Christmas Cactus PF	*Schlumbergera bridgesi*	
Christ's Thorn HI	*Euphorbia milii*	Christusdorn
Chrysanthemum NA	*Chrysanthemum morifolium*	Chrysantheme
Cinnamon Basil PF	*Ocimum basilicum «cinnamon»*	
Claret Cup Hedgehog	*Echinocereus triglochidiatus*	Igelsäulenkaktus

Cactus DA		
Cleistocactus ritteri KA	*Cleistocactus ritteri*	
Cleistocactus strausii KA	*Cleistocactus strausii*	
Clematis BB	*Clematis vitalba*	Weiße Waldrebe
Cliff Rose DA	*Cowania mexicana*	
Coconut MA	*Cocos nucifera*	Kokospalme
Coconut/Niu HA	*Cocos nucifera*	Kokospalme
Coffee HA	*Coffea arabica*	Kaffeepflanze
Colour-Orchid OR	*Oncidium lanceanum*	
Columbine AL	*Aquilegia formosa*	Akelei
Columbine PF	*Aquilegia*	
Comandra AL	*Geocaulon lividum*	
Comfrey PE-Garten	*Symphytum*	Beinwell
Comon White Spider Orchid LI	*Caladenia patersonii*	
Compass Barrel Cactus DA	*Ferocactus acanthodes*	Teufelsnadelkissen
Coordination-Orchid OR	*Cymbidium lowianum*	
Copper Beech GM	*Fagus sylvatica var. purpurea*	Blutbuche
Coral Bean DA	*Erythrina flabelliformis*	Korallenstrauch
Coral PM	*Pocillopora meandrina*	Koralle
Corn MA	*Zea mays*	Mais
Corn NA	*Zea mays*	Mais
Corn PE-Garten	*Zea mays*	Mais
Correa LI	*Correa pulchella*	
Cosmos NA	*Cosmos hippinatus*	Kosmee
Cotton Grass AL	*Eriophorum sp.*	Wollgras
Cotton HA	*Gossypium barbadense*	Baumwolle
Country Marilou PF	*Rosa «Country Marilou»*	Rose «Country Marilou»
Cow Parsnip AL	*Heracleum lanatum*	Bärenklau
Cow Parsnip DA	*Heracleum lanatum*	Bärenklau
Cowkicks LI	*Stylidium schoenoides*	
Cowslip Orchid LI	*Caladenia flavia*	
Crab Apple BB	*Malus pumila*	Holzapfel
Crack Willow GM	*Salix fragilis*	Knackweide
Crepe Myrtle PF	*Lagerstroemia indica*	
Crossandra PF	*Crossandra infundibuliformis*	
Crowea BU	*Crowea saligna*	
Crown of Thorns DA	*Koeberlinia spinosa*	
Cucumber PE-Garten	*Cucumis sativus*	Gurke
Cup of Gold HA	*Solandra hartwegii*	
Curry Leaf HI	*Murraya koenigii Spreng*	
Curry PF	*Helichrysum italicum*	
Daffodil PF	*Naegelia*	
Dagger Hakea BU	*Hakea teretifolia*	
Dailily PF	*Hemerocallis*	Taglilie
Daisy (Common Daisy) FI	*Bellis perennis*	Gänseblümchen
Damiana DA	*Turnera diffusa*	Turnera
Dampiera LI	*Dampiera linearis*	
Dandelion AL	*Taraxacum officinale*	Löwenzahn
Dandelion NA	*Taraxacum officinale*	Löwenzahn
Dandelion PF	*Taraxacum officinale*	Löwenzahn
Date MA	*Phoenix dactylifera*	Dattelpalme
Day-blooming Waterlily/ American Beauty HA	*Nymphaea*	Seerose
Dayblooming Jessamine HI	*Cestrum diurnum*	Hammerstrauch

Death Camas PA	*Zygadenus venenosus*	Lilie
Deerbrush NA	*Ceanothus integerrimus*	Säckelblume
Delphinium PF	*Delphinium*	Rittersporn
Desert Christmas Cholla	*Cylindropuntia leptocaulis*	
Cactus DA		
Desert Holly DA	*Perezia nana*	
Desert Marigold DA	*Baileya multiradiata*	
Desert Sumac DA	*Rhus microphylla*	Sumach
Desert Willow DA	*Chilopsis linearis*	
Deva-Orchid OR	*Epidendrum prismatocarpum*	
Devil's Claw DA	*Martynia parviflora*	Bocksdorn
Dianthus PF	*Dianthus*	
Diatoms PM	*Amphipleura pellucida*	Kieselalge
Dill NA	*Anethum graveolens*	Dill
Dill PE-Garten	*Anethum graveolens*	Dill
Dill PF	*Anethum graveolens*	Dill
Dill WI	*Anethum graveolens*	Dill
Dog Rose BU	*Bauera rubioides*	
Dog Rose of the Wild	*Bauera sessiliflora*	
Forces BU		
Dogwood NA	*Cornus nuttallii*	Blüten-Hartriegel
Dolphin PM	*Stenella longirostris*	Delphin
Double Snowdrop BY	*Galanthus nivalis «flore-plena»*	Schneeglöckchen
Douglas Aster PA	*Aster subspicatus*	Aster
Drumstick HI	*Moringa oleifera*	Pferderettichbaum
Early Purple Orchid BY	*Orchis mascula*	Knabenkraut
Easter Lily NA	*Lilium longiflorum*	Madonnen-Lilie
Easter Lily PA	*Erythronium oregonum*	
Echinacea NA	*Echinacea purpurea*	Roter Sonnenhut
Echinacea PF	*Echinacea purpurea*	Roter Sonnenhut
Echinocactus grusonii KA	*Echinocactus grusonii*	Goldkugelkaktus (Mexiko)
Echinocereus scheeri KA	*Echinocereus scheeri*	Igelsäulenkaktus (Mexiko)
Echinopsis oxygona KA	*Echinopsis oxygona*	Seeigelkaktus (Brasilien, Uruguay, Argentinien)
Eclipse PE-Rosen 1	*Rosa «Eclipse»*	Rose «Eclipse»
Elder GM	*Sambucus nigra*	Schwarzer Holunder
Elder FI	*Sambucus nigra*	Schwarzer Holunder
Elm BB	*Ulmus procera*	Englische Ulme
Embó Rudá RW	*Philodendron imbe*	
Engelwortel NL – Angelica	*Angelica archangelica*	Engelwurz
English Elm GM	*Ulmus procera*	Englische Ulme
Ephedra DA	*Ephedra trifurca*	Meerträubchen
Eukalyptus AF	*Eucalyptus globulus*	Eukalyptus
Evening Primrose NA	*Oenothera hookeri*	Nachtkerze
Evening Star DA	*Mentzelia pumila*	
F-1 PE-Nature-Program		F-1
F-2 PE-Nature Program		F-2
Fairy Bell PA	*Disporum smithii*	
Fairy Duster DA	*Calliandra eriophylla*	
Fairy Lantern NA	*Calochortus albus*	Weiße Mormonentulpe
Fairy Rose PF	*Rosa «Fairy Rose»*	Rose «Fairy Rose» (Feenrose)
Fawn Lily NA	*Erythronium purpurascens*	Zahnlilie
Fensterblatt AF	*Monstera deliciosa*	
Ferocactus schwarzii KA	*Ferocactus schwarzii*	
Feuerlilie WI	*Lilium bulbiferum*	Feuerlilie

Field Maple GM	*Acer campestre*	Feldahorn
Fig MA	*Ficus carica*	Echter Feigenbaum
Filaree NA	*Erodium cicutarium*	Schierlings-Reiherschnabel
Fire Prickly Pear Cactus DA	*Opuntia phaeacantha*	
Firethorn BY	*Pyracantha atlantioides*	Feuerdorn
Fireweed AL	*Epilobium angustifolium*	Schmalblättriges Weidenröschen
Fireweed PA	*Epilobium angustifolium*	Schmalblättriges Weidenröschen
Fishhook Cactus DA	*Mammillaria microcarpa*	
Five Corners BU	*Styphelia triflora*	
Flannel Flower BU	*Actinotus helianthi*	
Flowering Currant BY	*Ribes sanguineum*	Blutjohannisbeere
Foothills Paloverde DA	*Carcidium microphyllum*	
Forget-Me-Not AL	*Myosotis alpestris*	Vergißmeinnicht
Forget-Me-Not NA	*Myosotis sylvatica*	Wald-Vergißmeinnicht
Forsythia PA	*Forsythia suspensa*	Forsythie
Fortune's Double Yellow PF	*Rosa «Fortune's Double Yellow»*	Rose «Fortune's Double Yellow»
Fortuniana PF	*Rosa «Fortuniana»*	Rose «Fortuniana»
Foxglove AL	*Digitalis purpurea*	Roter Fingerhut
Foxglove BY	*Digitalis purpurea*	Roter Fingerhut
Foxglove PF	*Digitalis*	Fingerhut
French Lavender PF	*L. hybrida var. Recherchon*	Lavendel
Freshwater Mangrove BU	*Barringtonia acutangula*	Süßwasser-Mangrove
Fringed Lily Twiner LI	*Thysanotus manglesianus*	
Fringed Mantis Orchid LI	*Caladenia dilatata*	
Fringed Violet BU	*Thysanotus tuberosus*	
Frühlingsgold RO	*Rosa spinosissima*	Frühlingsgold
Fuchsia grevillea LI	*Grevillea bipinnatifia*	
Fuchsia Gum LI	*Eucalyptus forrestiana*	Eukalyptus
Fuchsia NA	*Fuchsia x hybrida*	Fuchsie
Fuchsia PA	*Fuchsia*	Fuchsie
Füllhorn-Cattleya OR	*Cattleya warscewiczii*	
Fun-Orchid OR	*Vanda tricolor*	
Gaillardia PF	*Gaillardia pulchella*	Kokardenblume
Gänseblümchen WI	*Bellis perennis*	Gänseblümchen
Gänsedistel AF	*Sonchus acaulis*	
Garden Mum PF	*Chrysanthemum*	Chrysantheme
Gardenia PF	*Gardenia*	Gardenie
Garlic NA	*Allium sativum*	Knoblauch
Gean/Wild Cherry GM	*Prunus avium*	Süßkirsche/Vogelkirsche
Gentian BB	*Gentiana amarella*	Herbstenzian
Geraldton Wax LI	*Chamelaucium uncinatum*	
Geranie AF	*Geranium perforatum*	
Giant Redwood GM	*Sequoiadendron giganteum*	Mammutbaum
Glastonbury Thorn GM	*Crataegus monogyna biflora*	Weißdorn
Goatsbeard PA	*Aruncus sylvestris*	Geißbart
Goddess Grasstree LI		
Golden Corydalis AL	*Corydalis aurea*	Lerchensporn
Golden Ear Drops NA	*Dicentra chrysantha*	Herzblume
Golden Grevillea LI	*Grevillea tenuiloba*	
Golden Rod HI	*Solidago canadensis*	Goldrute
Golden Waitsia LI		
Golden Yarrow NA	*Achillea filipendulina*	Spierstauden-Schafgarbe

259

Goldenrod NA	*Solidago californica*	Kalifornische Goldrute
Gorse BB	*Ulex europaeus*	Stechginster
Gorse FI	*Ulex europaeus*	Stechginster
Gorse GM	*Ulex europaeus*	Stechginster
Grape Hyacinth PA	*Muscari racemosum*	Traubenhyazinthe
Grape MA	*Vitaceae*	Weinrebe
Grass of Parnassus AL	*Parnassia palustris*	Sumpfherzblatt
Grass Widow PA	*Sisyrinchium douglasii*	Binsenlilie
Great Sallow GM	*Salix caprea*	Salweide
Green Bells of Ireland AL	*Molucella laevis*	
Green Bog Orchid AL	*Platanthera obtusata*	Waldhyazinthe
Green Fairy Orchid AL	*Hammarbya paludosa*	
Green Rose LI	*Rosa chinensis veridiflora*	
Green Spider Orchid BU	*Caladenia dilatata*	
Grey Spider Flower BU	*Grevillea buxifolia*	
Grove Sandwort AL	*Moehringia lateriflora*	Möhringie
Gruß an Aachen PE-Rosen 1	*Rosa «Gruß an Aachen»*	Rose «Gruß an Aachen»
Gruß an Aachen PF	*Rosa «Gruß an Aachen»*	Rose «Gruß an Aachen»
Gulhomar HI	*Delonix regia/Poinciana*	
Gymnea Lily BU	*Doryanthes excelsa*	Speerblume
Hackberry DA	*Celtis reticulata*	Zürgelbaum
Hahnenfuß WI	*Ranunculus acris*	Hahnenfuß
Hairy Butterwort AL	*Pinguicula villosa*	Fettkraut
Hairy Sedge BY	*Carex hirta*	Segge
Happy Wanderer LI	*Hardenbergia comptoniana*	
Harebell AL	*Campanula lasiocarpa*	Rundblättrige Glockenblume
Harvest Lily PA	*Brodiaea coronaria*	
Hau HA	*Hibiscus tiliaceus*	Hibiskus/Roseneibisch
Hawthorn GM	*Crataegus monogyna*	Weißdorn
Hazel GM	*Corylus avellana*	Haselnuß
Heart-Orchid OR	*Laeliocattleya Hybr.*	
Heather BB	*Calluna vulgaris*	Heidekraut (schottisches)
Hedgehog Cactus DA	*Echinocereus fendleri*	Igelsäulenkaktus
Helianthus annuus NA	*Sunflower*	Sonnenblume
Hermit Crab PM	*Pagurus granosimanus*	Einsiedlerkrebs
Hibbertia BU	*Hibbertia pendunculata*	
Hibiscus NA	*Hibiscus rosa-sinensis*	Hibiskus/Roseneibisch
Higher-Self-Orchid OR	*Laeliocattleya anceps clara*	
Hinahina-ku-kahakai HA	*Heliotropium anomalum*	
Holly GM	*Ilex aquifolium*	Stechpalme
Holly BB	*Ilex aquifolium*	Stechpalme
Holm Oak GM	*Quercus ilex*	Steineiche
Holy-Thorn FI	*Crataegus sp.*	Weißdorn
Honesty BY	*Lunaria annua*	Judassilberling
Honeysuckle BB	*Lonicera caprifolium*	Geißblatt
Hooker's Onion PA	*Allium cernuum*	
Hops Bush LI		
Hoptree DA	*Ptelea trifoliata*	Lederstrauch
Hornbeam GM	*Carpinus betulus*	Hainbuche
Hornbeam BB	*Carpinus betulus*	Hainbuche/Weißbuche
Horse Chestnut GM	*Aesculus hippocastanum*	Roßkastanie
Horsetail AL	*Equisetum arvense*	Ackerschachtelhalm
Hound's Tongue NA	*Cynoglossum grande*	Hundszunge
Hybrid Pink Fairy Orchid LI		
Hylocereus undatus KA	*Hylocereus undatus*	Waldcereus

Iberis Candytuft PF	*Iberis sempervirens*	Schleifenblume
Icelandic Poppy AL	*Papaver nudicaule*	Island-Mohn
Ili-Ahi HA	*Santalum paniculatum*	Hawaiisches Sandelholz
Ilima HA	*Sida fallax*	Malve
Illawara Flame Tree BU	*Brachychiton acerifolius*	
Illyarrie LI	*Eucalyptus erythrocorys*	Eukalyptus
Imbe RW	*Philodendron imbe*	
Impatiens BB	*Impatiens glandulifera*	Drüsentragendes Springkraut
Impatiens HA	*Impatiens sultani*	Fleißiges Lieschen
Indian Coral HI	*Erythrina indica*	Korallenstrauch
Indian Hawthorne PF	*Raphiolepis*	Rosengewächs
Indian Mulberry HI	*Morus alba*	Weißer Maulbeerbaum
Indian Paintbrush NA	*Castilleja miniata*	Indianischer Malerpinsel
Indian Paintbrush PF	*Castelleja*	Indianischer Malerpinsel
Indian Pink NA	*Silene californica*	Kalifornisches Leimkraut
Indian Pipe PA	*Monotropa uniflora*	Einblütiger Fichtenspargel
Indian Root DA	*Aristolochia watsonii*	Pfeifenblume
Indian Tobacco DA	*Nicotiana trigonophylla*	Tabak
Indigo Bush DA	*Amorpha fruticosa*	Bastardindigo
Inmortal DA	*Asclepias asperula*	
Inpsiration Orchid OR	*Cattleya trianaei*	
Iris NA	*Iris douglasiana*	Schwertlilie
Iris PF	*Iris pallida*	Bleiche Schwertlilie
Iris WI	*Iris germanica*	Iris
Isopogon BU	*Isopogon antheifolius*	
Italian Alder GM	*Alnus cordata*	Italienische Erle
Ivy GM	*Hedera helix*	Efeu
Ixora HI	*Ixora*	
Jacaranda BU	*Jacaranda mimosifolia*	
Jacob's Ladder AL	*Polemonium pulcherrimum*	Jakobsleiter
Jade Vine HA	*Macrobotrys*	
Japanese Magnolia PF	*Magnolia verbanica*	Magnolie
Japanische Rose RO	*Rosa roxburghii*	Japanische Rose
Jasmine PF	*Jasminum nudiflorum*	Winterjasmin
Jellyfish PM	*Aurelia aurita*	Qualle
Johanniskraut WI	*Hypericum perforatum*	Johanniskraut
Jojoba DA	*Simmondsia chinensis*	Jojobastrauch
Judas Tree GM	*Cercis siliquastrum*	Judasbaum
Judaspenning NL – **Moneyplant**	*Lunaria annua*	Judaspfennig
Juice (Pear) RW	*Prunus persica*	Birnensaft
Jumping Child RW	*Clavulina cristata*	
Jumping Cholla Cactus DA	*Cylindropuntia fulgida*	
Kamani HA	*Calophyllum inophyllum*	
Kamille WI	*Matricaria chamomilla*	Kamille
Kanarische Kletterglocken- **blume AF**	*Canarina canariensis*	
Kanarischer Wermut AF	*Artemisia arvensis*	
Kangaroo Paw BU	*Anigozanthos manglesii*	Känguruhblume
Kapok Bush BU	*Cochlospermum fraseri*	
Karvi HI	*Strobilanthes*	
Ki/Ti HA	*Cordyline terminalis*	
Klaproos NL – Red Poppy	*Papaver rhoeas*	Klatschmohn
Kleine Viltinkszwam NL – **Little Inky Cap**	*Coprinus xanthotrix*	Tintling (Pilz)

Klein's Pencil Cholla	*Cylindropuntia kleiniae*	
Cactus DA		
Knöterich WI	*Polygonum bistorta*	Knöterich
Knotted Marjoram PF	*Majorana hortensis*	Echter Majoran
Koa HA	*Acacia hawaiiensis*	Akazie
Kokospalme AF	*Cocos nucifera*	
Kolanchoë PF	*Kalanchoë blossfeldiana*	Flammendes Käthchen
Kolokoltchik LI	*Campanula*	Glockenblume
Komkommerkruid NL – Borage	*Borago officinalis*	Borretsch
Königskerze WI	*Verbascum thapsus*	Königskerze
Kou HA	*Cordia subcordata*	
Kruidje-Roer-Me-Niet NL –	*Mimosa pudica*	Schamhafte Sinnpflanze
Sensitive Weed		
Kukui/Candlenut Tree HA	*Aleurites moluccana*	Lichtnußbaum
Kürbis WI	*Cucurbita pepo*	Kürbis
Labrador Tea AL	*Ledum palustre*	Sumpfporst
Laburnum GM	*Laburnum x watereri «Vossi»*	Goldregen
Lace Flower AL	*Tiarella trifoliata*	Schaumblüte
Ladies' Tresses AL	*Spiranthes romanzoffiana*	
Lady Eubanksia PF	*Rosa «Lady Eubanksia»*	Rose «Lady Eubanksia»
Lady's Slipper AL	*Cypripedium guttatum*	Frauenschuh
Lady's Slipper NA	*Cypripedium calceolus*	Frauenschuh
	var. parviflorum/Cypripedium reginae	
Lamb's Quarters AL	*Chenopodium album*	Weißer Gänsefuß
Lani ali'i HA	*Allamanda cathartica*	
Lantana PF	*Lantana camara*	Wandelröschen
Larch BB	*Larix decidua*	Lärche
Larch GM	*Larix decidua*	Lärche
Larkspur NA	*Delphinium nuttallianum*	Rittersporn
Laurel FI	*Prunus lusitanica*	Lorbeer
Lavendel WI	*Lavandula officinalis*	Echter Lavendel
Lavender NA	*Lavandula officinalis*	Echter Lavendel
Lawson Cypress GM	*Chamaecyparis lawsoniana*	Scheinzypresse
Leafless Orchid LI	*Caladenia aphylla*	
Lehua HA	*Metrosideros collina*	
Lemon Grass PF	*Cymbopogon citratus*	Zitronellgras
Leopardsbane BY	*Doronicum pardalianches*	Gemswurz
Lesser Stitchwort BY	*Stellaria graminea*	Sternmiere
Lettuce MA	*Lactuca sativa var. crispa*	Blattsalat
Leyland Cypress GM	*Cupressocyparis leylandii*	Köcherblümchen
Ligustrum PF	*Ligustrum vulgare*	Liguster
Lilac GM	*Syringa vulgaris*	Flieder
Lilac BY	*Syringa vulgaris «Massena»*	Flieder
Lilac PF	*Syringa*	Flieder
Lily of the Valley BY	*Convallaria majalis*	Maiglöckchen
Lily of the Valley PA	*Convallaria majalis*	Maiglöckchen
Lily PF	*Lilia*	Lilie
Lime FI	*Tilia platyphyllos*	Sommerlinde
Lime GM	*Tilia x europaea*	Sommerlinde
Little Flannel Flower BU	*Actinotus minor*	
Lobelia PF	*Lobelia inflata*	Lobelie
Lotus HA	*Nelumbo nucifera*	Indischer Lotus
Lotus HI	*Nelumbo nucifera*	Indischer Lotus
Lotus HI	*Nelumbo nucifera*	Indischer Lotus
Lotus NA	*Nelumbo nucifera*	Indischer Lotus

Lotus WI	*Nelumbo nucifera*	Indischer Lotus
Louis Philippe PF	*Rosa «Louis Philippe»*	Rose «Louis Philippe»
Love-Lies-Bleeding NA	*Amarantus caudatus*	Gartenfuchsschwanz
Love-Orchid OR	*Onicidium abortivum*	
Löwenzahn WI	*Taraxacum officinale*	Löwenzahn
Lucombe Oak GM	*Quercus x hispanica «lucombeana»*	Eiche
Macadamia HA	*Macadamia integrifolia*	Makadamia
Macrocarpa BU	*Eucalyptus macrocarpa*	Eukalyptus
Madame Louis Levique PF	*Rosa «Madame Louis Levique»*	Rose «Madame Louis Levique»
Madame Alfred Carrière PF	*Rosa «Madame Alfred Carrière»*	Rose «Madame Alfred Carrière»
Madia NA	*Madia elegans*	Kalifornische Madie
Maggie PF	*Rosa «Maggie»*	Rose «Maggie»
Magnolia GM	*Magnolia x soulangiana*	Magnolie
Magnolia PF	*Magnolia grandiflora*	Magnolie
Mais WI	*Zea mays*	Mais
Mai'a/Banana HA	*Musa*	Banane
Makrozamia LI	*Makrozamia reidlei*	
Mala Mujer DA	*Cnidoscolus angustidens*	
Malabar Nut Flower HI	*Adhatoda vasica Nees*	
Mallow NA	*Sidalcea glaucescens*	Präriemalve
Mamaki HA	*Pipturus albidus*	
Mamane HA	*Sophora chrysophylla*	Schnurbaum
Mammillaria rubrograndis KA	*Mammillaria rubrograndis*	Warzenkaktus (Mexiko)
Mandelbaum WI	*Prunus amygdalus*	Mandelbaum
Mango HA	*Mangifera indica*	Mangobaum
Manna Ash GM	*Fraxinus ornus*	Manna-Esche
Many-Headed Dryandra LI	*Dryandra polycephala*	
Manzanita NA	*Arctosphaphylos viscida*	Klebrige Bärentraube
Maricia iris HA	*Neomarica*	
Marie Pavié PF	*Rosa «Marie Pavié»*	Rose «Marie Pavié»
Marigold BY	*Calendula officinalis*	Ringelblume
Marigold PF	*Tagetes patula*	Studentenblume
Mariola DA	*Parthenium incanum*	
Mariposa Lily DA	*Calochortus ambiguus*	Mormonentulpe
Mariposa Lily NA	*Calochortus leichtlinii*	Mormonentulpe
Marquis Boccella PF	*Rosa «Marquis Boccella»*	Rose «Marquis Boccella»
Marsh Thistle BY	*Cirsium palustre*	Kratzdistel
Mauve Melaleuca LI	*Melaleuca thymifolia*	Myrtenheide
Maybelle Stearns PE-Rosen 2	*Rosa «Maybelle Stearns»*	Rose «Maybelle Stearns»
Meadow Sage PF	*Salvia clevelandi*	Wiesensalbei
Melastoma HA		
Melon Loco DA	*Apodanthera undulata*	
Menzies Banksia LI	*Banksia menziesii*	
Mesquite DA	*Prosopis juliflora*	Mesquitstrauch
Mexican Bush Sage PF	*Salvia leucantha*	Salbei
Mexican Hat PF	*Ratibida columnaria*	
Mexican Oregano PF	*Poliomentha longiflora*	
Mexican Shell Flower DA	*Trigridia pavonia*	
Mexican Star DA	*Milla biflora*	
Milk Thistle BY	*Sonchus oleraceus*	Gänsedistel
Milkweed NA	*Asclepias cordifolia*	Herzblättrige Seidenpflanze
Milky Nipple Cactus DA	*Mammillaria gummifera*	

Milo HA	*Thespesia populnea*	
Mimosa AF	*Mimosa pudica*	
Mimosa GM	*Acacia dealbata*	Echte Akazie
Mimulus BB	*Mimulus guttatus*	Gefleckte Gauklerblume
Mint Bush BU	*Prostanthera striatiflora*	
Mistel WI	*Viscum album*	Mistel
Moara RW	*Coenogonium s.p.*	
Monkshood AL	*Aconitum delphinifolium*	Eisenhut
Monk's Hood BY	*Aconitum napellus*	Eisenhut
Monterey Pine GM	*Pinus radiata*	Kiefer
Moon PE-Nature Program		Mond
Moon Snail PM	*Policines lewisii*	
Morning Glory HI	*Ipomoea purpurea*	Purpurprunkwinde
Morning Glory NA	*Ipomoea purpurea*	Purpurprunkwinde
Morning Glory PF	*Ipomoea*	Prunkwinde
Morning Glory Tree DA	*Ipomoea arborescens*	Prunkwinde
Moschatel AL	*Adoxa moschatellina*	Moschuskraut
Moss BY	*Discranella heteromalla*	Moos
Moss Rose PF	*Portulaca*	Portulak
Mountain Devil BU	*Lambertia formosa*	
Mountain Mahogany DA	*Cercocarpus breviflorus*	
Mountain Pennyroyal NA	*Monardella odoratissima*	Indianernessel
Mountain Pride NA	*Penstemon newberryi*	Bartfaden
Mountain Wormwood AL	*Artemisia tilesii*	Wermut
Mr. Lincoln PE-Rosen 2	*Rosa «Mr. Lincoln»*	Rose «Mr. Lincoln»
Mugwort NA	*Artemisia douglasiana*	Beifuß
Mulberry GM	*Morus nigra*	Schwarzer Maulbeerbaum
Mulla Mulla BU	*Ptilotus atriplicifolius*	
Mullein DA	*Verbascum thapsus*	Königskerze
Mullein NA	*Verbascum thapsus*	Königskerze
Multifia dilatata LI	*Brachycome*	
Mussel PM	*Mytilus edulis*	Miesmuschel
Mustard BB	*Sinapis arvensis*	Wilder Senf/Ackersenf
Mycena NL	*Mycena polygramma*	Helmling (Pilz)
Naio HA	*Myoporum sandwicense*	
Nani-ahiahi/Four O'Clock HA	*Mirabilis jalapa*	Wunderblume
Narcissus PA	*Narcissus pseudo-narcissus*	Osterglocke
Narcissus PF	*Narcissus*	Narzisse
Nasturtium BY	*Tropaeolum majus*	Große Kapuzinerkresse
Nasturtium NA	*Tropaeolum majus*	Große Kapuzinerkresse
Nasturtium PE-Garten	*Nasturtium*	Brunnenkresse
Natternkopf AF	*Echium vulgare*	
Naupaka-kahakai HA	*Scaevola sericea*	
Neem HI	*Azadirachta indica*	Neem-Baum
Nicotiana NA	*Nicotiana alata*	Ziertabak
Night Jasmine HI	*Jasminum arborescens*	Jasmin
Night-blooming Waterlily/ H.C. Haarstick HA	*Nymphaea*	
Nightblooming Cereus/ Pa-nini-o-ka HA	*Hylocereus undatus*	Waldcereus
Nilgiri Longy (HI	*Crinum latifolium*	
Noni HA	*Morinda citrifolia*	
Nootka-Rose PA	*Rosa nutkana*	
Northern Lady's Slipper AL	*Cypripedium passerinum*	Frauenschuh
Northern Twayblade AL	*Listeria borealis*	Eiblättriges Zweiblatt

Norway Maple GM	*Acer platanoides*	Spitzahorn
Nymphenburg PE-Rosen 1	*Rosa «Nymphenburg»*	Rose «Nymphenburg»
Oak BB	*Quercus robur*	Stieleiche
Oak GM	*Quercus robur*	Stieleiche
Obaiti RW		
Ocotillo DA	*Fouquieria splendens*	
Office Flower HI	*Portulaca grandiflora*	Portulakröschen
Ohai Ali'i/Dwarf Poinciana HA	*Caesalpina pulcherrima*	
Ohelo HA	*Vaccinium reticulatum*	Heidelbeere
Ohi'a-'ai/Mountain Apple HA	*Eugenia malaccensis*	Kirschmyrte
Okra PE-Garten	*Abelmoschus*	Okra
Old Blush PF		
Old Maid (rosa und weiß) HI	*Vinca alba*	Immergrün
Old Man Banksia BU	*Banksia serrata*	
Olive BB	*Olea europaea*	Olive
One-Sided Bottlebrush LI	*Calothamnus*	
One-Sided Wintergreen AL	*Pyrola secunda*	Wintergrün
Onion PF	*Allium cepa*	Zwiebel
Opium Poppy AL	*Papaver sominiferum*	Schlafmohn
Opuntia cardiosperma KA	*Opuntia cardiosperma*	Feigenkaktus
Opuntia dejecta KA	*Opuntia dejecta*	Roter Feigenkaktus
Opuntia KA	*Opuntia*	Feigenkaktus
Orange Honeysuckle PA	*Lonicera ciliosa*	Geißblatt
Orange Leschenaultia LI	*Leschenaultia formosa*	
Orange MA	*Citrus sinensis*	Orangenbaum
Orange Ruffles PE-Rosen 1	*Rosa «Orange Ruffles»*	Rose «Orange Ruffles»
Orange-Spiked Pea Flower LI	*Daviesa divaricata*	
Orbea variegata KA	*Orbea variegata*	
Orchid PF	*Orchidaceae*	Orchidee
Oregold PE-Rosen 2	*Rosa «Oregold»*	Rose «Oregold»
Oregon Grape DA	*Mahonia wilcoxii*	Mahonie
Oregon Grape NA	*Berberis aquifolium*	Nadelblättrige Mahonie
Organ Pipe Cactus DA	*Cereus Thurberi*	Orgelpfeifenkaktus
Osier GM	*Salix viminalis*	Korbweide
Oxalis BY	*Oxalis ptychoclada*	Sauerklee
Oxeye Daisy PA	*Chrysanthemum leucanthemum*	Wiesenmargerite
Paarse Dovenetel NL –	*Lamium purpureum*	Purpurrote Taubnessel
Red Henbit		
Pagoda Flower III	*Plumeria alba*	Frangipani
Pakalana HA	*Telesma cordata*	
Pale Sundew LI	*Drosera pallida*	Sonnentau
Panini awa'awa	*Aloe barbadensis*	Aloe HA
Pansy PF	*Viola tricolor*	Stiefmütterchen
Papagaaieblad NL	*Alternanthera dentata*	Papageienblatt
Papala Kepau HA	*Pisonia brunoniana*	
Papaya HA	*Carica papaya*	Melonenbaum/Papaya
Paper Birch AL	*Petula papyrifera*	Papierbirke
Paradiesvogelblume AF	*Strelitzia reginae*	
Parakeelya LI	*Calandrinia polyandra*	
Parrot (Flame of the Forest) HI	*Butea monosperma*	
Passion Flower HA	*Passiflora mollissima*	Passionsblume
Passionsblume WI	*Passiflora bryonioides*	Passionsblume
Past-Life-Orchid OR	*Paphiopedilum harrysianum*	Venusschuh
Paw Paw BU	*Carica papaya*	Melonenbaum
Pa'u-o-hi'iaka HA	*Jacquemontia sandwicensis*	

Peace PE-Rosen 1	*Rosa «Peace»*	Rose «Peace»
Peach Flowered Tea Tree BU	*Leptospermum squarrosum*	
Peach MA	*Prunus persica*	Pfirsichbaum
Peacock Flower HI	*Poinciana pulcherrima*	
Pear GM	*Pyrus communis*	Birnbaum
Pear MA	*Pyrus communis*	Birnbaum
Pearly Everlasting PA	*Anaphalis margaritacea*	Silberimmortelle
Pencil Cholla Cactus DA	*Cylindropuntia arbuscula*	
Penstemon NA	*Penstemon davidsonii*	Bartfaden
Penta PF	*Pentas lanceolata*	
Peppermint NA	*Mentha x piperita*	Echte Pfefferminze
Peppermint PF	*Mentha x piperita*	Echte Pfefferminze
Periwinkle PA	*Vinca major*	Immergrün
Periwinkle PF	*Vinca rosea*	Immergrün
Persian Ironwood GM	*Parrotia persica*	
Philotheca BU	*Philotheca salsolifolia*	
Pill-Bearing Spurge HI	*Euphorbia plentissima*	Wolfsmilch
Pilosocereus pachycladus KA	*Pilosocereus pachycladus*	
Pin Cushion Hakea LI	*Hakea Laurina*	Lorbeerartiger Silberbaum
Pine BB	*Pinus sylvestris*	Kiefer
Pine Cones BY	*Pinus sylvestris*	Kiefernzapfen
Pine GM	*Pinus sylvestris*	Kiefer (schottische)
Pine PF	*Pinus sylvestris*	Kiefer
Pineapple MA	*Ananas comosus*	Ananas
Pineapple Weed AL	*Matricaria matricarioides*	Strahlenlose Kamille
Pink Everlastung/ Strawflower LI	*Helipterum roseum*	Sonnenflügel
Pink Fairy Orchid LI	*Caladenia latifolia*	
Pink Fountain Trigger Plant LI		
Pink Geranium PF	*Geranium*	Geranie (rosa)
Pink Impatiens LI	*Impatiens*	Springkraut (rosa)
Pink Monkeyflower NA	*Mimulus lewisii*	Rosa Gauklerblume
Pink Mulla Mulla BU	*Ptilotus exaltus*	
Pink Purslane BY	*Montia sibirica*	
Pink Rose PF	*Rosa «Souvenir de la Malmaison»*	Rose «Souvenir de la Malmaison»
Pink Seaweed PM	*Corallina vancouveriensis*	Rosa Seegras
Pink Trumpet Flower LI		
Pink Yarrow NA	*Achillea millefolium «Rubra»*	Schafgarbe (rosa)
Pipsissewa PA	*Chimaphila umbellata*	Winterlieb
Pittespora GM	*Pittosporum tenuifolium*	Klebsame
Pixie Mops LI	*Petrophile linearis*	
Plane Tree GM	*Platanus x acerifolia*	Ahornblättrige Platane
Plantain PA	*Plantago major*	Breitwegerich
Pleomele fragrans HA	*Pleomele fragrans*	
Plum GM	*Prunus domestica*	Pflaume
Plumbago HA	*Plumbago capensis*	Südafrikanische Bleiwurz
Plumeria/Puamelia HA	*Plumeria acuminata*	Frangipani
Poha/Cape Gooseberry HA	*Physalis peruviana*	Kapstachelbeere
Poison Hemlock PA	*Conium maculatum*	Gefleckter Schierling
Poison Oak NA	*Toxicodendron diversiloba*	Sumach
Polyanthus PA	*Polianthes*	
Pomegranate DA	*Punica granatum*	Granatapfel
Pomegranate NA	*Punica granatum*	Granatapfel
Poplar PA	*Populus tremuloides*	Zitterpappel

Poppy PF	*Papaver*	Mohn
Port St. John's Vine HA	*Podranea ricasoliana*	
Pretty Face NA	*Triteleia ixioides*	Schöngesicht
Prickly Pear Cactus DA	*Opuntia phaeacantha var. discata*	
Prickly Poppy HI	*Argemone mexica*	Stachelmohn
Prickly Wild Rose AL	*Rosa acicularis*	
Primrose PF	*Primula*	Primel
Privet GM	*Ligustrum vulgare*	Liguster
Prunkwinde WI	*Ipomoea purpurea*	Prunkwinde
Psycho-Orchid OR	*Paphiopedilum insigne*	Venusschuh
Pua kala HA	*Argemone glauca*	Stachelmohn
Pua-hoku/Wax Plant HA	*Hoya carnosa*	Wachsblume
Pua-Kenikeni HA	*Fagraea berteriana*	
Pua-Pilo HA	*Capparis sandwichiana*	Kapernstrauch
Pukiawe HA	*Styphelia tameiameiae*	
Purple and Red Kangaroo Paw LI	*Anigozanthos manglesii*	Känguruhblume
Purple Crocus PA	*Crocus tommasinianus*	Krokus
Purple Enamel Orchid LI	*Elythranthera brunonis*	
Purple Eremophilia LI		
Purple Flag Flower LI	*Patersonia occidentalis*	
Purple Flower NL	*Centratherum punctatum*	
Purple Garden Sage PF	*Salvia officinalis purpurascens*	Gartensalbei
Purple Magnolia PA	*Magnolia soulangiana*	Magnolie
Purple Mat DA	*Nama hispidum*	
Purple Monkeyflower NA	*Mimulus kelloggii*	Purpur-Gauklerblume
Purple Nymph Water Lily	*Nymphaea*	Seerose
Pyata RW	*Philodendron imbe +* *Ybyapó (indianische Bezeichnungen eines einheimischen Baumes)*	
Quaking Grass NA	*Briza maxima*	Großes Zittergras
Queen Anne's Lace NA	*Daucus carota*	Wilde Möhre
Queen of the Night DA	*Cereus greggii*	Säulenkaktus
Queensland Bottlebrush LI	*Callistemon polandi*	Lampenputzerbaum
Quince NA	*Choenomeles speciosa*	Zierquitte
Rabbit Orchid LI	*Caladenia menziesii*	
Rabbitbrush NA	*Chrysothamnus nauseosus*	Hasenbürste
Radish HI	*Raphanus sativus*	Rettich
Ragged Robin FI	*Lychnis flos-cuculi*	Kuckucksblume
Rain Lily PF	*Cooperia pedunculata*	
Rainbow Cactus DA	*Echinocereus pectinatus var. rigidissimus*	Regenbogenkaktus
Rainbow Kelp PM	*Iridaea cordata*	Braunalge
Rangoon Creeper (Madhumalti) HI	*Quisqualis indica*	Indische Quisqualis
Ranunculus PF	*Ranunculus asiaticus*	Ranunkel
Raspberry MA	*Rubus strigosus*	Himbeere
Ratany DA	*Krameria parvifolia*	Ratanhia
Reborn RW	*Tillandsia stricta*	
Red and Green Kangaroo Paw LI	*Anigozanthos manglesii*	Känguruhblume
Red Beak Orchid LI	*Lypercanthus nigricans*	
Red Carnation PF	*Dianthus carophyllus*	Gartennelke (rot)
Red Chestnut BB	*Aesculus carnea*	Rote Kastanie

Red Chestnut GM	*Aesculus x carnea*	Rote Kastanie
Red Clover BY	*Trifolium pratense*	Wiesenklee
Red Clover NA	*Trifolium pratense*	Wiesenklee
Red Feather Flower LI	*Verticordia mitcheliana*	
Red Grevillea BU	*Grevillea speciosa*	
Red Helmet BU	*Corybas dilatatus*	
Red Hibiscus HI	*Hibiscus*	Hibiskus/Roseneibisch (rot)
Red Hot Cattail HI	*Acalypha hispida*	Katzenschwanz
Red Huckleberry PA	*Vaccinium parvifolium*	Heidelbeere
Red Leschenaultia LI	*Leschenaultia formosa (rot)*	
Red Lily BU	*Nelumbo nucifera*	Indischer Lotus
Red Malva PF	*Malva mauritiana*	Algiermalve
Red Oak GM	*Quercus rubra*	Amerikanische Roteiche
Red Root DA	*Ceanothus greggii*	Amerikanische Säckelblume
Red Rose PF	*Rosa «American Beauty and Dortmund»*	Rose «American Beauty and Dortmund»
Red Silk Cotton HI	*Salmalia malabarica*	
Red Suva Frangipani BU	*Suneiria rubia*	
Red-Orange Epiphyllum DA	*Epiphyllum*	Blattkaktus
Reifrocknarzisse AF	*Narcissus bulbocodium*	
Rescue Remedy/Five-Flower-Remedy		Notfalltropfen/ 5-Blüten-Mischung
Reuzenbalsemien NL – Impatiens	*Impatiens glandulifera*	Drüsentragendes Springkraut
Revelation RW	*Ipomoea*	Prunkwinde
Rhododendron BY	*Rhododendron ponticum*	Rhododendron
Ribbon Pea LI		
River Beauty AL	*Epilobium latifolium*	
Rock Rose BB	*Helianthemum nummularium*	Gelbes Sonnenröschen
Rock Water BB	*Aqua petra*	Quellwasser
Rode Bosvogeltje NL – Orchid	*Cephalanthera rubra*	Rotes Waldvögelchen
Rosa Schafgarbe WI	*Achillea millefolium*	Rosa Schafgarbe
Rose Campion PF	*Verbascum thapsus rosa*	Königskerze
Rose Cone Flower LI	*Isopogon formosus*	
Rose of Sharon PF	*Hibiscus syriacus*	Hibiskus/Roseneibisch
Rosemary NA	*Rosmarinus officinalis*	Rosmarin
Rosemary PF	*Rosmarinus officinalis*	Rosmarin
Roseneibisch AF	*Hibiscus rosa sinensis*	Hibiskus/Roseneibisch
Rosmarin WI	*Rosmarinus officinalis*	Rosmarin
Rotklee WI	*Trifolium pratense*	Rotklee
Rough Bluebell BU	*Trichodesma zeylanicum*	
Round-Leaved Sundew AL	*Drosera rotundifolia*	Sonnentau
Rowan GM	*Sorbus aucuparia*	Eberesche
Rowan FI	*Sorbus aucuparia*	Eberesche
Royal Highness PE-Rosen 1	*Rosa «Royal Highness»*	Rose «Royal Highness»
Russian Centaurea LI	*Centaurea*	Flockenblume
Russian Forget-Me-Not LI	*Myosotis*	Vergißmeinnicht
Sacred Datura DA	*Datura meteloides*	Stechapfel
Sage NA	*Salvia officinalis*	Salbei
Sagebrush NA	*Artemisia tridentata*	Dreizähniger Beifuß
Saguaro DA	*Cereus giganteus*	Kandelaberkaktus
Saguaro NA	*Carnegiea gigantea*	Saguaro-Kaktus
Saint John's Wort NA	*Hypericum perforatum*	Johanniskraut
Salad Burnet PF	*Poterium sanguisorba*	
Salal PA	*Gaultheria shallon*	Scheinbeere

Salbei WI	*Salvia officinalis*	Salbei
Salmonberry PA	*Rubus spectabilis*	Pracht-Brombeere
Salvia PE-Garten	*Salvia*	Salbei
Salvia PF	*Salvia*	Salbei
Sand Dollar PM	*Dendraster excentricus*	Sanddollar
Scarlet Monkeyflower NA	*Mimulus cardinalis*	Rote Gauklerblume
Scarlet Pimpernel BY	*Anagallis arvensis*	Ackergauchheil
Schafgarbe WI	*Achillea millefolium*	Schafgarbe
Scleranthus BB	*Scleranthus annuus*	Einjähriger Knäuel
Scorpion Weed (SA)	*Phacelia arizonica*	
Scotch Broom NA	*Cytisus scoparius*	Besenginster
Scots Pine FI	*Pinus sylvestris*	Kiefer (schottische)
Scottish Primrose FI	*Primula scotica*	Primel (schottische)
Sea Horse PM	*Hippocampus*	Seepferdchen
Sea Lettuce PM	*Ulva lactuca*	Meersalat
Sea Palm PM	*Postelsia palmaeformis*	Braunalge
Sea Pink FI	*Armeria maritima*	Grasnelke
Sea Turtle PM	*Chelonia mydas*	Seeschildkröte
Selenicereus grandiflorus KA	*Selenicereus grandiflorus*	Königin der Nacht
Self-Heal NA	*Prunella vulgaris*	Gemeine Braunelle
Senita DA	*Pachycereus schottii*	
Seticereus icosagonus KA	*Seticereus icosagonus*	
Shasta Daisy NA	*Chrysanthemum maximum*	Margarite
She Oak BU	*Casuarina glauca*	Känguruhbaum
Shooting Star AL	*Dodecatheon frigidum*	Götterblume
Shooting Star NA	*Dodecatheon hendersonii*	Götterblume
Shrimp PF	*Beleperone*	
Shy Blue Orchid LI		
Siberian Spruce BY	*Picea omorika*	Omorikafichte
Silver Birch PA	*Betula pendula*	Weißbirke
Silver Lace PF	*Polygonum aubertii*	Knöterich
Silver Maple GM	*Acer saccharinum*	Silberahorn
Silver Moon PF	*Rosa «Silver Moon»*	Rose «Silver Moon»
Silver Princess BU	*Eucalyptus caesia*	Eukalyptus
Silver Princess Gum LI	*Eucalyptus caesia*	Eukalyptus
Silverweed	*Potentilla anserina*	Gänsefingerkraut
Single Delight AL	*Moneses uniflora*	
Single Snowdrop BY	*Galanthus nivalis*	Schneeglöckchen
Sitka Burnet AL	*Sanguisorba stipulata*	Wiesenknopf
Sitka Spruce Pollen AL	*Picea sitchensis*	Sitkafichten-Pollen
Slender Rice Flower BU	*Pimelea linifolia*	Glanzstrauch
Slow Match HI	*Careya arborea*	
Snake Bush LI	*Hemiandra pungens*	
Snake Vine LI	*Hibbertia scandens*	
Snap Pea PE-Garten		
Snapdragon NA	*Antirrhinum majus*	Löwenmaul
Snapdragon PF	*Antirrhinum*	Löwenmaul
Sneeuwklokje NL – Snowdrop	*Galanthus nivalis*	Schneeglöckchen
Snowberry PA	*Symphoricarpos albus*	Schneebeere
Snowdrop FI	*Galanthus nivalis*	Schneeglöckchen
Snowdrop PA	*Galanthus nivalis*	Schneeglöckchen
Soapberry AL	*Shepherdia canadensis*	
Soaptree Yucca DA	*Yucca elata*	Yucca
Soapwort BY	*Saponaria ocymoides*	Seifenkraut
Soapwort PF	*Saponaria officinalis*	Seifenkraut

Sobopla PE-Nature- Program		Sobopla
Solomon's Seal BY	*Polygonatum verticillatum*	Salomonssiegel
Sonia PE-Rosen 2	*Rosa «Sonia»*	Rose «Sonia»
Sonnenblume WI	*Helianthus annuus*	Sonnenblume
Southern Cross BU	*Xanthosia rotundifolia*	
Southern Cross LI	*Xanthosia rotundifolia*	
Sow Thistle DA	*Sonchus oleraceus*	Gänsedistel
Spanish Bayonet Yucca DA	*Yucca arizonica*	Yucca
Sphagnum Moss AL	*Sphagnum sp.*	Sumpfmoos
Spider Lily HA	*Pancratium littorale*	Pankrazlilie
Spike Lavender PF	*Lavandula latifolia*	Lavendel
Spinach MA	*Spinacia oleracea*	Spinat
Spindle GM	*Euonymus europaea*	Pfaffenhütchen
Spineless Prickly Pear DA	*Opuntia phaeacantha var. laevis*	Feigenkaktus
Spinifex BU	*Triodoa species*	
Spiraea AL	*Spiraea beauverdiana*	Spierstrauch
Sponge PM	*Myxilla incrustans*	Schwamm
Spotted Gliricidia	*Gliricidia maculata*	
(Rikry Rorshia Flower) HI		
Spotted Orchid FI	*Dactyorrhiza fuchsii*	Knabenkraut
Spring Squill BY	*Scilla verna*	Blaustern
Staghorn Algae PM	*Lessoniopsis littoralis*	Alge
Staghorn Cholla Cactus DA	*Cylindropuntia veriscolor*	Feigenkaktus
Stags Horn Sumach GM	*Rhus typhina*	Hirschkolbensumach
Star Leaf DA	*Choisya arizonica*	Orangenblume
Star of Bethlehem BB	*Ornithogalum umbellatum*	Doldiger Milchstern
Star of Bethlehem LI	*Calectasia*	
Star Primrose DA	*Oenothera*	Nachtkerze
Star Thistle NA	*Centaurea solstitialis*	Sonnenwend-Flockenblume
Star Tulip NA	*Calochortus tolmiei*	Katzenohr
Starfish PM	*Pisaster ochraceus*	Seestern
Staudenfeuerkraut WI	*Epilobium angustifolium*	Staudenfeuerkraut
Stenocereus marginatus KA	*Stenocereus marginatus*	
Stenogyne caliminthoides HA	*Stenogyne caliminthoides*	
Sticky Geranium AL	*Geranium erianthum*	Geranien-Art
Sticky Monkeyflower NA	*Mimulus aurantiacus*	Orange Gauklerblume
Stock PF	*Malcolmia maritima*	
Stonecrop FI	*Sedum anglicum*	Fetthenne
Stopelia gigantea KA	*Stopelia gigantea*	
Strawberry Cactus DA	*Echinocereus pectinatus*	
Strawberry MA	*Fragaria chiloensis*	Chilierdbeere
Strawberry Tree GM	*Arbutus unedo*	Erdbeerbaum
Streptocarpus HA	*Strecptocarpus*	Drehfrucht
Sturt Desert Pea BU	*Clianthus formosus*	Ruhmesblume
Sturt Desert Rose BU	*Gossypium sturtianum*	
Sumach BY	*Rhus typhina*	Hirschkolbensumach
Summer Squash PE-Garten	*Cucurbita*	Kürbis (buschiger früher)
Sun-Orchid OR	*Cymbidium*	
Sundew BU	*Drosera spatulata*	
Sunflower AL	*Helianthus annuus*	Sonnenblume
Sunflower PF	*Helianthus annuus*	Sonnenblume
Sunshine Wattle BU	*Acacia terminalis*	
Surfgrass PM	*Phyllospadix*	
Swallow Wart HI	*Calotropis gigantea*	
Sweet Annie PF	*Artemesia Annua*	Wermut

Sweet Bell Pepper PE-Garten		
Sweet Chestnut BB	*Castanea sativa*	Edelkastanie/Eßkastanie
Sweet Chestnut GM	*Castanea sativa*	Edelkastanie
Sweet Pea NA	*Lathyrus latifolius*	Staudenwicke
Sweetgale AL	*Myrica gale*	Gagelstrauch
Sweetgrass AL	*Hierochloe odorata*	Mariengras
Sycamore GM	*Acer pseudoplatanus*	Platane
Sycamore FI	*Acer pseudoplatanus*	Bergahorn
Syrian Rue DA	*Peganum harmala*	Steppenraute
Tachinaste weiß AF	*Echium wildpretii*	
Tall Mulla Mulla BU	*Ptilotus helipteroides*	
Tall Yellow Top BU	*Senecio magnificus*	
Tamarack AL	*Larix laricina*	Nordamerikanische Lärche
Tamarisk GM	*Tamarix gallica*	Gallische Tamariske
Tansy NA	*Tanacetum vulgare*	Rainfarn
Tansy PF	*Tanacetum vulgare*	
Tarbush DA	*Flourensia cernua*	
Tassel Flower HI	*Calliandra surinamensis*	
Teakwood Flower HI	*Tectona grandis*	Teakbaum
Teddy Bear Cholla Cactus DA	*Cylindropuntia bigelovii*	
Temple HI	*Plumeria rubra*	Frangipani
Terra		Notfallkombination
Teunisbloem NL –	*Oenothera lamarckiana*	Nachtkerze
Evening Primrose		
Theresa Cactus DA	*Mammillaria theresa*	
Thistle (Spear Thistle) FI	*Cirsium vulgare*	Kratzdistel
Thistle DA	*Cirsium arizonicum*	Kratzdistel
Thrift BY	*Armeria maritima*	Gemeine Grasnelke
Thurber's Gilia DA	*Gilia thurberi*	
Thyme PF	*Thymus vulgaris*	Gartenthymian
Tiffany PE-Rosen 2	*Rosa «Tiffany»*	Rose «Tiffany»
Tiger Lily NA	*Lilium humboldtii*	Tiger-Lilie
Tiger's Jaw Cactus PF	*Saucaria*	
Fimbriata PF	*Rosa «Fimbriata»*	Rose «Fimbriata»
Tomato MA	*Lycopersicon esculentum*	Tomate
Tomato PE-Garten	*Lycopersicon esculentum*	Tomate
Torroyia Rorshi HI		
Tränendes Herz WI	*Dicentra spectabilis*	Tränendes Herz
Tree Lichen GM	*Usnea subfloridana*	Baumflechte
Tree of Heaven GM	*Ailanthus altissima*	Götterbaum
Trillium NA	*Trillium chloropetalum*	Dreiblatt
Trumpet Vine NA	*Campsis x tagliabuana*	Trompetenblume
Tufted Vetch BY	*Vicia cracca*	Vogelwicke
Tulip Tree (Tulpenbaum) HI	*Spathodea campanulata*	Afrikanischer Tulpenbaum
Tulip Tree GM	*Liriodendron tulipifera*	Tulpenbaum
Tundra Rose AL	*Potentilla fruticosa*	Fingerkraut
Tundra Twayblade AL	*Listera cordata*	Eiblättriges Zweiblatt
Turkey Bush BU	*Calytrix exstipulata*	
Twin Flower PA	*Linnaea borealis*	Moosglöckchen
Twinflower AL	*Linnaea borealis*	Moosglöckchen
Uala/Purple Sweet Potato HA	*Ipomoea batatas*	Süßkartoffel
Ukshi HI	*Calicopteris floribunda*	
Ulei HA	*Osteomeles anthyllidifolia*	
Urchin Dryandra LI	*Dryandra praemorsa*	
Urchin PM	*Strongylocentrotus purpuratus*	Seeigel

Ursinia LI	*Ursinia anthemoides*	
V-1 PE-Nature Program		V-1
V-2 PE-Nature Program		V-2
Valerian BY	*Valeriana officinalis*	Echter Baldrian
Valerian FI	*Valeriana officinalis*	Echter Baldrian
Vanilla Leaf PA	*Achlys triphylla*	
Vanilla PF	*Vanilla*	Vanille
Veilchen WI	*Viola hirta*	Veilchen
Venus-Orchid OR	*Anguloa cliftonii*	
Verbena PF	*Verbena*	Verbene
Vergißmeinnicht WI	*Myosotis sylvatica*	Vergißmeinnicht
Veronica LI	*Hebe speciosa*	Strauchveronika
Vervain BB	*Verbena officinalis*	Eisenkraut
Viburnum GM	*Viburnum tinus*	Schneeball
Viburnum PA	*Vibrunum carlesii*	Schneeball
Victoria regia OR	*Victoria amazonica*	
Vine BB	*Vitis vinifera*	Weinrebe
Violet Butterfly LI		
Violet Curis DA	*Trichostema arizonica*	
Violet NA	*Viola odorata*	Duftveilchen
Viridoflora PF	*Rosa «Viridoflora»*	Rose «Viridoflora»
Wallflower Donkey Orchid LI	*Diuris longifolia*	
Wallflower PA	*Cheiranthus*	Goldlack
Walnut BB	*Juglans regia*	Walnuß
Wandering Jew PF	*Tradescantia*	Dreimasterblume
Waratah BU	*Telopea speciosissima*	
Water Lily HI	*Nymphaea alba*	Seerose (weiß)
Water Poppy HA	*Hydrocleis nymphoides*	Wassermohn
Water Violet BB	*Hottonia palustris*	Sumpfwasserfeder
Wedding Bush BU	*Ricinocarpus pinifolius*	
Weeping Willow GM	*Salix x chrysocoma*	Trauerweide
Weigela PA	*Weigela florida*	Weigelie
Weihnachtsstern AF	*Euphorbia pulcherrima*	
Weiße Lilie WI	*Paradisea liliastrum*	Weiße Lilie
Welsh Poppy BY	*Meconopsis cambrica*	Scheinmohn
West Australian Christmas Tree LI	*Nuytsia floribunda*	
West Australian Smoke Bush LI	*Conospermum stoechadis*	
Whale PM	*Globicephala macrocephalus*	Wal
White Carnation PF	*Dianthus*	Nelke (weiß)
White Chestnut BB	*Aesculus hippocastanum*	Weiße Kastanie/Roßkastanie
White Coral HI	*Erythrina variegatis orientalis*	Korallenstrauch
White Desert Primrose DA	*Oenothera deltoides*	Nachtkerze
White Eremophilia LI		
White Fireweed AL	*Epilobium angustifolium*	Schmalblättriges Weidenröschen
White Hibiscus HI	*Hibiscus*	Hibiskus/Roseneibisch (weiß)
White Hyacinth PF	*Hyacinthus*	Hyazinthe (weiß)
«White Lightnin'» PE-Rosen 1	*Rosa «White Lightnin'»*	Rose «White Lightnin'»
White Nymph Water Lily	*Nymphaea*	Seerose
White Petunia PF	*Petunia*	Petunie (weiß)
White Poplar GM	*Populus alba*	Silberpappel
White Rose PF	*Rosa «Clotilde Soupert»*	Rose «Clotilde Soupert» (weiß)

White Spruce AL	*Picea glauca*	Schimmelfichte
White Violet AL	*Viola renifolia*	Veilchen
White Willow GM	*Salix alba*	Silberweide
Whitebeam GM	*Sorbus aria*	
Whitethorn DA	*Acacia vernicosa*	Akazie
Wild Iris AL	*Iris setosa*	Schwertlilien
Wild Oat BB	*Bromus ramosus*	Waldtrespe
Wild Oat PF	*Avena fatua*	Wind-/Flughafer
Wild Potato Bush BU	*Solanum quadriloculatum*	
Wild Rhubarb AL	*Polygonum alaskanum*	Knöterich
Wild Rose BB	*Rosa canina*	Heckenrose
Wild Violet LI	*Hybathus calycinus*	
Wilde Möhre WI	*Daucus carota*	Wilde Möhre
Wilder Knoblauch WI	*Allium angulosum*	Wilder Knoblauch
Wildrosen-Hybride RO	*Rosa x pruhoniciana*	Wildrosenhybride
Wiliwili HA	*Erythrina sandwicensis*	Korallenstrauch
Willow AL	*Salix bebbiana*	Weide
Willow BB	*Salix vitellina*	Weide
Willowherb (Rosebay Willowherb) FI	*Epilobium angustifolium*	Waldweidenröschen
Windflower PM	*Anemone pulsatilla*	Küchenschelle
Wisteria BU	*Wisteria sinensis*	
Wisteria PF	*Wisteria*	Glyzine
Witch Hazel BY	*Hamamelis mollis*	Zaubernuß
Wolfberry DA	*Lycium pallidum*	Bocksdorn
Wood Anemone BY	*Anemone nemorosa*	Buschwindröschen
Woolly Banksia LI		
Woolly Smokebush LI		
Woven Spine Pineapple Cactus DA	*Neolloydia intertexta*	
Yarrow AL	*Achillea borealis*	Schafgarbe
Yarrow NA	*Achillea millefolium*	Schafgarbe (weiß)
Yarrow PF	*Achillea millefolium*	Schafgarbe
Ybá RW	*Aechmea carualhoi*	
Yellow and Green Kangaroo Paw LI	*Anigozanthos manglesii*	Känguruhblume
Yellow Boronia LI	*Megastigma lutea*	Korallenraute
Yellow Buckeye GM	*Aesculus flava*	Roßkastanie
Yellow Cone flower LI	*Conostylis aculeata*	
Yellow Cowslip Orchid BU	*Caladenia flava*	
Yellow Dryas AL	*Dryas drummondii*	Silberwurz
Yellow Flag Flower LI	*Patersonia Xanthina*	
Yellow Ginger/Awapuhi melemele HA	*Hedychium flavum*	
Yellow Leschenaultia LI	*Leschenaultia formosa (gelb)*	
Yellow Pond Lily PA	*Nuphar polysepalum*	Teichrose
Yellow Rose «Peace» PF	*Rosa «Peace»*	Rose «Peace» (gelb)
Yellow Silk Cotton HI	*Bombax ceiba*	
Yellow Star Tulip NA	*Calochortus monophyllus*	Gelbe Mormonentulpe
Yellow Star Tulip NL	*Calochortus monophyllus*	Gelbe Mormonentulpe
Yellow Yarrow PE-Garten	*Achillea millefolium*	Schafgarbe (gelb)
Yerba Santa NA	*Eriodictyon californicum*	Bergbalsam
Yew GM		Eibe
Yew BY	*Taxus baccata*	Eibe
Zimtrose RO	*Rosa majalis*	Zimtrose

Zinnia NA	*Zinnia elegans*	Zinnie
Zinnia PE-Garten	*Zinnia*	Zinnie
Zinnia PF	*Zinnia*	Zinnie
Zinnia WI	*Zinnia elegans*	Zinnie
Zistrose AF	*Cistus albidus*	
Zucchini PE-Garten	*Cucurbita pepo*	Zucchini

Register der botanischen Bezeichnungen

Das folgende Register enthält die botanischen Bezeichnungen der Pflanzen, aus denen die im vorliegenden Buch beschriebenen Essenzen hergestellt werden. Es ist nicht ganz vollständig, da für einige Essenzen keine lateinischen Bezeichnungen vorliegen oder zu ermitteln waren. Die Benutzung dieses Registers ist immer dann sinnvoll, wenn Sie den lateinischen Namen einer Pflanze kennen. Sie finden in diesem Register Verweise auf die lateinischen Bezeichnungen (soweit vorhanden) und auf die (meist englische) Originalbezeichnung der Blütenessenz sowie in Klammern danach die Kürzel, die auf ein oder mehrere Blütenessenzprogramme hinweisen, in denen die Pflanze vorkommt. Um nähere Informationen über die Essenz zu bekommen, brauchen Sie dann nur noch das entsprechende Blütenessenzprogramm in diesem Buch aufzuschlagen.

Sie werden feststellen, daß es mitunter zur selben lateinischen Bezeichnung verschiedene englischsprachige Pflanzenbezeichnungen gibt. Das liegt manchmal daran, daß die Hersteller Oberbegriffe verwendet haben, die nur die Pflanzenfamilie oder -gattung, aber nicht die einzelne Art genau bezeichnen; manchmal auch daran, daß die Hersteller verschiedenfarbige Blüten (die sich auch in ihren Einsatzmöglichkeiten unterscheiden) verwenden; manchmal daran, daß die Blütenessenz je nach Hersteller mal englisch, mal deutsch, mal lateinisch bezeichnet wird, mitunter aber auch mit Begriffen aus Indien, Australien, Hawaii usw. Man muß in diesem Zusammenhang auch bedenken, daß sich mitunter dieselbe Pflanze auf verschiedenen Kontinenten unterschiedliche Lebensräume erobert hat, was darauf hindeutet, daß auch die Eigenschaften unterschiedlich sein können.

Die Anwendung dieses Registers kann auch interessant sein, wenn Sie Übereinstimmungen und Unterschiede zwischen verschiedenen Pflanzen aus einer Familie feststellen wollen.

Liste der verwendeten Kürzel

AF	Afrikanische Forschungsessenzen
AL	Alaska-Blütenessenzen
BB	Bach-Blüten
BU	australische Bush-Blütenessenzen
BY	Bailey-Blütenessenzen
DA	Desert-Alchemy-Blütenessenzen
FI	Findhorn-Blütenessenzen
GM	Green-Man-Baumblütenessenzen
HA	Aloha-Essenzen aus Hawaii
HI	AUM-Himalaya-Sanjeevini-Essenzen
KA	Kakteen-Essenzen
LI	australische Living-Blütenessenzen
MA	Master's-Essenzen
NA	nordamerikanische FES-Essenzen
NL	niederländische Essenzen
OR	Orchideen-Essenzen
PA	Pazifische Blütenessenzen
PE	Perelandra-Essenzen
PF	Petite-Fleur-Essenzen
PM	Pazifische Meeresessenzen
RO	Rosenessenzen
RW	Brasilianische Ararêtama-Regenwaldessenzen
WI	Wildpflanzenessenzen

Pflanzen, deren lateinische Bezeichnung nicht ermittelt werden konnte, sind in diesem Register nicht aufgeführt.

Abelmoschus	**Okra PE-Garten**	Okra
Acacia dealbata	**Mimosa GM**	Echte Akazie
Acacia hawaiiensis	**Koa HA**	Akazie
Acacia terminalis	**Sunshine Wattle BU**	
Acacia vernicosa	**Whitethorn DA**	Akazie
Acalypha hispida	**Red Hot Cattail HI**	Katzenschwanz
Acer campestre	**Field Maple GM**	Feldahorn
Acer platanoides	**Norway Maple GM**	Spitzahorn
Acer pseudoplatanus	**Sycamore FI**	Bergahorn
Acer pseudoplatanus	**Sycamore GM**	Platane
Acer saccharinum	**Silver Maple GM**	Silberahorn
Achillea borealis	**Yarrow AL**	Schafgarbe
Achillea filipendulina	**Golden Yarrow NA**	Spierstauden-Schafgarbe
Achillea millefolium	**Yellow Yarrow PE-Garten**	Schafgarbe (gelb)
Achillea millefolium	**Yarrow NA**	Schafgarbe (weiß)
Achillea millefolium	**Rosa Schafgarbe WI**	Rosa Schafgarbe
Achillea millefolium	**Schafgarbe WI**	Schafgarbe
Achillea millefolium	**Yarrow PF**	Schafgarbe
Achillea millefolium «Rubra»	**Pink Yarrow NA**	Schafgarbe (rosa)
Achlys triphylla	**Vanilla Leaf PA**	
Aconitum delphinifolium	**Monkshood AL**	Eisenhut
Aconitum napellus	**Monk's Hood BY**	Eisenhut
Actinotus helianthi	**Flannel Flower BU**	
Actinotus minor	**Little Flannel Flower BU**	
Adansonia gregorii	**Boab BU**	
Adhatoda vasica Nees	**Malabar Nut Flower HI**	
Adoxa moschatellina	**Moschatel AL**	Moschuskraut
Aechmea carualhoi	**Ybá RW**	
Aesculus carnea	**Red Chestnut BB**	Rote Kastanie
Aesculus flava	**Yellow Buckeye GM**	Roßkastanie
Aesculus hippocastanum	**Horse Chestnut GM**	Roßkastanie
Aesculus hippocastanum	**Chestnut Bud BB**	Knospe der Roßkastanie
Aesculus hippocastanum	**White Chestnut BB**	Weiße Kastanie/Roßkastanie
Aesculus x carnea	**Red Chestnut GM**	Rote Kastanie
Agave palmeri	**Agave DA**	Agave
Agrimonia eupatoria	**Agrimony BB**	Odermennig
Ailanthus altissima	**Tree of Heaven GM**	Götterbaum
Aleurites moluccana	**Kukui/Candlenut Tree HA**	Lichtnußbaum
Allamanda cathartica	**Lani ali'i HA**	
Allium angulosum	**Wilder Knoblauch WI**	Wilder Knoblauch
Allium cepa	**Onion PF**	Zwiebel
Allium cernuum	**Hooker's Onion PA**	
Allium sativum	**Garlic NA**	Knoblauch
Allium schoenoprasum	**Chive PE-Garten**	Schnittlauch
Alltropa virgata	**Candystick PA**	
Alnus cordata	**Italian Alder GM**	Italienische Erle
Alnus crispa	**Alder AL**	Erle
Alnus glutinosa	**Alder GM**	Schwarzerle
Aloe barbadensis	**Panini awa'awa HA**	Aloe
Aloe saponaris	**Aloe DA**	Aloe
Aloe vera	**Aloe vera NA**	Echte Aloe
Aloe vera	**Aloe vera WI**	Echte Aloe
Alternanthera dentata	**Papagaaieblad NL**	Papageienblatt
Amarantus caudatus	**Love-Lies-Bleeding NA**	Gartenfuchsschwanz
Amorpha fruticosa	**Indigo Bush DA**	Bastardindigo

Amphipleura pellucida	**Diatoms PM**	Kieselalge
Anagallis arvensis	**Ackergauchheil AF**	
Anagallis arvensis	**Scarlet Pimpernel BY**	Ackergauchheil
Ananas comosus	**Pineapple MA**	Ananas
Anaphalis margaritacea	**Pearly Everlasting PA**	Silberimmortelle
Andromeda polifolia	**Bog Rosemary AL**	Lavendelheide
Anemone	**Anemone PF**	Anemone
Anemone nemorosa	**Wood Anemone BY**	Buschwindröschen
Anemone pulsatilla	**Windflower PM**	Küchenschelle
Anethum graveolens	**Dill PE-Garten**	Dill
Anethum graveolens	**Dill NA**	Dill
Anethum graveolens	**Dill WI**	Dill
Anethum graveolens	**Dill PF**	Dill
Angelica archangelica	**Angelica NA**	Engelwurz
Angelica archangelica	**Engelwortel NL – Angelica**	Engelwurz
Anguloa cliftonii	**Venus-Orchid OR**	
Anigozanthos humilis	**Cat's Paw LI**	Känguruhblume
Anigozanthos manglesii	**Purple and Red Kangaroo Paw LI**	Känguruhblume
Anigozanthos manglesii	**Red and Green Kangaroo Paw LI**	Känguruhblume
Anigozanthos manglesii	**Kangaroo Paw BU**	Känguruhblume
Anigozanthos manglesii	**Yellow and Green Kangaroo Paw LI**	Känguruhblume
Anthemis nobilis	**Chamomile PF**	Kamille
Anthopleura elegantissima	**Anemone PM**	Seeanemone
Antirrhinum	**Snapdragon PF**	Löwenmaul
Antirrhinum majus	**Snapdragon NA**	Löwenmaul
Apium graveolens	**Celery PE-Garten**	Sellerie
Apodanthera undulata	**Melon Loco DA**	
Aqua petra	**Rock Water BB**	Quellwasser
Aquilegia	**Aquilegia Columbine PF**	
Aquilegia	**Columbine PF**	
Aquilegia formosa	**Columbine AL**	Akelei
Araucaria angustifolia +	**Ararybá RW**	
Aechmea carvalhoi		
Arbutus menziesii	**Arbutus PA**	Erdbeerbaum
Arbutus unedo	**Strawberry Tree GM**	Erdbeerbaum
Arctosphaphylos viscida	**Manzanita NA**	Klebrige Bärentraube
Argemone glauca	**Pua kala HA**	Stachelmohn
Argemone mexica	**Prickly Poppy HI**	Stachelmohn
Aristolochia watsonii	**Indian Root DA**	Pfeifenblume
Armeria maritima	**Thrift BY**	Gemeine Grasnelke
Armeria maritima	**Sea Pink FI**	Grasnelke
Arnica mollis	**Arnica NA**	Behaarte Arnika
Arnica montana	**Arnika WI**	Arnika
Artemesia Annua	**Sweet Annie PF**	Wermut
Artemisia arvensis	**Kanarischer Wermut AF**	Kanarischer Wermut
Artemisia douglasiana	**Mugwort NA**	Beifuß
Artemisia tilesii	**Mountain Wormwood AL**	Wermut
Artemisia tridentata	**Sagebrush NA**	Dreizähniger Beifuß
Aruncus sylvestris	**Goatsbeard PA**	Geißbart
Arundina bambusifolia	**Bamboo Orchid HA**	
Asclepias asperula	**Inmortal DA**	
Asclepias cordifolia	**Milkweed NA**	Herzblättrige Seidenpflanze

Asinetas superba	**Aggression Orchid OR**	
Aster subspicatus	**Douglas Aster PA**	Aster
Asystasia gangetica	**Chinese Violet HA**	
Aurelia aurita	**Jellyfish PM**	Qualle
Avena fatua	**Wild Oat PF**	Wind-/Flughafer
Azadirachta indica	**Neem HI**	Neem-Baum
Baileya multiradiata	**Desert Marigold DA**	
Balanus glandula	**Barnacle PM**	Entenmuschel
Bambusa	**Bamboo PF**	Bambus
Banksia menziesii	**Menzies Banksia LI**	
Banksia robur	**Banksia Robur BU**	
Banksia serrata	**Old Man Banksia BU**	
Barringtonia acutangula	**Freshwater Mangrove BU**	Süßwasser-Mangrove
Bauera rubioides	**Dog Rose BU**	
Bauera sessiliflora	**Dog Rose of the Wild Forces BU**	
Begonia	**Begonia PF**	Begonie
Beleperone	**Shrimp PF**	
Bellis perennis	**Daisy (Common Daisy) FI**	Gänseblümchen
Bellis perennis	**Gänseblümchen WI**	Gänseblümchen
Berberis aquifolium	**Oregon Grape NA**	Nadelblättrige Mahonie
Betula pendula	**Birch FI**	Weißbirke
Betula pendula	**Birch GM**	Weißbirke
Betula pendula	**Silver Birch PA**	Weißbirke
Bombax ceiba	**Yellow Silk Cotton HI**	
Borago officinalis	**Borage PF**	Borretsch
Borago officinalis	**Borage NA**	Borretsch
Borago officinalis	**Borretsch WI**	Borretsch
Borago officinalis	**Komkommerkruid NL – Borage**	Borretsch
Boronia ledifolia	**Boronia BU**	Korallenraute
Boronia megastigma	**Brown Boronia LI**	Korallenraute
Bougainvillea	**Bougainvillea HI**	Bougainvillie
Bougainvillea	**Bougainvillea DA**	Bougainvillie
Bougainvillea	**Bougainvillea PF**	Bougainvillie
Bougainvillea spectabilis	**Bougainvillea HA**	Bougainvillie
Bouvardia glaberrima	**Bouvardia DA**	Bouvardie
Brachychiton acerifolius	**Illawara Flame Tree BU**	
Brachycome	**Multifia dilatata LI**	
Brassica oleracea	**Broccoli PE-Garten**	Brokkoli
Brassica oleracea	**Cauliflower PE-Garten**	Blumenkohl
Briza maxima	**Quaking Grass NA**	Großes Zittergras
Brodiaea coronaria	**Harvest Lily PA**	
Bromus ramosus	**Wild Oat BB**	Waldtrespe
Butea monosperma	**Parrot (Flame of the Forest) HI**	
Buxus sempervirens	**Box GM**	Buchsbaum
Caesalpina pulcherrima	**Ohai Ali'i/Dwarf Poinciana HA**	
Caladenia aphylla	**Leafless Orchid LI**	
Caladenia dilatata	**Green Spider Orchid BU**	
Caladenia dilatata	**Fringed Mantis Orchid LI**	
Caladenia flava	**Yellow Cowslip Orchid BU**	
Caladenia flavia	**Cowslip Orchid LI**	
Caladenia gemmata	**Blue China Orchid LI**	

278

Caladenia latifolia	**Pink Fairy Orchid LI**	
Caladenia menziesii	**Rabbit Orchid LI**	
Caladenia patersonii	**Common White Spider Orchid LI**	
Calandrinia polyandra	**Parakeelya LI**	
Calectasia	**Star of Bethlehem LI**	
Calendula officinalis	**Marigold BY**	Ringelblume
Calendula officinalis	**Calendula NA**	Ringelblume
Calicopteris floribunda	**Ukshi HI**	
Calliandra eriophylla	**Fairy Duster DA**	
Calliandra surinamensis	**Tassel Flower HI**	
Callistemon polandi	**Queensland Bottlebrush LI**	Lampenputzerbaum
Callistemon rigidus	**Bottlebrush BU**	australischer Lampenputzerbaum
Calluna vulgaris	**Heather BB**	Heidekraut (schottisches)
Calochortus albus	**Fairy Lantern NA**	Weiße Mormonentulpe
Calochortus ambiguus	**Mariposa Lily DA**	Mormonentulpe
Calochortus leichtlinii	**Mariposa Lily NA**	Mormonentulpe
Calochortus monophyllus	**Yellow Star Tulip NA**	Gelbe Mormonentulpe
Calochortus monophyllus	**Yellow Star Tulip NL**	Gelbe Mormonentulpe
Calochortus tolmiei	**Star Tulip NA**	Katzenohr
Calophyllum inophyllum	**Kamani HA**	
Calothamnus	**One-sided Bottlebrush LI**	
Calotropis gigantea	**Swallow Wart HI**	
Calytrix exstipulata	**Turkey Bush BU**	
Camassia quamash	**Blue Camas PA**	Camassie (blau)
Camellia sasanqua	**Camellia PA**	Kamelie
Campanula	**Kolokoltchik LI**	Glockenblume
Campanula lasiocarpa	**Harebell AL**	Rundblättrige Glockenblume
Campsis x tagliabuana	**Trumpet Vine NA**	Trompetenblume
Canarina canariensis	**Kanarische Kletterglockenblume AF**	
Capparis sandwichiana	**Pua-Pilo HA**	Kapernstrauch
Capsicum annuum	**Cayenne NA**	Paprika
Carcidium microphyllum	**Foothills Paloverde DA**	
Carex hirta	**Hairy Sedge BY**	Segge
Careya arborea	**Slow Match HI**	
Carica papaya	**Papaya HA**	Melonenbaum/Papaya
Carica papaya	**Paw Paw BU**	Melonenbaum
Carnegiea gigantea	**Saguaro NA**	Saguaro-Kaktus
Carpinus betulus	**Hornbeam GM**	Hainbuche
Carpinus betulus	**Hornbeam BB**	Hainbuche/Weißbuche
Castanea sativa	**Sweet Chestnut GM**	Edelkastanie
Castanea sativa	**Sweet Chestnut BB**	Edelkastanie/Eßkastanie
Castelleja	**Indian Paintbrush PF**	Indianischer Malerpinsel
Castilleja miniata	**Indian Paintbrush NA**	Indianischer Malerpinsel
Casuarina glauca	**She Oak BU**	Känguruhbaum
Catalpa x erubescens	**Catalpa GM**	Trompetenbaum
Cattleya trianaei	**Inpsiration Orchid OR**	
Cattleya warscewiczii	**Füllhorn-Cattleya OR**	
Ceanothus greggii	**Red Root DA**	Amerikanische Säckelblume
Ceanothus integerrimus	**Deerbrush NA**	Säckelblume
Celtis reticulata	**Hackberry DA**	Zürgelbaum
Centaurea	**Aster PF**	Aster
Centaurea	**Bachelor Button PF**	Flockenblume
Centaurea	**Russian Centaurea LI**	Flockenblume
Centaurea solstitialis	**Star Thistle NA**	Sonnenwend-Flockenblume
Centaurium umbellatum	**Centaury BB**	Tausendgüldenkraut

Centratherum punctatum	**Purple Flower NL**	
Cephalanthera rubra	**Rode Bosvogeltje NL – Orchid**	Rotes Waldvögelchen
Ceratostigma willmottiana	**Cerato BB**	Bleiwurz/Hornkraut
Cercis siliquastrum	**Judas Tree GM**	Judasbaum
Cercocarpus breviflorus	**Mountain Mahogany DA**	
Cereus giganteus	**Saguaro DA**	Kandelaberkaktus
Cereus greggii	**Queen of the Night DA**	Säulenkaktus
Cereus peruvianus	**Cereus peruvianus KA**	Säulenkaktus
Cereus Thurberi	**Organ Pipe Cactus DA**	Orgelpfeifenkaktus
Ceropegia fusca	**Ceropegia fusca KA**	Leuchterblume
Cestrum diurnum	**Dayblooming Jessamine HI**	Hammerstrauch
Chamaecyparis lawsoniana	**Lawson Cypress GM**	Scheinzypresse
Chamaedaphne calyculata	**Cassandra AL**	
Chamelaucium uncinatum	**Geraldton Wax LI**	
Cheiranthus	**Wallflower PA**	Goldlack
Chelonia mydas	**Sea Turtle PM**	Seeschildkröte
Chenopodium album	**Lamb's Quarters AL**	Weißer Gänsefuß
Chilopsis linearis	**Desert Willow DA**	
Chimaphila umbellata	**Pipsissewa PA**	Winterlieb
Choenomeles speciosa	**Quince NA**	Zierquitte
Choisya arizonica	**Star Leaf DA**	Orangenblume
Chrysanthemum	**Garden Mum PF**	Chrysantheme
Chrysanthemum leucanthemum	**Oxeye Daisy PA**	Wiesenmargerite
Chrysanthemum maximum	**Shasta Daisy NA**	Margarite
Chrysanthemum morifolium	**Chrysanthemum NA**	Chrysantheme
Chrysothamnus nauseosus	**Rabbitbrush NA**	Hasenbürste
Cichorium intybus	**Chicory BB**	Wegwarte
Cimicifuga racemosa	**Black Cohosh NA**	Trauben-Silberkerze
Cirsium arizonicum	**Thistle DA**	Kratzdistel
Cirsium palustre	**Marsh Thistle BY**	Kratzdistel
Cirsium vulgare	**Thistle (Spear Thistle) FI**	Kratzdistel
Cistus albidus	**Zistrose AF**	
Citrus sinensis	**Orange MA**	Orangenbaum
Clavulina cristata	**Jumping Child RW**	
Cleistocactus ritteri	**Cleistocactus ritteri KA**	
Cleistocactus strausii	**Cleistocactus strausii KA**	
Clematis vitalba	**Clematis BB**	Weiße Waldrebe
Clematis vitalba	**Bosrank NL – Clematis**	Clematis
Clianthus formosus	**Sturt Desert Pea BU**	Ruhmesblume
Cnidoscolus angustidens	**Mala Mujer DA**	
Cochlospermum fraseri	**Kapok Bush BU**	
Cocos nucifera	**Coconut/Niu HA**	Kokospalme
Cocos nucifera	**Coconut MA**	Kokospalme
Cocos nucifera	**Kokospalme AF**	
Coenogonium s.p.	**Moara RW**	
Coffea arabica	**Coffee HA**	Kaffeepflanze
Conium maculatum	**Poison Hemlock PA**	Gefleckter Schierling
Conospermum stoechadis	**West Australian Smoke Bush LI**	
Conostylis aculeata	**Yellow Cone flower LI**	
Convallaria majalis	**Lily of the Valley BY**	Maiglöckchen
Convallaria majalis	**Lily of the Valley PA**	Maiglöckchen
Cooperia pedunculata	**Rain Lily PF**	
Coprinus xanthotrix	**Kleine Viltinkszwam NL –**	Tintling (Pilz)
	Little Inky Cap	
Corallina vancouveriensis	**Pink Seaweed PM**	Rosa Seegras

Cordia subcordata	**Kou HA**	
Cordyline terminalis	**Ki/Ti HA**	
Cornus canadensis	**Bunchberry AL**	Kanadischer Hartriegel
Cornus nuttallii	**Dogwood NA**	Blüten-Hartriegel
Correa pulchella	**Correa LI**	
Corybas dilatatus	**Red Helmet BU**	
Corydalis aurea	**Golden Corydalis AL**	Lerchensporn
Corylus avellana	**Hazel GM**	Haselnuß
Coryphanta vivipara	**Bisbee Beehive Cactus DA**	
Cosmos hippinatus	**Cosmos NA**	Kosmee
Couroupita guyanensis	**Cannon Ball Flower HI**	
Cowania mexicana	**Cliff Rose DA**	
Crataegus monogyna	**Hawthorn GM**	Weißdorn
Crataegus monogyna biflora	**Glastonbury Thorn GM**	Weißdorn
Crataegus sp.	**Holy-Thorn FI**	Weißdorn
Crinum latifolium	**Nilgiri Longy HI**	
Crocus tommasinianus	**Purple Crocus PA**	Krokus
Crossandra infundibuliformis	**Crossandra PF**	
Crowea saligna	**Crowea BU**	
Cucumis sativus	**Cucumber PE-Garten**	Gurke
Cucurbita	**Summer Squash PE-Garten**	Kürbis (buschiger früher)
Cucurbita foetidissima	**Buffalo Gourd DA**	Kürbis
Cucurbita pepo	**Zucchini PE-Garten**	Zucchini
Cucurbita pepo	**Kürbis WI**	Kürbis
Cupressocyparis leylandii	**Leyland Cypress GM**	Köcherblümchen
Cylindropuntia arbuscula	**Pencil Cholla Cactus DA**	
Cylindropuntia bigelovii	**Teddy Bear Cholla Cactus DA**	Feigenkaktus
Cylindropuntia fulgida	**Jumping Cholla Cactus DA**	
Cylindropuntia kleiniae	**Klein's Pencil Cholla Cactus DA**	
Cylindropuntia leptocaulis	**Desert Christmas Cholla Cactus DA**	
Cylindropuntia spinosior	**Cane Cholla Cactus DA**	
Cylindropuntia veriscolor	**Staghorn Cholla Cactus DA**	Feigenkaktus
Cymbidium	**Sun-Orchid OR**	
Cymbidium lowianum	**Coordination-Orchid OR**	
Cymbopogon citratus	**Lemon Grass PF**	Zitronellgras
Cynoglossum grande	**Hound's Tongue NA**	Hundszunge
Cypripedium calceolus var. parviflorum/	**Lady's Slipper NA**	Frauenschuh
Cypripedium reginae		
Cypripedium guttatum	**Lady's Slipper AL**	Frauenschuh
Cypripedium passerinum	**Northern Lady's Slipper AL**	Frauenschuh
Cytisus scoparius	**Scotch Broom NA**	Besenginster
Cytisus scoparius	**Broom FI**	Besenginster
Dactyorrhiza fuchsii	**Spotted Orchid FI**	Knabenkraut
Dampiera linearis	**Dampiera LI**	
Darlingtonia californica	**California Pitcher Plant NA**	Kobrapflanze
Datura meteloides	**Sacred Datura DA**	Stechapfel
Datura x candida	**Angel's Trumpet/Nana honua HA**	Stechapfel
Datura x candida	**Angel's Trumpet NA**	Stechapfel
Daucus carota	**Queen Anne's Lace NA**	Wilde Möhre
Daucus carota	**Carrot PF**	Möhre
Daucus carota	**Wilde Möhre WI**	Wilde Möhre
Davieasa divaricata	**Orange-Spiked Pea Flower LI**	
Delonix regia/Poinciana	**Gulhomar HI**	
Delphinium	**Delphinium PF**	Rittersporn

Delphinium nuttallianum	**Larkspur NA**	Rittersporn
Dendraster excentricus	**Sand Dollar PM**	Sanddollar
Dianthus	**Dianthus PF**	
Dianthus	**White Carnation PF**	Nelke (weiß)
Dianthus carophyllus	**Red Carnation PF**	Gartennelke (rot)
Dicentra chrysantha	**Golden Ear Drops NA**	Herzblume
Dicentra formosa	**Bleeding Heart NA**	Flammendes Herz
Dicentra spectabilis	**Tränendes Herz WI**	Tränendes Herz
Digitalis	**Foxglove PF**	Fingerhut
Digitalis purpurea	**Foxglove AL**	Roter Fingerhut
Digitalis purpurea	**Foxglove BY**	Roter Fingerhut
Discranella heteromalla	**Moss BY**	Moos
Disporum smithii	**Fairy Bell PA**	
Diuris longifolia	**Wallflower Donkey Orchid LI**	
odecatheon frigidum	**Shooting Star AL**	Götterblume
Dodecatheon hendersonii	**Shooting Star NA**	Götterblume
Doronicum pardalianches	**Leopardsbane BY**	Gemswurz
Doryanthes excelsa	**Gymnea Lily BU**	Speerblume
Drosera pallida	**Pale Sundew LI**	Sonnentau
Drosera rotundifolia	**Round-Leaved Sundew AL**	Sonnentau
Drosera spatulata	**Sundew BU**	
Dryandra polycephala	**Many-Headed Dryandra LI**	
Dryandra praemorsa	**Urchin Dryandra LI**	
Dryas drummondii	**Yellow Dryas AL**	Silberwurz
Dudleya cymosa	**Canyon Dudleya NA**	Dudleya
Echinacea purpurea	**Bright Star DA**	Roter Sonnenhut
Echinacea purpurea	**Echinacea NA**	Roter Sonnenhut
Echinacea purpurea	**Echinacea PF**	Roter Sonnenhut
Echinocactus grusonii	**Echinocactus grusonii KA**	Goldkugelkaktus (Mexiko)
Echinocereus fendleri	**Hedgehog Cactus DA**	Igelsäulenkaktus
Echinocereus pectinatus	**Strawberry Cactus DA**	
Echinocereus pectinatus var. rigidissimus	**Rainbow Cactus DA**	Regenbogenkaktus
Echinocereus scheeri var. koehresianus	**Echinocereus scheeri var. koehresianus KA**	Igelsäulenkaktus
Echinocereus triglochidiatus	**Claret Cup Hedgehog Cactus DA**	Igelsäulenkaktus
Echinodorus tenellus	**Amazon Swordplant HA**	
Echinopsis oxygona	**Echinopsis oxygona KA**	Seeigelkaktus
Echium vulgare	**Natternkopf AF**	
Echium wildpretii	**Tachinaste weiß AF**	
Elythranthera brunonis	**Purple Enamel Orchid LI**	
Endymion non scriptus	**Bluebell PA**	
Epacris longiflora	**Bush Fuchsia BU**	Australheide
Ephedra trifurca	**Ephedra DA**	Meerträubchen
Epidendrum prismatocarpum	**Deva-Orchid OR**	
Epidendrum secundum	**Angel-Orchid OR**	
Epilobium angustifolium	**Willowherb (Rosebay Willowherb) FI**	Waldweidenröschen
Epilobium angustifolium	**Fireweed AL**	Schmalblättriges Weidenröschen
Epilobium angustifolium	**White Fireweed AL**	Schmalblättriges Weidenröschen
Epilobium angustifolium	**Fireweed PA**	Schmalblättriges Weidenröschen
Epilobium angustifolium	**Staudenfeuerkraut WI**	Staudenfeuerkraut
Epilobium latifolium	**River Beauty AL**	
Epiphyllum	**Red-orange Epiphyllum DA**	Blattkaktus
Equisetum arvense	**Horsetail AL**	Ackerschachtelhalm
Erica arborea	**Baumerika AF**	

Erica cinerea	**Bell Heather FI**	Grauheide
Eriodictyon californicum	**Yerba Santa NA**	Bergbalsam
Eriophorum sp.	**Cotton Grass AL**	Wollgras
Erodium cicutarium	**Filaree NA**	Schierlings-Reiherschnabel
Erythrina flabelliformis	**Coral Bean DA**	Korallenstrauch
Erythrina indica	**Indian Coral HI**	Korallenstrauch
Erythrina sandwicensis	**Wiliwili HA**	Korallenstrauch
Erythrina variegatis orientalis	**White Coral HI**	Korallenstrauch
Erythronium oregonum	**Easter Lily PA**	
Erythronium purpurascens	**Fawn Lily NA**	Zahnlilie
Eschscholzia californica	**California Poppy NA**	Goldmohn
Eucalyptus caesia	**Silver Princess BU**	Eukalyptus
Eucalyptus caesia	**Silver Princess Gum LI**	Eukalyptus
Eucalyptus erythrocorys	**Illyarrie LI**	Eukalyptus
Eucalyptus forrestiana	**Fuchsia Gum LI**	Eukalyptus
Eucalyptus globulus	**Eukalyptus AF**	Eukalyptus
Eucalyptus macrocarpa	**Macrocarpa BU**	Eukalyptus
Eugenia malaccensis	**Ohi'a-'ai/Mountain Apple HA**	Kirschmyrte
Euonymus europaea	**Spindle GM**	Pfaffenhütchen
Euphorbia milii	**Christ's Thorn HI**	Christusdorn
Euphorbia plentissima	**Pill-Bearing Spurge HI**	Wolfsmilch
Euphorbia pulcherrima	**Weihnachtsstern AF**	
Fagraea berteriana	**Pua-Kenikeni HA**	
Fagus sylvatica	**Beech GM**	Rotbuche
Fagus sylvatica	**Beech BB**	Rotbuche
Fagus sylvatica var. purpurea	**Copper Beech GM**	Blutbuche
Ferocactus acanthodes	**Compass Barrel Cactus DA**	Teufelsnadelkissen
Ferocactus schwarzii	**Ferocactus schwarzii KA**	
Ferocactus wislizeni	**Candy Barrel Cactus DA**	
Ficus carica	**Fig MA**	Echter Feigenbaum
Flourensia cernua	**Tarbush DA**	
Foeniculum	**Bronze Fennel PF**	Fenchel
Forsythia suspensa	**Forsythia PA**	Forsythie
Fouquieria splendens	**Ocotillo DA**	
Fragaria chiloensis	**Strawberry MA**	Chilierdbeere
Fraxinus excelsior	**Ash GM**	Esche
Fraxinus ornus	**Manna Ash GM**	Manna-Esche
Fuchsia	**Fuchsia PA**	Fuchsie
Fuchsia x hybrida	**Fuchsia NA**	Fuchsie
Fungi	**Black Mushroom PF**	Pilz
Gaillardia pulchella	**Gaillardia PF**	Kokardenblume
Galanthus nivalis	**Single Snowdrop BY**	Schneeglöckchen
Galanthus nivalis	**Snowdrop PA**	Schneeglöckchen
Galanthus nivalis	**Snowdrop FI**	Schneeglöckchen
Galanthus nivalis	**Sneeuwklokje NL – Snowdrop**	Schneeglöckchen
Galanthus nivalis «flore-plena»	**Double Snowdrop BY**	Schneeglöckchen
Gardenia	**Gardenia PF**	Gardenie
Gardenia megasperma	**Bush Gardenia BU**	Gardenie
Gaultheria shallon	**Salal PA**	Scheinbeere
Gentiana amarella	**Gentian BB**	Herbstenzian
Geocaulon lividum	**Comandra AL**	
Geranium	**Pink Geranium PF**	Geranie (rosa)
Geranium erianthum	**Sticky Geranium AL**	Geranien-Art
Geranium perforatum	**Geranie AF**	
Gilia thurberi	**Thurber's Gilia DA**	

283

Gliricidia maculata	**Spotted Gliricidia**	
	(Rikry Rorshia Flower) HI	
Globicephala macrocephalus	**Whale PM**	Wal
Gossypium barbadense	**Cotton HA**	Baumwolle
Gossypium sturtianum	**Sturt Desert Rose BU**	
Grevillea bipinnatifia	**Fuchsia grevillea LI**	
Grevillea buxifolia	**Grey Spider Flower BU**	
Grevillea speciosa	**Red Grevillea BU**	
Grevillea tenuiloba	**Golden Grevillea LI**	
Gypsophila elegans	**Baby's Breath PF**	Schleierkraut
Hakea Laurina	**Pin Cushion Hakea LI**	Lorbeerartiger Silberbaum
Hakea teretifolia	**Dagger Hakea BU**	
Hamamelis mollis	**Witch Hazel BY**	Zaubernuß
Hammarbya paludosa	**Green Fairy Orchid AL**	
Hardenbergia comptoniana	**Happy Wanderer LI**	
Hebe speciosa	**Veronica LI**	Strauchveronika
Hedera helix	**Ivy GM**	Efeu
Hedychium coronarium König	**Butterfly Lily HI**	
Hedychium flavum	**Yellow Ginger/Awapuhi**	
	melemele HA	
Helianthemum nummularium	**Rock Rose BB**	Gelbes Sonnenröschen
Helianthus annuus	**Sunflower AL**	Sonnenblume
Helianthus annuus	**Sonnenblume WI**	Sonnenblume
Helianthus annuus	**Sunflower PF**	Sonnenblume
Helichrysum italicum	**Curry PF**	
Heliotropium anomalum	**Hinahina-ku-kahakai HA**	
Helipterum roseum	**Pink Everlasting**	Sonnenflügel
	Strawflower LI	
Hemerocallis	**Dailily PF**	Taglilie
Hemiandra pungens	**Snake Bush LI**	
Heracleum lanatum	**Cow Parsnip AL**	Bärenklau
Heracleum lanatum	**Cow Parsnip DA**	Bärenklau
Heterotheca subaxillaris	**Camphorweed DA**	
Heuchera micrantha	**Alum Root PA**	
Hibbertia pendunculata	**Hibbertia BU**	
Hibbertia scandens	**Snake Vine LI**	
Hibiscus	**Red Hibiscus HI**	Hibiskus/Roseneibisch (rot)
Hibiscus	**White Hibiscus HI**	Hibiskus/Roseneibisch (weiß)
Hibiscus rosa sinensis	**Roseneibisch AF**	Hibiskus/Roseneibisch
Hibiscus rosa-sinensis	**Hibiscus NA**	Hibiskus/Roseneibisch
Hibiscus syriacus	**Rose of Sharon PF**	Hibiskus/Roseneibisch
Hibiscus tiliaceus	**Hau HA**	Hibiskus/Roseneibisch
Hierochloe odorata	**Sweetgrass AL**	Mariengras
Hippeastrum	**Amaryllis PF**	Amaryllis
Hippocampus	**Sea Horse PM**	Seepferdchen
Hottonia palustris	**Water Violet BB**	Sumpfwasserfeder
Hoya carnosa	**Pua-hoku/Wax Plant HA**	Wachsblume
Hyacinthoides non-scripta	**Bluebell BY**	Hasenglöckchen
Hyacinthus	**White Hyacinth PF**	Hyazinthe (weiß)
Hybathus calycinus	**Wild Violet LI**	
Hyclocereus undatus	**Hyclocereus undatus KA**	Waldcereus
Hydrocleis nymphoides	**Water Poppy HA**	Wassermohn
Hylocereus undatus	**Nightblooming Cereus/**	Waldcereus
	Pa-nini-o-ka HA	
Hypericum perforatum	**Saint John's Wort NA**	Johanniskraut

Hypericum perforatum	**Johanniskraut WI**	Johanniskraut
Hyssopus anisum	**Anise Hyssop PF**	Ysop
Iberis sempervirens	**Iberis Candytuft PF**	Schleifenblume
Ilex aquifolium	**Holly GM**	Stechpalme
Ilex aquifolium	**Holly BB**	Stechpalme
Impatiens	**Pink Impatiens LI**	Springkraut (rosa)
Impatiens glandulifera	**Impatiens BB**	Drüsentragendes Springkraut
Impatiens glandulifera	**Reuzenbalsemien NL – Impatiens**	Drüsentragendes Springkraut
Impatiens sultani	**Impatiens HA**	Drüsentragendes Springkraut
Ipomoea	**Morning Glory PF**	Prunkwinde
Ipomoea	**Revelation RW**	Prunkwinde
Ipomoea arborescens	**Morning Glory Tree DA**	Prunkwinde
Ipomoea batatas	**Uala/Purple Sweet Potato HA**	Süßkartoffel
Ipomoea purpurea	**Morning Glory HI**	Purpurprunkwinde
Ipomoea purpurea	**Prunkwinde WI**	Prunkwinde
Ipomoea purpurea	**Morning Glory NA**	Purpurprunkwinde
Iridaea cordata	**Rainbow Kelp PM**	Braunalge
Iris douglasiana	**Iris NA**	Schwertlilie
Iris germanica	**Iris WI**	Iris
Iris pallida	**Iris PF**	Bleiche Schwertlilie
Iris setosa	**Wild Iris AL**	Schwertlilie
Iris versicolor	**Blue Flag NA**	Schwertlilie
Isopogon antheifolius	**Isopogon BU**	
Isopogon formosus	**Rose Cone Flower LI**	
Ixora	**Ixora HI**	
Jacaranda mimosifolia	**Jacaranda BU**	
Jacquemontia sandwicensis	**Pa'u-o-hi'iaka HA**	
Jasminum arborescens	**Night Jasmine HI**	Jasmin
Jasminum nudiflorum	**Jasmine PF**	Winterjasmin
Jatropha macrorhiza	**Big Root Jatropha DA**	
Juglans regia	**Walnut BB**	Walnuß
Kalanchoë blossfeldiana	**Kolanchoë PF**	Flammendes Käthchen
Knautia arvensis	**Beemdkroon NL – Field Scabious**	Ackerskabiose
Koeberlinia spinosa	**Crown of Thorns DA**	
Krameria parvifolia	**Ratany DA**	Ratanhia
L. hybrida var. Recherchon	**French Lavender PF**	Lavendel
Laburnum x watereri «Vossi»	**Laburnum GM**	Goldregen
Lactuca sativa var. crispa	**Lettuce MA**	Blattsalat
Laeliocattleya anceps clara	**Higher-Self-Orchid OR**	
Laeliocattleya Hybr.	**Heart-Orchid OR**	
Lagerstroemia indica	**Crepe Myrtle PF**	
Lambertia formosa	**Mountain Devil BU**	
Lamium purpureum	**Paarse Dovenetel NL – Red Henbit**	Purpurrote Taubnessel
Lantana camara	**Lantana PF**	Wandelröschen
Larix decidua	**Larch GM**	Lärche
Larix decidua	**Larch BB**	Lärche
Larix laricina	**Tamarack AL**	Nordamerikanische Lärche
Larrea tridentata	**Chaparral DA**	
Larrea tridentata	**Chaparral NA**	Kreosotenbusch
Lathyrus latifolius	**Sweet Pea NA**	Staudenwicke
Laurus nobilis	**Bay GM**	Lorbeerbaum
Lavandula latifolia	**Spike Lavender PF**	Lavendel
Lavandula officinalis	**Lavender NA**	Echter Lavendel
Lavandula officinalis	**Lavendel WI**	Echter Lavendel

Ledum palustre	**Labrador Tea AL**	Sumpfporst
Leptospermum squarrosum	**Peach Flowered Tea Tree BU**	
Leschenaultia biloba	**Blue Leschenaultia LI**	
Leschenaultia formosa	**Orange Leschenaultia LI**	
Leschenaultia formosa (gelb)	**Yellow Leschenaultia LI**	
Leschenaultia formosa (rot)	**Red Leschenaultia LI**	
Lessoniopsis littoralis	**Staghorn Algae PM**	Alge
Ligustrum vulgare	**Privet GM**	Liguster
Ligustrum vulgare	**Ligustrum PF**	Liguster
Lilia	**Lily PF**	Lilie
Lilium bulbiferum	**Feuerlilie WI**	Feuerlilie
Lilium humboldtii	**Tiger Lily NA**	Tiger-Lilie
Lilium longiflorum	**Easter Lily NA**	Madonnen-Lilie
Lilium parvum	**Alpine Lily NA**	Kleine Gebirgs-Lilie
Linnaea borealis	**Twinflower AL**	Moosglöckchen
Linnaea borealis	**Twin Flower PA**	Moosglöckchen
Liriodendron tulipifera	**Tulip Tree GM**	Tulpenbaum
Listera cordata	**Tundra Twayblade AL**	Eiblättriges Zweiblatt
Listeria borealis	**Northern Twayblade AL**	Eiblättriges Zweiblatt
Lobelia gibbosa	**Angelsword BU**	
Lobelia inflata	**Lobelia PF**	Lobelie
Loiseleuria procumbens	**Alpine Azalea AL**	Alpen-Azalee
Lonicera caprifolium	**Honeysuckle BB**	Geißblatt
Lonicera ciliosa	**Orange Honeysuckle PA**	Geißblatt
Lunaria annua	**Honesty BY**	Judassilberling
Lunaria annua	**Judaspenning NL – Moneyplant**	Judaspfennig
Lupinus rivularis	**Blue Lupin PA**	Lupine (blau)
Lupinus subcarnosus	**Bluebonnet PF**	Lupine
Lychnis flos-cuculi	**Ragged Robin FI**	Kuckucksblume
Lycium pallidum	**Wolfberry DA**	Bocksdorn
Lycopersicon esculentum	**Tomato PE-Garten**	Tomate
Lycopersicon esculentum	**Tomato MA**	Tomate
Lypercanthus nigricans	**Red Beak Orchid LI**	
Lysiphyllum cunninghamii	**Bauhinia BU**	
Macadamia integrifolia	**Macadamia HA**	Makadamia
Macrobotrys	**Jade Vine HA**	
Macropidia fuliginosa	**Black Kangaroo Paw LI**	
Madia elegans	**Madia NA**	Kalifornische Madie
Magnolia grandiflora	**Magnolia PF**	Magnolie
Magnolia soulangiana	**Purple Magnolia PA**	Magnolie
Magnolia verbanica	**Japanese Magnolia PF**	Magnolie
Magnolia x soulangiana	**Magnolia GM**	Magnolie
Mahonia wilcoxii	**Oregon Grape DA**	Mahonie
Majorana hortensis	**Knotted Marjoram PF**	Echter Majoran
Makrozamia reidlei	**Makrozamia LI**	
Malcolmia maritima	**Stock PF**	
Malus domestica	**Apple MA**	Apfelbaum
Malus domestica	**Apple GM**	Apfelbaum
Malus pumila	**Crab Apple BB**	Holzapfelbaum
Malus sylvestris	**Apple FI**	Apfelbaum
Malva mauritiana	**Red Malva PF**	Algiermalve
Mammillaria gummifera	**Milky Nipple Cactus DA**	
Mammillaria microcarpa	**Fishhook Cactus DA**	
Mammillaria rubrograndis	**Mammillaria rubrograndis KA**	Warzenkaktus (Mexiko)
Mammillaria theresa	**Theresa Cactus DA**	

Mangifera indica	**Mango HA**	Mangobaum
Martynia parviflora	**Devil's Claw DA**	Bocksdorn
Matricaria chamomilla	**Kamille WI**	Kamille
Matricaria matricarioides	**Pineapple Weed AL**	Strahlenlose Kamille
Matricaria recutita	**Chamomile NA**	Echte Kamille
Meconopsis cambrica	**Welsh Poppy BY**	Scheinmohn
Megastigma lutea	**Yellow Boronia LI**	Korallenraute
Melaleuca thymifolia	**Mauve Melaleuca LI**	Myrtenheide
Melampyrum	**Blue-Topped Cow Weed LI**	Wachtelweizen
Mentha x piperita	**Peppermint NA**	Echte Pfefferminze
Mentha x piperita	**Peppermint PF**	Echte Pfefferminze
Mentzelia pumila	**Evening Star DA**	
Mertensia paniculata	**Chiming Bells AL**	
Metrosideros collina	**Lehua HA**	
Milla biflora	**Mexican Star DA**	
Miltoniopsis phalaenopsis	**Angel-of-Protection-Orchid OR**	
Mimosa pudica	**Mimosa AF**	
Mimosa pudica	**Kruidje-Roer-Me-Niet NL – Sensitive Weed**	Schamhafte Sinnpflanze
Mimulus aurantiacus	**Sticky Monkeyflower NA**	Orange Gauklerblume
Mimulus cardinalis	**Scarlet Monkeyflower NA**	Rote Gauklerblume
Mimulus guttatus	**Mimulus BB**	Gefleckte Gauklerblume
Mimulus kelloggii	**Purple Monkeyflower NA**	Purpur-Gauklerblume
Mimulus lewisii	**Pink Monkeyflower NA**	Rosa Gauklerblume
Mirabilis jalapa	**Nani-ahiahi/Four O'Clock HA**	Wunderblume
Moehringia lateriflora	**Grove Sandwort AL**	Möhringie
Molucella laevis	**Green Bells of Ireland AL**	Muschelblume
Monardella odoratissima	**Mountain Pennyroyal NA**	Indianernessel
Moneses uniflora	**Single Delight AL**	
Monotropa uniflora	**Indian Pipe PA**	Einblütiger Fichtenspargel
Monstera deliciosa	**Fensterblatt AF**	
Montia sibirica	**Pink Purslane BY**	
Mopalia muscosa	**Chiton PM**	Chiton (Käferschnecke)
Morinda citrifolia	**Noni HA**	
Moringa oleifera	**Drumstick HI**	Pferderettichbaum
Morus alba	**Indian Mulberry HI**	Weißer Maulbeerbaum
Morus nigra	**Mulberry GM**	Schwarzer Maulbeerbaum
Murraya koenigii Spreng	**Curry Leaf HI**	
Musa	**Mai'a/Banana HA**	Banane
Musa	**Banana MA**	Banane
Musa paradisiaca L. «nana»	**Banane AF**	
Muscari racemosum	**Grape Hyacinth PA**	Traubenhyazinthe
Mycena polygramma	**Mycena NL**	Helmling (Pilz)
Myoporum sandwicense	**Naio HA**	
Myosotis	**Russian Forget-Me-Not LI**	Vergißmeinnicht
Myosotis alpestris	**Forget-Me-Not AL**	Vergißmeinnicht
Myosotis sylvatica	**Forget-Me-Not NA**	Wald-Vergißmeinnicht
Myosotis sylvatica	**Vergißmeinnicht WI**	Vergißmeinnicht
Myrica gale	**Sweetgale AL**	Gagelstrauch
Myrtillocactus geometrizans	**Blue Berry Cactus KA**	
Mytilus edulis	**Mussel PM**	Miesmuschel
Myxilla incrustans	**Sponge PM**	Schwamm
Naegelia	**Daffodil PF**	
Nama hispidum	**Purple Mat DA**	
Narcissus	**Narcissus PF**	Narzisse

Narcissus bulbocodium	**Reifrocknarzisse AF**	
Narcissus pseudo-narcissus	**Narcissus PA**	Osterglocke
Narthecium ossifragum	**Bog Asphodel BY**	Beinbrech
Nasturtium	**Nasturtium PE-Garten**	Brunnenkresse
Nelumbo nucifera	**Lotus HI**	Indischer Lotus
Nelumbo nucifera	**Lotus HA**	Indischer Lotus
Nelumbo nucifera	**Lotus HI**	Indischer Lotus
Nelumbo nucifera	**Red Lily BU**	Indischer Lotus
Nelumbo nucifera	**Lotus NA**	Indischer Lotus
Nelumbo nucifera	**Lotus WI**	Indischer Lotus
Nemophila menziesii	**Baby Blue Eyes NA**	Hainblume
Neolloydia intertexta	**Woven Spine Pineapple Cactus DA**	
Neomarica	**Maricia iris HA**	
Nepeta cataria	**Catnip PF**	Echte Katzenminze
Nereocystis leutkeana	**Brown Kelp PM**	Riementang
Nicotiana alata	**Nicotiana NA**	Ziertabak
Nicotiana trigonophylla	**Indian Tobacco DA**	Tabak
Nidularium seidelii L.B. Smith	**Celebration RW**	
Nolina microcarpa	**Beargrass DA**	
Nuphar polysepalum	**Yellow Pond Lily PA**	Teichrose
Nuytsia floribunda	**West Australian Christmas Tree LI**	
Nymphaea	**Purple Nymph Water Lily**	Seerose
Nymphaea	**White Nymph Water Lily**	Seerose
Nymphaea	**Day-Blooming Waterlily/American Beauty HA**	Seerose
Nymphaea	**Night-Blooming Waterlily/H.C. Haarstick HA**	
Nymphaea alba	**Water Lily HI**	Seerose (weiß)
Ocimum basilicum	**Basil NA**	Basilikum
Ocimum basilicum	**Basil PF**	Basilikum
Ocimum basilicum	**Basilikum WI**	Basilikum
Ocimum basilicum 'cinnamon'	**Cinnamon Basil PF**	
Oenothera	**Star Primrose DA**	Nachtkerze
Oenothera deltoides	**White Desert Primrose DA**	Nachtkerze
Oenothera hookeri	**Evening Primrose NA**	Nachtkerze
Oenothera lamarckiana	**Teunisbloem NL – Evening Primrose**	Nachtkerze
Olea europaea	**Olive BB**	Olive
Oncidium incurvum	**Channeling-Orchid OR**	
Oncidium lanceanum	**Colour-Orchid OR**	
Onicidium abortivum	**Love-Orchid OR**	
Opuntia	**Opuntia KA**	Feigenkaktus
Opuntia cardiosperma	**Opuntia cardiosperma KA**	
Opuntia phaeacantha	**Fire Prickly Pear Cactus DA**	
Opuntia phaeacantha var. discata	**Prickly Pear Cactus DA**	
Opuntia phaeacantha var. laevis	**Spineless Prickly Pear DA**	Feigenkaktus
Orbea variegata	**Orbea variegata KA**	
Orchidaceae	**Orchid PF**	Orchidee
Orchis mascula	**Early Purple Orchid BY**	Knabenkraut
Ornithogalum umbellatum	**Star of Bethlehem BB**	Doldiger Milchstern
Osteomeles anthyllidifolia	**Ulei HA**	
Oxalis ptychoclada	**Oxalis BY**	Sauerklee
Pachycereus pringlei	**Cardon DA**	
Pachycereus schottii	**Senita DA**	
Pagurus granosimanus	**Hermit Crab PM**	Einsiedlerkrebs
Pancratium littorale	**Spider Lily HA**	Pankrazlilie

Papaver	**Poppy PF**	Mohn
Papaver nudicaule	**Icelandic Poppy AL**	Island-Mohn
Papaver rhoeas	**Klaproos NL – Red Poppy**	Klatschmohn
Papaver sominiferum	**Opium Poppy AL**	Schlafmohn
Paphiopedilum harrysianum	**Past-Life-Orchid OR**	Venusschuh
Paphiopedilum insigne	**Psycho-Orchid OR**	Venusschuh
Paradisea liliastrum	**Weiße Lilie WI**	Weiße Lilie
Parnassia palustris	**Grass of Parnassus AL**	Sumpfherzblatt
Parrotia persica	**Persian Ironwood GM**	
Parthenium incanum	**Mariola DA**	
Passiflora bryonioides	**Passionsblume WI**	Passionsblume
Passiflora mollissima	**Passion Flower HA**	Passionsblume
Patersonia longifolia	**Bush Iris BU**	
Patersonia occidentalis	**Purple Flag Flower LI**	
Patersonia Xanthina	**Yellow Flag Flower LI**	
Peganum harmala	**Syrian Rue DA**	Steppenraute
Penstemon davidsonii	**Penstemon NA**	Bartfaden
Penstemon newberryi	**Mountain Pride NA**	Bartfaden
Pentas lanceolata	**Penta PF**	
Perezia nana	**Desert Holly DA**	
Persea americana	**Avocado HA**	Avocadobirne
Persea americana	**Avocado MA**	Avocadobirne
Petasites hybrides	**Butterbur BY**	Pestwurz
Petrophile linearis	**Pixie Mops LI**	
Petula papyrifera	**Paper Birch AL**	Papierbirke
Petunia	**White Petunia PF**	Petunie (weiß)
Phacelia arizonica	**Scorpion Weed (SA)**	
Philodendron imbe	**Imbe RW**	
Philodendron imbe	**Embó Rudá RW**	
Philodendron imbe + Ybyapó	**Assá RW**	
Philodendron imbe + Ybyapó (indianische Bezeichnungen eines einheimischen Baumes)	**Pyata RW**	
Philotheca salsolifolia	**Philotheca BU**	
Phoenix dactylifera	**Date MA**	Dattelpalme
Phyllospadix	**Surfgrass PM**	
Physalis peruviana	**Poha/Cape Gooseberry HA**	Kapstachelbeere
Picea glauca	**White Spruce AL**	Schimmelfichte
Picea mariana	**Black Spruce AL**	Nordamerikanische Schwarzfichte
Picea omorika	**Siberian Spruce BY**	Omorikafichte
Picea sitchensis	**Sitka Spruce Pollen AL**	Sitkafichten-Pollen
Pimelea linifolia	**Slender Rice Flower BU**	Glanzstrauch
Pinguicula villosa	**Hairy Butterwort AL**	Fettkraut
Pinus radiata	**Monterey Pine GM**	Kiefer
Pinus sylvestris	**Pine Cones BY**	Kiefernzapfen
Pinus sylvestris	**Scots Pine FI**	Kiefer (schottische)
Pinus sylvestris	**Pine PF**	Kiefer
Pinus sylvestris	**Pine GM**	Kiefer (schottische)
Pinus sylvestris	**Pine BB**	Kiefer
Pipturus albidus	**Mamaki HA**	
Pisaster ochraceus	**Starfish PM**	Seestern
Pisonia brunoniana	**Papala Kepau HA**	
Pittosporum tenuifolium	**Pittespora GM**	Klebsame
Planchonya careya	**Billy Goat Plum BU**	
Plantago major	**Plantain PA**	Breitwegerich

Platanthera obtusata	**Green Bog Orchid AL**	Waldhyazinthe
Platanus x acerifolia	**Plane Tree GM**	Ahornblättrige Platane
Pleomele fragrans	**Pleomele fragrans HA**	
Plumbago auriculata	**Bleiwurz AF**	Bleiwurz
Plumbago capensis	**Plumbago HA**	Südafrikanische Bleiwurz
Plumeria acuminata	**Plumeria/Puamelia HA**	Frangipani
Plumeria alba	**Pagoda Flower HI**	Frangipani
Plumeria rubra	**Temple HI**	Frangipani
Pocillopora meandrina	**Coral PM**	Koralle
Podranea ricasoliana	**Port St. John's Vine HA**	
Poinciana pulcherrima	**Peacock Flower HI**	
Polemonium pulcherrimum	**Jacob's Ladder AL**	Jakobsleiter
Polianthes	**Polyanthus PA**	
Policines lewisii	**Moon Snail PM**	
Poliomentha longiflora	**Mexican Oregano PF**	
Polygonatum verticillatum	**Solomon's Seal BY**	Salomonssiegel
Polygonum alaskanum	**Wild Rhubarb AL**	Knöterich
Polygonum aubertii	**Silver Lace PF**	Knöterich
Polygonum bistorta	**Bistort BY**	Wiesenknöterich
Polygonum bistorta	**Knöterich WI**	Knöterich
Populus alba	**White Poplar GM**	Silberpappel
Populus balsamifera	**Balsam Poplar AL**	Balsampappel
Populus nigra var. betulifolia	**Black Poplar GM**	Schwarzpappel
Populus tremula	**Aspen BB**	Espe/Zitterpappel
Populus tremuloides	**Poplar PA**	Zitterpappel
Portulaca	**Moss Rose PF**	Portulak
Portulaca grandiflora	**Office Flower HI**	Portulakröschen
Postelsia palmaeformis	**Sea Palm PM**	Braunalge
Potentilla anserina	**Silverweed**	Gänsefingerkraut
Potentilla fruticosa	**Tundra Rose AL**	Fingerkraut
Poterium sanguisorba	**Salad Burnet PF**	
Primula	**Primrose PF**	Primel
Primula scotica	**Scottish Primrose FI**	Primel (schottische)
Prosopis juliflora	**Mesquite DA**	Mesquitstrauch
Prostanthera cuneata	**Alpine Mint Bush BU**	
Prostanthera striatiflora	**Mint Bush BU**	
Prunella vulgaris	**Self-Heal NA**	Gemeine Braunelle
Prunella vulgaris	**Braunelle WI**	Braunelle
Prunus amygdalus	**Almond MA**	Mandelbaum
Prunus amygdalus	**Mandelbaum WI**	Mandelbaum
Prunus avium	**Cherry MA**	Süßkirsche/Vogelkirsche
Prunus avium	**Gean/Wild Cherry GM**	Süßkirsche/Vogelkirsche
Prunus cerasifera	**Cherry Plum GM**	Kirschpflaume
Prunus cerasifera	**Cherry Plum BB**	Kirschpflaume
Prunus domestica	**Plum GM**	Pflaume
Prunus laurocerasus	**Cherry Laurel GM**	Kirschlorbeer
Prunus lusitanica	**Laurel FI**	Lorbeer
Prunus padus	**Bird Cherry GM**	Traubenkirsche
Prunus persica	**Peach MA**	Pfirsichbaum
Prunus persica	**Juice (Pear) RW**	Birnensaft
Prunus spinosa	**Blackthorn BY**	Schlehe
Prunus spinosa	**Blackthorn GM**	Schlehe
Psilosocereus pachycladus	**Psilosocereus pachycladus KA**	
Ptelea trifoliata	**Hoptree DA**	Lederstrauch
Pteridium aquilinum	**Bracken BY**	Adlerfarn

Ptilotus atriplicifolius	**Mulla mulla BU**	
Ptilotus exaltus	**Pink Mulla Mulla BU**	
Ptilotus helipteroides	**Tall Mulla Mulla BU**	
Punica granatum	**Pomegranate DA**	Granatapfel
Punica granatum	**Pomegranate NA**	Granatapfel
Pyracantha atlantioides	**Firethorn BY**	Feuerdorn
Pyrola secunda	**One-sided Wintergreen AL**	Wintergrün
Pyrus communis	**Pear MA**	Birnbaum
Pyrus communis	**Pear GM**	Birnbaum
Quercus arizonica	**Arizona White Oak DA**	Eiche
Quercus ilex	**Holm Oak GM**	Steineiche
Quercus robur	**Oak GM**	Stieleiche
Quercus robur	**Oak BB**	Stieleiche
Quercus rubra	**Red Oak GM**	Amerikanische Roteiche
Quercus x hispanica «lucombeana»	**Lucombe Oak GM**	Eiche
Quisqualis indica	**Rangoon Creeper (Madhumalti) HI**	Indische Quisqualis
Ranunculus acris	**Buttercup BY**	Butterblume
Ranunculus acris	**Hahnenfuß WI**	Hahnenfuß
Ranunculus asiaticus	**Ranunculus PF**	Ranunkel
Ranunculus occidentalis	**Buttercup NA**	Hahnenfuß
Raphanus sativus	**Radish HI**	Rettich
Raphiolepis	**Indian Hawthorne PF**	Rosengewächs
Ratibida columnaria	**Mexican Hat PF**	
Rhododendron	**Azalea PF**	Azalee
Rhododendron ponticum	**Rhododendron BY**	Rhododendron
Rhus microphylla	**Desert Sumac DA**	Sumach
Rhus typhina	**Sumach BY**	Hirschkolbensumach
Rhus typhina	**Stags Horn Sumach GM**	Hirschkolbensumach
Ribes sanguineum	**Flowering Currant BY**	Blutjohannisbeere
Ricinocarpus pinifolius	**Wedding Bush BU**	
Ricinus communis	**Castor Bean/La-au-aila HA**	Rizinusbaum
Rosa acicularis	**Prickly Wild Rose AL**	
Rosa californica	**California Wild Rose NA**	Kalifornische Heckenrose
Rosa canina	**Wild Rose BB**	Heckenrose
Rosa chinensis veridiflora	**Green Rose LI**	
Rosa majalis	**Zimtrose RO**	Zimtrose
Rosa nutkana	**Nootka-Rose PA**	
Rosa roxburghii	**Japanische Rose RO**	Japanische Rose
Rosa rugosa	**Apfelrosen-Hybride «Sarah von Flett» RO**	Apfelrosen-Hybride «Sarah von Flett»
Rosa rugosa	**Apfelrosen-Hybride «Souvenir de Philemon Cochet» RO**	Apfelrosen-Hybride «Souvenir de Philemon Cochet»
Rosa spinosissima	**Frühlingsgold RO**	Frühlingsgold
Rosa x pruhoniciana	**Wildrosen-Hybride RO**	Wildrosenhybride
Rosa «Alfredo de Damas»	**Alfredo de Damas PF**	Rose «Alfredo de Damas»
Rosa «Ambassador»	**Ambassador PE-Rosen 1**	Rose «Ambassador»
Rosa «American Beauty and Dortmund»	**Red Rose PF**	Rose «American Beauty and Dortmund»
Rosa «Archduke Charles»	**Archduke Charles PF**	Rose «Archduke Charles»
Rosa «Autumn Damask»	**Autumn Damask PF**	Rose «Autumn Damask»
Rosa «Betty Prior»	**Betty Prior PE-Rosen 2**	Rose «Betty Prior»
Rosa «Blazed Improved»	**Blaze Improved PE-Rosen 2**	Rose «Blazed Improved»

Rosa «Cécil Brünner»	**Cécil Brünner PF**	Rose «Cécil Brünner»
Rosa «Champney's Pink Cluster»	**Champney's Pink Cluster PF**	Rose «Champney's Pink Cluster»
Rosa «Chicago Peace»	**Chicago Peace PE-Rosen 2**	Rose «Chicago Peace»
Rosa «Clotilde Soupert»	**White Rose PF**	Rose «Clotilde Soupert» (weiß)
Rosa «Country Marilou»	**Country Marilou PF**	Rose «Country Marilou»
Rosa «Eclipse»	**Eclipse PE-Rosen 1**	Rose «Eclipse»
Rosa «Fairy Rose»	**Fairy Rose PF**	Rose «Fairy Rose»
Rosa «Fimbriata»	**Fimbriata PF**	Rose «Fimbriata»
Rosa «Fortune's Double Yellow»	**Fortune's Double Yellow PF**	Rose «Fortune's Double Yellow»
Rosa «Fortuniana»	**Fortuniana PF**	Rose «Fortuniana»
Rosa «Gruß an Aachen»	**Gruß an Aachen PE-Rosen 1**	Rose «Gruß an Aachen»
Rosa «Gruß an Aachen»	**Gruß an Aachen PF**	Rose «Gruß an Aachen»
Rosa «Lady Eubanksia»	**Lady Eubanksia PF**	Rose «Lady Eubanksia»
Rosa «Louis Philippe»	**Louis Philippe PF**	Rose «Louis Philippe»
Rosa «Madame Alfred Carrière»	**Madame Alfred Carrière PF**	Rose «Madame Alfred Carrière»
Rosa «Madame Louis Levique»	**Madame Louis Levique PF**	Rose «Madame Louis Levique»
Rosa «Maggie»	**Maggie PF**	Rose «Maggie»
Rosa «Marie Pavié»	**Marie Pavié PF**	Rose «Marie Pavié»
Rosa «Marquis Boccella»	**Marquis Boccella PF**	Rose «Marquis Boccella»
Rosa «Maybelle Stearns»	**Maybelle Stearns PE-Rosen 2**	Rose «Maybelle Stearns»
Rosa «Mr. Lincoln»	**Mr. Lincoln PE-Rosen 2**	Rose «Mr. Lincoln»
Rosa «Nymphenburg»	**Nymphenburg PE-Rosen 1**	Rose «Nymphenburg»
Rosa «Old Blush»	**Old Blush PF**	Rose «Old Blush»
Rosa «Orange Ruffles»	**Orange Ruffles PE-Rosen 1**	Rose «Orange Ruffles»
Rosa «Oregold»	**Oregold PE-Rosen 2**	Rose «Oregold»
Rosa «Peace»	**Yellow Rose Peace PF**	Rose «Peace» (gelb)
Rosa «Peace»	**Peace PE-Rosen 1**	Rose «Peace Rose»
Rosa «Royal Highness»	**Royal Highness PE-Rosen 1**	Rose «Royal Highness»
Rosa «Silver Moon»	**Silver Moon PF**	Rose «Silver Moon»
Rosa «Sonia»	**Sonia PE-Rosen 2**	Rose «Sonia»
Rosa «Souvenir de la Malmaison»	**Pink Rose PF**	Rose «Souvenir de la Malmaison»
Rosa «Tiffany»	**Tiffany PE-Rosen 2**	Rose «Tiffany»
Rosa «Viridoflora»	**Viridoflora PF**	Rose «Viridoflora»
Rosa «White Lightnin'»	**White Lightnin' PE-Rosen 1**	Rose «White Lightnin'»
Rosmarinus officinalis	**Rosemary PF**	Rosmarin
Rosmarinus officinalis	**Rosemary NA**	Rosmarin
Rosmarinus officinalis	**Rosmarin WI**	Rosmarin
Rubus allegheniensis	**Blackberry MA**	Brombeere
Rubus fruticosus	**Brombeere WI**	Brombeere
Rubus spectabilis	**Salmonberry PA**	Pracht-Brombeere
Rubus strigosus	**Raspberry MA**	Himbeere
Rubus ursinus	**Blackberry NA**	Brombeere
Rudbeckia hirta	**Black-Eyed Susan NA**	Rauher Sonnenhut
Saintpaulia	**African Violet PF**	Usambara-Veilchen
Salix alba	**White Willow GM**	Silberweide
Salix bebbiana	**Willow AL**	Weide
Salix caprea	**Great Sallow GM**	Salweide
Salix fragilis	**Crack Willow GM**	Knackweide
Salix lasiolepis	**Arroyo Willow DA**	Weide

Salix viminalis	**Osier GM**	Korbweide
Salix vitellina	**Willow BB**	Weide
Salix x chrysocoma	**Weeping Willow GM**	Trauerweide
Salmalia malabarica	**Red Silk Cotton HI**	
Salvia	**Salvia PE-Garten**	Salbei
Salvia	**Salvia PF**	Salbei
Salvia clevelandi	**Meadow Sage PF**	Wiesensalbei
Salvia leucantha	**Mexican Bush Sage PF**	Salbei
Salvia officinalis	**Sage NA**	Salbei
Salvia officinalis	**Salbei WI**	Salbei
Salvia officinalis purpurascens	**Purple Garden Sage PF**	Gartensalbei
Sambucus nigra	**Elder FI**	Schwarzer Holunder
Sambucus nigra	**Elder GM**	Schwarzer Holunder
Sanguisorba stipulata	**Sitka Burnet AL**	Wiesenknopf
Santalum paniculatum	**Ili-Ahi HA**	Hawaiisches Sandelholz
Saponaria ocymoides	**Soapwort BY**	Seifenkraut
Saponaria officinalis	**Soapwort PF**	Seifenkraut
Saraca incica	**Ashoka Flower HI**	
Saucaria	**Tiger's Jaw Cactus PF**	
Scaevola sericea	**Naupaka-kahakai HA**	
Schlumbergera bridgesi	**Christmas Cactus PF**	
Scilla verna	**Spring Squill BY**	Blaustern
Scleranthus annuus	**Scleranthus BB**	Einjähriger Knäuel
Sedum anglicum	**Stonecrop FI**	Fetthenne
Selenicereus grandiflorus	**Selenicereus grandiflorus KA**	Königin der Nacht
Senecio magnificus	**Tall Yellow Top BU**	
Sequoiadendron giganteum	**Giant Redwood GM**	Mammutbaum
Seticereus icosagonus	**Seticereus icosagonus KA**	
Shepherdia canadensis	**Soapberry AL**	
Sida fallax	**Ilima HA**	Malve
Sidalcea glaucescens	**Mallow NA**	Präriemalve
Silene californica	**Indian Pink NA**	Kalifornisches Leimkraut
Simmondsia chinensis	**Jojoba DA**	Jojobastrauch
Sinapis arvensis	**Charlock BY**	Ackersenf
Sinapis arvensis	**Mustard BB**	Wilder Senf/Ackersenf
Sisyrinchium douglasii	**Grass Widow PA**	Binsenlilie
Solandra hartwegii	**Cup of Gold HA**	
Solanum quadriloculatum	**Wild Potato Bush BU**	
Solidago californica	**Goldenrod NA**	Kalifornische Goldrute
Solidago canadensis	**Golden Rod HI**	Goldrute
Sonchus acaulis	**Gänsedistel AF**	
Sonchus oleraceus	**Milk Thistle BY**	Gänsedistel
Sonchus oleraceus	**Sow Thistle DA**	Gänsedistel
Sophora chrysophylla	**Mamane HA**	Schnurbaum
Sorbus aria	**Whitebeam GM**	
Sorbus aucuparia	**Rowan FI**	Eberesche
Sorbus aucuparia	**Rowan GM**	Eberesche
Spathodea campanulata	**Tulip Tree (Tulpenbaum) HI**	Afrikanischer Tulpenbaum
Sphagnum sp.	**Sphagnum Moss AL**	Sumpfmoos
Spinacia oleracea	**Spinach MA**	Spinat
Spiraea beauverdiana	**Spiraea AL**	Spierstrauch
Spiranthes romanzoffiana	**Ladies' Tresses AL**	
Stanhopea wardii	**Chocolate Orchid OR**	
Stellaria graminea	**Lesser Stitchwort BY**	Sternmiere
Stellaria media	**Chickweed PA**	Vogelmiere

Stenella longirostris	**Dolphin PM**	Delphin
Stenocereus marginatus	**Stenocereus marginatus KA**	
Stenogyne caliminthoides	**Stenogyne caliminthoides HA**	
Stopelia gigantea	**Stopelia gigantea KA**	
Strelitzia reginae	**Paradiesvogelblume AF**	
Streptocarpus	**Streptocarpus HA**	Drehfrucht
Strobilanthes	**Karvi HI**	
Strongylocentrotus purpuratus	**Urchin PM**	Seeigel
Stylidium schoenoides	**Cowkicks LI**	
Styphelia tameiameiae	**Pukiawe HA**	
Styphelia triflora	**Five Corners BU**	
Suneiria rubia	**Red Suva Frangipani BU**	
Sunflower	**Helianthus annuus NA**	Sonnenblume
Symphoricarpos albus	**Snowberry PA**	Schneebeere
Symphytum	**Comfrey PE-Garten**	Beinwell
Syringa	**Lilac PF**	Flieder
Syringa vulgaris	**Lilac GM**	Flieder
Syringa vulgaris «Massena»	**Lilac BY**	Flieder
Tagetes patula	**Marigold PF**	Studentenblume
Tamarix gallica	**Tamarisk GM**	Gallische Tamariske
Tanacetum vulgare	**Tansy NA**	Rainfarn
Tanacetum vulgare	**Tansy PF**	
Taraxacum officinale	**Dandelion AL**	Löwenzahn
Taraxacum officinale	**Dandelion NA**	Löwenzahn
Taraxacum officinale	**Löwenzahn WI**	Löwenzahn
Taraxacum officinale	**Dandelion PF**	Löwenzahn
Taxus baccata	**Yew BY**	Eibe
Tectona grandis	**Teakwood Flower HI**	Teakbaum
Telesma cordata	**Pakalana HA**	
Telopea speciosissima	**Waratah BU**	
Tetratheca ericifolia	**Black-Eyed Susan BU**	
Thespesia populnea	**Milo HA**	
Thevetia peruviana	**Be still/Noho malie HA**	
Thymelaeaceae	**Akia HA**	
Thymus vulgaris	**Thyme PF**	Gartenthymian
Thysanotus manglesianus	**Fringed Lily Twiner LI**	
Thysanotus tuberosus	**Fringed Violet BU**	
Tiarella trifoliata	**Lace Flower AL**	Schaumblüte
Tilia platyphyllos	**Lime FI**	Sommerlinde
Tilia x europaea	**Lime GM**	Linde
Tillandsia stricta	**Reborn RW**	
Toxicodendron diversiloba	**Poison Oak NA**	Sumach
Tradescantia	**Wandering Jew PF**	Dreimasterblume
Trichodesma zeylanicum	**Rough Bluebell BU**	
Trichostema arizonica	**Violet Curis DA**	
Trifolium pratense	**Red Clover BY**	Rotklee
Trifolium pratense	**Red Clover NA**	Wiesenklee
Trifolium pratense	**Rotklee WI**	Wiesenklee
Trigridia pavonia	**Mexican Shell Flower DA**	
Trillium chloropetalum	**Trillium NA**	Dreiblatt
Triodoa species	**Spinifex BU**	
Triteleia ixioides	**Pretty Face NA**	Schöngesicht
Tropaeolum majus	**Nasturtium BY**	Große Kapuzinerkresse
Tropaeolum majus	**Nasturtium NA**	Große Kapuzinerkresse
Tuesnelia testudo lind	**Bromelia RW**	

294

Turnera diffusa	**Damiana DA**	Turnera
Typha latifolia	**Cattail Pollen AL**	Rohrkolben
Ulex europaeus	**Gorse FI**	Stechginster
Ulex europaeus	**Gorse GM**	Stechginster
Ulex europaeus	**Gorse BB**	Stechginster
Ulmus procera	**English Elm GM**	Englische Ulme
Ulmus procera	**Elm BB**	Englische Ulme
Ulva lactuca	**Sea Lettuce PM**	Meersalat
Ursinia anthemoides	**Ursinia LI**	
Usnea subfloridana	**Tree Lichen GM**	Baumflechte
Utricularis vulgaris	**Bladderwort AL**	Wasserschlauch
Vaccinium parvifolium	**Red Huckleberry PA**	Heidelbeere
Vaccinium reticulatum	**Ohelo HA**	Heidelbeere
Vaccinium uliginosum	**Blueberry Pollen AL**	
Vaccinium uliginosum	**Bog Blueberry AL**	Moosbeere
Valeriana officinalis	**Valerian BY**	Echter Baldrian
Valeriana officinalis	**Valerian FI**	Echter Baldrian
Valeriana officinalis	**Echter Baldrian WI**	Echter Baldrian
Vanda tricolor	**Fun-Orchid OR**	
Vanilla	**Vanilla PF**	Vanille
Verbascum thapsus	**Mullein DA**	Königskerze
Verbascum thapsus	**Mullein NA**	Königskerze
Verbascum thapsus	**Königskerze WI**	Königskerze
Verbascum thapsus rosa	**Rose Campion PF**	Königskerze
Verbena	**Verbena PF**	Verbene
Verbena officinalis	**Vervain BB**	Eisenkraut
Verticordia mitcheliana	**Red Feather Flower LI**	
Vibrunum carlesii	**Viburnum PA**	Schneeball
Viburnum tinus	**Viburnum GM**	Schneeball
Vicia cracca	**Tufted Vetch BY**	Vogelwicke
Victoria amazonica	**Victoria regia OR**	
Vinca alba	**Old Maid (rosa und weiß) HI**	Immergrün
Vinca major	**Periwinkle PA**	Immergrün
Vinca rosea	**Periwinkle PF**	Immergrün
Viola hirta	**Veilchen WI**	Veilchen
Viola odorata	**Violet NA**	Duftveilchen
Viola renifolia	**White Violet AL**	Veilchen
Viola sp.	**Blue Elf Viola AL**	Veilchenart
Viola tricolor	**Pansy PF**	Stiefmütterchen
Viscum album	**Mistel WI**	Mistel
Vitaceae	**Grape MA**	Weinrebe
Vitis arizonica	**Canyon Grapevine DA**	Weinrebe
Vitis vinifera	**Vine BB**	Weinrebe
Wahlenbergia capensis	**Cape Bluebell LI**	Wahlenbergie
Wahlenbergia species	**Blue Bell BU**	Wahlenbergie
Weigela florida	**Weigela PA**	Weigelie
Wisteria	**Wisteria PF**	Glyzine
Wisteria sinensis	**Wisteria BU**	
Xanthorroea preissii	**Balga/Blackboy LI**	Grasbaum
Xanthosia rotundifolia	**Southern Cross LI**	
Xanthosia rotundifolia	**Southern Cross BU**	
Yucca arizonica	**Spanish Bayonet Yucca DA**	Yucca
Yucca elata	**Soaptree Yucca DA**	Yucca
Zantedeschia aethiopica	**Calla Lily NA**	Calla
Zantedeschia aethiopica	**Calla WI**	Calla

Zea mays	**Corn PE-Garten**	Mais
Zea mays	**Mais WI**	Mais
Zea mays	**Corn NA**	Mais
Zea mays	**Corn MA**	Mais
Zinnia	**Zinnia PE-Garten**	Zinnie
Zinnia	**Zinnia PF**	Zinnie
Zinnia elegans	**Zinnia NA**	Zinnie
Zinnia elegans	**Zinnia WI**	Zinnie
Zygadenus venenosus	**Death Camas PA**	Lilie

Register der deutschen Bezeichnungen

In diesem Register finden Sie die Pflanzen alphabetisch nach deutschen Pflanzennamen geordnet. Es hilft immer dann, wenn Sie nur die deutsche Bezeichnung einer Pflanze kennen, oder wenn Sie nachschlagen wollen, ob zu einer Ihnen (zum Beispiel aus dem eigenen Garten, von Wanderungen oder aus kräuterheilkundlichen Büchern) bekannten Pflanze eine Blütenessenz existiert.

Liste der verwendeten Kürzel

AF	Afrikanische Forschungsessenzen
AL	Alaska-Blütenessenzen
BB	Bach-Blüten
BU	australische Bush-Blütenessenzen
BY	Bailey-Blütenessenzen
DA	Desert-Alchemy-Blütenessenzen
FI	Findhorn-Blütenessenzen
GM	Green-Man-Baumblütenessenzen
HA	Aloha-Essenzen aus Hawaii
HI	AUM-Himalaya-Sanjeevini-Essenzen
KA	Kakteen-Essenzen
LI	australische Living-Blütenessenzen
MA	Master's-Essenzen
NA	nordamerikanische FES-Essenzen
NL	niederländische Essenzen
OR	Orchideen-Essenzen
PA	Pazifische Blütenessenzen
PE	Perelandra-Essenzen
PF	Petite-Fleur-Essenzen
PM	Pazifische Meeresessenzen
RO	Rosenessenzen
RW	Brasilianische Ararêtama-Regenwaldessenzen
WI	Wildpflanzenessenzen

Pflanzen, deren deutsche Bezeichnung nicht ermittelt werden konnte, sind in diesem Register nicht aufgeführt.

Ackergauchheil	**Scarlet Pimpernel BY**	*Anagallis arvensis*
Ackergauchheil	**Ackergauchheil AF**	*Anagallis arvensis*
Ackerschachtelhalm	**Horsetail AL**	*Equisetum arvense*
Ackersenf	**Charlock BY**	*Sinapis arvensis*
Ackerskabiose	**Beemdkroon NL – Field Scabious**	*Knautia arvensis*
Adlerfarn	**Bracken BY**	*Pteridium aquilinum*
Afrikanischer Tulpenbaum	**Tulip Tree (Tulpenbaum) HI**	*Spathodea campanulata*
Agave	**Agave DA**	*Agave palmeri*
Ahornblättrige Platane	**Plane Tree GM**	*Platanus x acerifolia*
Akazie	**Koa HA**	*Acacia hawaiiensis*
Akazie	**Whitethorn DA**	*Acacia vernicosa*
Akelei	**Columbine AL**	*Aquilegia formosa*
Alge	**Staghorn Algae PM**	*Lessoniopsis littoralis*

Algiermalve	**Red Malva PF**	*Malva mauritiana*
Aloe	**Aloe DA**	*Aloe saponaris*
Aloe HA	**Panini awa'awa**	*Aloe barbadensis*
Alpen-Azalee	**Alpine Azalea**	*Loiseleuria procumbens AL*
Amaryllis	**Amaryllis PF**	*Hippeastrum*
Amerikanische Roteiche	**Red Oak GM**	*Quercus rubra*
Amerikanische Säckelblume	**Red Root DA**	*Ceanothus greggii*
Ananas	**Pineapple MA**	*Ananas comosus*
Anemone	**Anemone PF**	*Anemone*
Apfelbaum	**Apple MA**	*Malus domestica*
Apfelbaum	**Apple FI**	*Malus sylvestris*
Apfelbaum	**Apple GM**	*Malus domestica*
Apfelrosen-Hybride «Sarah von Flett»	**Apfelrosen-Hybride «Sarah von Flett» RO**	*Rosa rugosa*
Apfelrosen-Hybride «Souvenir de Philemon Cochet»	**Apfelrosen-Hybride «Souvenir de Philemon Cochet» RO**	*Rosa rugosa*
Arnika	**Arnika WI**	*Arnica montana*
Aster	**Douglas Aster PA**	*Aster subspicatus*
Aster	**Aster PF**	*Asteraceae*
australischer Lampenputzerbaum	**Bottlebrush BU**	*Callistemon rigidus*
Avocadobirne	**Avocado HA**	*Persea americana*
Avocadobirne	**Avocado MA**	*Persea americana*
Azalee	**Azalea PF**	*Rhododendron*
B-1	**B-1 PE-Nature Program**	
B-2	**B-2 PE-Nature Program**	
Balsampappel	**Balsam Poplar AL**	*Populus balsamifera*
Bambus	**Bamboo PF**	*Bambusa*
Banane	**Mai'a/Banana HA**	*Musa*
Banane	**Banana MA**	*Musa*
Banane	**Banane AF**	*Musa paradisiaca L. «nana»*
Bärenklau	**Cow Parsnip AL**	*Heracleum lanatum*
Bärenklau	**Cow Parsnip DA**	*Heracleum lanatum*
Bartfaden	**Mountain Pride NA**	*Penstemon newberryi*
Bartfaden	**Penstemon NA**	*Penstemon davidsonii*
Basilikum	**Basil NA**	*Ocimum basilicum*
Basilikum	**Basilikum WI**	*Ocimum basilicum*
Basilikum	**Basil PF**	*Ocimum basilicum*
Bastardindigo	**Indigo Bush DA**	*Amorpha fruticosa*
Baumerika	**Baumerika AF**	*Erica arborea*
Baumflechte	**Tree Lichen GM**	*Usnea subfloridana*
Baumwolle	**Cotton HA**	*Gossypium barbadense*
Begonie	**Begonia PF**	*Begonia*
Behaarte Arnika	**Arnica NA**	*Arnica mollis*
Beifuß	**Mugwort NA**	*Artemisia douglasiana*
Beinbrech	**Bog Asphodel BY**	*Narthecium ossifragum*
Beinwell	**Comfrey PE-Garten**	*Symphytum*
Bergahorn	**Sycamore FI**	*Acer pseudoplatanus*
Bergbalsam	**Yerba Santa NA**	*Eriodictyon californicum*
Besenginster	**Scotch Broom NA**	*Cytisus scoparius*
Besenginster	**Broom FI**	*Cytisus scoparius*
Binsenlilie	**Grass Widow PA**	*Sisyrinchium douglasii*
Birnbaum	**Pear GM**	*Pyrus communis*
Birnbaum	**Pear MA**	*Pyrus communis*
Birnensaft	**Juice (Pear) RW**	*Prunus persica*
Blattkaktus	**Red-Orange Epiphyllum DA**	*Epiphyllum*

Blattsalat	**Lettuce MA**	*Lactuca sativa var. crispa*
Blaustern	**Spring Squill BY**	*Scilla verna*
Bleiche Schwertlilie	**Iris PF**	*Iris pallida*
Bleiwurz	**Bleiwurz AF**	*Plumbago auriculata*
Bleiwurz/Hornkraut	**Cerato BB**	*Ceratostigma willmottiana*
Blumenkohl	**Cauliflower PE-Garten**	*Brassica oleracea*
Blutbuche	**Copper Beech GM**	*Fagus sylvatica var. purpurea*
Blüten-Hartriegel	**Dogwood NA**	*Cornus nuttallii*
Blutjohannisbeere	**Flowering Currant BY**	*Ribes sanguineum*
Bocksdorn	**Wolfberry DA**	*Lycium pallidum*
Bocksdorn	**Devil's Claw DA**	*Martynia parviflora*
Borretsch	**Borage NA**	*Borago officinalis*
Borretsch	**Borretsch WI**	*Borago officinalis*
Borretsch	**Borage PF**	*Borago officinalis*
Borretsch	**Komkommerkruid NL – Borage**	*Borago officinalis*
Bougainvillie	**Bougainvillea HA**	*Bougainvillea spectabilis*
Bougainvillie	**Bougainvillea HI**	*Bougainvillea*
Bougainvillie	**Bougainvillea DA**	*Bougainvillea*
Bougainvillie	**Bougainvillea PF**	*Bougainvillea*
Bouvardie	**Bouvardia DA**	*Bouvardia glaberrima*
Braunalge	**Sea Palm PM**	*Postelsia palmaeformis*
Braunalge	**Rainbow Kelp PM**	*Iridaea cordata*
Braunelle	**Braunelle WI**	*Prunella vulgaris*
Breitwegerich	**Plantain PA**	*Plantago major*
Brokkoli	**Broccoli PE-Garten**	*Brassica oleracea*
Brombeere	**Blackberry NA**	*Rubus ursinus*
Brombeere	**Blackberry MA**	*Rubus allegheniensis*
Brombeere	**Brombeere WI**	*Rubus fruticosus*
Brunnenkresse	**Nasturtium PE-Garten**	*Nasturtium*
Buchsbaum	**Box GM**	*Buxus sempervirens*
Buschwindröschen	**Wood Anemone BY**	*Anemone nemorosa*
Butterblume	**Buttercup BY**	*Ranunculus acris*
Calla	**Calla Lily NA**	*Zantedeschia aethiopica*
Calla	**Calla WI**	*Zantedeschia aethiopica*
Camassie (blau)	**Blue Camas PA**	*Camassia quamash*
Chilierdbeere	**Strawberry MA**	*Fragaria chiloensis*
Chiton (Käferschnecke)	**Chiton PM**	*Mopalia muscosa*
Chrysantheme	**Chrysanthemum NA**	*Chrysanthemum morifolium*
Chrysantheme	**Garden Mum PF**	*Chrysanthemum*
Clematis	**Bosrank NL – Clematis**	*Clematis vitalba*
Dattelpalme	**Date MA**	*Phoenix dactylifera*
Delphin	**Dolphin PM**	*Stenella longirostris*
Dill	**Dill NA**	*Anethum graveolens*
Dill	**Dill PE-Garten**	*Anethum graveolens*
Dill	**Dill WI**	*Anethum graveolens*
Dill	**Dill PF**	*Anethum graveolens*
Doldiger Milchstern	**Star of Bethlehem BB**	*Ornithogalum umbellatum*
Drehfrucht	**Streptocarpus HA**	*Streptocarpus*
Dreiblatt	**Trillium NA**	*Trillium chloropetalum*
Dreimasterblume	**Wandering Jew PF**	*Tradescantia*
Dreizähniger Beifuß	**Sagebrush NA**	*Artemisia tridentata*
Drüsentragendes Springkraut	**Impatiens BB**	*Impatiens glandulifera*
Drüsentragendes Springkraut	**Reuzenbalsemien NL – Impatiens**	*Impatiens glandulifera*
Dudleya	**Canyon Dudleya NA**	*Dudleya cymosa*

Duftveilchen	**Violet NA**	*Viola odorata*
Eberesche	**Rowan FI**	*Sorbus aucuparia*
Eberesche	**Rowan GM**	*Sorbus aucuparia*
Echte Akazie	**Mimosa GM**	*Acacia dealbata*
Echte Aloe	**Aloe vera NA**	*Aloe vera*
Echte Aloe	**Aloe vera WI**	*Aloe vera*
Echte Kamille	**Chamomile NA**	*Matricaria recutita*
Echte Katzenminze	**Catnip PF**	*Nepeta cataria*
Echte Pfefferminze	**Peppermint PF**	*Mentha x piperita*
Echte Pfefferminze	**Peppermint NA**	*Mentha x piperita*
Echter Baldrian	**Valerian BY**	*Valeriana officinalis*
Echter Baldrian	**Valerian FI**	*Valeriana officinalis*
Echter Baldrian	**Baldrian WI**	*Valeriana officinalis*
Echter Feigenbaum	**Fig MA**	*Ficus carica*
Echter Lavendel	**Lavender NA**	*Lavandula officinalis*
Echter Lavendel	**Lavendel WI**	*Lavandula officinalis*
Echter Majoran	**Knotted Marjoram PF**	*Majorana hortensis*
Edelkastanie	**Sweet Chestnut GM**	*Castanea sativa*
Edelkastanie/Eßkastanie	**Sweet Chestnut BB**	*Castanea sativa*
Efeu	**Ivy GM**	*Hedera helix*
Eibe	**Yew BY**	*Taxus baccata*
Eibe	**Yew GM**	
Eiblättriges Zweiblatt	**Northern Twayblade AL**	*Listeria borealis*
Eiblättriges Zweiblatt	**Tundra Twayblade**	*Listera cordata*
Eiche	**Arizona White Oak DA**	*Quercus arizonica*
Eiche	**Lucombe Oak GM**	*Quercus x hispanica*
		«lucombeana»
Einblütiger Fichtenspargel	**Indian Pipe PA**	*Monotropa uniflora*
Einjähriger Knäuel	**Scleranthus BB**	*Scleranthus annuus*
Einsiedlerkrebs	**Hermit Crab PM**	*Pagurus granosimanus*
Eisenhut	**Monkshood AL**	*Aconitum delphinifolium*
Eisenhut	**Monk's Hood BY**	*Aconitum napellus*
Eisenkraut	**Vervain BB**	*Verbena officinalis*
Engelwurz	**Engelwortel NL – Angelica**	*Angelica archangelica*
Engelwurz	**Angelica NA**	*Angelica archangelica*
Englische Ulme	**English Elm GM**	*Ulmus procera*
Englische Ulme	**Elm BB**	*Ulmus procera*
Entenmuschel	**Barnacle PM**	*Balanus glandula*
Erdbeerbaum	**Arbutus PA**	*Arbutus menziesii*
Erdbeerbaum	**Strawberry Tree GM**	*Arbutus unedo*
Erle	**Alder AL**	*Alnus crispa*
Esche	**Ash GM**	*Fraxinus excelsior*
Espe/Zitterpappel	**Aspen BB**	*Populus tremula*
Eukalyptus	**Macrocarpa BU**	*Eucalyptus macrocarpa*
Eukalyptus	**Silver Princess BU**	*Eucalyptus caesia*
Eukalyptus	**Fuchsia Gum LI**	*Eucalyptus forrestiana*
Eukalyptus	**Illyarrie LI**	*Eucalyptus erythrocorys*
Eukalyptus	**Silver Princess Gum LI**	*Eucalyptus caesia*
Eukalyptus	**Eukalyptus AF**	*Eucalyptus globulus*
F-1	**F-1 PE-Nature-Program**	
F-2	**F-2 PE-Nature Program**	
Feigenkaktus	**Spineless Prickly Pear DA**	*Opuntia phaeacantha var. laevis*
Feigenkaktus	**Staghorn Cholla Cactus DA**	*Cylindropuntia veriscolor*
Feigenkaktus	**Teddy Bear Cholla Cactus DA**	*Cylindropuntia bigelovii*
Feigenkaktus	**Opuntia KA**	*Opuntia*

Feldahorn	**Field Maple GM**	*Acer campestre*
Fenchel	**Bronze Fennel PF**	*Foeniculum*
Fensterblatt AF	**Fensterblatt AF**	*Monstera deliciosa*
Fetthenne	**Stonecrop FI**	*Sedum anglicum*
Fettkraut	**Hairy Butterwort AL**	*Pinguicula villosa*
Feuerdorn	**Firethorn BY**	*Pyracantha atlantioides*
Feuerlilie	**Feuerlilie WI**	*Lilium bulbiferum*
Fingerhut	**Foxglove PF**	*Digitalis*
Fingerkraut	**Tundra Rose AL**	*Potentilla fruticosa*
Flammendes Herz	**Bleeding Heart NA**	*Dicentra formosa*
Flammendes Käthchen	**Kolanchoë PF**	*Kalanchoë*
Fleißiges Lieschen	**Impatiens HA**	*Impatiens sultani*
Flieder	**Lilac BY**	*Syringa vulgaris «Massena»*
Flieder	**Lilac PF**	*Syringa*
Flieder	**Lilac GM**	*Syringa vulgaris*
Fliegenblume	**Caralluma russeliana KA**	
Flockenblume	**Russian Centaurea LI**	*Centaurea*
Flockenblume	**Bachelor Button PF**	*Centaurea*
Forsythie	**Forsythia PA**	*Forsythia suspensa*
Frangipani	**Pagoda Flower HI**	*Plumeria alba*
Frangipani	**Temple HI**	*Plumeria rubra*
Frauenschuh	**Lady's Slipper NA**	*Cypripedium calceolus var. parviflorum/Cypripedium reginae*
Frauenschuh	**Lady's Slipper AL**	*Cypripedium guttatum*
Frauenschuh	**Northern Lady's Slipper AL**	*Cypripedium passerinum*
Frühlingsgold	**Frühlingsgold RO**	*Rosa spinosissima*
Fuchsie	**Fuchsia PA**	*Fuchsia*
Fuchsie	**Fuchsia NA**	*Fuchsia x hybrida*
Gagelstrauch	**Sweetgale AL**	*Myrica gale*
Gallische Tamariske	**Tamarisk GM**	*Tamarix gallica*
Gänseblümchen	**Daisy (Common Daisy) FI**	*Bellis perennis*
Gänseblümchen	**Gänseblümchen WI**	*Bellis perennis*
Gänsedistel	**Milk Thistle BY**	*Sonchus oleraceus*
Gänsedistel	**Sow Thistle DA**	*Sonchus oleraceus*
Gänsedistel	**Gänsedistel AF**	*Sonchus acaulis*
Gänsefingerkraut	**Silverweed FI**	*Potentilla anserina*
Gardenie	**Gardenia PF**	*Gardenia*
Gartenfuchsschwanz	**Love-Lies-Bleeding NA**	*Amarantus caudatus*
Gartennelke (rot)	**Red Carnation PF**	*Dianthus carophyllus*
Gartensalbei	**Purple Garden Sage PF**	*Salvia officinalis purpurascens*
Gartenthymian	**Thyme PF**	*Thymus vulgaris*
Gefleckte Gauklerblume	**Mimulus BB**	*Mimulus guttatus*
Gefleckter Schierling	**Poison Hemlock PA**	*Conium maculatum*
Geißbart	**Goatsbeard PA**	*Aruncus sylvestris*
Geißblatt	**Honeysuckle BB**	*Lonicera caprifolium*
Geißblatt	**Orange Honeysuckle PA**	*Lonicera ciliosa*
Gelbe Mormonentulpe	**Yellow Star Tulip NA**	*Calochortus monophyllus*
Gelbe Mormonentulpe	**Yellow Star Tulip NL**	*Calochortus monophyllus*
Gelbes Sonnenröschen	**Rock Rose BB**	*Helianthemum nummularium*
Gemeine Braunelle	**Self-Heal NA**	*Prunella vulgaris*
Gemeine Grasnelke	**Thrift BY**	*Armeria maritima*
Gemswurz	**Leopardsbane BY**	*Doronicum pardalianches*
Geranie	**Geranie AF**	*Geranium perforatum*
Geranie	**Sticky Geranium AL**	*Geranium erianthum*
Geranie (rosa)	**Pink Geranium PF**	*Geranium*

Glanzstrauch	**Slender Rice Flower BU**	*Pimelea linifolia*
Glockenblume	**Kolokoltchik LI**	*Campanula*
Glyzine	**Wisteria PF**	*Wisteria*
Goldkugelkaktus (Mexiko)	**Echinocactus grusonii KA**	*Echinocactus grusonii*
Goldlack	**Wallflower PA**	*Cheiranthus*
Goldmohn	**California Poppy NA**	*Eschscholzia californica*
Goldregen	**Laburnum GM**	*Laburnum x watereri «Vossi»*
Goldrute	**Golden Rod HI**	*Solidago canadensis*
Götterbaum	**Tree of Heaven GM**	*Ailanthus altissima*
Götterblume	**Shooting Star NA**	*Dodecatheon hendersonii*
Götterblume	**Shooting Star AL**	*Dodecatheon frigidum*
Granatapfel	**Pomegranate NA**	*Punica granatum*
Granatapfel	**Pomegranate DA**	*Punica granatum*
Grasbaum	**Balga/Blackboy LI**	*Xanthorroea preissii*
Grasnelke	**Sea Pink FI**	*Armeria maritima*
Grauheide	**Bell Heather FI**	*Erica cinerea*
Große Kapuzinerkresse	**Nasturtium NA**	*Tropaeolum majus*
Große Kapuzinerkresse	**Nasturtium BY**	*Tropaeolum majus*
Großes Zittergras	**Quaking Grass NA**	*Briza maxima*
Gurke	**Cucumber PE-Garten**	*Cucumis sativus*
Hahnenfuß	**Buttercup NA**	*Ranunculus occidentalis*
Hahnenfuß	**Hahnenfuß WI**	*Ranunculus acris*
Hainblume	**Baby Blue Eyes NA**	*Nemophila menziesii*
Hainbuche	**Hornbeam GM**	*Carpinus betulus*
Hainbuche/Weißbuche	**Hornbeam BB**	*Carpinus betulus*
Haselnuß	**Hazel GM**	*Corylus avellana*
Hasenbürste	**Rabbitbrush NA**	*Chrysothamnus nauseosus*
Hasenglöckchen	**Bluebell BY**	*Hyacinthoides non-scripta*
Hawaiisches Sandelholz	**Ili-Ahi HA**	*Santalum paniculatum*
Heckenrose	**Wild Rose BB**	*Rosa canina*
Heidekraut (schottisches)	**Heather BB**	*Calluna vulgaris*
Heidelbeere	**Red Huckleberry PA**	*Vaccinium parvifolium*
Heidelbeere	**Ohelo HA**	*Vaccinium reticulatum*
Helmling (Pilz)	**Mycena NL**	*Mycena polygramma*
Herbstenzian	**Gentian BB**	*Gentiana amarella*
Herzblättrige Seidenpflanze	**Milkweed NA**	*Asclepias cordifolia*
Herzblume	**Golden Ear Drops NA**	*Dicentra chrysantha*
Hibiskus/Roseneibisch	**Hibiscus NA**	*Hibiscus rosa-sinensis*
Hibiskus/Roseneibisch	**Hau HA**	*Hibiscus tiliaceus*
Hibiskus/Roseneibisch (rot)	**Red Hibiscus HI**	*Hibiscus*
Hibiskus/Roseneibisch (weiß)	**White Hibiscus HI**	*Hibiscus*
Hibiskus/Roseneibisch	**Rose of Sharon PF**	*Hibiscus syriacus*
Hibiskus/Roseneibisch	**Roseneibisch AF**	*Hibiscus rosa sinensis*
Himbeere	**Raspberry MA**	*Rubus strigosus*
Hirschkolbensumach	**Sumach BY**	*Rhus typhina*
Hirschkolbensumach	**Stags Horn Sumach GM**	*Rhus typhina*
Holzapfelbaum	**Crab Apple BB**	*Malus pumila*
Hundszunge	**Hound's Tongue NA**	*Cynoglossum grande*
Hyazinthe (weiß)	**White Hyacinth PF**	*Hyacinthus*
Igelsäulenkaktus	**Echinocereus scheeri var. koehresianus KA**	*Echinocereus scheeri var. koehresianus*
Igelsäulenkaktus	**Claret Cup Hedgehog Cactus DA**	*Echinocereus triglochidiatus*
Igelsäulenkaktus	**Hedgehog Cactus DA**	*Echinocereus fendleri*
Immergrün	**Old Maid (rosa und weiß) HI**	*Vinca alba*
Immergrün	**Periwinkle PA**	*Vinca major*

Immergrün	**Periwinkle PF**	*Vinca rosea*
Indianernessel	**Mountain Pennyroyal NA**	*Monardella odoratissima*
Indianischer Malerpinsel	**Indian Paintbrush NA**	*Castilleja miniata*
Indianischer Malerpinsel	**Indian Paintbrush PF**	*Castilleja*
Indische Quisqualis	**Rangoon Creeper (Madhumalti) HI**	*Quisqualis indica*
Indischer Lotus	**Red Lily BU**	*Nelumbo nucifera*
Indischer Lotus	**Lotus HA**	*Nelumbo nucifera*
Indischer Lotus	**Lotus HI**	*Nelumbo nucifera*
Indischer Lotus	**Lotus HI**	*Nelumbo nucifera*
Indischer Lotus	**Lotus WI**	*Nelumbo nucifera*
Indischer Lotus	**Lotus NA**	*Nelumbo nucifera*
Iris	**Iris WI**	*Iris germanica*
Island-Mohn	**Icelandic Poppy AL**	*Papaver nudicaule*
Italienische Erle	**Italian Alder GM**	*Alnus cordata*
Jakobsleiter	**Jacob's Ladder AL**	*Polemonium pulcherrimum*
Japanische Rose	**Japanische Rose RO**	*Rosa roxburghii*
Jasmin	**Night Jasmine HI**	*Jasminum arborescens*
Jelängerjelieber	**Honeysuckle BB**	*Lonicera caprifolium*
Johanniskraut	**Saint John's Wort NA**	*Hypericum perforatum*
Johanniskraut	**Johanniskraut WI**	*Hypericum perforatum*
Jojobastrauch	**Jojoba DA**	*Simmondsia chinensis*
Judasbaum	**Judas Tree GM**	*Cercis siliquastrum*
Judaspfennig	**Judaspenning NL – Moneyplant**	*Lunaria annua*
Judassilberling	**Honesty BY**	*Lunaria annua*
Kaffeepflanze	**Coffee HA**	*Coffea arabica*
Kalifornische Goldrute	**Goldenrod NA**	*Solidago californica*
Kalifornische Heckenrose	**California Wild Rose NA**	*Rosa californica*
Kalifornische Madie	**Madia NA**	*Madia elegans*
Kalifornisches Leimkraut	**Indian Pink NA**	*Silene californica*
Kamelie	**Camellia PA**	*Camellia sasanqua*
Kamille	**Kamille WI**	*Matricaria chamomilla*
Kamille	**Chamomile PF**	*Anthemis nobilis*
Kanadischer Hartriegel	**Bunchberry AL**	*Cornus canadensis*
Kanarische Kletterglockenblume	**Kanarische Kletterglockenblume AF**	*Canarina canariensis*
Kanarischer Wermut	**Kanarischer Wermut AF**	*Artemisia arvensis*
Kandelaberkaktus	**Saguaro DA**	*Cereus giganteus*
Känguruhbaum	**She Oak BU**	*Casuarina glauca*
Känguruhblume	**Kangaroo Paw BU**	*manglesii*
Känguruhblume	**Cat's Paw LI**	*Anigozanthos humilis*
Känguruhblume	**Purple and Red Kangaroo Paw LI**	*Anigozanthos manglesii*
Känguruhblume	**Red and Green Kangaroo Paw LI**	*Anigozanthos manglesii*
Känguruhblume	**Yellow and Green Kangaroo Paw LI**	*Anigozanthos manglesii*
Kapernstrauch	**Pua-Pilo HA**	*Capparis sandwichiana*
Kapstachelbeere	**Poha/Cape Gooseberry HA**	*Physalis peruviana*
Katzenohr	**Star Tulip NA**	*Calochortus tolmiei*
Katzenschwanz	**Red Hot Cattail HI**	*Acalypha hispida*
Kiefer	**Pine PF**	*Pinus sylvestris*
Kiefer	**Pine BB**	*Pinus sylvestris*
Kiefer	**Monterey Pine GM**	*Pinus radiata*
Kiefer (schottische)	**Scots Pine FI**	*Pinus sylvestris*
Kiefer (schottische)	**Pine GM**	*Pinus sylvestris*
Kiefernzapfen	**Pine Cones BY**	*Pinus sylvestris*
Kieselalge	**Diatoms PM**	*Amphipleura pellucida*

303

Kirschlorbeer	**Cherry Laurel GM**	*Prunus laurocerasus*
Kirschmyrte	**Ohi'a-'ai/Mountain Apple HA**	*Eugenia malaccensis*
Kirschpflaume	**Cherry Plum GM**	*Prunus cerasifera*
Kirschpflaume	**Cherry Plum BB**	*Prunus cerasifera*
Klatschmohn	**Klaproos NL – Red Poppy**	*Papaver rhoeas*
Klebrige Bärentraube	**Manzanita NA**	*Arctosphaphylos viscida*
Klebsame	**Pittespora GM**	*Pittosporum tenuifolium*
Kleine Gebirgs-Lilie	**Alpine Lily NA**	*Lilium parvum*
Knabenkraut	**Early Purple Orchid BY**	*Orchis mascula*
Knabenkraut	**Spotted Orchid FI**	*Dactyorrhiza fuchsii*
Knackweide	**Crack Willow GM**	*Salix fragilis*
Knoblauch	**Garlic NA**	*Allium sativum*
Knospe der Roßkastanie	**Chestnut Bud BB**	*Aesculus hippocastanum*
Knöterich	**Wild Rhubarb AL**	*Polygonum alaskanum*
Knöterich	**Silver Lace PF**	*Polygonum aubertii*
Knöterich	**Knöterich WI**	*Polygonum bistorta*
Kobrapflanze	**California Pitcher Plant NA**	*Darlingtonia californica*
Köcherblümchen	**Leyland Cypress GM**	*Cupressocyparis leylandii*
Kokardenblume	**Gaillardia PF**	*Gaillardia pulchella*
Kokospalme	**Coconut MA**	*Cocos nucifera*
Kokospalme	**Coconut/Niu HA**	*Cocos nucifera*
Kokospalme	**Kokospalme AF**	*Cocos nucifera*
Königin der Nacht	**Selenicereus grandiflorus KA**	*Selenicereus grandiflorus*
Königskerze	**Rose Campion PF**	*Verbascum thapsus rosa*
Königskerze	**Mullein NA**	*Verbascum thapsus*
Königskerze	**Mullein DA**	*Verbascum thapsus*
Königskerze	**Königskerze WI**	*Verbascum thapsus*
Koralle	**Coral PM**	*Pocillopora meandrina*
Korallenraute	**Brown Boronia LI**	*Boronia megastigma*
Korallenraute	**Yellow Boronia LI**	*Megastigma lutea*
Korallenstrauch	**Indian Coral HI**	*Erythrina indica*
Korallenstrauch	**Wiliwili HA**	*Erythrina sandwicensis*
Korallenstrauch	**Coral Bean DA**	*Erythrina flabelliformis*
Korbweide	**Osier GM**	*Salix viminalis*
Kosmee	**Cosmos NA**	*Cosmos hippinatus*
Kratzdistel	**Marsh Thistle BY**	*Cirsium palustre*
Kratzdistel	**Thistle DA**	*Cirsium arizonicum*
Kratzdistel	**Thistle (Spear Thistle) FI**	*Cirsium vulgare*
Kreosotenbusch	**Chaparral NA**	*Larrea tridentata*
Krokus	**Purple Crocus PA**	*Crocus tommasinianus*
Küchenschelle	**Windflower PM**	*Anemone pulsatilla*
Kuckucksblume	**Ragged Robin FI**	*Lychnis flos-cuculi*
Kürbis	**Kürbis WI**	*Cucurbita pepo*
Kürbis	**Buffalo Gourd DA**	*Cucurbita foetidissima*
Kürbis (buschiger früher)	**Summer Squash PE-Garten**	*Cucurbita*
Lampenputzerbaum	**Queensland Bottlebrush LI**	*Callistemon polandi*
Lärche	**Larch GM**	*Larix decidua*
Lärche	**Larch BB**	*Larix decidua*
Lavendel	**French Lavender PF**	*L. hybrida var. Recherchon*
Lavendel	**Spike Lavender PF**	*Lavandula latifolia*
Lavendelheide	**Bog Rosemary AL**	*Andromeda polifolia*
Lederstrauch	**Hoptree DA**	*Ptelea trifoliata*
Lerchensporn	**Golden Corydalis AL**	*Corydalis aurea*
Leuchterblume	**Ceropegia fusca KA**	*Ceropegia fusca*
Lichtnußbaum	**Kukui/Candlenut Tree HA**	*Aleurites moluccana*

Liguster	**Ligustrum PF**	*Ligustrum vulgare*
Liguster	**Privet GM**	*Ligustrum vulgare*
Lilie	**Lily PF**	*Lilia*
Lilie	**Death Camas PA**	*Zygadenus venenosus*
Lobelie	**Lobelia PF**	*Lobelia inflata*
Lorbeer	**Laurel FI**	*Prunus lusitanica*
Lorbeerartiger Silberbaum	**Pin Cushion Hakea LI**	*Hakea Laurina*
Lorbeerbaum	**Bay GM**	*Laurus nobilis*
Löwenmaul	**Snapdragon NA**	*Antirrhinum majus*
Löwenmaul	**Snapdragon PF**	*Antirrhinum*
Löwenzahn	**Dandelion NA**	*Taraxacum officinale*
Löwenzahn	**Dandelion AL**	*Taraxacum officinale*
Löwenzahn	**Löwenzahn WI**	*Taraxacum officinale*
Löwenzahn	**Dandelion PF**	*Taraxacum officinale*
Lupine	**Bluebonnet PF**	*Lupinus subcarnosus*
Lupine (blau)	**Blue Lupin PA**	*Lupinus rivularis*
Madonnen-Lilie	**Easter Lily NA**	*Lilium longiflorum*
Magnolie	**Magnolia PF**	*Magnolia grandiflora*
Magnolie	**Magnolia GM**	*Magnolia x soulangiana*
Magnolie	**Purple Magnolia PA**	*Magnolia soulangiana*
Magnolie	**Japanese Magnolia PF**	*Magnolia verbanica*
Mahonie	**Oregon Grape DA**	*Mahonia wilcoxii*
Maiglöckchen	**Lily of the Valley BY**	*Convallaria majalis*
Maiglöckchen	**Lily of the Valley PA**	*Convallaria majalis*
Mais	**Corn NA**	*Zea mays*
Mais	**Corn MA**	*Zea mays*
Mais	**Corn PE-Garten**	*Zea mays*
Mais	**Mais WI**	*Zea mays*
Makadamia	**Macadamia HA**	*Macadamia integrifolia*
Malve	**Ilima HA**	*Sida fallax*
Mammutbaum	**Giant Redwood GM**	*Sequoiadendron giganteum*
Mandelbaum	**Almond MA**	*Prunus amygdalus*
Mandelbaum	**Mandelbaum WI**	*Prunus amygdalus*
Mangobaum	**Mango HA**	*Mangifera indica*
Manna-Esche	**Manna Ash GM**	*Fraxinus ornus*
Margarite	**Shasta Daisy NA**	*Chrysanthemum maximum*
Mariengras	**Sweetgrass AL**	*Hierochloe odorata*
Meersalat	**Sea Lettuce PM**	*Ulva lactuca*
Meerträubchen	**Ephedra DA**	*Ephedra trifurca*
Melonenbaum	**Paw Paw BU**	*Curica papaya*
Melonenbaum/Papaya	**Papaya HA**	*Carica papaya*
Mesquitstrauch	**Mesquite DA**	*Prosopis juliflora*
Miesmuschel	**Mussel PM**	*Mytilus edulis*
Mimose	**Mimosa AF**	*Mimosa pudica*
Mistel	**Mistel WI**	*Viscum album*
Mohn	**Poppy PF**	*Papaver*
Möhre	**Carrot PF**	*Daucus carota*
Möhringie	**Grove Sandwort AL**	*Moehringia lateriflora*
Mond	**Moon PE-Nature Program**	
Moos	**Moss BY**	*Discranella heteromalla*
Moosbeere	**Bog Blueberry AL**	*Vaccinium uliginosum*
Moosglöckchen	**Twinflower AL**	*Linnaea borealis*
Moosglöckchen	**Twin Flower PA**	*Linnaea borealis*
Mormonentulpe	**Mariposa Lily NA**	*Calochortus leichtlinii*
Mormonentulpe	**Mariposa Lily DA**	*Calochortus ambiguus*

Moschuskraut	**Moschatel AL**	*Adoxa moschatellina*
Muschelblume	**Green Bells of Ireland AL**	*Molucella laevis*
Myrtenheide	**Mauve Melaleuca LI**	*Melaleuca thymifolia*
Nachtkerze	**Star Primrose DA**	*Oenothera*
Nachtkerze	**White Desert Primrose DA**	*Oenothera deltoides*
Nachtkerze	**Evening Primrose NA**	*Oenothera hookeri*
Nachtkerze	**Teunisbloem NL – Evening Primrose**	*Oenothera lamarckiana*
Nadelblättrige Mahonie	**Oregon Grape NA**	*Berberis aquifolium*
Narzisse	**Narcissus PF**	*Narcissus*
Natternkopf	**Natternkopf AF**	*Echium vulgare*
Neem-Baum	**Neem HI**	*Azadirachta indica*
Nelke (weiß)	**White Carnation PF**	*Dianthus*
Nordamerikanische Lärche	**Tamarack AL**	*Larix laricina*
Nordamerikanische Schwarzfichte	**Black Spruce AL**	*Picea mariana*
Notfallkombination	**Terra**	
Notfalltropfen/5-Blüten-Mischung	**Rescue Remedy/Five-Flower-Remedy**	
Odermennig	**Agrimony BB**	*Agrimonia eupatoria*
Okra	**Okra PE-Garten**	*Abelmoschus*
Olive	**Olive BB**	*Olea europaea*
Omorikafichte	**Siberian Spruce BY**	*Picea omorika*
Orange Gauklerblume	**Sticky Monkeyflower NA**	*Mimulus aurantiacus*
Orangenbaum	**Orange MA**	*Citrus sinensis*
Orangenblume	**Star Leaf DA**	*Choisya arizonica*
Orchidee	**Orchid PF**	*Orchidaceae*
Orgelpfeifenkaktus	**Organ Pipe Cactus DA**	*Cereus Thurberi*
Osterglocke	**Narcissus PA**	*Narcissus pseudo-narcissus*
Pankrazlilie	**Spider Lily HA**	*Pancratium littorale*
Papageienblatt	**Papagaaieblad NL**	*Alternanthera dentata*
Papierbirke	**Paper Birch AL**	*Petula papyrifera*
Paprika	**Cayenne NA**	*Capsicum annuum*
Paradiesvogelblume	**Paradiesvogelblume AF**	*Strelitzia reginae*
Passionsblume	**Passion Flower HA**	*Passiflora mollissima*
Passionsblume	**Passionsblume WI**	*Passiflora bryonioides*
Pestwurz	**Butterbur BY**	*Petasites hybrides*
Petunie (weiß)	**White Petunia PF**	*Petunia*
Pfaffenhütchen	**Spindle GM**	*Euonymus europaea*
Pfeifenblume	**Indian Root DA**	*Aristolochia watsonii*
Pfirsichbaum	**Peach MA**	*Prunus persica*
Pflaume	**Plum GM**	*Prunus domestica*
Pilz	**Black Mushroom PF**	*Fungi*
Platane	**Sycamore GM**	*Acer pseudoplatanus*
Portulak	**Moss Rose PF**	*Portulaca*
Portulakröschen	**Office Flower HI**	*Portulaca grandiflora*
Pracht-Brombeere	**Salmonberry PA**	*Rubus spectabilis*
Präriemalve	**Mallow NA**	*Sidalcea glaucescens*
Primel	**Primrose PF**	*Primula*
Primel (schottische)	**Scottish Primrose FI**	*Primula scotica*
Prunkwinde	**Morning Glory Tree DA**	*Ipomoea arborescens*
Prunkwinde	**Revelation RW**	*Ipomoea*
Prunkwinde	**Prunkwinde WI**	*Ipomoea purpurea*
Prunkwinde	**Morning Glory PF**	*Ipomoea*
Purpur-Gauklerblume	**Purple Monkeyflower NA**	*Mimulus kelloggii*
Purpurprunkwinde	**Morning Glory NA**	*Ipomoea purpurea*

Purpurprunkwinde	**Morning Glory HI**	*Ipomoea purpurea*
Purpurrote Taubnessel	**Paarse Dovenetel NL – Red Henbit**	*Lamium purpureum*
Qualle	**Jellyfish PM**	*Aurelia aurita*
Quellwasser	**Rock Water BB**	*Aqua petra*
Rainfarn	**Tansy NA**	*Tanacetum vulgare*
Ranunkel	**Ranunculus PF**	*Ranunculus asiaticus*
Ratanhia	**Ratany DA**	*Krameria parvifolia*
Rauher Sonnenhut	**Black-Eyed Susan NA**	*Rudbeckia hirta*
Regenbogenkaktus	**Rainbow Cactus DA**	*Echinocereus pectinatus var. rigidissimus*
Reifrocknarzisse	**Reifrocknarzisse AF**	*Narcissus bulbocodium*
Rettich	**Radish HI**	*Raphanus sativus*
Rhododendron	**Rhododendron BY**	*Rhododendron ponticum*
Riementang	**Brown Kelp PM**	*Nereocystis leutkeana*
Ringelblume	**Calendula NA**	*Calendula officinalis*
Ringelblume	**Marigold BY**	*Calendula officinalis*
Rittersporn	**Larkspur NA**	*Delphinium nuttallianum*
Rittersporn	**Delphinium PF**	*Delphinium*
Rizinusbaum	**Castor Bean/La-au-aila HA**	*Ricinus communis*
Rohrkolben	**Cattail Pollen AL**	*Typha latifolia*
Rosa Gauklerblume	**Pink Monkeyflower NA**	*Mimulus lewisii*
Rosa Schafgarbe	**Rosa Schafgarbe WI**	*Achillea millefolium*
Rosa Seegras	**Pink Seaweed PM**	*Corallina vancouveriensis*
Rose «Clotilde Soupert» (weiß)	**White Rose PF**	*Rosa «Clotilde Soupert»*
Rose «Souvenir de la Malmaison»	**Pink Rose PF**	*Rosa «Souvenir de la Malmaison»*
Rose «Alfredo de Damas»	**Alfredo de Damas PF**	*Rosa «Alfredo de Damas»*
Rose «Ambassador»	**Ambassador PE-Rosen 1**	*Rosa «Ambassador»*
Rose «American Beauty and Dortmund»	**Red Rose PF**	*Rosa «American Beauty and Dortmund»*
Rose «Archduke Charles»	**Archduke Charles PF**	*Rosa «Archduke Charles»*
Rose «Autumn Damask»	**Autumn Damask PF**	*Rosa «Autumn Damask»*
Rose «Betty Prior»	**Betty Prior PE-Rosen 2**	*Rosa «Betty Prior»*
Rose «Blaze Improved»	**Blaze Improved PE-Rosen 2**	*Rosa «Blaze Improved»*
Rose «Cécil Brünner»	**Cécil Brünner PF**	*Rosa «Cécil Brünner»*
Rose «Champney's Pink Cluster»	**Champney's Pink Cluster PF**	*Rosa «Champney's Pink Cluster»*
Rose «Chicago Peace»	**Chicago Peace PE-Rosen 2**	*Rosa «Chicago Peace»*
Rose «Country Marilou»	**Country Marilou PF**	*Rosa «Country Marilou»*
Rose «Eclipse»	**Eclipse PE-Rosen 1**	*Rosa «Eclipse»*
Rose «Fairy Rose»	**Fairy Rose PF**	*Rosa «Fairy Rose»*
Rose «Fimbriata»	**Fimbriata PF**	*Rosa «Fimbriata»*
Rose «Fortune's Double Yellow»	**Fortune's Double Yellow PF**	*Rosa «Fortune's Double Yellow»*
Rose «Fortuniana»	**Fortuniana PF**	*Rosa «Fortuniana»*
Rose «Gruß an Aachen»	**Gruß an Aachen PF**	*Rosa «Gruß an Aachen»*
Rose «Gruß an Aachen»	**Gruß an Aachen PE-Rosen 1**	*Rosa «Gruß an Aachen»*
Rose «Lady Eubanksia»	**Lady Eubanksia PF**	*Rosa «Lady Eubanksia»*
Rose «Louis Philippe»	**Louis Philippe PF**	*Rosa «Louis Philippe»*
Rose «Madame Alfred Carrière»	**Madame Alfred Carrière PF**	*Rosa «Madame Alfred Carrière»*
Rose «Madame Louis Levique»	**Madame Louis Levique PF**	*Rosa «Madame Louis Levique»*
Rose «Maggie»	**Maggie PF**	*Rosa «Maggie»*
Rose «Marie Pavié»	**Marie Pavié PF**	*Rosa «Marie Pavié»*
Rose «Maybelle Stearns»	**Maybelle Stearns PE-Rosen 2**	*Rosa «Maybelle Stearns»*
Rose «Mr. Lincoln»	**Mr. Lincoln PE-Rosen 2**	*Rosa «Mr. Lincoln»*
Rose «Nymphenburg»	**Nymphenburg PE-Rosen 1**	*Rosa «Nymphenburg»*
Rose «Old Blush»	**Old Blush PF**	*Rosa «Old Blush»*

307

Rose «Orange Ruffles»	**Orange Ruffles PE-Rosen 1**	*Rosa «Orange Ruffles»*
Rose «Oregold»	**Oregold PE-Rosen 2**	*Rosa «Oregold»*
Rose «Peace»	**Peace PE-Rosen 1**	*Rosa «Peace»*
Rose «Peace» (gelb)	**Yellow Rose PF**	*Rosa «Peace»*
Rose «Royal Highness»	**Royal Highness PE-Rosen 1**	*Rosa «Royal Highness»*
Rose «Silver Moon»	**Silver Moon PF**	*Rosa «Silver Moon»*
Rose «Sonia»	**Sonia PE-Rosen 2**	*Rosa «Sonia»*
Rose «Tiffany»	**Tiffany PE-Rosen 2**	*Rosa «Tiffany»*
Rose «Viridoflora»	**Viridoflora PF**	*Rosa «Viridoflora»*
Rose «White Lightnin'»	**White Lightnin'PE-Rosen 1**	*Rosa «White Lightnin'»*
Rose «Marquis Boccella»	**Marquis Boccella PF**	*Rosa «Marquis Boccella»*
Rosengewächs	**Indian Hawthorne PF**	*Raphiolepis*
Rosmarin	**Rosemary NA**	*Rosmarinus officinalis*
Rosmarin	**Rosmarin WI**	*Rosmarinus officinalis*
Rosmarin	**Rosemary PF**	*Rosmarinus officinalis*
Roßkastanie	**Horse Chestnut GM**	*Aesculus hippocastanum*
Roßkastanie	**Yellow Buckeye GM**	*Aesculus flava*
Rotbuche	**Beech GM**	*Fagus sylvatica*
Rotbuche	**Beech BB**	*Fagus sylvatica*
Rote Gauklerblume	**Scarlet Monkeyflower NA**	*Mimulus cardinalis*
Rote Kastanie	**Red Chestnut GM**	*Aesculus x carnea*
Rote Kastanie	**Red Chestnut BB**	*Aesculus carnea*
Roter Fingerhut	**Foxglove AL**	*Digitalis purpurea*
Roter Fingerhut	**Foxglove BY**	*Digitalis purpurea*
Roter Sonnenhut	**Echinacea NA**	*Echinacea purpurea*
Roter Sonnenhut	**Bright Star DA**	*Echinacea purpurea*
Roter Sonnenhut	**Echinacea PF**	*Echinacea purpurea*
Rotes Waldvögelchen	**Rode Bosvogeltje NL – Orchid**	*Cephalanthera rubra*
Rotklee	**Red Clover BY**	*Trifolium pratense*
Rotklee	**Rotklee WI**	*Trifolium pratense*
Ruhmesblume	**Sturt Desert Pea BU**	*Clianthus formosus*
Rundblättrige Glockenblume	**Harebell AL**	*Campanula lasiocarpa*
Säckelblume	**Deerbrush NA**	*Ceanothus integerrimus*
Saguaro-Kaktus	**Saguaro NA**	*Carnegiea gigantea*
Salbei	**Sage NA**	*Salvia officinalis*
Salbei	**Salvia PE-Garten**	*Salvia*
Salbei	**Salbei WI**	*Salvia officinalis*
Salbei	**Salvia PF**	*Salvia*
Salbei	**Mexican Bush Sage PF**	*Salvia leucantha*
Salomonssiegel	**Solomon's Seal BY**	*Polygonatum verticillatum*
Salweide	**Great Sallow GM**	*Salix caprea*
Sanddollar	**Sand Dollar PM**	*Dendraster excentricus*
Sauerklee	**Oxalis BY**	*Oxalis ptychoclada*
Säulenkaktus	**Cereus peruvianus KA**	*Cereus peruvianus*
Säulenkaktus	**Queen of the Night DA**	*Cereus greggii*
Schafgarbe	**Yarrow AL**	*Achillea borealis*
Schafgarbe	**Schafgarbe WI**	*Achillea millefolium*
Schafgarbe	**Yarrow PF**	*Achillea millefolium*
Schafgarbe (gelb)	**Yellow Yarrow PE-Garten**	*Achillea millefolium*
Schafgarbe (rosa)	**Pink Yarrow NA**	*Achillea millefolium «Rubra»*
Schafgarbe (weiß)	**Yarrow NA**	*Achillea millefolium*
Schamhafte Sinnpflanze	**Kruidje-Roer-Me-Niet NL – Sensitive Weed**	*Mimosa pudica*
Schaumblüte	**Lace Flower AL**	*Tiarella trifoliata*
Scheinbeere	**Salal PA**	*Gaultheria shallon*

Scheinmohn	**Welsh Poppy BY**	*Meconopsis cambrica*
Scheinzypresse	**Lawson Cypress GM**	*Chamaecyparis lawsoniana*
Schierlings-Reiherschnabel	**Filaree NA**	*Erodium cicutarium*
Schimmelfichte	**White Spruce AL**	*Picea glauca*
Schlafmohn	**Opium Poppy AL**	*Papaver sominiferum*
Schlehe	**Blackthorn BY**	*Prunus spinosa*
Schlehe	**Blackthorn GM**	*Prunus spinosa*
Schleierkraut	**Baby's Breath PF**	*Gypsophila elegans*
Schleifenblume	**Iberis Candytuft PF**	*Iberis sempervirens*
Schmalblättriges Weidenröschen	**Fireweed AL**	*Epilobium angustifolium*
Schmalblättriges Weidenröschen	**White Fireweed AL**	*Epilobium angustifolium*
Schmalblättriges Weidenröschen	**Fireweed PA**	*Epilobium angustifolium*
Schneeball	**Viburnum PA**	*Vibrunum carlesii*
Schneeball	**Viburnum GM**	*Viburnum tinus*
Schneebeere	**Snowberry PA**	*Symphoricarpos albus*
Schneeglöckchen	**Single Snowdrop BY**	*Galanthus nivalis*
Schneeglöckchen	**Snowdrop PA**	*Galanthus nivalis*
Schneeglöckchen	**Snowdrop FI**	*Galanthus nivalis*
Schneeglöckchen	**Sneeuwklokje NL – Snowdrop**	*Galanthus nivalis*
Schneeglöckchen	**Double Snowdrop BY**	*Galanthus nivalis* «flore-plena»
Schnittlauch	**Chive PE-Garten**	*Allium schoenoprasum*
Schnurbaum	**Mamane HA**	*Sophora chrysophylla*
Schöngesicht	**Pretty Face NA**	*Triteleia ixioides*
Schwamm	**Sponge PM**	*Myxilla incrustans*
Schwarzer Holunder	**Elder FI**	*Sambucus nigra*
Schwarzer Holunder	**Elder GM**	*Sambucus nigra*
Schwarzer Maulbeerbaum	**Mulberry GM**	*Morus nigra*
Schwarzerle	**Alder GM**	*Alnus glutinosa*
Schwarzpappel	**Black Poplar GM**	*Populus nigra var. betulifolia*
Schwertlilie	**Iris NA**	*Iris douglasiana*
Schwertlilie	**Blue Flag NA**	*Iris versicolor*
Schwertlilie	**Wild Iris AL**	*Iris setosa*
Seeanemone	**Anemone PM**	*Anthopleura elegantissima*
Seeigel	**Urchin PM**	*Strongylocentrotus purpuratus*
Seeigelkaktus	**Echinopsis oxygona KA**	*Echinopsis oxygona*
Seepferdchen	**Sea Horse PM**	*Hippocampus*
Seerose	**Day-blooming Waterlily/ American Beauty HA**	*Nymphaea*
Seerose	**Purple Nymph Water Lily**	*Nymphaea*
Seerose	**White Nymph Water Lily**	*Nymphaea*
Seerose (weiß)	**Water Lily HI**	*Nymphaea alba*
Seeschildkröte	**Sea Turtle PM**	*Chelonia mydas*
Seestern	**Starfish PM**	*Pisaster ochraceus*
Segge	**Hairy Sedge BY**	*Carex hirta*
Seifenkraut	**Soapwort PF**	*Saponaria officinalis*
Seifenkraut	**Soapwort BY**	*Saponaria ocymoides*
Sellerie	**Celery PE-Garten**	*Apium graveolens*
Silberahorn	**Silver Maple GM**	*Acer saccharinum*
Silberimmortelle	**Pearly Everlasting PA**	*Anaphalis margaritacea*
Silberpappel	**White Poplar GM**	*Populus alba*
Silberweide	**White Willow GM**	*Salix alba*
Silberwurz	**Yellow Dryas AL**	*Dryas drummondii*
Sitkafichten-Pollen	**Sitka Spruce Pollen AL**	*Picea sitchensis*

Sobopla	**Sobopla PE-Nature-Program**	
Sommerlinde	**Lime FI**	*Tilia platyphyllos*
Sommerlinde	**Lime GM**	*Tilia x europaea*
Sonnenblume	**Sunflower NA**	*Helianthus annuus*
Sonnenblume	**Sunflower AL**	*Helianthus annuus*
Sonnenblume	**Sonnenblume WI**	*Helianthus annuus*
Sonnenblume	**Sunflower PF**	*Helianthus annuus*
Sonnenflügel	**Pink Everlasting/**	*Helipterum roseum*
	Strawflower LI	
Sonnentau	**Round-Leaved Sundew AL**	*Drosera rotundifolia*
Sonnentau	**Pale Sundew LI**	*Drosera pallida*
Sonnenwend-Flockenblume	**Star Thistle NA**	*Centaurea solstitialis*
Speerblume	**Hibbertia BU**	*Hibbertia pendunculata*
Spierstauden-Schafgarbe	**Golden Yarrow NA**	*Achillea filipendulina*
Spierstrauch	**Spiraea AL**	*Spiraea beauverdiana*
Spinat	**Spinach MA**	*Spinacia oleracea*
Spitzahorn	**Norway Maple GM**	*Acer platanoides*
Springkraut (rosa)	**Pink Impatiens LI**	*Impatiens*
Stachelmohn	**Pua kala HA**	*Argemone glauca*
Stachelmohn	**Prickly Poppy HI**	*Argemone mexica*
Staudenfeuerkraut	**Staudenfeuerkraut WI**	*Epilobium angustifolium*
Staudenwicke	**Sweet Pea NA**	*Lathyrus latifolius*
Stechapfel	**Sacred Datura DA**	*Datura meteloides*
Stechapfel	**Angel's Trumpet NA**	*Datura x candida*
Stechapfel	**Angel's Trumpet/Nana honua HA**	*Datura x candida*
Stechginster	**Gorse FI**	*Ulex europaeus*
Stechginster	**Gorse GM**	*Ulex europaeus*
Stechginster	**Gorse BB**	*Ulex europaeus*
Stechpalme	**Holly GM**	*Ilex aquifolium*
Stechpalme	**Holly BB**	*Ilex aquifolium*
Steineiche	**Holm Oak GM**	*Quercus ilex*
Steppenraute	**Syrian Rue DA**	*Peganum harmala*
Sternmiere	**Lesser Stitchwort BY**	*Stellaria graminea*
Stiefmütterchen	**Pansy PF**	*Viola tricolor*
Stieleiche	**Oak GM**	*Quercus robur*
Stieleiche	**Oak BB**	*Quercus robur*
Strahlenlose Kamille	**Pineapple Weed AL**	*Matricaria matricarioides*
Strauchveronika	**Veronica LI**	*Hebe speciosa*
Studentenblume	**Marigold PF**	*Tagetes patula*
Südafrikanische Bleiwurz	**Plumbago HA**	*Plumbago capensis*
Sumach	**Poison Oak NA**	*Toxicodendron diversiloba*
Sumach	**Desert Sumac DA**	*Rhus microphylla*
Sumpfherzblatt	**Grass of Parnassus AL**	*Parnassia palustris*
Sumpfmoos	**Sphagnum Moss AL**	*Sphagnum sp.*
Sumpfporst	**Labrador Tea AL**	*Ledum palustre*
Sumpfwasserfeder	**Water Violet BB**	*Hottonia palustris*
Süßkirsche/Vogelkirsche	**Gean/Wild Cherry GM**	*Prunus avium*
Süßkirsche/Vogelkirsche	**Cherry MA**	*Prunus avium*
Süßwasser-Mangrove	**Freshwater Mangrove BU**	*Barringtonia acutangula*
Tabak	**Indian Tobacco DA**	*Nicotiana trigonophylla*
Tachinaste weiß	**Tachinaste weiß AF**	*Echium wildpretii*
Taglilie	**Dailily PF**	*Hemerocallis*
Tausendgüldenkraut	**Centaury BB**	*Centaurium umbellatum*
Teakbaum	**Teakwood Flower HI**	*Tectona grandis*
Teichrose	**Yellow Pond Lily PA**	*Nuphar polysepalum*

Teufelsnadelkissen	**Compass Barrel Cactus DA**	*Ferocactus acanthodes*
Tiger-Lilie	**Tiger Lily NA**	*Lilium humboldtii*
Tintling (Pilz)	**Kleine Viltinkszwam NL –**	*Coprinus xanthotrix*
	Little Inky Cap	
Tomate	**Tomato MA**	*Lycopersicon esculentum*
Tomate	**Tomato PE-Garten**	*Lycopersicon esculentum*
Tränendes Herz	**Tränendes Herz WI**	*Dicentra spectabilis*
Trauben-Silberkerze	**Black Cohosh NA**	*Cimicifuga racemosa*
Traubenhyazinthe	**Grape Hyacinth PA**	*Muscari racemosum*
Traubenkirsche	**Bird Cherry GM**	*Prunus padus*
Trauerweide	**Weeping Willow GM**	*Salix x chrysocoma*
Trompetenbaum	**Catalpa GM**	*Catalpa x erubescens*
Trompetenblume	**Trumpet Vine NA**	*Campsis x tagliabuana*
Tulpenbaum	**Tulip Tree GM**	*Liriodendron tulipifera*
Turnera	**Damiana DA**	*Turnera diffusa*
Usambara-Veilchen	**African Violet PF**	*Saintpaulia*
V-1	**V-1 PE-Nature Program**	
V-2	**V-2 PE-Nature Program**	
Vanille	**Vanilla PF**	*Vanilla*
Veilchen	**Veilchen WI**	*Viola hirta*
Veilchen	**White Violet AL**	*Viola renifolia*
Veilchenart	**Blue Elf Viola AL**	*Viola sp.*
Venusschuh	**Past-Life-Orchid OR**	*Paphiopedilum harrysianum*
Venusschuh	**Psycho-Orchid OR**	*Paphiopedilum insigne*
Verbene	**Verbena PF**	*Verbena*
Vergißmeinnicht	**Forget-Me-Not AL**	*Myosotis alpestris*
Vergißmeinnicht	**Russian Forget-Me-Not LI**	*Myosotis*
Vergißmeinnicht	**Vergißmeinnicht WI**	*Myosotis sylvatica*
Vogelmiere	**Chickweed PA**	*Stellaria media*
Vogelwicke	**Tufted Vetch BY**	*Vicia cracca*
Wachsblume	**Pua-hoku/Wax Plant HA**	*Hoya carnosa*
Wachtelweizen	**Blue-Topped Cow Weed LI**	*Melampyrum*
Wahlenbergie	**Blue Bell BU**	*Wahlenbergia species*
Wahlenbergie	**Cape Bluebell LI**	*Wahlenbergia capensis*
Wal	**Whale PM**	*Globicephala macrocephalus*
Wald-Vergißmeinnicht	**Forget-Me-Not NA**	*Myosotis sylvatica*
Waldcereus	**Hyclocereus undatus KA**	*Hyclocereus undatus*
Waldcereus	**Nightblooming Cereus/**	*Hylocereus undatus*
	Pa-nini-o-ka HA	
Waldhyazinthe	**Green Bog Orchid AL**	*Platanthera obtusata*
Waldtrespe	**Wild Oat BB**	*Bromus ramosus*
Waldweidenröschen	**Willowherb (Rosebay**	*Epilobium angustifolium*
	Willowherb) FI	
Walnuß	**Walnut BB**	*Juglans regia*
Wandelröschen	**Lantana PF**	*Lantana camara*
Warzenkaktus (Mexiko)	**Mammillaria rubrograndis KA**	*Mammillaria rubrograndis*
Wassermohn	**Water Poppy HA**	*Hydrocleis nymphoides*
Wasserschlauch	**Bladderwort AL**	*Utricularis vulgaris*
Wegwarte	**Chicory BB**	*Cichorium intybus*
Weide	**Willow AL**	*Salix bebbiana*
Weide	**Willow BB**	*Salix vitellina*
Weide	**Arroyo Willow DA**	*Salix lasiolepis*
Weigelie	**Weigela PA**	*Weigela florida*
Weihnachtsstern	**Weihnachtsstern AF**	*Euphorbia pulcherrima*
Weinrebe	**Vine BB**	*Vitis vinifera*

Weinrebe	Canyon Grapevine DA	*Vitis arizonica*
Weinrebe	Grape MA	*Vitaceae*
Weißbirke	Silver Birch PA	*Betula pendula*
Weißbirke	Birch FI	*Betula pendula*
Weißbirke	Birch GM	*Betula pendula*
Weißdorn	Holy-Thorn FI	*Crataegus sp.*
Weißdorn	Hawthorn GM	*Crataegus monogyna*
Weißdorn	Glastonbury Thorn GM	*Crataegus monogyna biflora*
Weiße Kastanie/Roßkastanie	White Chestnut BB	*Aesculus hippocastanum*
Weiße Lilie	Weiße Lilie WI	*Paradisea liliastrum*
Weiße Mormonentulpe	Fairy Lantern NA	*Calochortus albus*
Weiße Waldrebe	Clematis BB	*Clematis vitalba*
Weißer Gänsefuß	Lamb's Quarters AL	*Chenopodium album*
Weißer Maulbeerbaum	Indian Mulberry HI	*Morus alba*
Wermut	Sweet Annie PF	*Artemesia Annua*
Wermut	Mountain Wormwood AL	*Artemisia tilesii*
Wiesenklee	Red Clover NA	*Trifolium pratense*
Wiesenknopf	Sitka Burnet AL	*Sanguisorba stipulata*
Wiesenknöterich	Bistort BY	*Polygonum bistorta*
Wiesenmargerite	Oxeye Daisy PA	*Chrysanthemum leucanthemum*
Wiesensalbei	Meadow Sage PF	*Salvia clevelandi*
Wilde Möhre	Queen Anne's Lace NA	*Daucus carota*
Wilde Möhre	Wilde Möhre WI	*Daucus carota*
Wilder Knoblauch	Wilder Knoblauch WI	*Allium angulosum*
Wilder Senf/Ackersenf	Mustard BB	*Sinapis arvensis*
Wildrosenhybride	Wildrosen-Hybride RO	*Rosa x pruhoniciana*
Wind-/Flughafer	Wild Oat PF	*Avena fatua*
Wintergrün	One-Sided Wintergreen AL	*Pyrola secunda*
Winterjasmin	Jasmine PF	*Jasminum nudiflorum*
Winterlieb	Pipsissewa PA	*Chimaphila umbellata*
Wolfsmilch	Pill-Bearing Spurge HI	*Euphorbia plentissima*
Wollgras	Cotton Grass AL	*Eriophorum sp.*
Wunderblume	Nani-ahiahi/Four O'Clock HA	*Mirabilis jalapa*
Ysop	Anise Hyssop PF	*Hyssopus anisum*
Yucca	Soaptree Yucca DA	*Yucca elata*
Yucca	Spanish Bayonet Yucca DA	*Yucca arizonica*
Zahnlilie	Fawn Lily NA	*Erythronium purpurascens*
Zaubernuß	Witch Hazel BY	*Hamamelis mollis*
Zierquitte	Quince NA	*Choenomeles speciosa*
Ziertabak	Nicotiana NA	*Nicotiana alata*
Zimtrose	Zimtrose RO	*Rosa majalis*
Zinnie	Zinnia PE-Garten	*Zinnia*
Zinnie	Zinnia NA	*Zinnia elegans*
Zinnie	Zinnia WI	*Zinnia elegans*
Zinnie	Zinnia PF	*Zinnia*
Zistrose	Zistrose AF	*Cistus albidus*
Zitronellgras	Lemon Grass PF	*Cymbopogon citratus*
Zitterpappel	Poplar PA	*Populus tremuloides*
Zucchini	Zucchini PE-Garten	*Cucurbita pepo*
Zürgelbaum	Hackberry DA	*Celtis reticulata*
Zwiebel	Onion PF	*Allium cepa*

TEIL 5

Nützliche Adressen und Literatur

Adressen von Blütenessenzherstellern

Im folgenden finden Sie die Adressen von Personen und Firmen, die die in diesem Buch vorgestellen Essenzen herstellen. Sie können nützlich sein, wenn es darum geht, Fachleute, die sich mit bestimmten Essenzen besonders auskennen, oder Bezugsquellen in Ihrer Nähe zu finden.

Afrikanische Forschungsessenzen (PHI)
Korte PHI
Hauptstraße 9
D-78267 Aach
Telefon: 0049-7774/70 04
Telefax: 0049-7774/70 09

Alaska-Blütenessenzen
Alaskan Flower Essence Project, P. O. Box 1369
Homer
Alaska 99603-1369
USA
Telefon: 001-907/235-2188
Telefax: 001-907/235-2777

Bach-Blüten
Bach Flower Remedies Ltd.
6 Suffolk Way
Abingdon
GB-Oxon OX14 5JX
Vertrieb durch A. Nelson & Co Ltd.
5 Endeavour Way
Wimbledon
GB-London SW 19 9 UH
Telefon: 0044-181/9 46 85 27
Telefax: 0044-181/9 44 75 95

Seminare (in englischer Sprache):
The Bach Centre
Mount Vernon
Sotwell
Wallingford
GB-Oxon OX10 OPZ
Telefon: 0044-14 91/83 46 78

Healing Herbs (stellt ebenfalls Blütenessenzen aus den von Edward Bach empfohlenen Pflanzen her)
PO Box 65
GB-Hereford HR2 OUW
Telefon: 0044-1873/89 02 18
Telefax: 0044-1873/89 03 14

Bailey-Essenzen
Bailey Flower Essences
7/8 Nelson Road
Ilkley
West Yorkshire
GB-LS29 8HN
Telefon: 0044-1943/60 21 77
Telefax: 0044-1943/81 77 06

Bush-Blütenessenzen aus Australien
Australian Bush Flower Essences Pty Ltd.
Ian White
8a Oaks Avenue
Dee Why
NSW 2099 Australia
Telefon: 0061-2/99 72 10 33
Telefax: 0061-2/99 72 11 02

Desert Alchemy (Arizona Wüsten-Essenzen)
Desert Alchemy
P. O. Box 44189
Tucson, AZ 85733
USA
Telefon: 001-602/325-1545
Telefax: 001-602/325-8405

Findhorn-Blütenessenzen
Findhorn Flower Essences
«Mercury»
Findhorn Bay
Findhorn
Forres
GB-Moray IV36 OTY
Schottland
Telefon: 0044-1309/69 01 29
Telefax: 0044-1309/69 13 00

Green-Man-Baumblütenessenzen
Green Man Tree Essences
Simon und Sue Lilly
2 Kerswell Cottages
Exminster
Exeter
GB-Devon EX6 8AY
Telefon: 0044-1392/83 20 05

Aloha-Blütenessenzen aus Hawaii
Aloha Flower Essences, Inc.
P. O. Box 2319
Kealakekua
Hawaii 96750
USA
Telefon/Telefax: 001-808/328-2529

AUM-Himalaya-Sanjeevini-Essenzen
Drs. Rupa and Atul Shah
15, Jaybharat Society
3rd Road
Khar (West)
Bombay 400 052
India
Telefon: 0091-22/6 48 68 19
Telefax: 0091-22/6 05 09 75

Kakteen-Essenzen
Korte PHI
Hauptstraße 9
D-78267 Aach
Telefon: 0049-7774/70 04
Telefax: 0049-7774/70 09

Living-Essenzen aus Australien
Living Essences of Australia
P. O. Box 355
Scarborough 6019
Perth
Western Australia
Telefon: 0061-9/4 43 56 00
Telefax: 0061-9/4 43 56 10

Master's Blütenessenzen
Master's Flower Essences
14618 Tyler Foote Road
Nevada City
California 95959
USA
Telefon/Telefax: 001-916/292-3345

Nordamerikanische Blütenessenzen
Flower Essence Society
P. O. Box 459
Nevada City
California 95959
USA
Telefon: 001-916/265-9163
Telefax: 001-916/265-6467

Niederländische Blütenessenzen
Bloesem Remedies Nederland
Postbus 6139
NL-5960 AC Horst, Holland
Telefon: 0031-77/3 98 78 26
Telefax: 0031-77/3 98 78 27

Orchideenessenzen
Korte PHI
Hauptstraße 9
D-78267 Aach
Telefon: 0049-7774/7004
Telefax: 0049-7774/7009

Pazifische Blüten- und Meeresessenzen
Pacific Essences
Box 8317
Victoria, B. C.
V8W 3R9
Canada
Telefon: 001-250/384-5560
Telefax: 001-250/595-7700

315

Perelandra-Essenzen
Perelandra Center for Nature Research
P. O. Box 3603
Warrenton
Virginia 22186
USA
Telefon: 001-540/937 2153
Telefax: 001-540/937-3360

Petite-Fleur-Essenzen
Herbal Essence Inc.
Dr. Judy Griffin
P. O. Box 330411
Fort Worth
Texas 76163
USA
Telefon: 001-817/293-5410
Telefax: 001-817/293-3213

Rosenessenzen
Korte PHI
Hauptstraße 9
D-78267 Aach
Telefon: 0049-7774/70 04
Telefax: 0049-7774/70 09

Brasilianische Ararêtama-Regenwaldessenzen
Ararîtama-Rain Forest Essences
Rua Carlos Gomes
100 Parequê-Açu
Ubatuba SP
Brasil CEP 11680-000
Telefon: 0055-124/32 16 47
Telefax: 0055-124/32 61 55

Wildpflanzenessenzen
Korte PHI
Hauptstraße 9
D-78267 Aach
Telefon: 0049-7774/70 04
Telefax: 0049-7774/70 09

Kontaktadressen im deutschsprachigen Raum

Bei den folgenden Firmen und Einzelpersonen in Deutschland, Österreich und der Schweiz erhalten Sie Informationen über Blütenessenzen. Neben der Adresse finden Sie in Klammern Hinweise auf die Blütenessenzen, mit denen sich diese Personen und Firmen besonders befassen. Einige davon veranstalten Seminare über Blütenessenzen und geben Blütenessenzberatungen:

Deutschland

Einhorn-Apotheke (BB, MA)
Gräfenberger Straße 14
D-91054 Erlangen-Buckenhof
Telefon: 09131/5 94 04
Telefax: 09131/5 19 49

Institut für Dialog mit der Seele
Treenering 105
D-24852 Eggebek
Telefon/Telefax: 04608/61 45

LF-Naturprodukte (diverse Blütenessenzen aus aller Welt)
Treenering 105
D-24852 Eggebek
Telefon: 04609/9102-0
Telefax: 04609/9102-34

Niemitz-Apotheke (BB, PE)
Frau und Herr Popella
Georgsplatz 16
D-20099 Hamburg
Telefon: 040/32 42 23
Telefax: 040/33 65 03
(auch Blütenessenzberatung)

Janis Jaye Olszewska (PE)
Kiefernweg 7
72555 Metzingen
Telefon: 07123/4 27 15

Österreich

Gabriele Mulle (BB, BU, HA, NA)
Institut für Blütentherapie
Grünmarkt 16
A-4400 Steyr
Telefon/Telefax: 07252/4 26 79

Naturwaren (diverse Blütenessenzen aus aller Welt)
Gutenberggasse 17
A-1070 Wien
Telefon/Telefax: 01/5 23 03 30

St. Berthold-Apotheke und Drogerie (diverse Blütenessenzen aus aller Welt)
St. Berthold-Allee 23
A-4451 Garsten/Steyr
Telefon: 07252/53 13 10
Telefax: 07252/53 13 16

Schweiz

Blütenessenzen (diverse Blütenessenzen aus aller Welt)
Rita Bitterli
Postfach 254
Dorfplatz 4
CH-4654 Lostorf
Telefon: 062/2 98 20 24
Telefax: 062/2 98 28 81

Chrüter-Drogerie Egger
(diverse Blütenessenzen aus aller Welt)
Unterstadt 28
CH-8200 Schaffhausen
Telefon: 052/6 24 50 30
Telefax: 051/6 24 64 57

Christine Kellenberger (BB, NA)
Platz 234
CH-9432 Platz-Walzenhausen
Telefon: 071/8 88 57 92
Telefax: 071/8 88 57 05

Weitere wichtige Adressen

Nachstehend finden Sie Adressen von Institutionen, die sich mit der wissenschaftlichen Erforschung von Blütenessenzen und der Weitervermittlung dieses Wissens befassen:

C.A.S.E.
Cascadian Association for the Study of Essences
P.O. Box 753
Langley, WA 98260
USA
(Sammelt Fallstudien über Blütenessenzen und wertet sie aus.)

Flower Essence Society
P.O. Box 459
Nevada City, CA 95959
USA
(Sammelt Fallstudien und Erfahrungsberichte über Blütenessenzen und wertet sie aus.)

PHI-Akademie für Blütenessenzen
Hauptstraße 9
D-78267 Aach
Telefon: 07774/74 41
Telefax: 07774/70 09
(Veranstaltet Seminare, organisiert Erfahrungsaustausch zwischen Menschen, die mit Blütenessenzen arbeiten oder sie anwenden.)

Literatur

Alaska-Essenzen

Steve Johnson: *The Essence of Healing – A Guide to the Alaskan Flower, Gem and Environmental Essences.* Alaskan Flower Essence Project, Homer, Alaska 1996 (Ein deutsches Buch von Steve Johnson über die Alaska-Essenzen ist im Verlag der Chrüter-Drogerie Egger, Schaffhausen, Schweiz, erschienen.)

Bach-Blüten

Bach, Edward: *Die nachgelassenen Originalschriften.* München 1991

Bach, Edward: *Gesammelte Werke.* Grafing 1987

Bach, Edward, Petersen, Jens-Erik: *Heile dich selbst mit den Bach-Blüten.* München 1988

Barnard, Julian: *Blüten für die Seele.* Wessobrunn 1987

Barnard, Julian und Martine: *Das Bach-Blütenwunder.* München 1989

Blome, Götz: *Das neue Bach-Blüten-Buch.* Freiburg 1992

Edelmann, Renate: *Mit Bach-Blüten unsere Haustiere heilen.* Interlaken 1990

Geßwein, Wolfgang: *Bach-Blüten und Gnade.* Bonn 1995

Krämer, Dietmar: *Neue Therapien mit Bach-Blüten I.* Interlaken 1989

Krämer, Dietmar, Wild, Helmut: *Neue Therapien mit Bach-Blüten II.* Interlaken 1989

Krämer, Dietmar: *Neue Therapien mit Bach-Blüten III.* Interlaken 1991

Maly, Ilse: *Bach-Blüten als Chance.* München 1994

Scheffer, Mechthild: *Bach-Blüten-Therapie – Theorie und Praxis.* München 1991

Schmidt, Sigrid: *Innere Harmonie durch Bach-Blüten.* München 1994

Schmidt, Sigrid: *Bach-Blüten für Kinder.* München 1994

Weeks, Nora: *Edward Bach, Entdecker der Blütentherapie.* München 1988

Karten-Sets mit Fotos der Bach-Blüten

Kraaz v. Rohr, Ingrid; v. Rohr, Wulfing: *Bach-Blüten und spirituelle Heilung.* München 1995 (Buch mit Karten)

Maly, Ilse: *Blüten als Chance und Hilfe.* Eigenverlag, Salzburg 1992 (Buch mit Karten)

Müller, Beatrice-C.; Köpfer, Siegfried: *Blütenbilder-Seelenbilder,* Braunschweig 1991 (Broschüre mit Karten)

Bush-Essenzen

White, Ian: *Australische Bush-Blütenessenzen.* Chieming 1994

Bailey-Essenzen

Arthur Bailey: *The Bailey Flower Essences Handbook.* Bailey Flower Essences, Ilkley 1994

Desert-Alchemy-Essenzen

Kemp, Cynthia Athina: *Cactus and Company.* Desert Alchemy, Tucson, Arizona 1993

Kemp, Cynthia Athina: *Cactus and Company Kit 3* (Nachtrag über neuere Essenzen). Broschüre, Desert Alchemy, Tucson, Arizona 1994

Aloha-Essenzen

Medeiros, Penny: *Hawaiian Tropical Flower Essences.* My Island Publishing, Hawaii 1995 (erscheint voraussichtlich demnächst in deutscher Sprache)

Living-Essenzen
Barnao, Vasudeva und Kadambii: *Walkabout Healing Handbook.* Australasian Flower Essence Academy Publications, Scarborough 1990

Nordamerikanische Essenzen
Frankenberger, Anette: *Das große Buch der Blütenessenzen.* München 1995
Hellmiß, Margot: *Kalifornische Blütenessenzen zur sanften Heilung.* München 1997 (empfehlenswert besonders wegen der Farbfotos aller Blüten)
Kaminski, Patricia, und Katz, Richard: *Handbuch der kalifornischen und englischen Blütenessenzen.* Aargau/Schweiz 1996

Orchideenessenzen
Korte, Andreas, Hofmann, Antje und Helmut: *Orchideen, Edelsteine und ihre heilenden Energien – Lichtboten vom Amazonas.* Freiburg 1992 (mit Farbfotokarten von Orchideen und Edelsteinen aus dem Amazonasgebiet)

Pazifische Blüten- und Meeresessenzen
Pettitt, Sabina: *Energy Medicine – Pacific Flower and Sea Essences.* Pacific Essences, Victoria, B.C., Kanada 1993

Perelandra-Essenzen
Wright, Machaelle Small: *Die Perelandra-Blütenessenzen.* München 1990 (zur Zeit vergriffen)
Wright, Machaelle Small: *Flower Essences.* Warrenton o. J.

Petite-Fleur-Essenzen
Griffin, Judy: *Aromasignatures – the Language of Fairies and Flowers.* Herbal Essence Inc., Fort Worth, Texas, USA, o. J.
Griffin, Judy: *Returning to the Source.* Herbal Essence Inc., Fort Worth, Texas, USA 1996
Griffin, Judy: *Romancing the Rose* (Malbuch mit Gedichten und Afformationen). Herbal Essence Inc., Fort Worth, Texas 1995

Weitere Literaturempfehlungen
Cowan, Eliot: *Pflanzengeistmedizin.* München 1994
Kerner, Dagy und Imre: *Der Ruf der Rose.* Köln 1992

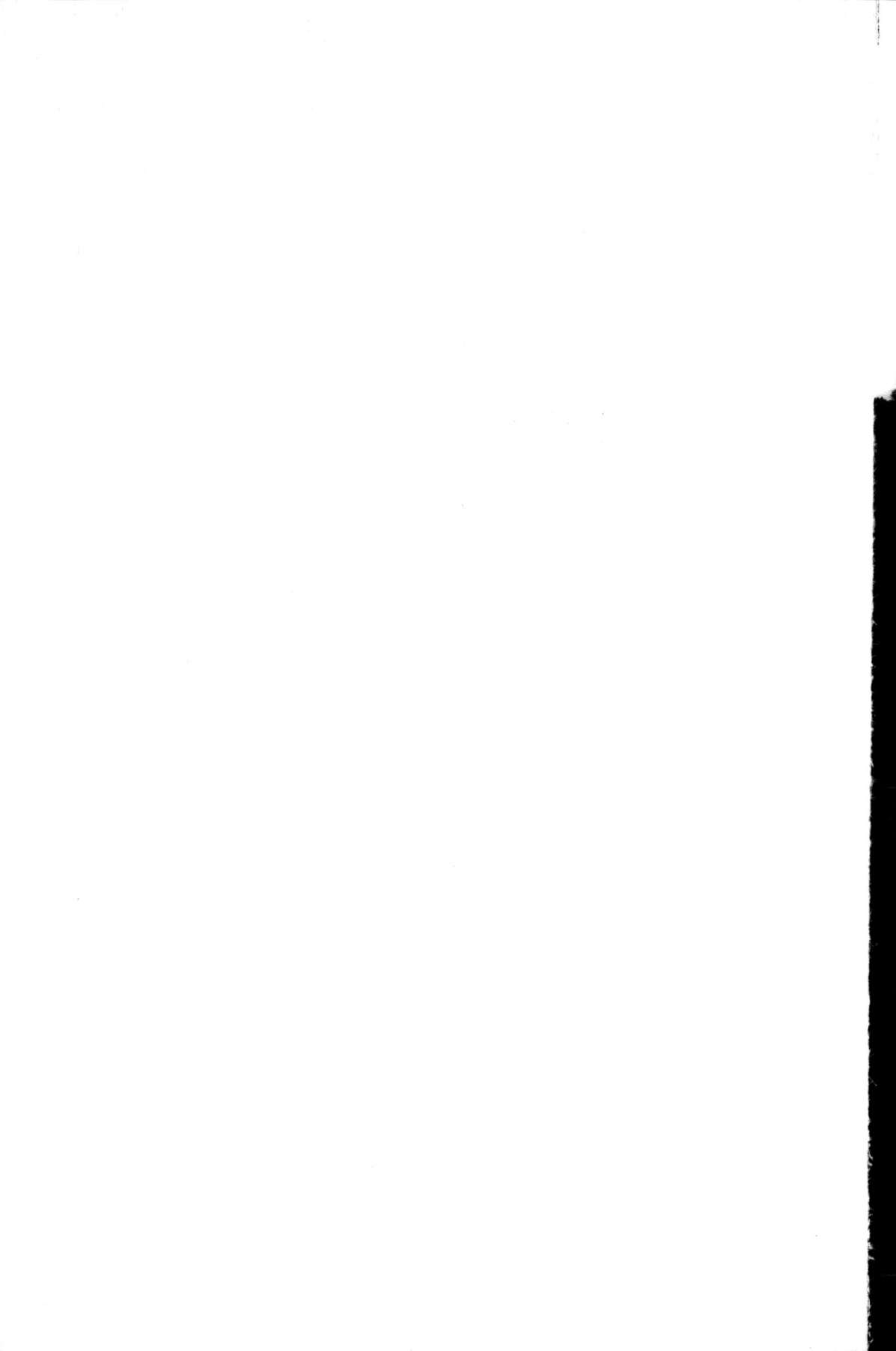